Dem Leben auf der Spur
im Berliner Medizinhistorischen Museum der Charité

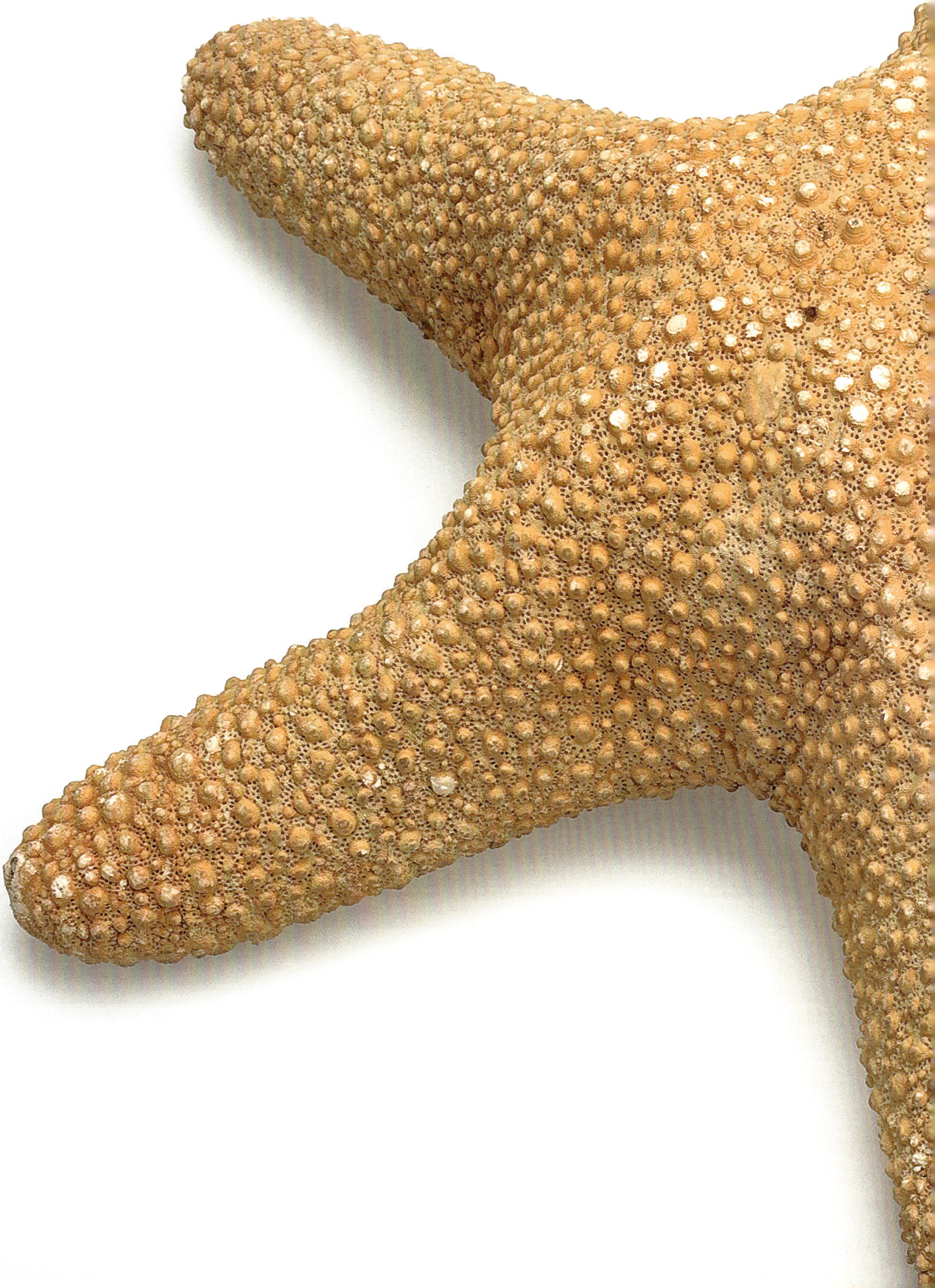

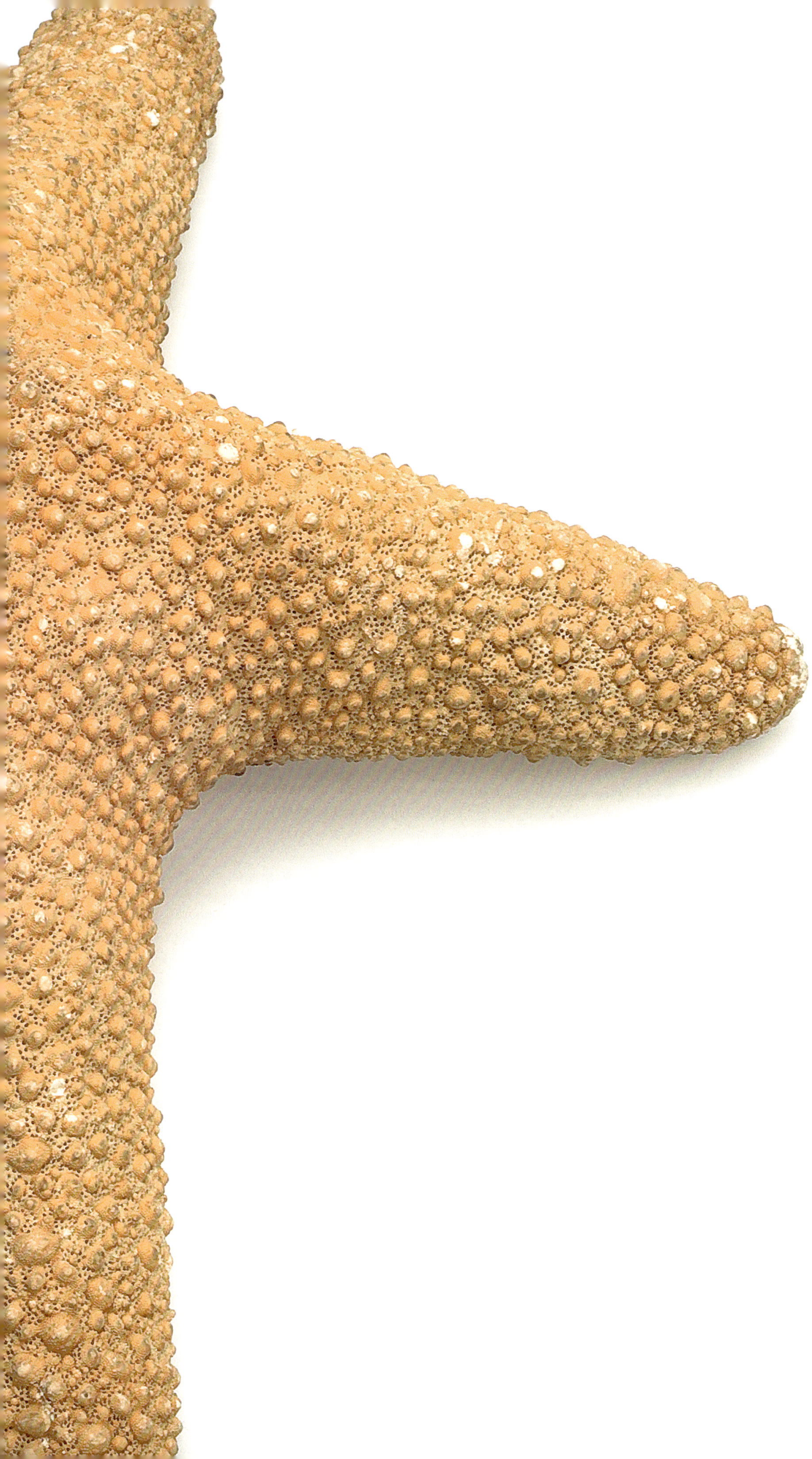

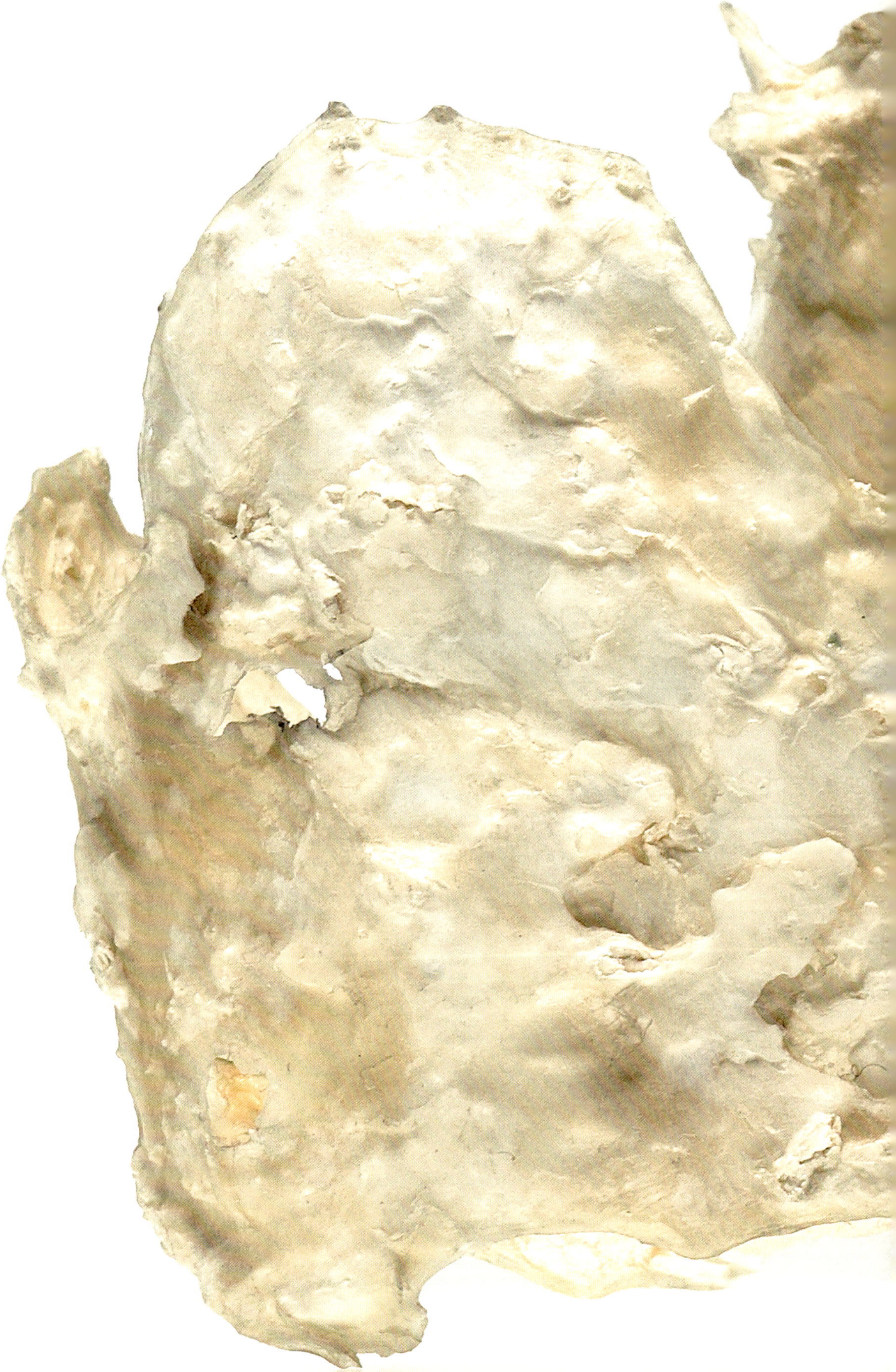

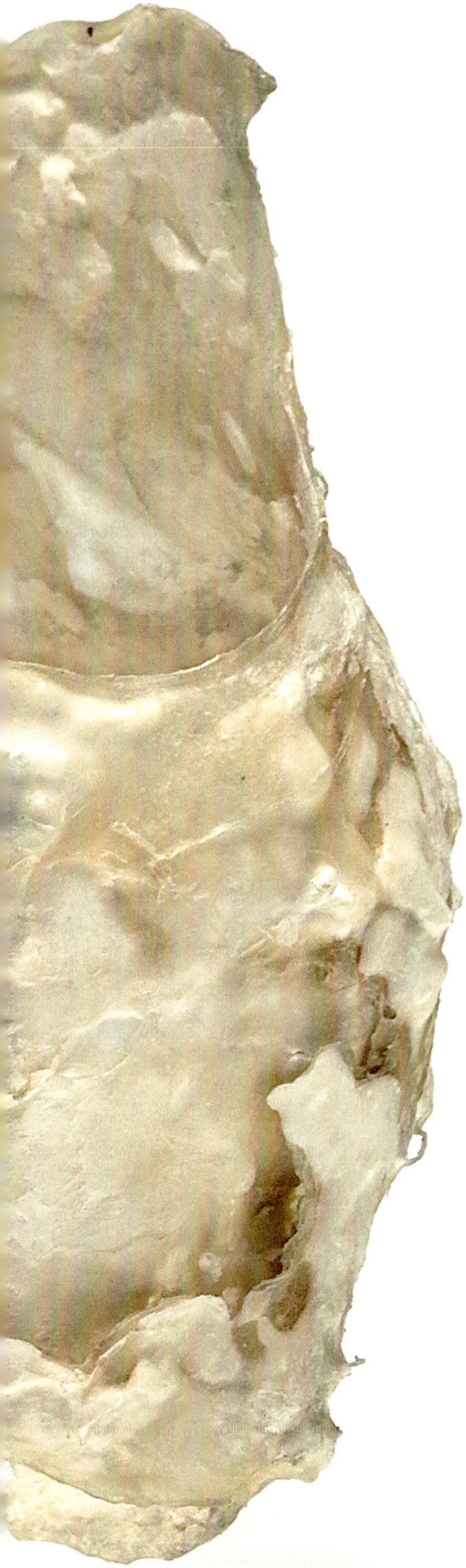

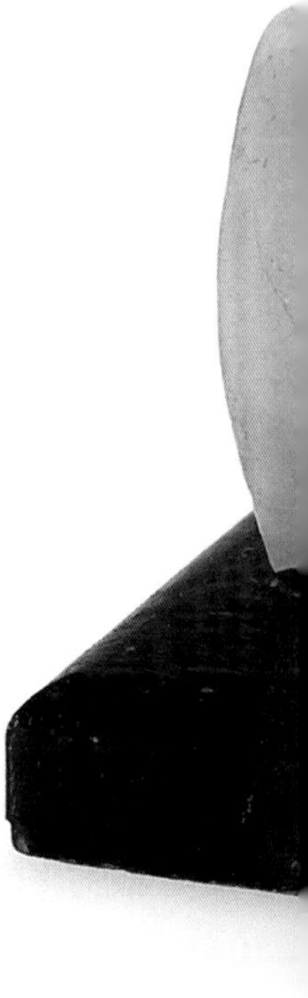

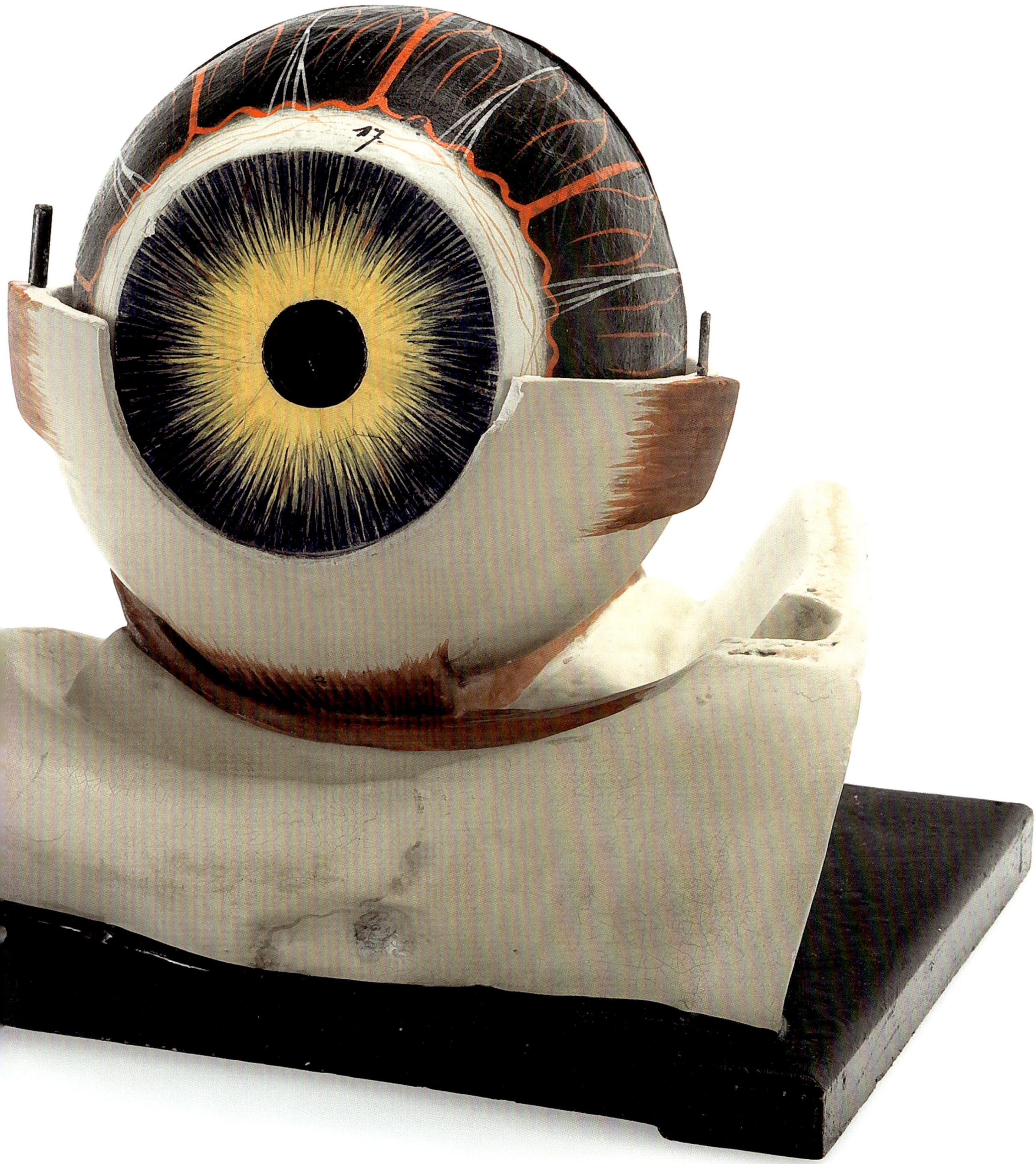
17.

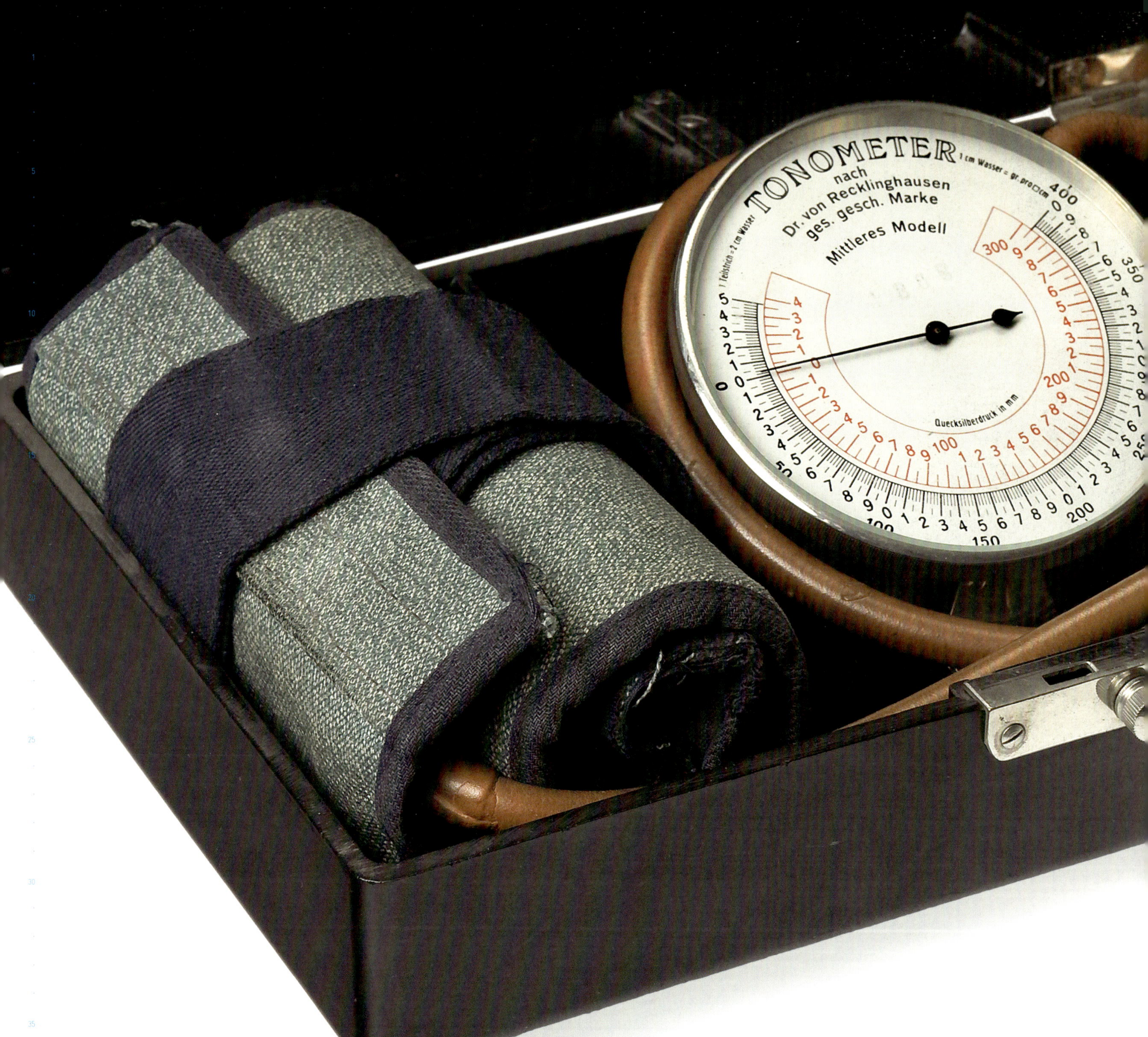
TONOMETER
nach
Dr. von Recklinghausen
ges. gesch. Marke
Mittleres Modell
Quecksilberdruck in mm

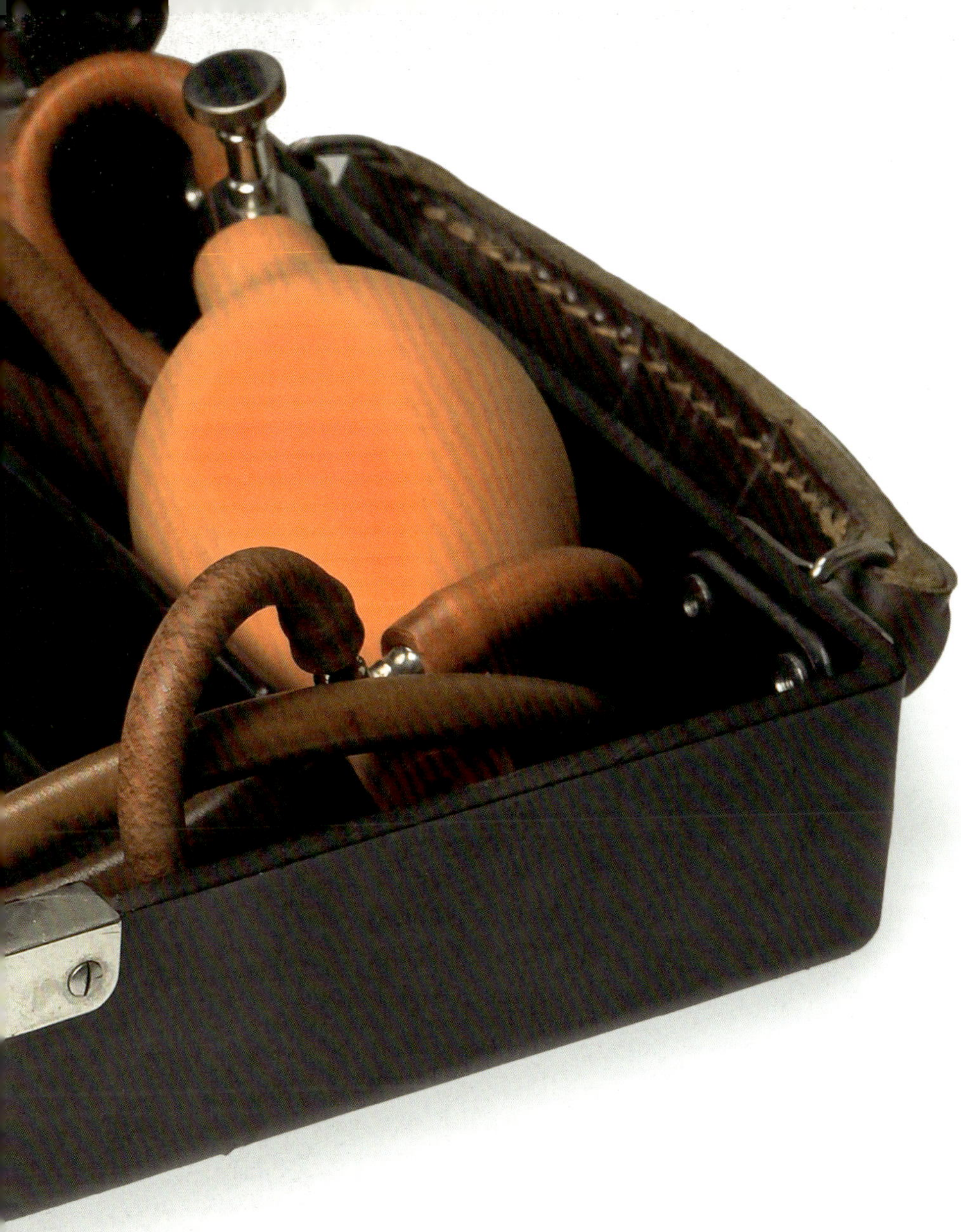

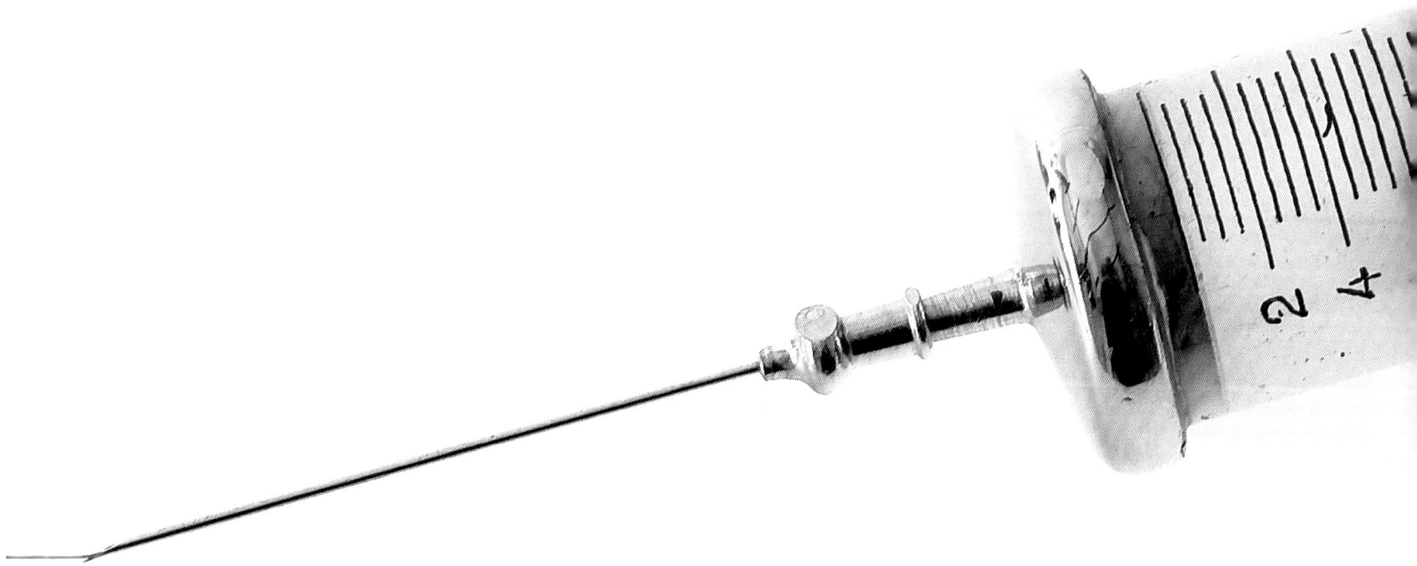
2
4

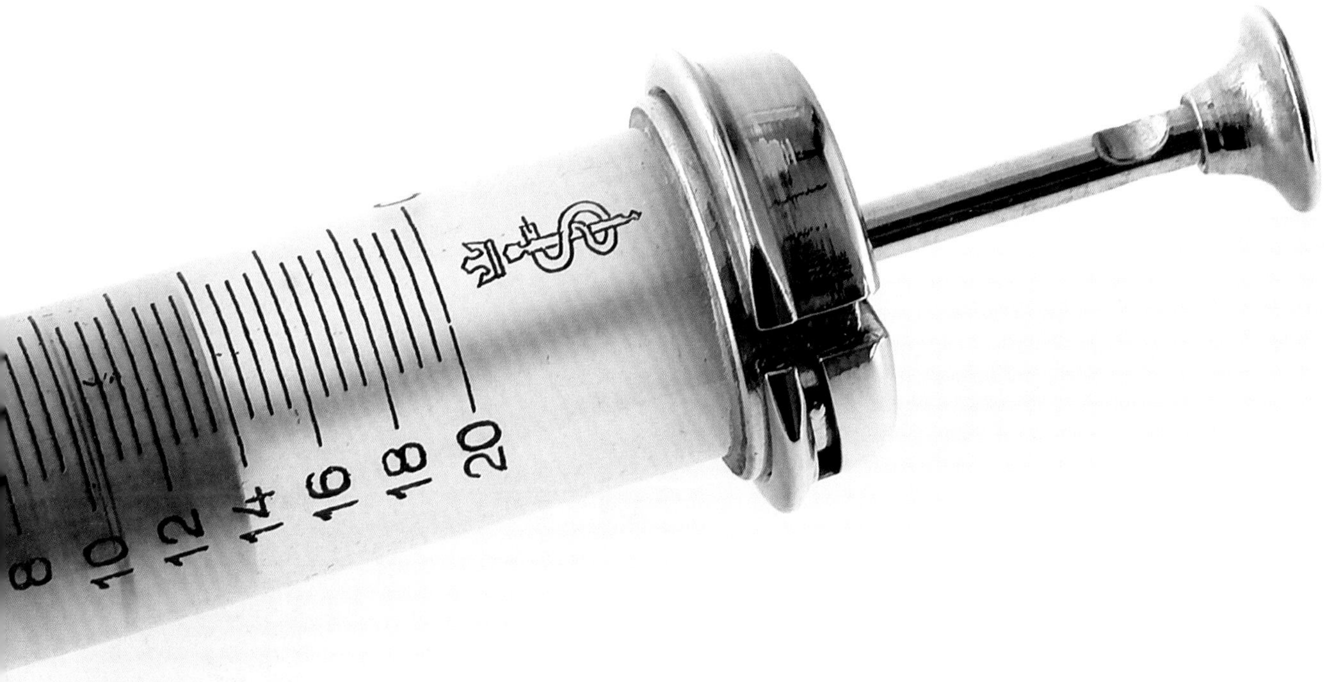
8 10 12 14 16 18 20

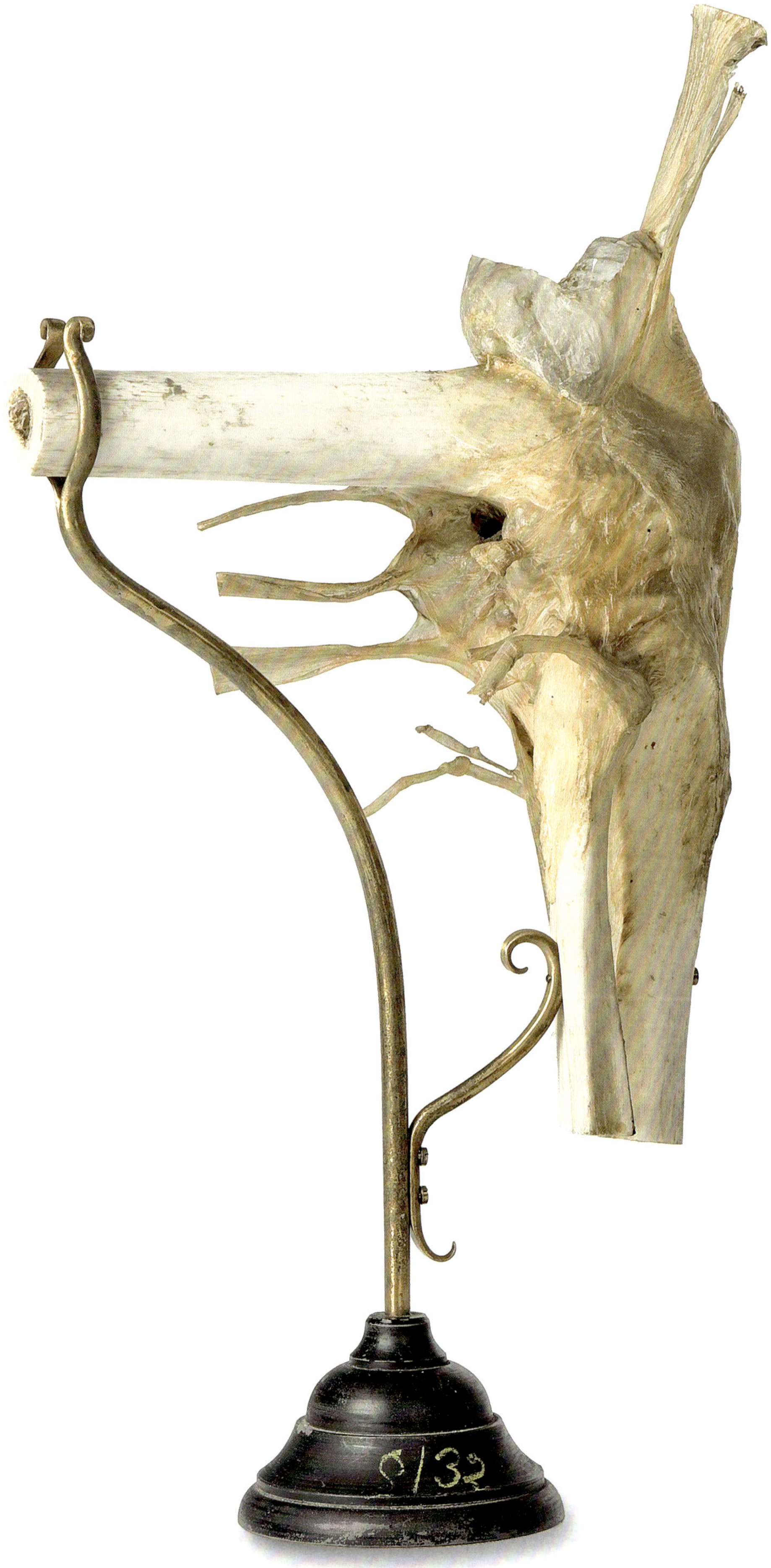

Dem Leben auf der Spur
im Berliner Medizinhistorischen Museum der Charité

Herausgegeben von
Thomas Schnalke und Isabel Atzl

Dieses Buch dokumentiert die
Dauerausstellung des Berliner
Medizinhistorischen Museums der Charité
konzipiert und realisiert durch

Isabel Atzl
Roland Helms
Beate Kunst
Petra Lennig
Thomas Schnalke
und Navena Widulin

CHARITÉ
UNIVERSITÄTSMEDIZIN BERLIN

Berliner
Medizinhistorisches
Museum der Charité

Prestel
München · Berlin · London · New York

Inhalt

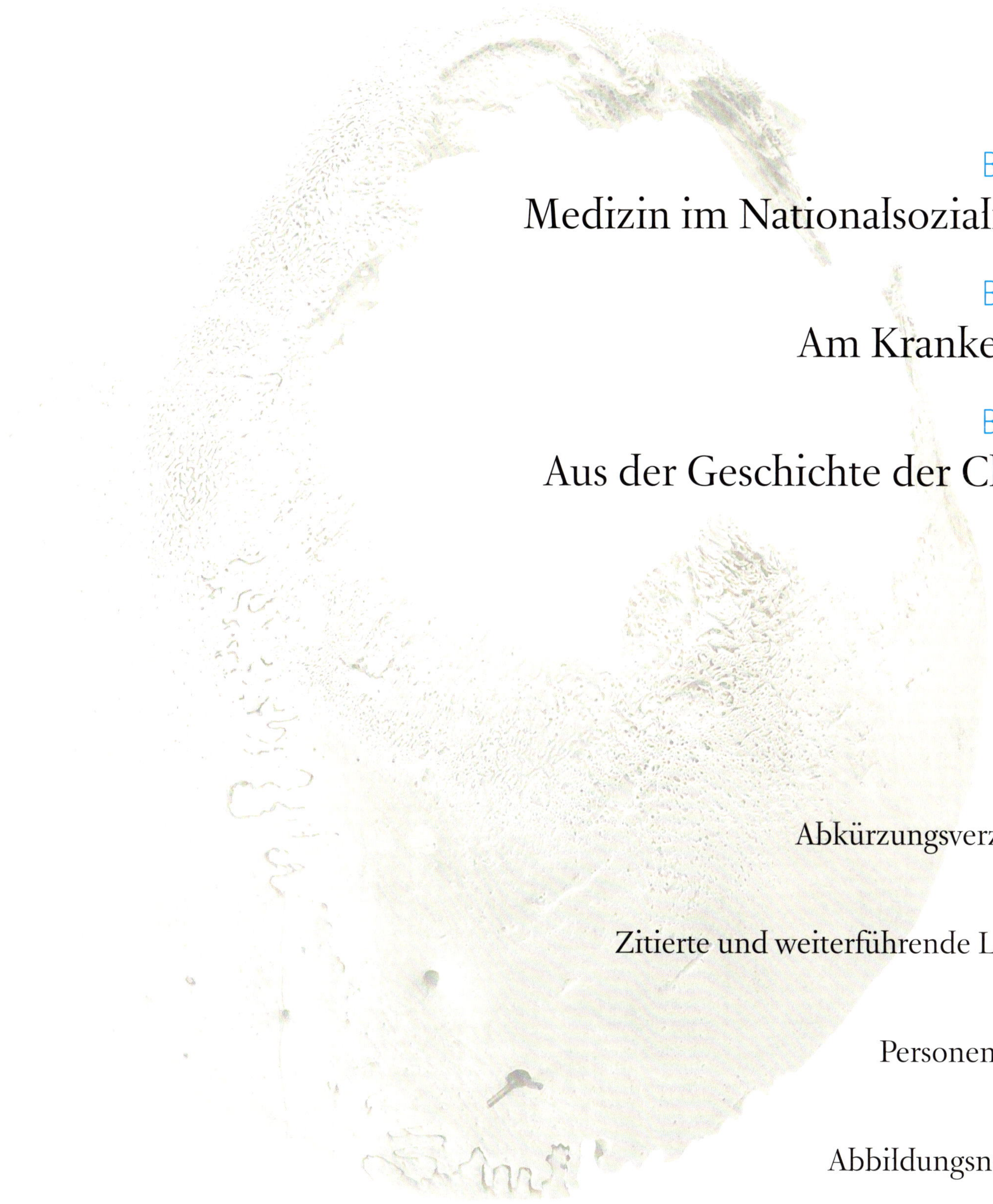

Vorwort

Die Medizin von heute weiss sehr viel vom Menschen. Das Genom ist entschlüsselt, das Gehirn schon weitgehend kartiert. Gefühle und Gedanken lassen sich in den Nervengeflechten unter dem Schädeldach verorten, Entscheidungsprozesse auf Zellenebene nachvollziehen und Körperstoffe isolieren, die Wohlempfinden hervorrufen, während andere – im Überschuss vorhanden oder im Gewebe abgelagert – Demenz oder andere Krankheiten erzeugen. Allerdings hat die Medizin bei Weitem noch nicht alle Rätsel des Lebens gelöst. *Dem Leben auf der Spur*, unter diesem Motto steht daher die Dauerausstellung des Berliner Medizinhistorischen Museums der Charité. Erdacht, geplant, recherchiert, betextet und bebildert wurde sie von einem Team fester und freier Mitarbeiterinnen und Mitarbeiter dieser Einrichtung: Isabel Atzl, Roland Helms, Petra Lennig, Beate Kunst, Thomas Schnalke und Navena Widulin. Unser Dank gilt der Charité – Universitätsmedizin Berlin für den Vorschuss an Vertrauen, vor allem aber auch für die substanzielle finanzielle Unterstützung des Vorhabens, sowie der Europäischen Union für die Bereitstellung von Mitteln aus dem Programm Europäische Förderung Regionaler Entwicklung (EFRE).

Danken möchten wir insbesondere Manfred Dietel, dem Direktor des Instituts für Pathologie der Charité, für die langjährige und nachhaltige, das Projekt erst ermöglichende Förderung des Museums. Hans Wilderotter und seinen Studierenden im Fach Museumskunde (Studienjahr 2001/2002) an der Hochschule für Technik und Wirtschaft Berlin (HTW, vormals FHTW Berlin) gilt es, für die gemeinschaftliche Erarbeitung und Umsetzung eines Grundkonzepts der Präsentation im Präparatesaal des Museums zu danken. Gestaltet wurde die Ausstellung durch die Berliner Architektin Brigitte Fischer. Für Grafik und Layout zeichnen Christine Voigts (Charité-Grafik) und die Firma Hoch 3 (Berlin) verantwortlich. Unterstützt wurden sie aus dem Museumsteam von Patrick Kleinschmidt. Ihnen ist ebenso zu danken wie dem Unternehmen Seiwo Technik (Scharfenstein) für die Produktion der Sockel und Vitrinen sowie Bernd Michael Weisheit (Berlin) und seinem Team für die endgültige Einrichtung der Ausstellung. Ohne eine Reihe wertvoller Leihgaben hätten wir unser Konzept nicht umsetzen können. Allen Personen und Einrichtungen, die uns mit der Überlassung der Objekte unterstützt haben, detailliert aufgeführt im Anhang dieses Katalogs, sei an dieser Stelle von Herzen gedankt.

Inzwischen zeigt sich, dass die Ausstellung, unweit des Berliner Hauptbahnhofs auf dem Gelände der traditionsreichen Charité zu sehen, sehr gut angenommen wird. Immer wieder wurde nach einem Katalog gefragt, der nach dem Museumsbesuch zur vertiefenden Lektüre mit nach Hause genommen oder vorab zur Einstimmung auf den Museumsbesuch durchgeblättert werden kann. Mit dem vorliegenden Werk gibt es nun einen opulent ausgestatteten Bildband, der, so hoffen wir, allen Ansprüchen gerecht wird. Wir danken dem Münchener Prestel Verlag, namentlich Thomas Zuhr, Cilly Klotz, Anja Paquin und Anja Besserer für die engagierte Betreuung, insbesondere jedoch für die Entwicklung einer eigenen Text- und Bildgestaltung, die den in der Ausstellung inszenierten naturwissenschaftlichen Zugriff auf den Körper des Menschen auch auf den Buchseiten des Katalogs in eindrucksvoller Weise nachvollziehbar macht.

In enger Kooperation mit den Herausgebern und dem Verlag hat der Fotograf des Instituts für Pathologie der Charité, Christoph Weber, die im Katalog abgebildeten Objekte in Szene gesetzt. Ihm ist ebenso zu danken wie dem freien Fotografen Thomas Bruns (Berlin), der die fertig eingerichteten Ausstellungsräume in zahlreichen Raum- und Detailansichten dokumentierte, auf die wir für den vorliegenden Katalog zurückgreifen durften.
Wir hoffen, dass dieses Werk viele Leser finden und – neben dem Besuch der Ausstellung – zu einer intensiveren Beschäftigung mit Geschichte und Gegenwart der Medizin anregen wird.

Thomas Schnalke und Isabel Atzl
im Sommer 2010

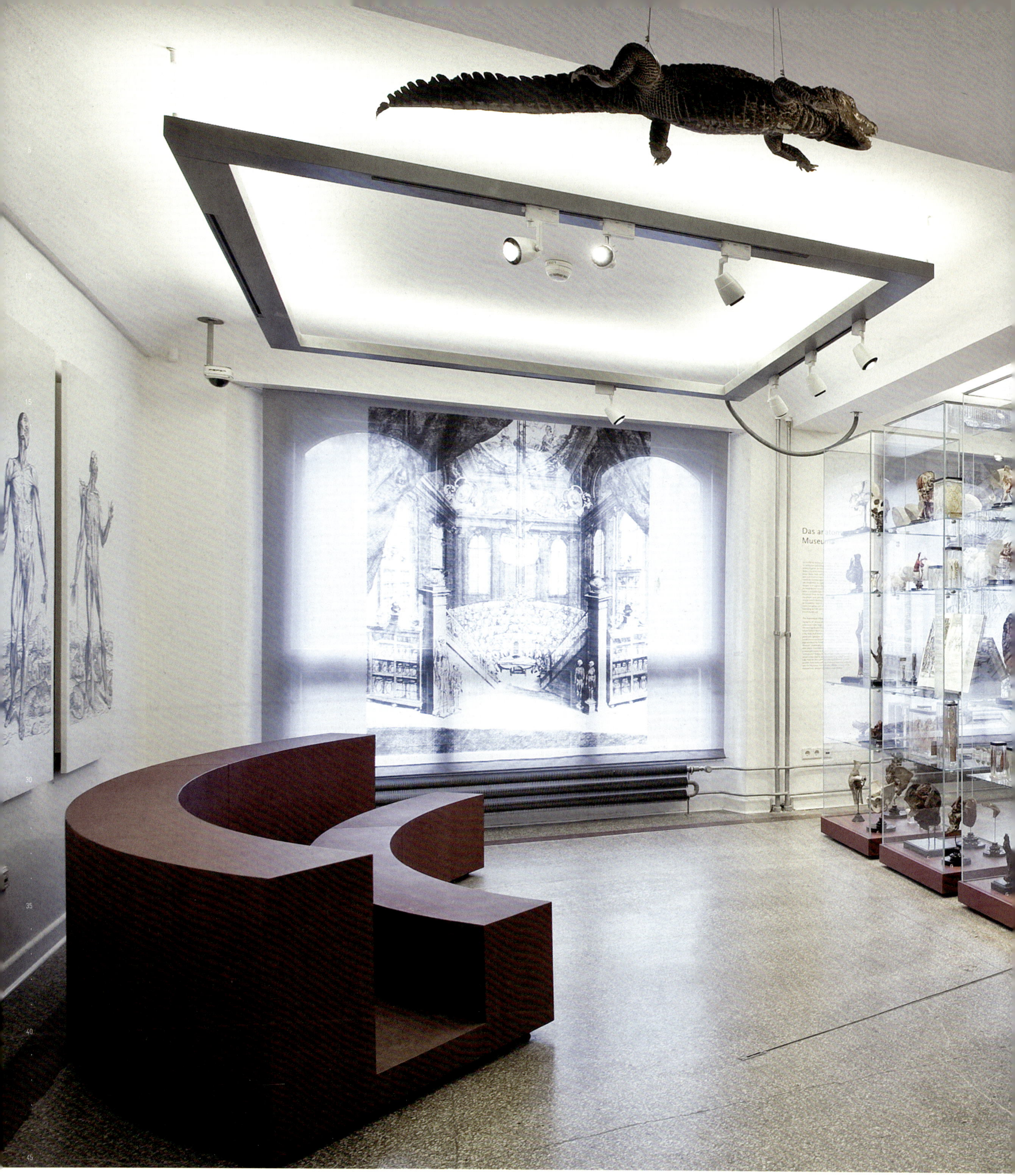

A

Auf Virchows Spuren. Das Berliner Medizinhistorische Museum der Charité und seine Dauerausstellung

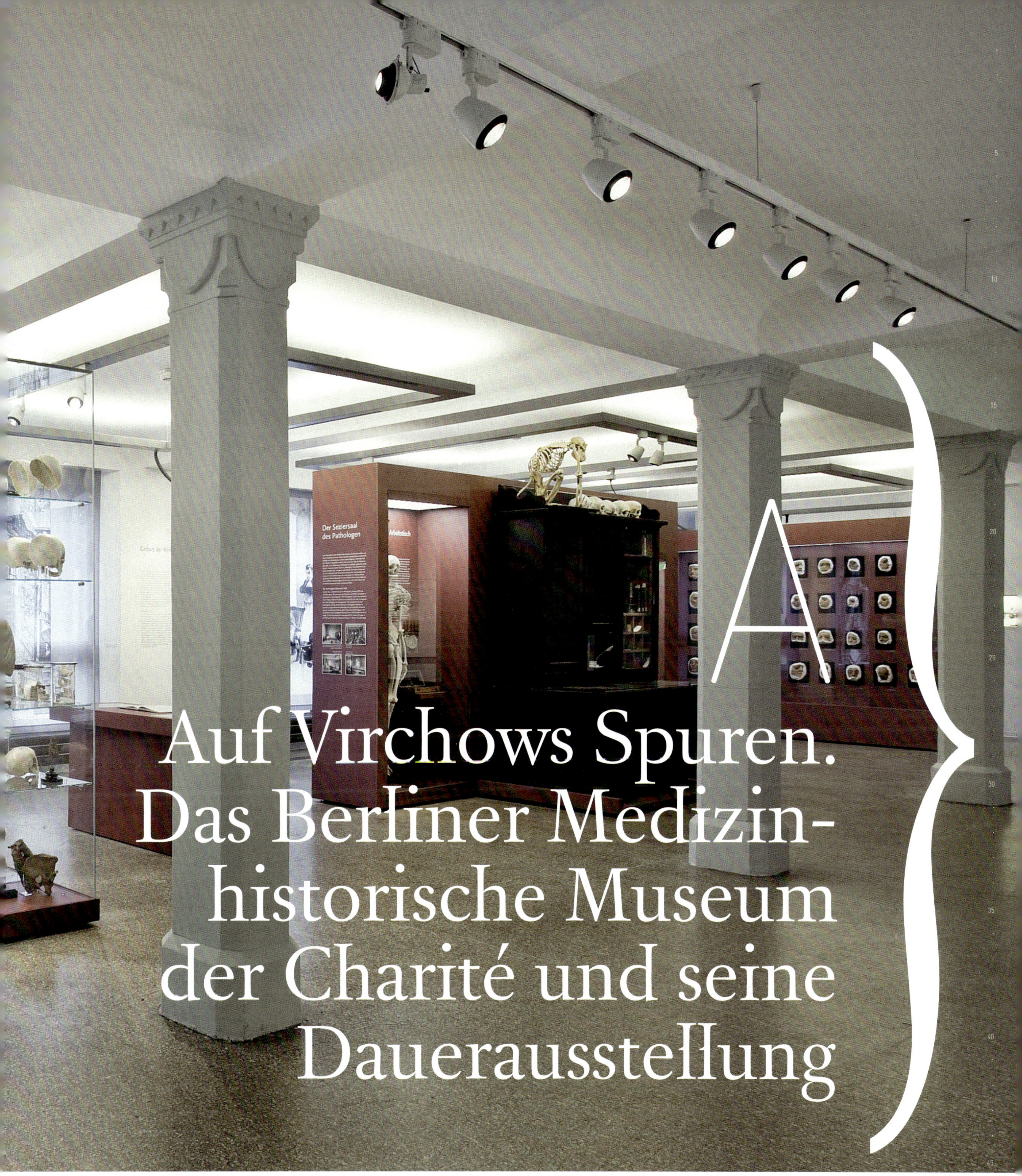

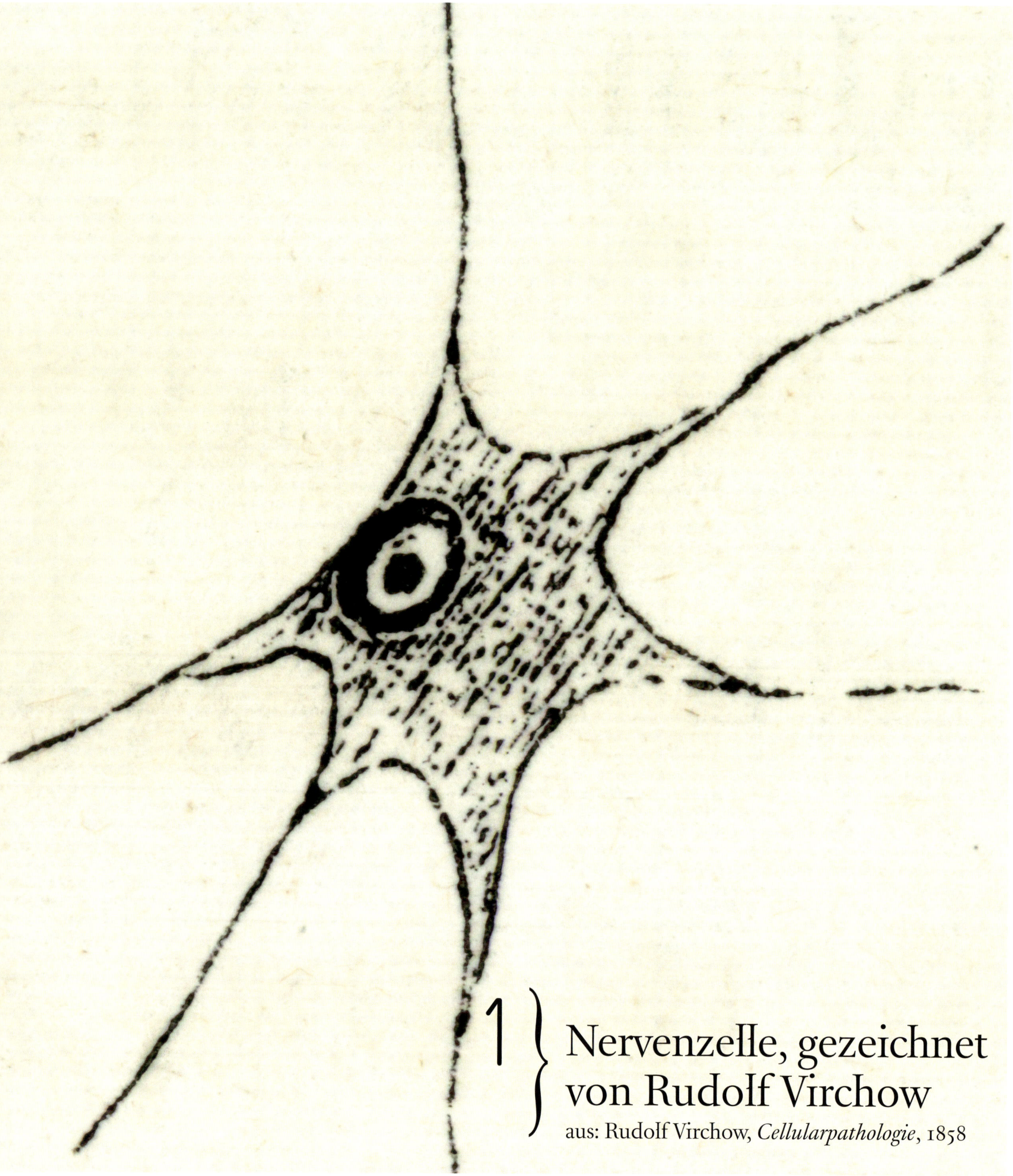

1 } Nervenzelle, gezeichnet von Rudolf Virchow
aus: Rudolf Virchow, *Cellularpathologie*, 1858

A} Auf Virchows Spuren. Das Berliner Medizinhistorische Museum der Charité und seine Dauerausstellung

Thomas Schnalke

2}

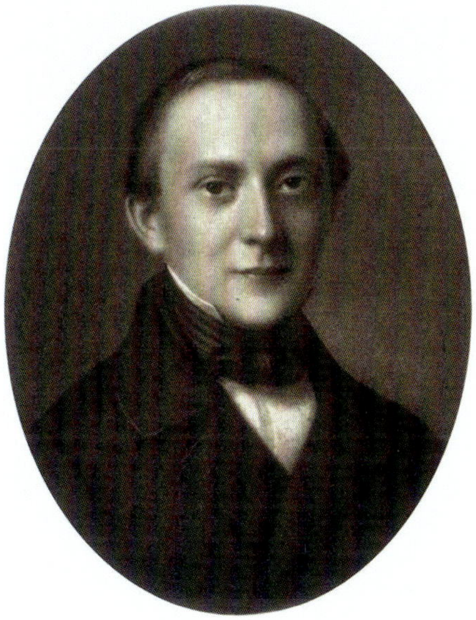

2} Rudolf Virchow
(1821–1902)

Das Berliner Medizinhistorische Museum der Charité ist ein Schaufenster der Medizin. Allerdings zeigt es nicht nur, was die Medizin ist, sondern vor allem auch, wie die Medizin zu dem geworden ist, was sie heute ausmacht. In seiner Dauerausstellung nimmt das Museum die Entwicklung der westlichen naturkundlich und naturwissenschaftlich ausgerichteten Medizin der letzten drei Jahrhunderte in den Blick. Unter dem Ausstellungstitel *Dem Leben auf der Spur* knüpft die Präsentation bewusst an ein Forschungsprogramm an, das eine der Gründerfiguren der modernen Medizin, der Berliner Arzt, Wissenschaftler und Politiker Rudolf Virchow (1821–1902), entwickelte und zur Richtschnur seines Handelns machte. Als Pathologe arbeitete Virchow ausschließlich und ausdrücklich an und mit den Körpern verstorbener Menschen. Über seine Sektionen, makroskopischen und mikroskopischen Studien wollte er jedoch immer wieder auch auf und in das Leben zurückblenden. Sein Ziel war es, Krankheitsverläufe in den verschiedenen Organen nachzuvollziehen sowie die Widerstandskräfte im menschlichen Organismus aufzuspüren und zu erläutern. Dabei zog er eine verblüffende Parallele: Als republikanisch gesonnener Bürger und preußischer Beamter forderte er auf den Barrikaden der Revolution von 1848 den demokratisch verfassten Staat. Dieser sollte sich nach seinen Vorstellungen aus gleichberechtigten Individuen zusammensetzen. In analoger Weise sah Virchow unter dem Mikroskop das komplex ineinandergreifende Körpergewebe als einen demokratischen Organismus, bestehend aus gleichberechtigten aber zugleich unterschiedlich begabten ‚Individuen': den Zellen. In ihnen entdeckte Virchow die kleinsten Einheiten des biologischen Lebens. Von sich und gleichgesinnten Wissenschaftlern forderte er, die Talente der Zellen zu ergründen und nach den in ihnen wirkenden Lebenskräften, Reparatur- und Abwehrmechanismen zu fahnden. Zugleich sollte die Forschung auf zellulärer Ebene jene Krankheitszeichen ausfindig machen, die für bestimmte Leiden typisch sind, und die jeweils zugrundeliegenden Krankheitsprozesse aufklären, um Ansatzpunkte für eine zielgenaue Behandlung zu benennen.

Der historische Kern

Der Vorstoß ins Leben kennzeichnet nicht nur Virchows Ansatz als Forscher, sondern auch sein Engagement als Sammler und Museumsgründer. Als Rudolf Virchow 1844 unter dem Charité-Pathologen Robert Froriep (1804–1861) seine berufliche Laufbahn begann, fand er im Leichen- und Sektionshaus des Krankenhauses bereits eine Sammlung von über 2.000 pathologischen Feucht- und Trockenpräparaten vor. Zwei Jahre später zum Nachfolger Frorieps ernannt, empfahl ihm sein geschätzter Mentor, diese Kollektion nach einem einfachen zweidimensionalen System in eigens daraufhin anzufertigenden Schauvitrinen auf- und auszustellen. Froriep schrieb an Virchow: „Bei der Anordnung der Repositorien [Vitrinen] für die Sammlung hatte ich den Plan, in der Anordnung mit pathologischen Processen und mit Organen zusammen zu treffen, was nur möglich ist, wenn man diese beiden Principe sich kreuzen läßt, also von oben nach unten Organ, von links nach rechts den pathologischen Process." (Zitat nach Stürzbecher 1966, S. 187) Virchow setzte die Vorstellungen Frorieps aus Hochachtung gegenüber seinem Lehrer um. Zugleich bekannte er aber auch, dass er „den Grund einzelner Einrichtungen nicht einsehe" (Zitat nach Stürzbecher 1966, S. 187). Hintergrund seiner Skepsis war eine wissenschaftliche Grundüberzeugung, die sich in Virchow mit Blick auf Stand und Zukunft seines Fachs, der Pathologie, im Rahmen einer zweimonatigen Studienreise nach Prag, Wien und Salzburg gefestigt hatte. In einem im November 1846 abgefassten Reisebericht forderte er, dass „die pathologische Anatomie eine selbständige Wissenschaft sein müsse, welche, um ihre Bedeutung als Grundlage der praktischen Medicin zu erhalten, von dem Todten zu dem Lebendigen zurückkehren und sich zur pathologischen Physiologie gestalten müsse".

Für die Ausrichtung der Forschung bedeutete dies, das sich der Pathologe künftig nicht mehr nur ausschließlich mit der „Darstellung der Krankheits-Producte, der geschehenen, fertigen materiellen Veränderungen der Theile" zufrieden geben und sich darauf reduzieren lassen dürfe, nur dies zu beherrschen: „[…] weiter nichts können, als eine Terminologie machen, die Objecte beschreiben, ihre Merkmale und Unterscheidungen auffinden, endlich eine Classifikation vornehmen". Vielmehr müsse es fortan darum gehen, die „Genese der Producte, die Entwickelungsgeschichte der pathologischen Neubildungen, de[n] abweichende[n] Verlauf der Lebensvorgänge, welcher die Bedingung dieser Producte und Neubildungen war", in den Blick zu nehmen. „Der gebildete pathologische Anatom", so Virchow weiter, „kann sich nicht beschäftigen mit dem Product, ohne nach dem Mechanismus zu fragen, durch welchen es zu Stande gekommen, und nach den Bedingungen, unter welchen die vitalen Vorgänge diese oder jene Abweichung im Verlauf erfahren haben" (Virchow 1900, S. 25–31).

Um die Entwicklung von Krankheitsverläufen sichtbar zu machen, startete Virchow mit seiner Rückkehr aus Würzburg an die Charité 1856 ein groß angelegtes Sammlungsprojekt. Im Kreise seiner wissenschaftlichen Mitarbeiter ließ er in seinem Institut für Pathologie auf der

3}

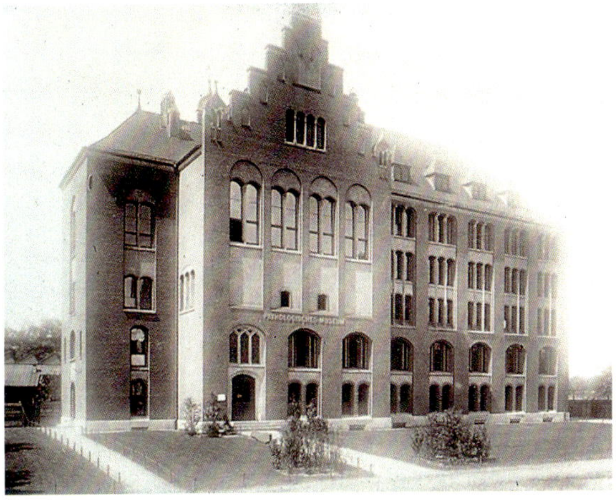

4}

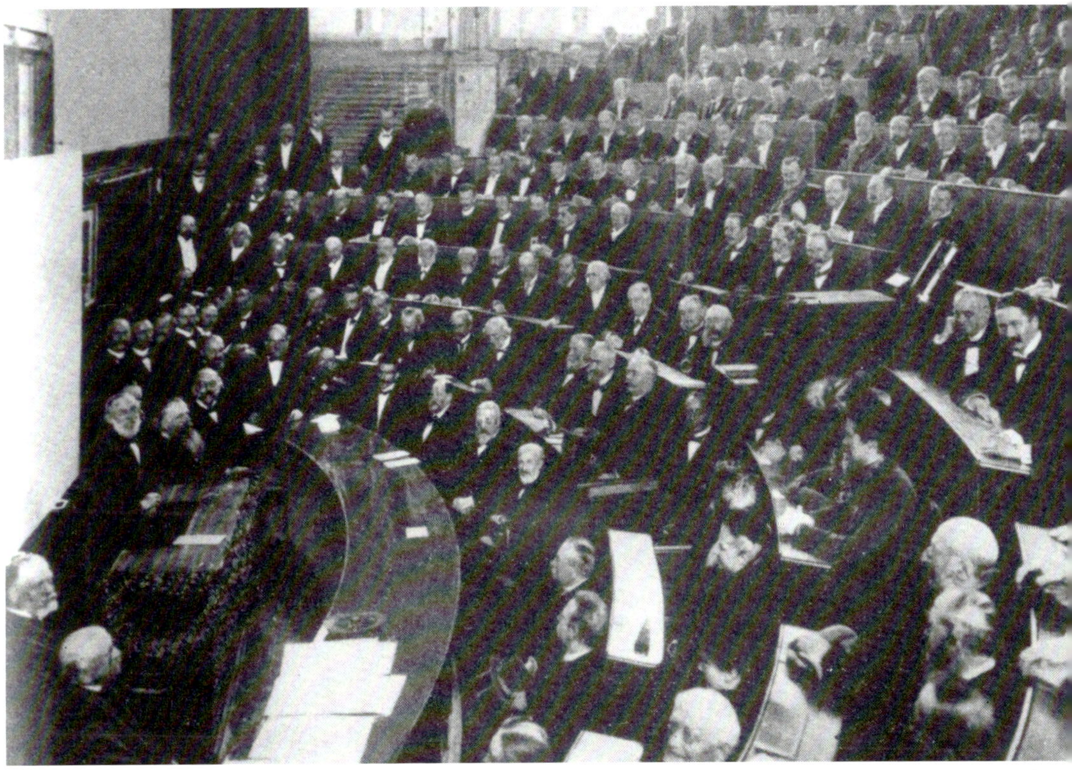

Grundlage vielfach durchgeführter Sektionen bis zum Ende des 19. Jahrhunderts zahllose Präparate anfertigen und in seine Sammlung einstellen. Im Jahre 1899 konnte er schließlich auf dem Gelände der Berliner Charité ein nach seinen Vorstellungen errichtetes *Pathologisches Museum* eröffnen: 23.066 Feucht- und Trockenpräparate umfasste seine Sammlung zum damaligen Zeitpunkt. Beinahe alle seinerzeit bekannten Krankheitsbilder waren in diesem dreidimensionalen Körperinventar abgelegt. Auf fünf Museumsetagen mit insgesamt 2.000 m² Schaufläche wollte Virchow ein dynamisches Ausstellungskonzept umsetzen. Seine eindrucksvollen Organpräparate sollten vor allem eines zeigen: dichte und vollständige Präparateserien. Darin sollte sich der typische Verlauf einer bestimmten Krankheit in den befallenen Organen, aber auch in jenen Körperstrukturen widerspiegeln, in die sich die Krankheit in dem einen oder anderen Fall ausbreiten kann. Zwar stammten alle Präparate von toten Menschen, in aller Regel von verstorbenen Patienten aus der Charité. Mit der Absicht, die vorgestellten Krankheitsprozesse mit den allerersten, oft noch kaum wahrnehmbaren Krankheitszeichen beginnen und über eine wechselnde Zahl von 20 bis 40 Einzelpräparaten bis ins letzte Stadium hinein sichtbar werden zu lassen, zielte Virchow allerdings erklärtermaßen auf eine nachvollziehbare Veranschaulichung der Krankheitsvorstellung im Körper des Lebenden.

Rudolf Virchow hatte mit seinem *Pathologischen Museum* von Anfang an zwei Öffentlichkeiten im Auge: Die Studierenden konnten im museumseigenen Hörsaal dem Vortrag des Dozenten folgen. Im Anschluss sollten sie in den angrenzenden Lehr- und Studiensammlungen die pathologischen Sachverhalte – sinnlich erlebbar, so Virchow, durch die „unmittelbare Anschauung“ (Virchow 1899, S. 6) der Präparate – eingehender in Augenschein nehmen. Interessierte Laien gelangten hingegen über einen eigenen Zugang in das Museum. Auf zwei der fünf Ausstellungsetagen wurde ihnen ein Blick unter die Haut geboten. Dort sollten sie lernen, die gezielt gefertigten, systematisch gesammelten

3} Das Pathologische Museum der Berliner Friedrich-Wilhelms-Universität an der Charité
um 1900

4} Der Hörsaal des Pathologischen Museums
Fotografie anlässlich des 80. Geburtstages Rudolf Virchows, 1901

5}

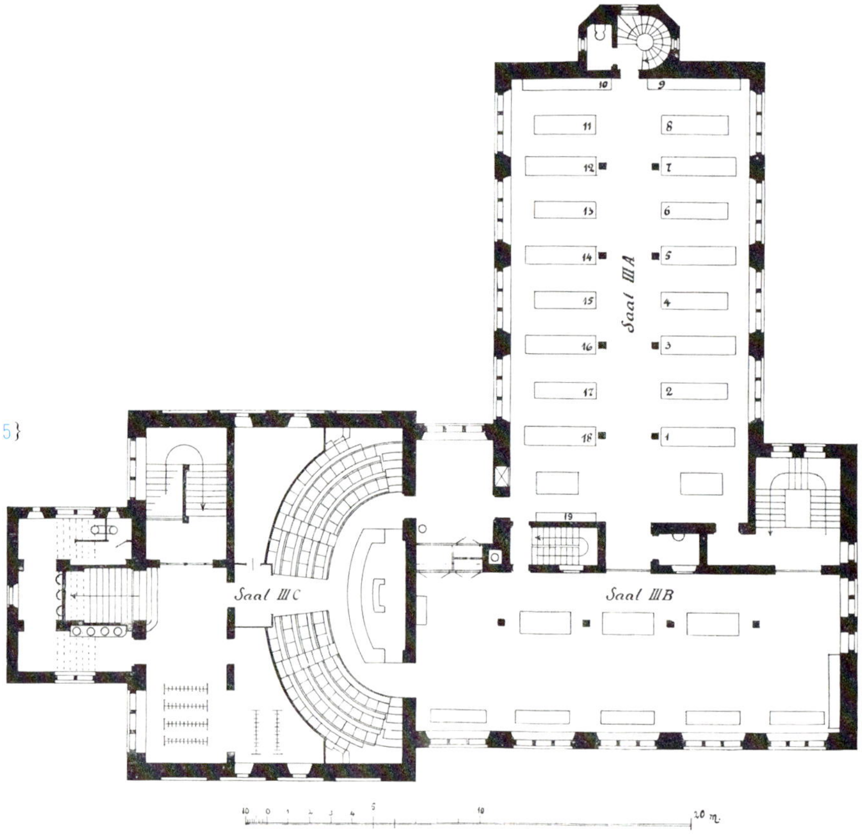

6}

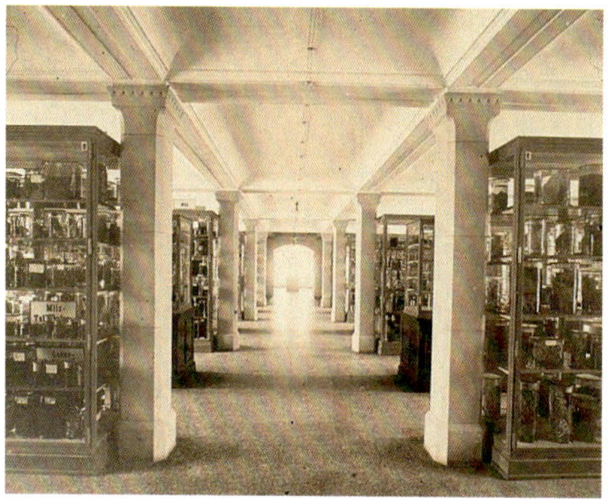

und stimmig arrangierten Präparate zu vergleichen. Mit diesen „wirkliche[n] Bilder[n]" (Virchow 1899, S. 9) hoffte Virchow, den Besuchern grundlegende Einsichten über das Wesen körperlicher Krankheiten und ihrer Verläufe zu eröffnen. Letztlich wollte der Pathologe seinem Publikum dadurch nicht nur ein besseres Krankheitsverständnis vermitteln, sondern es auch zu einer gesundheitsbewussten Lebensführung anregen.

Idee und Umsetzung

Virchows *Pathologisches Museum* gibt es nicht mehr. Am gleichen Ort, im gleichen Gebäude befindet sich heute das *Berliner Medizinhistorische Museum der Charité*. Auch wenn sich der Name gewandelt hat, arbeitet das Museum bewusst im Einklang mit dem Virchow'schen Ansatz: Die Dauerausstellung beginnt mit einem Blick in den eröffneten menschlichen Körper. Sie führt die Besucherinnen und Besucher schließlich aber ganz ausdrücklich wieder zurück ins Leben, genauer: in die Welt der Kranken, die sich in ihrer gesundheitlichen Gefährdung in der Hoffnung auf Hilfe an die Medizin wenden. Allerdings greift die Ausstellung mit ihren rund 1.400 Objekten, zu sehen auf 800 m² Ausstellungsfläche, zum einen weiter zurück, zum anderen spannt sie den Bogen bis in die Gegenwart.

Die Präsentation setzt um 1700 an und folgt zunächst dem medizinischen Interesse am Bau des menschlichen Körpers. Sie fragt, was sich damals den Messern und Mikroskopen der Anatomen und Pathologen offenbarte und welche Körperfunktionen sich bis zu welchem Grad den Experimentatoren in den Laboren erschlossen. Es geht um Herz und Hirn, Muskeln und Nerven, aber auch um die Strukturen und Mechanismen in den kleineren und kleinsten Einheiten des Lebens: in Zellen, Molekülverbänden und Genen. Immer wieder richtet die Ausstellung ihr Augenmerk darauf, welche Regungen des lebendigen Körpers sich im Gesunden wie im Kranken auffinden,

5} Grundriss des Pathologischen Museums
(Ebene 3) mit Hörsaal (III C), angrenzendem Demonstrationsraum (III B) und Schausaal (III A), 1899

6} Schausaal des Pathologischen Museums (Ebene 2)
um 1904

7} Das Berliner Medizinhistorische Museum der Charité (Ostfassade)
2007

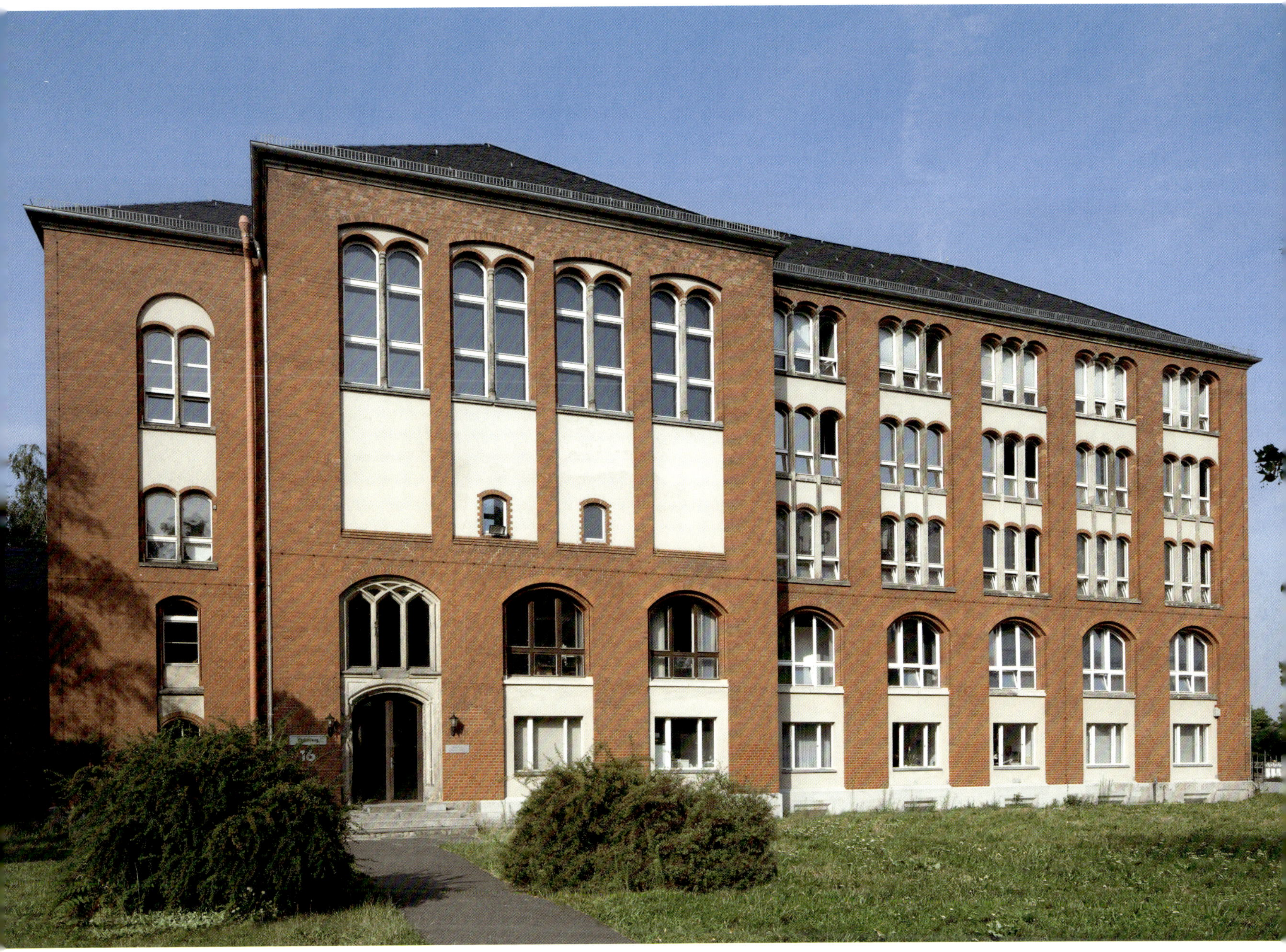

73

festhalten, aufzeichnen oder ins Bild setzen lassen. In den präsentierten Dokumenten wie etwa Präparaten, Modellen, Moulagen (Wachsnachbildungen), Instrumenten, Illustrationen, Kurven und Fotografien treten etliche zeittypische Körpervorstellungen zutage. Aus ihnen formt die Medizin bis heute eigene Menschenbilder und stellt diese zur Diskussion. Die damit einhergehenden Debatten üben einen erheblichen Einfluss auf unsere Vorstellungen von der Natur des Lebendigen, insbesondere aber auch vom Wesen des Menschen in unserer Kultur aus.

Welches Bild vom kranken Körper sich Ärzte und Pathologen in der Virchow-Zeit, also in der zweiten Hälfte des 19. Jahrhunderts machten, zeigt eine spezifische Darbietung von etwa 750 Feucht- und Trockenpräparaten. Über acht ausladende, voll verglaste Originalvitrinen hinweg ist der menschliche Körper gewissermaßen in den eigens dafür konzipierten Schauraum hinein aufgeklappt. Jede Vitrinenfront widmet sich einem wichtigen Organ oder einem zusammenhängenden Körpersystem, das zunächst in seinem gesunden Aufbau vorgestellt wird. An der Vitrine entlang fällt

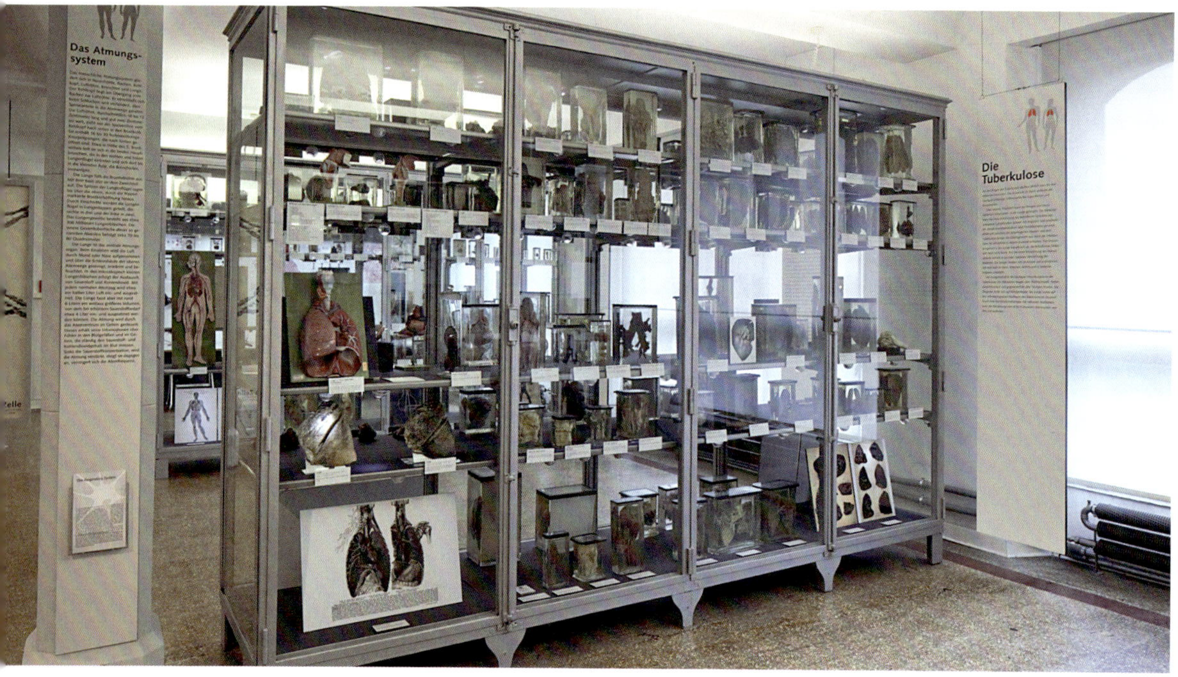

8

der Blick der Besucher sodann auf eine Auswahl von Präparaten mit verschiedenen Krankheitsbildern, die typischerweise in der aufgerufenen Körperstruktur vorgefunden werden können. Abgeschlossen wird jedes Organkapitel mit einer besonderen Erkrankung. Diese hatte entweder in früheren Zeiten eine enorme Bedeutung, wie etwa die Tuberkulose oder das Nierensteinleiden, oder sie stellt gerade heute eine größere gesundheitliche Gefährdung in unseren Breiten dar, so beispielsweise das Melanom (der schwarze Hautkrebs) oder der Herzinfarkt.

In einem zweiten Schritt fragt die Ausstellung danach, wie die jeweils neuen Forschungserkenntnisse in Diagnostik und Therapie den Patienten zugute gekommen sind. Dabei wird deutlich, dass sich die Medizin zu gewissen Zeiten in besonderer Weise darum bemüht, bestimmte Krankheitsbilder schärfer voneinander abzugrenzen. So gilt etwa das frühe 19. Jahrhundert geradezu als Geburtsstunde der modernen Klinik: Der ärztliche Blick am Krankenbett wandelt sich durch die Einführung objektivierender, technisch unterstützter Untersuchungsverfahren sowie unter Einbindung der Erkenntnisse, die der Pathologe am Sektionstisch gewinnt. Mit der hierzulande maßgeblich durch Robert Koch (1843–1910) bestätigten Vermutung, dass große Volkskrankheiten wie Tuberkulose und Cholera durch körperfremde Erreger hervorgerufen werden, weitet sich der medizinische Horizont in den 1880er-Jahren überdies in entscheidender Weise um die bakteriologische Dimension. Für die Erneuerung der internistischen Behandlungsmöglichkeiten erweisen sich um 1900 insbesondere die Entwicklung von Anti-Diphtherie- und Anti-Tetanus-Seren durch Emil von Behring (1854–1917) sowie die im chemischen Labor erzeugten Substanzen, wie das von Paul Ehrlich (1854–1915) gefundene Syphilis-Präparat Salvarsan, als richtungsweisend. Parallel hierzu erlebt die Chirurgie im 19. Jahrhundert einen rasanten Aufstieg. Die Einführung der Narkose 1846 macht längere schmerzfreie Eingriffe am ‚schlafenden' Patienten möglich. Mit der Idee der Zelle wird es denkbar, einen räumlich umschriebenen Krankheitsherd passgenau aus dem gesunden Gewebe herauszulösen. Die allmähliche Umsetzung hygienischer Standards auf den Krankenhausstationen und in den Operationssälen erlaubt schließ-

8 Präparatevitrine des Berliner Medizinhistorischen Museums der Charité
2010

lich auch gewagtere Eingriffe, die sich zunehmend als weniger riskant für den Patienten erweisen.
In einem zentralen Ausstellungsmodul wird eine Epoche zum Thema gemacht, in welcher die deutsche Medizin – nicht zuletzt infolge ihrer nüchtern-biologistischen Ausrichtung – im 20. Jahrhundert ihr dunkelstes Kapitel schreibt: der Nationalsozialismus. Durchaus ‚normale' Objekte – Spritzen, Operationsbestecke, Medikamente, Mikroskope sowie etablierte Lehrbücher – geben einerseits Einblicke in die übliche medizinische Praxis der 1930er- und 1940er-Jahre. Auf der anderen Seite der Vitrinenstrecke werden die gleichen Objekte in einem ganz anderen Kontext vorgestellt: unter den Stichworten Rassenhygiene, Zwangssterilisation, Menschenversuche und Krankenmorde in ihrer Funktion für die Ziele einer menschenverachtenden Medizin im Dienste des sogenannten ‚arischen Volkskörpers'.
Ausdrücklich geht die Ausstellung an verschiedenen Stellen auch auf zentrale Momente der aktuellen Medizin ein. So führt sie die Besucher zwar zunächst in die frühen physiologischen Laboratorien, in welchen vor allem elektrische, optische und akustische Phänomene am Körper von Mensch und Tier im Experiment genauer untersucht werden, und stellt sodann klassische Untersuchungsverfahren wie Röntgentechnik, Endoskopie, Elektrokardiografie (EKG) und Elektroenzephalografie (EEG) vor. Schließlich zeigt sie aber auch die modernen computergestützten Bilderwelten wie Ultraschall oder Magnetresonanztomografie (MRT) und gewährt Einblicke in die Forschungslaboratorien der heutigen Genetik und Neurowissenschaften.

Wechsel der Perspektiven

Die Ausstellung folgt im Wesentlichen zwei Perspektiven, die teils räumlich ineinander verwoben sind, teils aufeinander folgen. Zunächst entwickelt sie ihre Themen aus Sicht der Medizin. Die Besucher schlüpfen in die Rolle des Wissenschaftlers, der zu Fragen des Körpers unter den Aspekten Gesundheit und Krankheit forscht. An bestimmten Stellen wechselt die Ausstellung jedoch bewusst den Blickwinkel. Der Kranke oder auch die Sicht des Patienten treten in den Vordergrund. Die Besucher können die Sachverhalte durch die Brille der Angehörigen oder der Betroffenen selbst betrachten. So versammelt unmittelbar neben dem Arbeitstisch Rudolf Virchows eine große Schauvitrine 36 Wachsporträts (Moulagen) von kranken Menschen, die in den ersten zehn Jahren des 20. Jahrhunderts in der Charité-Augenklinik behandelt worden sind. Dieses Arrangement steht zum einen exemplarisch für die zahlreichen Lehr- und Studiensammlungen und systematisierten Zusammenstellungen von Krankheitsbildern, wie sie in jener Zeit in den Kliniken eines jungen selbstbewussten medizinischen Spezialfachs wie der Augenheilkunde üblich waren. Andererseits treten die Besucher des heutigen Museums in diesen Wachsobjekten konkreten historischen Patienten gegenüber. An ihnen entdecken sie spezifische Leiden, welche die Kranken höchst individuell über die in ihre Mimik eingeschriebenen Zeichen ihrer körperlichen und emotionalen Reaktionen zum Ausdruck gebracht haben.

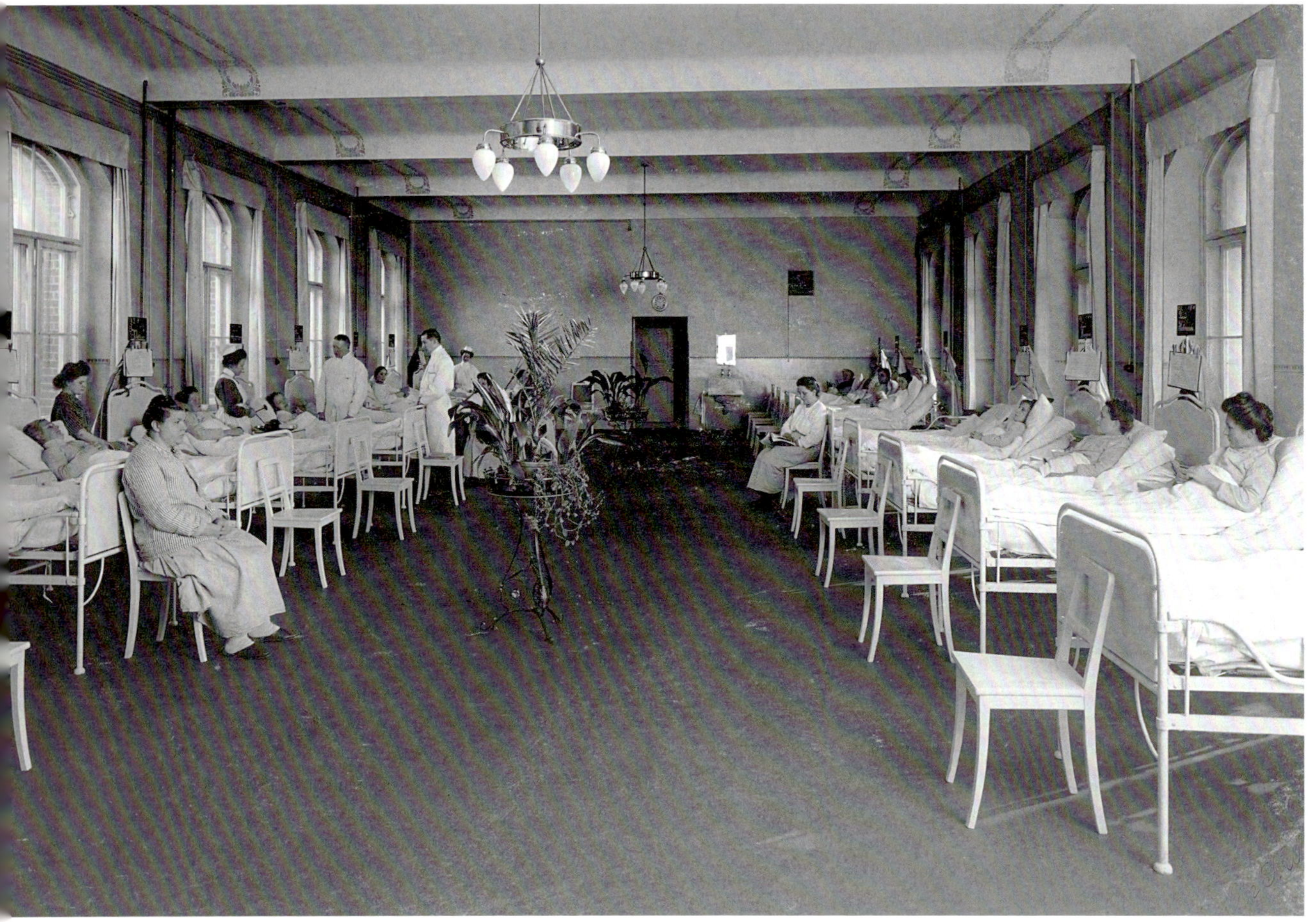

9

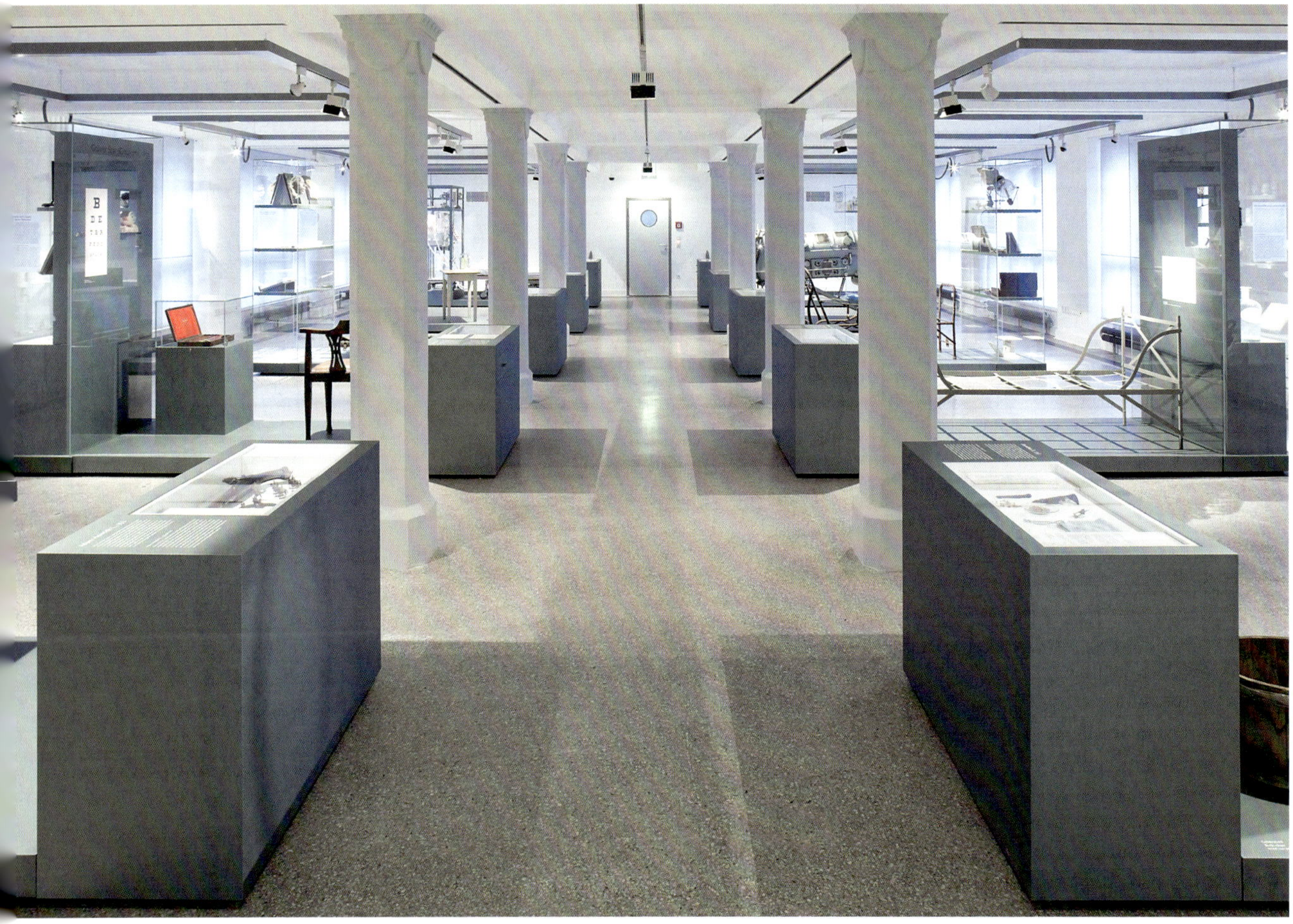

10

9 Krankensaal der II. Medizinischen Klinik der Charité
1910

10 Historischer Krankensaal des Berliner Medizinhistorischen Museums der Charité
2007

In einem völlig neu entwickelten, bislang einzigartigen historischen Krankensaal wird mit den Mitteln des Museums regelrecht Patientengeschichte ausgestellt. Die Vorlage hierfür liefert die Fotografie eines Krankensaals, wie er 1910 in der II. Medizinischen Klinik der Charité eingerichtet war. Im Ausstellungsraum begegnen die Besucher an zehn Betten Menschen aus einem Zeitraum von 1727 bis 2006 mit unterschiedlichen Leiden. Das ‚Fußende' eines jeden *Bettes* ist jeweils zu einer Sockelvitrine ausgebaut. Darin wird ein historisch fassbares Individuum mit einem spezifischen gesundheitlichen Problem vorgestellt, das jene Person seinerzeit dazu veranlasste, sich hilfesuchend an eine stationäre Einrichtung der klinischen Medizin, in aller Regel die Charité, zu wenden. Überdies finden sich einschlägige ausgewählte Objekte, welche die Welten des Patienten und der Medizin in einer diagnostischen oder therapeutischen Verschränkung zusammenführen. Das ‚Kopfende' ist als eine hoch stehende Glasvitrine gearbeitet, in welcher die Medizin daraufhin befragt wird, was sie dem Hilfesuchenden damals anzubieten wusste. In der modulartigen Gliederung dieses Raums begegnen die Besucher etwa unter dem Stichwort *Schwierige Geburt* einer jungen Schwangeren, die 1727 in der Charité glücklich von einem Kind in Querlage entbunden wird, einer Patientin mit Glaukom (erhöhtem Augeninnendruck), der im Jahre 1859 durch die operative Fensterung der Regenbogenhaut das Sehen wieder ermöglicht wird, und einem dreijährigen Jungen mit Kinderlähmung, der 1958 – zwei Jahre vor Einführung der Schluckimpfung – für mehrere Wochen in der Eisernen Lunge behandelt werden muss.

Auch im historischen Krankensaal kommt die Ausstellung in der Gegenwart an. Ein Mann im mittleren Lebensalter zieht sich kurz vor Weihnachten 2006 einen Splitter in den Finger; drei Tage später wird er infolge einer massiven Blutvergiftung auf einer Intensivstation der Charité für drei Wochen in ein künstliches Koma gesetzt. Er ringt mit dem Tod und überlebt – auch und gerade durch die Unterstützung einer technisch hochgerüsteten Medizin.

Medizinische Räume in historischer Architektur

Die Ausstellung führt die Besucher in eine Reihe von nachempfundenen Räumen und Gebäuden, die sich die Medizin im Laufe ihrer Geschichte selbst geschaffen hat: in das Anatomische Theater, das private Anatomische Museum und den Seziersaal des Pathologen, in die Klinik nach 1800 und an das Bett des Kranken, in die klinische Forschungs- und Lehrsammlung, ins Labor und schließlich in den Krankensaal. An diesen Orten vermitteln sorgfältig ausgewählte und mithilfe von Texten und Bildern kommentierte Zentralobjekte die jeweiligen medizinischen Kerninhalte. Stets geht es um allgemeine Entwicklungen in der Medizin. Dort, wo es sich anbietet, werden allerdings immer wieder auch die lokalen Gegebenheiten in den Einrichtungen der Berliner Medizin aufgerufen und vorgestellt.

In ihrer Gestaltung arbeitet die Ausstellung bewusst mit der historisch vorgegebenen

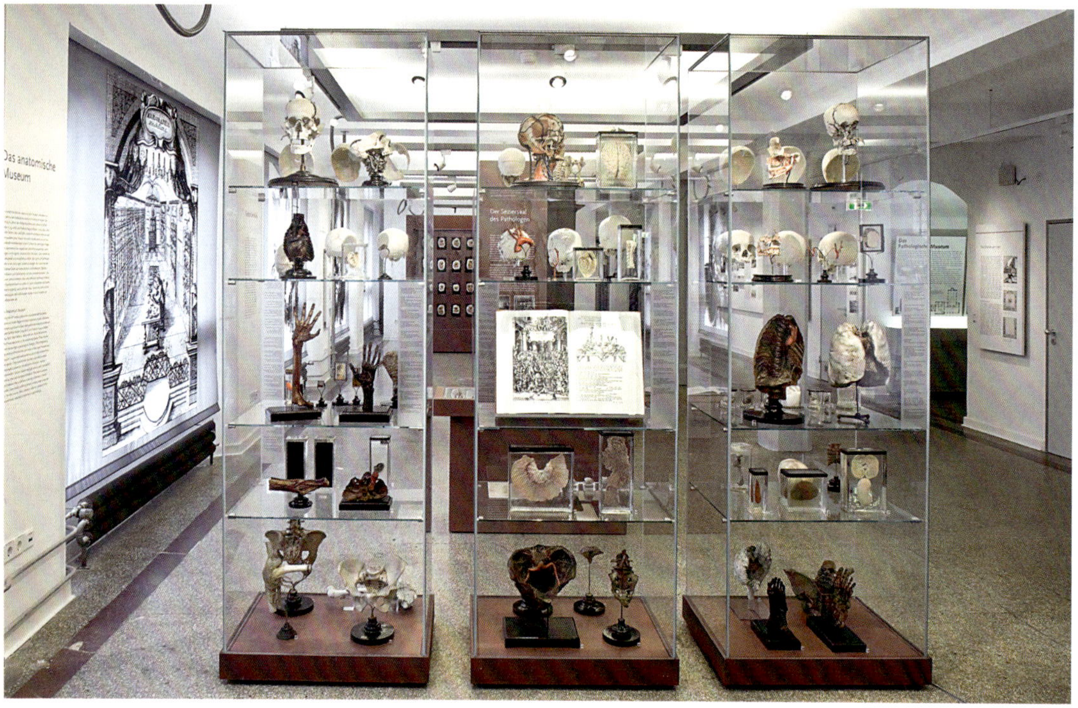

11

Architektur des ursprünglichen Museumsgebäudes. Die Wände der Schausäle, mit zahlreichen Fenstern durchsetzt, bleiben in aller Regel frei. Die eigens angefertigten Vitrinen stehen daher mitten im Saal und bieten eine Richtung für den Ausstellungsrundgang an. Jeder zum Thema gemachte historische Raum wird durch ein Bildmotiv aufgerufen, das auf großen textilen Gewebebahnen ausgedruckt und vor den Museumsfenstern platziert ist. Die Transparenz dieser Fensterbilder lässt zum einen Tageslicht in den Ausstellungsraum und gibt zum anderen einen schemenhaften Blick nach draußen auf das Charité-Gelände frei. So gesehen, vergrößert sich der Ausstellungsraum in der Wahrnehmung und greift letztlich in der Anmutung auf die angrenzenden Klinikgebäude über.

Ausdrücklich bezieht die Ausstellung das lokale Umfeld ihres Standorts ein. Das Museumsgebäude befindet sich seit jeher auf dem Gelände der Charité in Berlin-Mitte, es ist umgeben von Kliniken und medizinischen Instituten. Thematisch werden daher beide Ausstellungsebenen durch ein weit gezogenes Text-Bild-Tableau verbunden, das zahlreiche Informationen aus der Geschichte der Charité anbietet. Die Darstellung beginnt mit der Gründung eines 1710 vor den Toren der Stadt errichteten Pesthauses, das schließlich durch König Friedrich Wilhelm I. (1688–1740) am 14. Januar 1727 den Namen Charité erhält. In großen Linien wird die Entwicklung vom Bürgerlazarett bis zum Universitätsklinikum, mittlerweile auf vier Standorte in der deutschen Hauptstadt verteilt, nachgezeichnet.

Ausstellen in Würde und Respekt

Das *Berliner Medizinhistorische Museum der Charité* setzt in seiner Dauerausstellung erklärtermaßen ein thematisch gebundenes Konzept mit wissenschaftlichem und anschaulich-kommunikativem Anspruch für ein interessiertes, häufig medizinisch nicht vorgebildetes Publikum um. Fußläufig in nur wenigen Minuten vom politisch-kulturellen Zentrum der Metropole aus erreichbar, betreten die Besucherinnen und Besucher zunächst das Krankenhausgelände der Charité. Viele von ihnen sehen im Museum eine fachliche Einrichtung, in welcher sie zu Gast sind, um einen Blick hinter die

11 Blick in den ersten Ausstellungsraum des Museums
2007

12 Schauansicht der Charité
1910

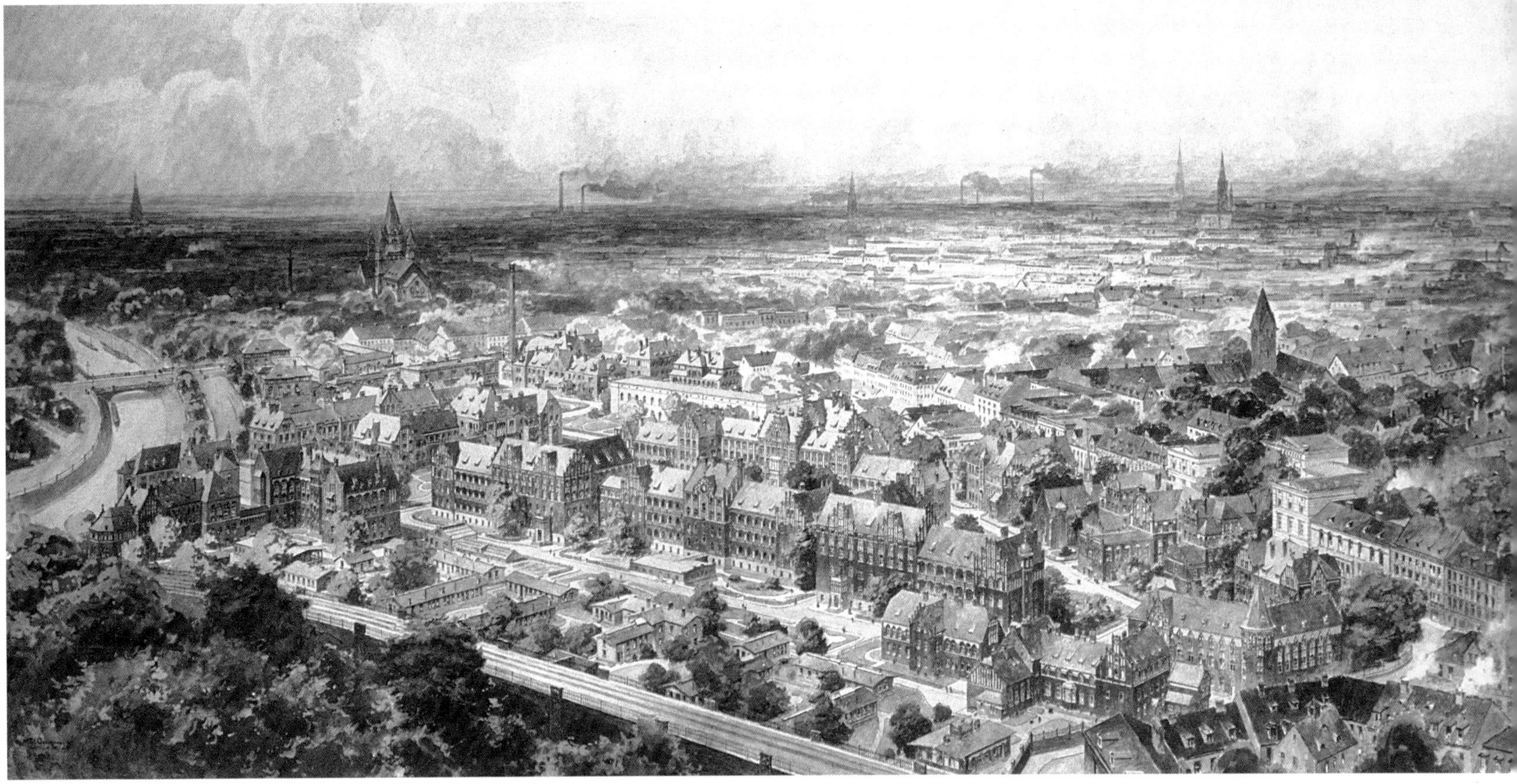

12}

Kulissen der ansonsten meist geschlossenen Welt der Medizin werfen zu können. Daher sind in diesem ‚Haus der Medizin' zentrale Gegenstände aus Forschung und Lehre, Diagnostik und Therapie und somit auch sehr eigene Objekte, wie etwa menschliche Präparate, zu sehen. Dies lässt sich unter anderem damit rechtfertigen, dass zum einen Medizinstudierende an den meisten deutschsprachigen Fakultäten bis heute vor allem über den anatomischen Sektionskurs und den darin präparierten Leichnamen mit dem Bau des menschlichen Körpers vertraut gemacht und damit eigentlich erst in das Metier der Medizin eingeführt werden. Zum anderen öffnete sich die Medizin in bestimmten Phasen ihrer Geschichte ganz ausdrücklich für ein größeres Laienpublikum, um gerade auch über Einblicke unter die Haut des Menschen Wissen zu vermitteln sowie zum Nachdenken über die Grundbedingungen des Lebens anzuregen. Heute will das Museum sein Publikum durchaus emotional ansprechen, ohne aber zu schockieren. Daher gilt nach wie vor die schon von Rudolf Virchow ausgegebene Altersgrenze von 16 Jahren als Empfehlung.

Mit Blick auf die Empfindungen der Beteiligten gilt es allerdings in dieser Ausstellung in besonderer Weise, die Sphären des Vertrauens und der Privatheit wahrzunehmen und zu respektieren. Was an persönlichen Dingen im direkten Gespräch mit dem Arzt zur Sprache kommt, bleibt unter dem Siegel der ärztlichen Schweigepflicht geschützt. Für jegliche Präsentation im Museum, insbesondere aber auch für die Darbietung von Präparaten bedeutet dies, dass die gezeigten ‚Objekte', in welchen die involvierten ‚Subjekte' – die Rede ist hier von den historischen Patienten – stets bis zu einem gewissen Grad eingeschrieben und aufgehoben sind, Anspruch auf einen respektvollen, menschenwürdigen Umgang und eine anonymisierte Darbietung haben.

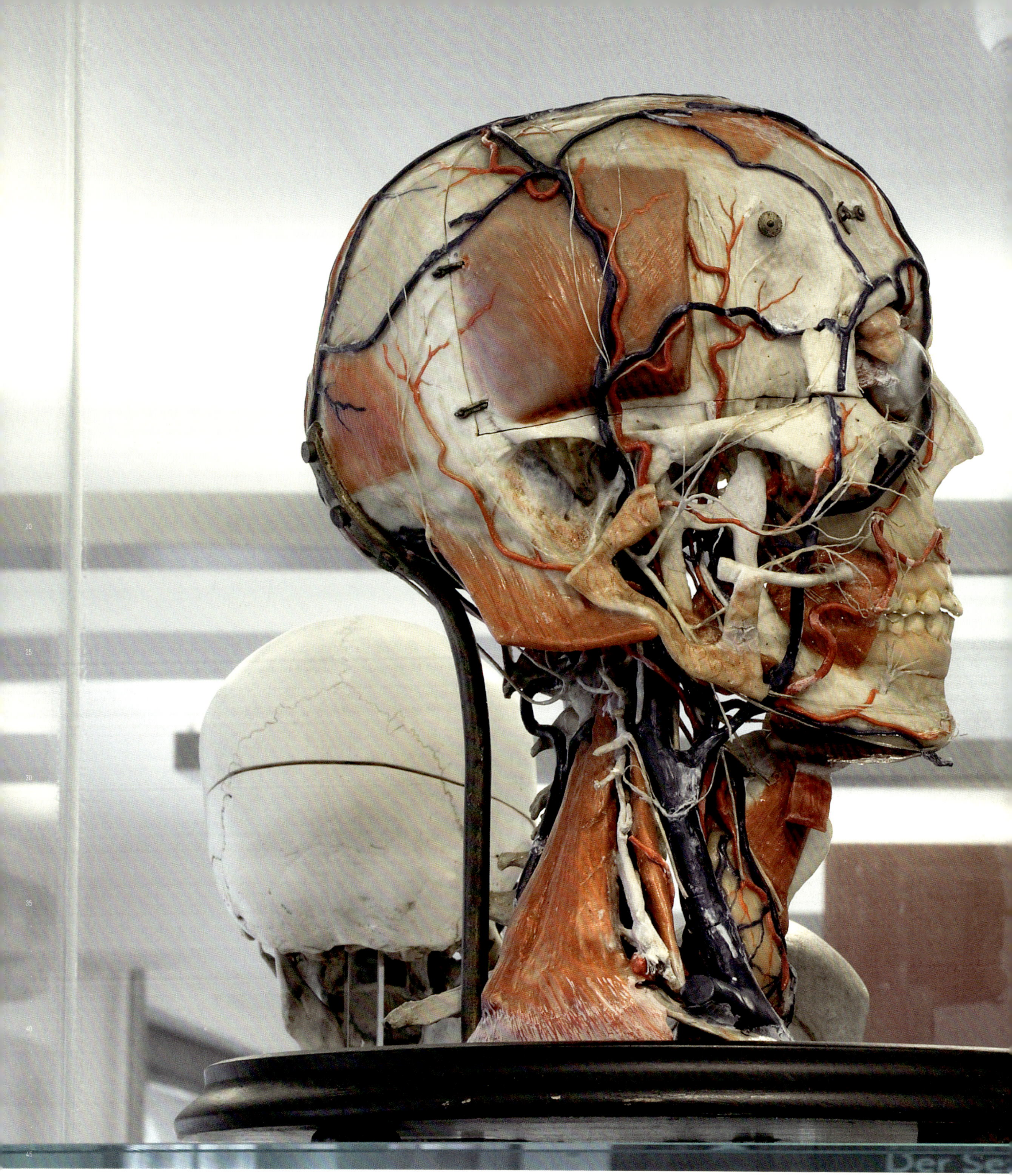

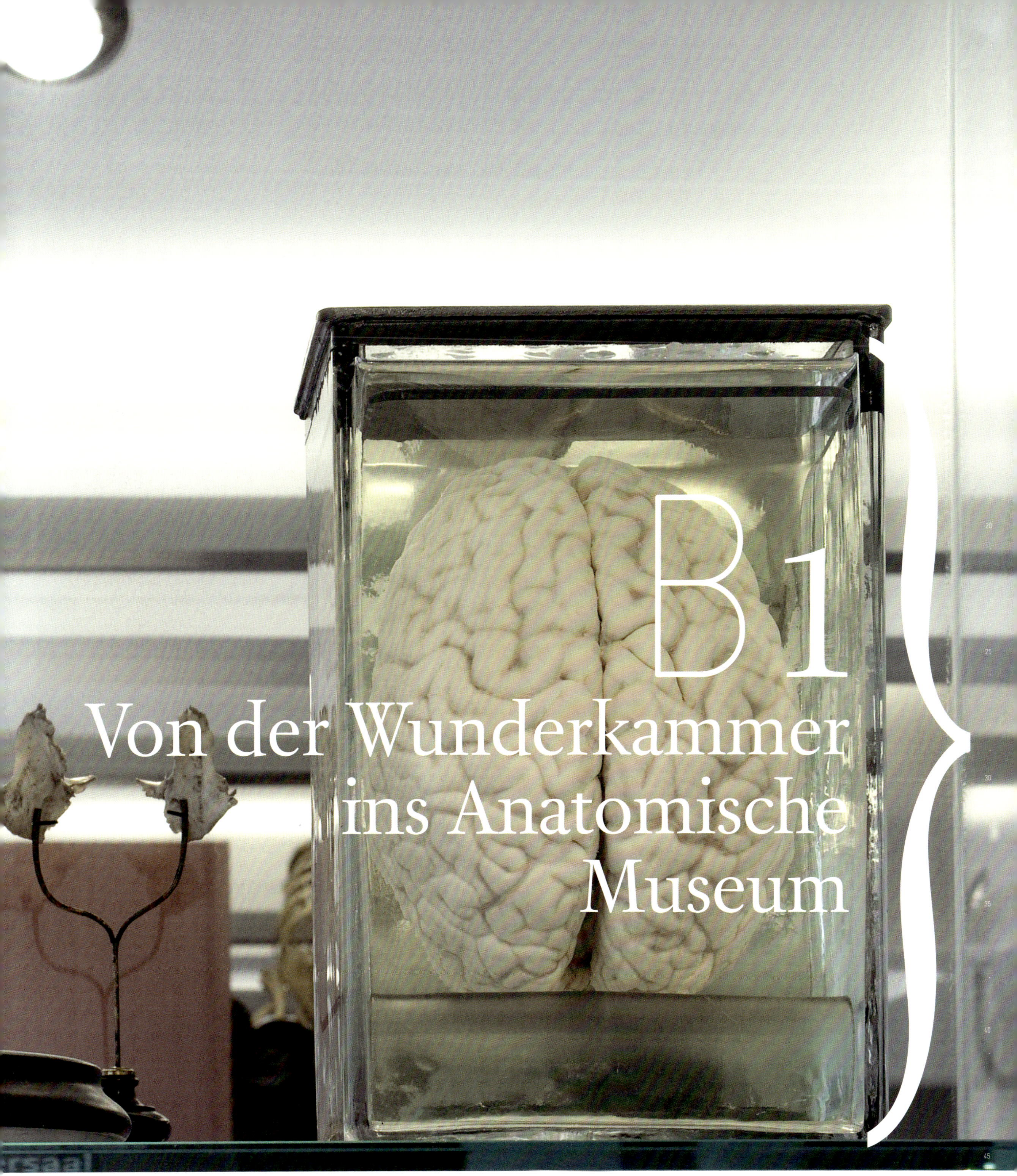

B 1 Von der Wunderkammer ins Anatomische Museum

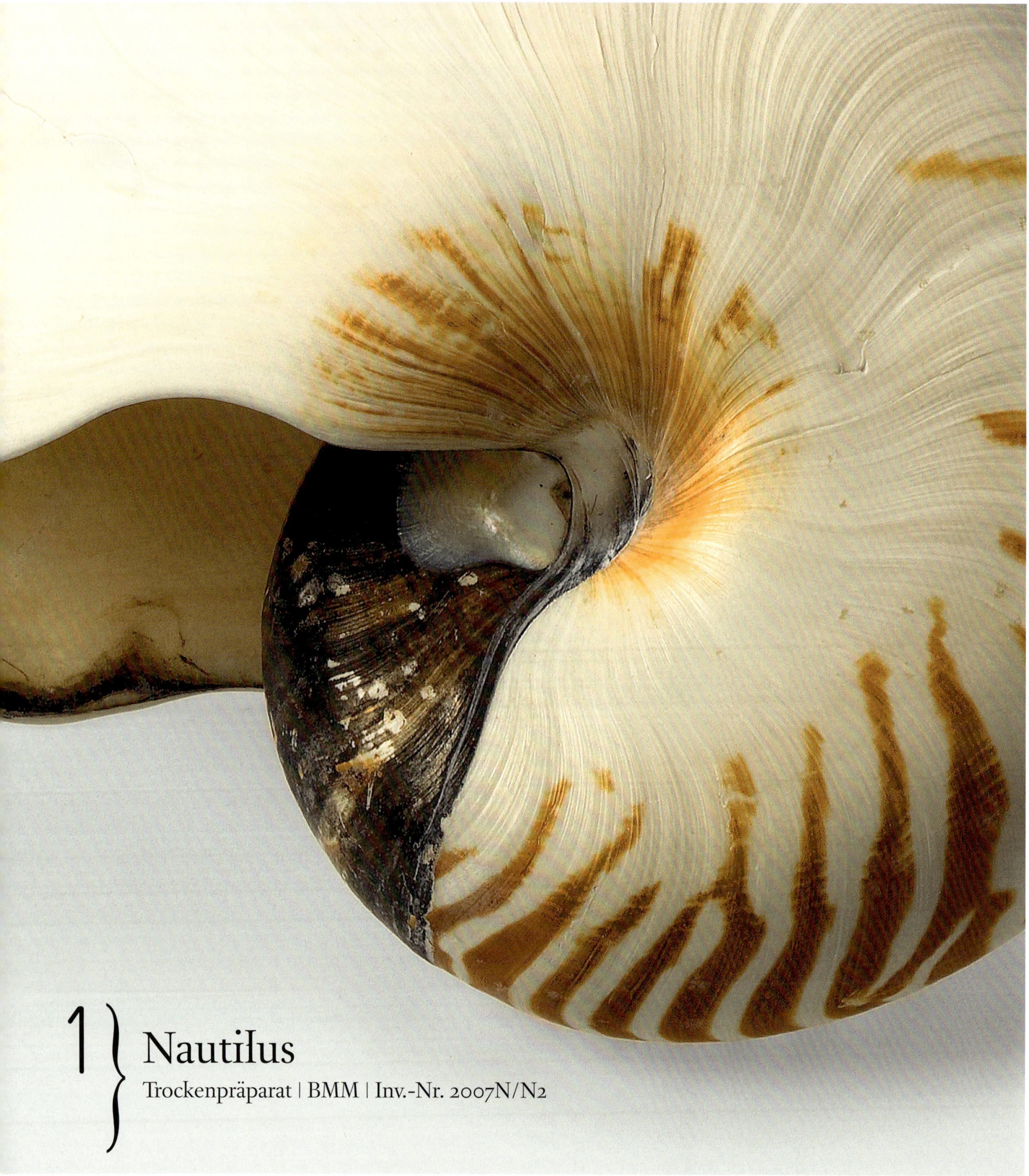

1 Nautilus

Trockenpräparat | BMM | Inv.-Nr. 2007N/N2

B1 } Von der Wunderkammer ins Anatomische Museum

2}

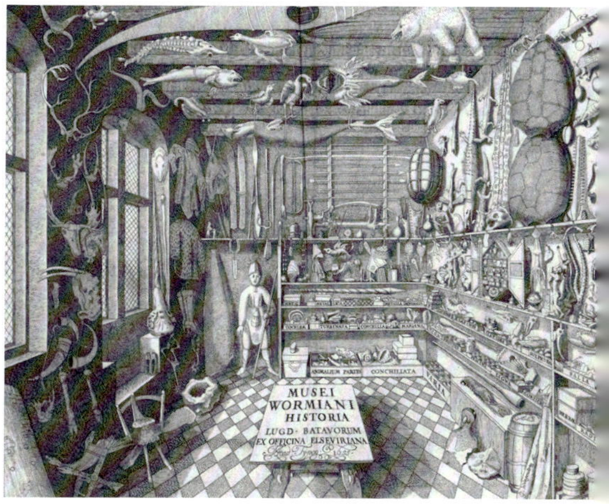

Sammeln, Staunen und die Welt erklären. Darum geht es in den Kunst- und Wunderkammern des 16. und 17. Jahrhunderts. Adelige, Kirchenmänner, Kaufleute, aber auch Ärzte und Apotheker versuchen, den gesamten Kosmos in repräsentativen Objekten zusammenzutragen und in den eigenen vier Wänden auf- und auszustellen. Sie interessieren sich für kuriose Einzelstücke aus Kultur und Natur. Dabei gerät auch der menschliche Körper ins Visier. Unter der Haut öffnet sich ein fantastischer Raum. Das Wunderwerk der göttlichen Schöpfung offenbart sich hier. Gleichzeitig unterstreicht das fixierte, aber sichtlich tote Organ die Endlichkeit des Seins: Memento mori! – Gedenke Deines Endes! Dieser im Zeitalter des Barock so weit verbreitete Appell bewegt auch die Anatomen. So inszeniert etwa der Amsterdamer Mediziner Frederik Ruysch (1638–1731) in seiner anatomischen Wunderkammer mit einer Vielzahl menschlicher Präparate eindrucksvoll die Vergänglichkeit allen Lebens. Klagende und musizierende Kinderskelette in korallenartigen Gefäßlandschaften künden vom unausweichlichen Schicksal jeder Kreatur. Zugleich findet der Interessierte in den meisterhaft gefertigten Organstudien mit Gefäßausgüssen aber auch die reine Anatomie. Das große Sich-Wundern wie auch die moralisch aufgeladene Sentimentalität machen Platz für ein immer nüchterner werdendes, kritischeres Beobachten und Hinterfragen. Bereits im 16. Jahrhundert hat die Medizin einen ureigenen Lehr- und Forschungsraum erdacht und erprobt: das Anatomische Theater. Das aufsteigende Rund der Hörerränge ist dem römischen Kolosseum nachempfunden. Der Anatom steht in der Mitte, seziert und demonstriert den Leichnam. Die Studenten blicken über seine Schultern und verfolgen das Geschehen. Anatomie ist eine ‚sinnliche' Wissenschaft geworden. Hier wird geschnitten, getastet und geschaut, um die Beobachtungen mit dem Gelesenen zu vergleichen. Ziel ist es, den normalen Körper in all seinen Formen und Funktionen zu ergründen. Bis ins 18. Jahrhundert erweitert sich der Kreis der Hörer. Neben künftigen Ärzten und Handwerkschirurgen, angehenden Hebammen und Apothekern wohnen medizinische Laien – lokale Würdenträger oder auch

2 } Das Museum des Kopenhagener Arztes Olaus Worm
1655

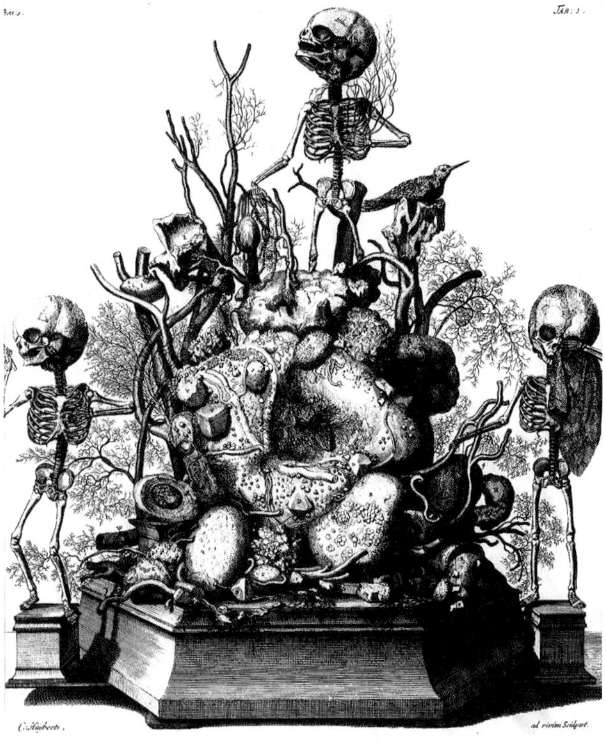

3} Präparatearrangement mit klagenden Kinderskeletten, Konkrementen und Gefäßausgüssen des Amsterdamer Anatomen Frederik Ruysch
1701

4} Lehrsektion und das anatomische Theater als Programm
aus: Andreas Vesal, *Fabrica*, 1543

interessierte Bürger – den Präsentationen bei. Der Anatom stellt den Leib des Menschen als Wunderwerk der göttlichen Schöpfung vor, erinnert dabei aber auch an die Gefährdungen des Lebens. Die öffentliche Anatomie: Lehrstunde und Spektakel. Besondere Befunde werden aufgehoben – textlich, bildlich, als Nachbildung oder im Präparat. Erste Sammlungen entstehen. Das Anatomische Museum wird zur Geburtsstätte des medizinischen Museums.

Berlin erhält 1713 auf königliche Anweisung ein Anatomisches Theater im ehemaligen Marstall (heute: Dorotheen-/Ecke Charlottenstraße). Aufsicht führt die 1700 auf Anregung von Gottfried Wilhelm Leibniz (1646–1716) ins Leben gerufene Akademie der Wissenschaften. Lange vor Gründung der Berliner Universität (1810) dient das *Theatrum anatomicum* als Ort der Wissenschaft und der – vornehmlich militärärztlich ausgerichteten – Lehre. Um 1730 finden auf seinen sechs Rängen 167 Hörer Platz. Zwischen 1756 und 1796 werden hier etwa 8.000 Leichname eröffnet. Kaum eine Universität nördlich der Alpen erreicht diese Sektionszahl zu jener Zeit. Berlin entwickelt sich gerade auch deshalb in der zweiten Hälfte des 18. Jahrhunderts zu einem Zentrum der medizinischen Aus- und Weiterbildung. Die hier tätigen Professoren sind Mitglieder des angesehenen Berliner *Collegium medico-chirurgicum*. Dieser Professorenkreis nutzt neben dem Anatomietheater die 1710 als Pesthaus errichtete, bald schon als Bürger- und Militärspital weitergeführte und 1727 so benannte Charité mit ihren Kranken und armen Alten (Hospitaliten), die Hofapotheke und den botanischen Garten für eigene Studien und den medizinischen Unterricht.

Das Jahrhundert der Aufklärung ist auch eine Zeit intensiven Sammelns. Wer als naturkundlicher Gelehrter im 18. Jahrhundert nicht an einer Universität beschäftigt ist, hegt und pflegt gerne einen kleineren oder größeren Buch- und Sachbestand. Mit seiner wohlsortierten Bibliothek und seinem Naturalienkabinett verfügt er über eine Forschungsgrundlage, die er einer intensiven wissenschaftlichen Aufarbeitung unterziehen kann. Inmitten seiner

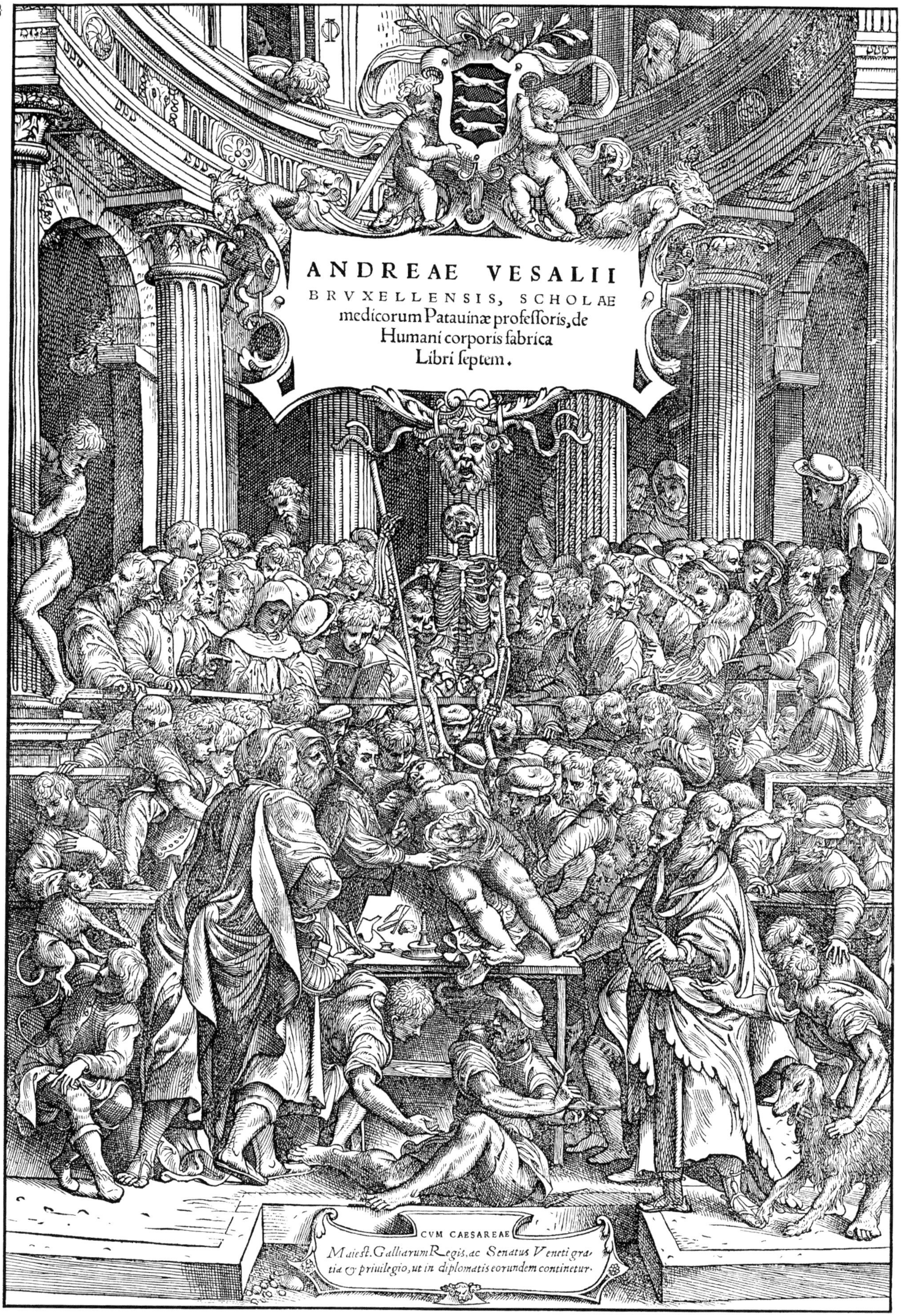
ANDREAE VESALII
BRVXELLENSIS, SCHOLAE
medicorum Patauinæ professoris, de
Humani corporis fabrica
Libri septem.
CVM CAESAREAE
Maiest. Galliarum Regis, ac Senatus Veneti gratia & priuilegio, ut in diplomatis eorundem continetur.

BASILEAE.

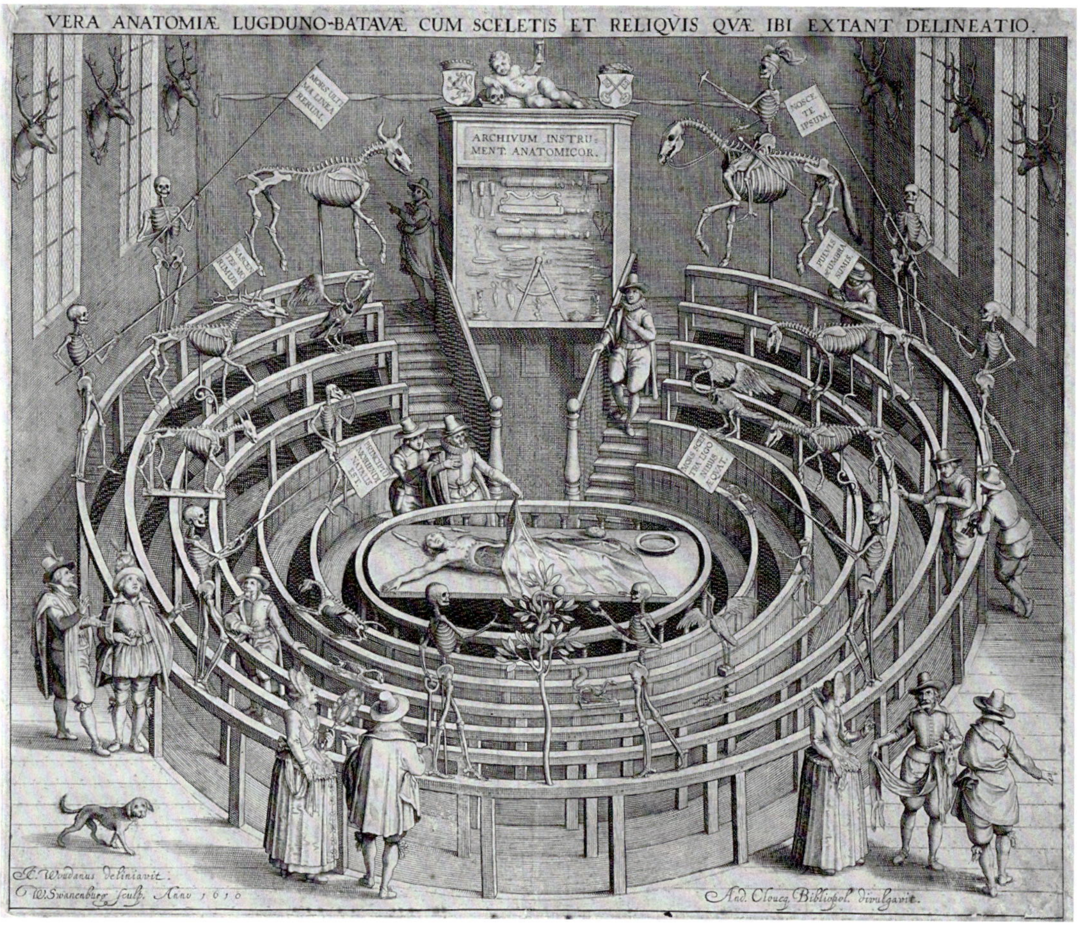

5}

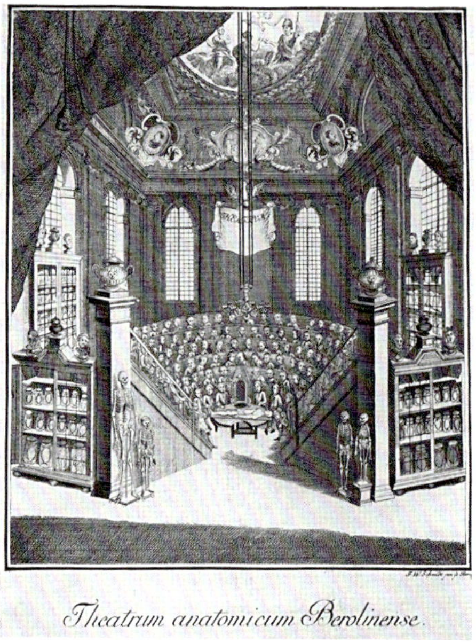

Theatrum anatomicum Berolinense.

6}

Privatsammlung stellt er eingehende Beobachtungen an. Das Wahrgenommene bringt er zu Papier, prüft seine Erkenntnisse an der verfügbaren Literatur, berichtet über ein weites Korrespondenznetz seinen Briefpartnern von seinen jüngsten Einsichten und schickt hin und wieder eine gelehrte Abhandlung an die Herausgeber eines wissenschaftlichen Journals. Befreundete Kollegen lädt der Gelehrte ein, in seiner Sammlung zu recherchieren und eigene Publikationsvorhaben voranzutreiben. Wissenschaftlichen Illustratoren verschafft er eindrucksvolle Bildmotive. Schließlich zeigt er aber auch mit einigem Stolz das von ihm Gesammelte vor und nutzt seine Bestände bisweilen für den Unterricht. Nicht von ungefähr bezeichnet der Sammler seine Sammlung gerne als Museum.

Im Umfeld des Anatomischen Theaters zu Berlin entstehen im 18. Jahrhundert bedeutende ärztliche Privatsammlungen. Die wichtigste dieser Art gehört den Anatomieprofessoren Johann Gottlieb Walter (1734–1818) und seinem Sohn Friedrich August (1764–1826). Die beiden sezieren und präparieren viel auf dem Anatomischen Theater. Manches verbleibt in den Beständen dort, die in hohen Glasvitrinen neben dem Hörsaal stehen und eher im Vorübergehen zu betrachten sind. Einen Großteil der gefertigten Präparate übernehmen sie jedoch, ergänzt um zahlreiche auswärtige Zusendungen, nach Hause in ihr eigenes sogenanntes Anatomisches Museum. Dort ordnen sie die Bestände und beginnen, sich zunehmend für krankhafte Veränderungen zu interessieren, die sie in ihren Sammlungsobjekten wahrnehmen. Ihr Ziel ist es, das Spektrum der Krankheiten

5} Das Leidener Anatomische Theater. Museumsbetrieb in den Sommermonaten
1609

6} Das Anatomische Theater zu Berlin
um 1730

7} Der forschende Gelehrte in seiner privaten Sammlung
aus: Caspar F. Neickel, *Museographia*, 1727

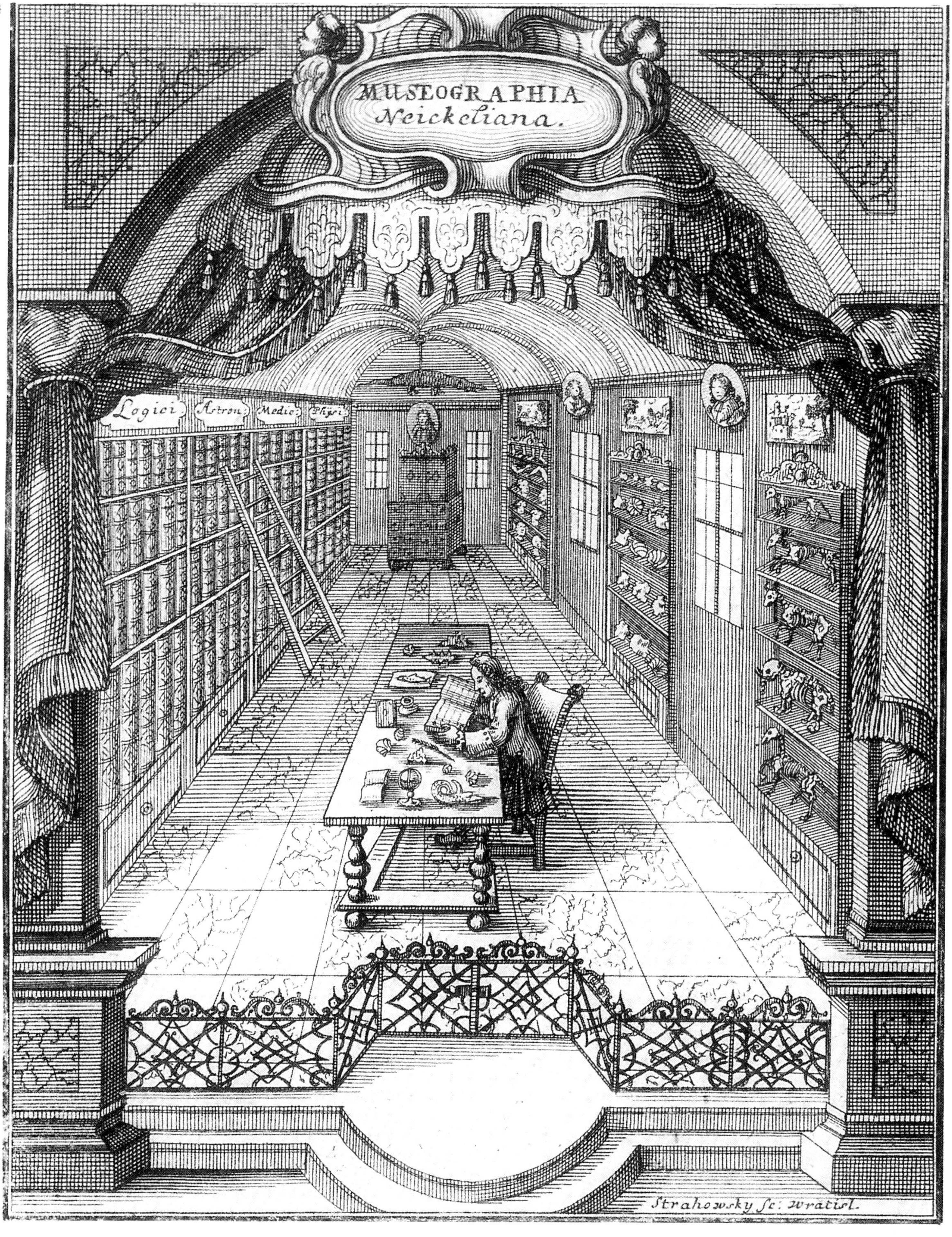
MUSEOGRAPHIA
Neickeliana.
Logici
Astron:
Medic:
Phys:
Strahowsky sc: Wratisl.

in ein schlüssiges System zu bringen. Dabei nutzen Vater und Sohn Walter ihr Museum quasi als Labor, in dem sie chemische Analysen vornehmen und in dessen Vitrinenschränken sie mit unterschiedlichen Präparatearrangements experimentieren. Sie müssen jedoch erkennen, dass eine definitive Ordnung im Reich der Krankheiten kaum zu stiften ist. Jedes körperliche Leid bleibt immer individuell und somit einzigartig, auch unter der Haut. Damit löst sich in ihrer Sammlung das Bild vom Körper in eine Vielzahl von Einzelbefunden auf.

Im Jahre 1796 veröffentlichen Johann Gottlieb und Friedrich August Walter einen stattlichen, in Deutsch abgefassten Katalog. Darin bestimmen die Anatomen 693 Präparate aus ihrem Anatomischen Museum: 367 „Konkremente" – Ablagerungen im Körper, vor allem Gallen-, Harnblasen- und Nierensteine – und 326 „Kranke Knochen" (Walter 1796). Die Einträge sind oft kurz und knapp und geben Auskunft über Aussehen, Größe, Gewicht, Farbe, Konsistenz und Beschaffenheit der Stücke. Bisweilen drucken die Autoren aber auch ausführlichere Krankengeschichten, Sektionsbefunde und Herkunftsangaben ab und fassen ihre Erkenntnisse in lehrbuchartigen Erläuterungen zusammen. Am Beispiel der Gallensteine möchten sie das umsetzen, was dem schwedischen Botaniker Carl von Linné (1707–1778) für das Reich der Pflanzen gelungen war: eine sinnvolle künstliche Systematik für ein umschriebenes Terrain der Natur. Sie verstehen sich als eine Art ‚Körpermineralogen' und bestimmen jedes Konkrement – einmal in der Mitte durchgeschnitten – von außen und von innen. Nach ihrem inneren Aufbau unterscheiden sie drei Klassen von Steinen: „Gestreifte (Striati), Blättrichte (Lamellati), Mit einer Rinde umzogene (Corticati)" (Walter 1796, Teil 1, S. 96). Das Walter'sche Steinsystem setzt sich in der Wissenschaft nicht durch. Allerdings stellen die beiden Gelehrten auf völlig neue Weise mit Hilfe ihrer Sammlung die grundsätzliche Frage, die bis heute die medizinische Forschung bewegt: Was ist Krankheit? Wie lässt sie sich erkennen, beschreiben und erklären?

Der preußische König Friedrich Wilhelm III. (1770–1840) kauft 1803 den gesamten Walter'schen Präparatebestand für die gewaltige Summe von 100.000 Talern auf. Die private Sammlung wird in den Rang eines königlichen Anatomiemuseums erhoben. Fortan soll sie intensiver für die medizinische Ausbildung genutzt, aber auch der Öffentlichkeit zur Verfügung gestellt werden. Zwei Jahre später, 1805, erscheint ein lateinisch abgefasster Katalog von Johann Gottlieb Walter. In knappen Einträgen werden in diesem *Museum anatomicum* nun alle 3.092 Präparate der Kollektion bestimmt und beschrieben. 1810 geht der gesamte Objektbestand in die Obhut der Medizinischen Fakultät der im selben Jahr gegründeten Berliner Universität über. Dort bildet er die Keimzelle für das insbesondere in der Amtszeit des Physiologen und Anatomen Johannes Müller (1801-1858) zwischen 1833 und 1858 auf über 19.000 Präparate ausgeweitete *Anatomisch-Zootomische Museum* zu Berlin.

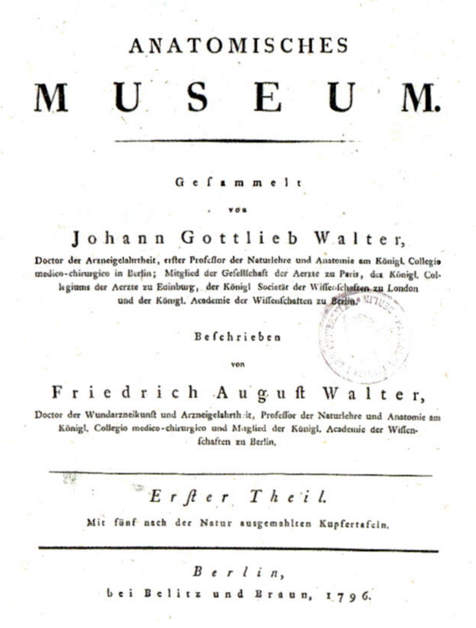
ANATOMISCHES

MUSEUM.

Geſammelt

von

Johann Gottlieb Walter,

Doctor der Arzneigelahrtheit, erſter Profeſſor der Naturlehre und Anatomie am Königl. Collegio medico-chirurgico in Berlin; Mitglied der Geſellſchaft der Aerzte zu Paris, des Königl. Collegiums der Aerzte zu Edinburg, der Königl Societät der Wiſſenſchaften zu London und der Königl. Academie der Wiſſenſchaften zu Berlin.

Beſchrieben

von

Friedrich August Walter,

Doctor der Wundarzneikunſt und Arzneigelahrtheit, Profeſſor der Naturlehre und Anatomie am Königl. Collegio medico-chirurgico und Mitglied der Königl. Academie der Wiſſenſchaften zu Berlin.

Erſter Theil.

Mit fünf nach der Natur ausgemahlten Kupfertafeln.

Berlin,

bei Belitz und Braun, 1796.

8 } **Das Anatomische Museum**
Titelblatt des Katalogs von Johann Gottlieb und Friedrich August Walter, 1796

9 } **Systematik der Gallensteine**
(Tafel III) im Katalog von Johann Gottlieb und Friedrich August Walter, 1796

Tab. III.

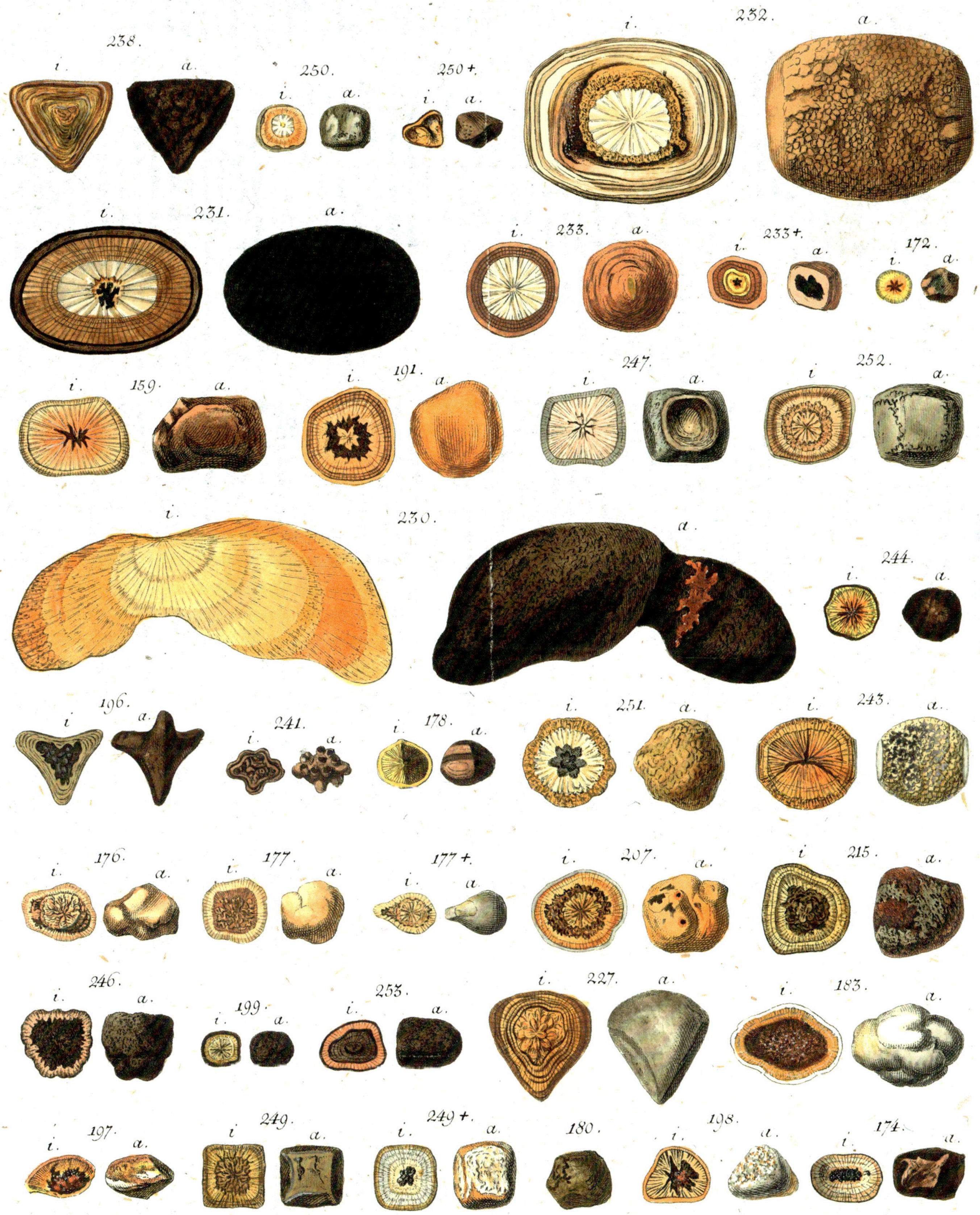

P. Mügge ad nat. pinx. C.C. Glaßbach sen. sc.

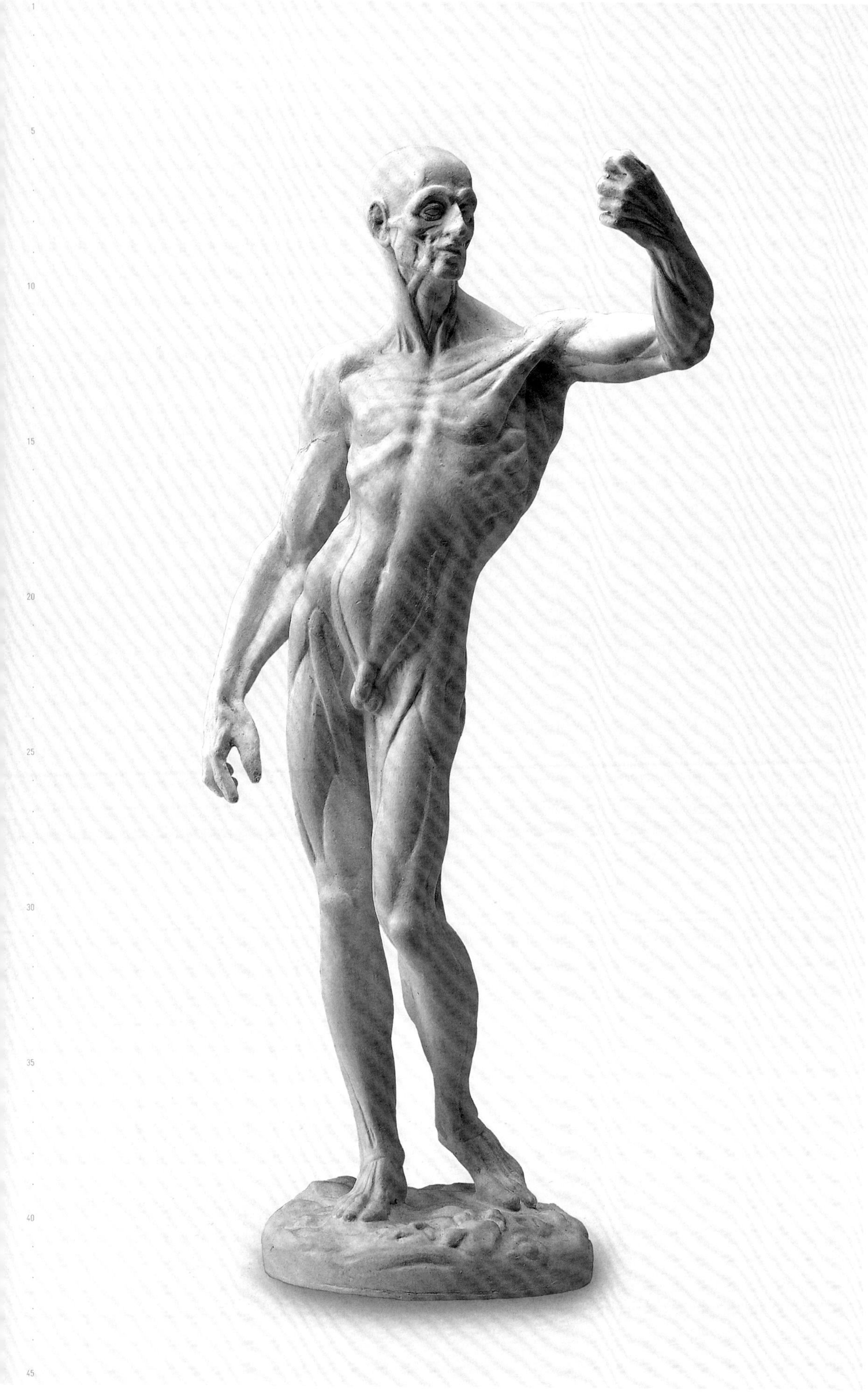

10}

11}

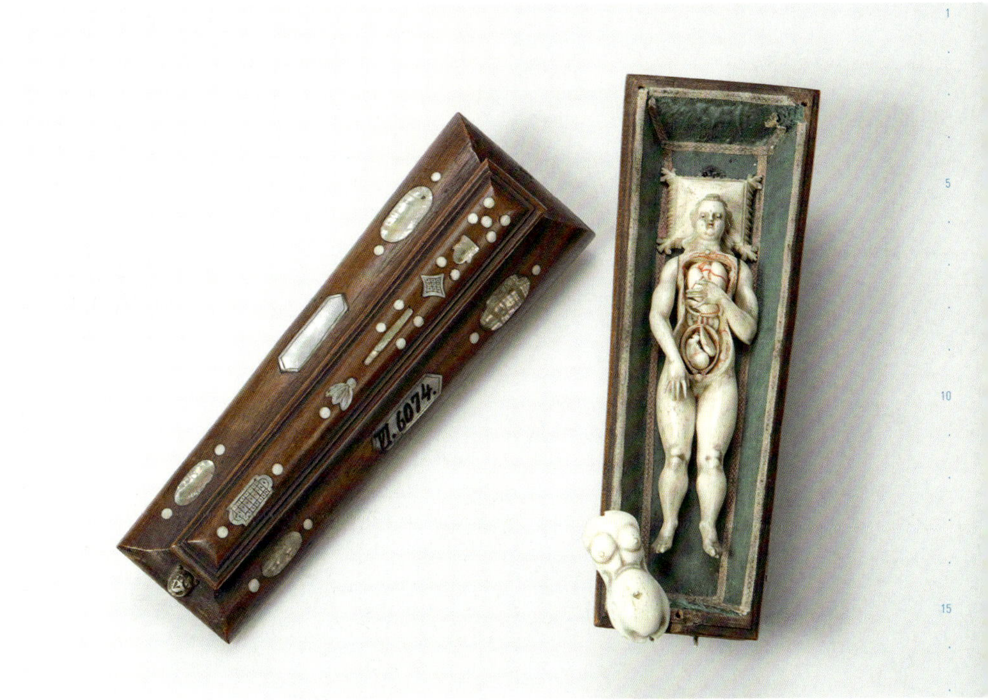

12}

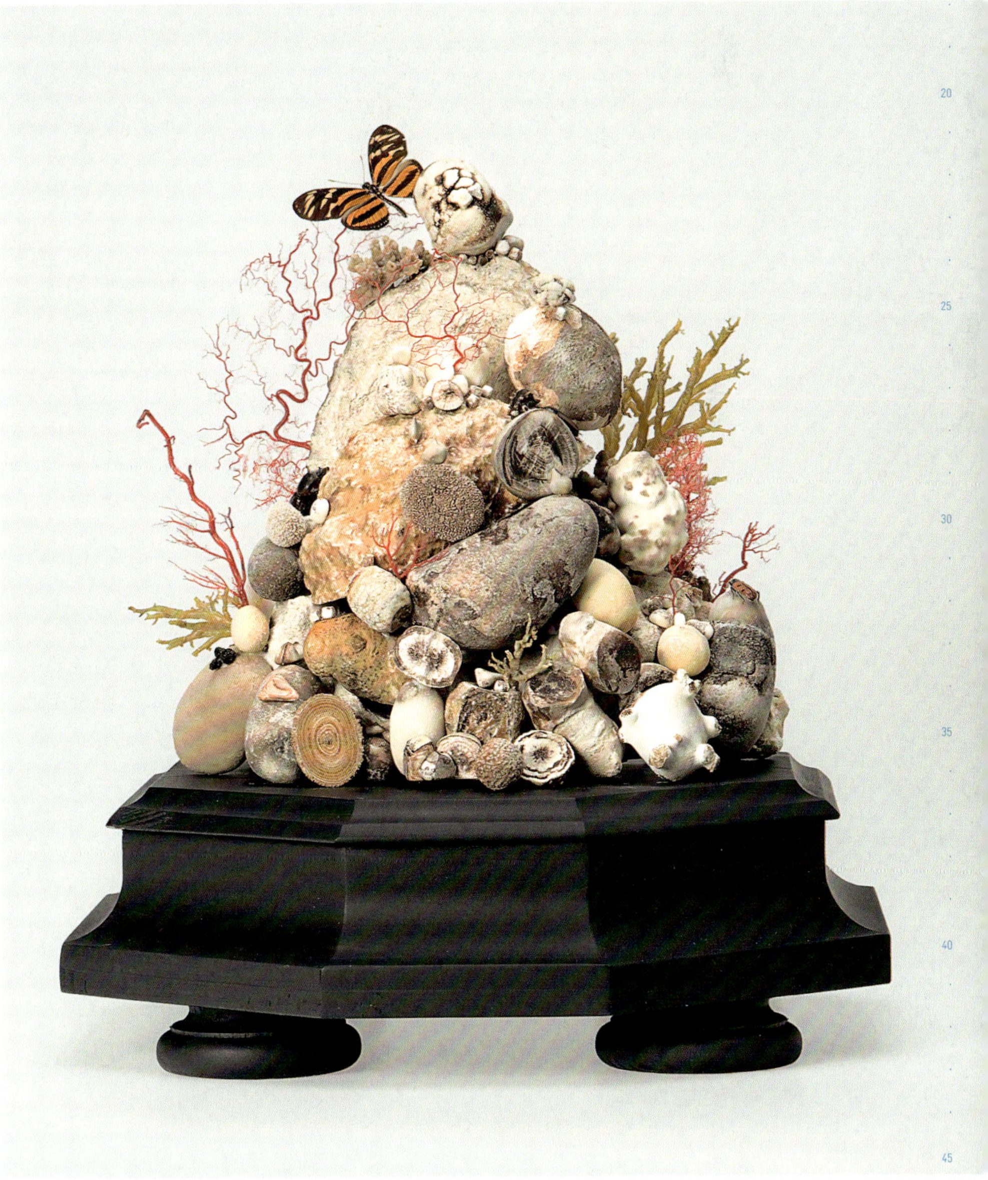

10} Muskelmann

florentinisch | 16. Jh. | Gipsabguss | Privatbesitz

Zu Beginn der Frühen Neuzeit waren stark verkleinert gearbeitete Muskelmänner (Bozzetti) beliebte anatomische Studienobjekte in Künstlerstudios.

11} Anatomisches Modell einer Frau

vermutl. Zick, Nürnberg | 18. Jh. | Elfenbein | BMM | Inv.-Nr. 2006/86

Die aufgeklappte Figurine zeigt in der eröffneten Gebärmutter ein heranwachsendes Kind. Ob Modelle dieser Art, populär vor allem in der ersten Hälfte des 18. Jahrhunderts, einen medizinischen Zweck erfüllten oder eher einen Sexualfetisch darstellten, ist unklar.

12} Gallen-, Harnblasen- und Nierenstein-Allegorie mit Gefäßausgüssen

Navena Widulin, Berlin | 2007 | kombiniertes Trocken- und Korrosionspräparat | BMM | Inv.-Nr. 2007N/N0222

Das Ensemble ist den berühmten Vanitas-Arrangements des Amsterdamer Anatomen Frederick Ruysch aus dem frühen 18. Jahrhundert nachempfunden.

13}

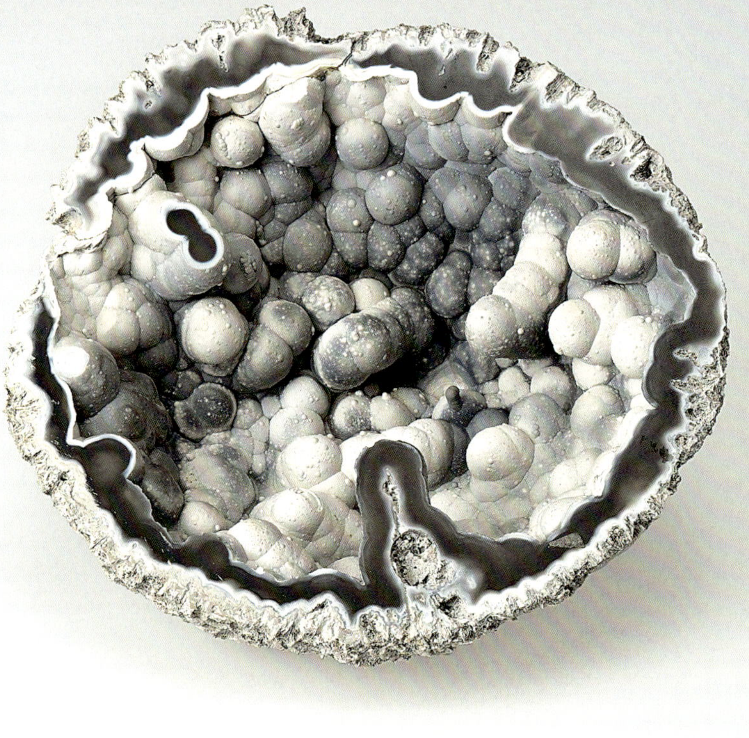

14}

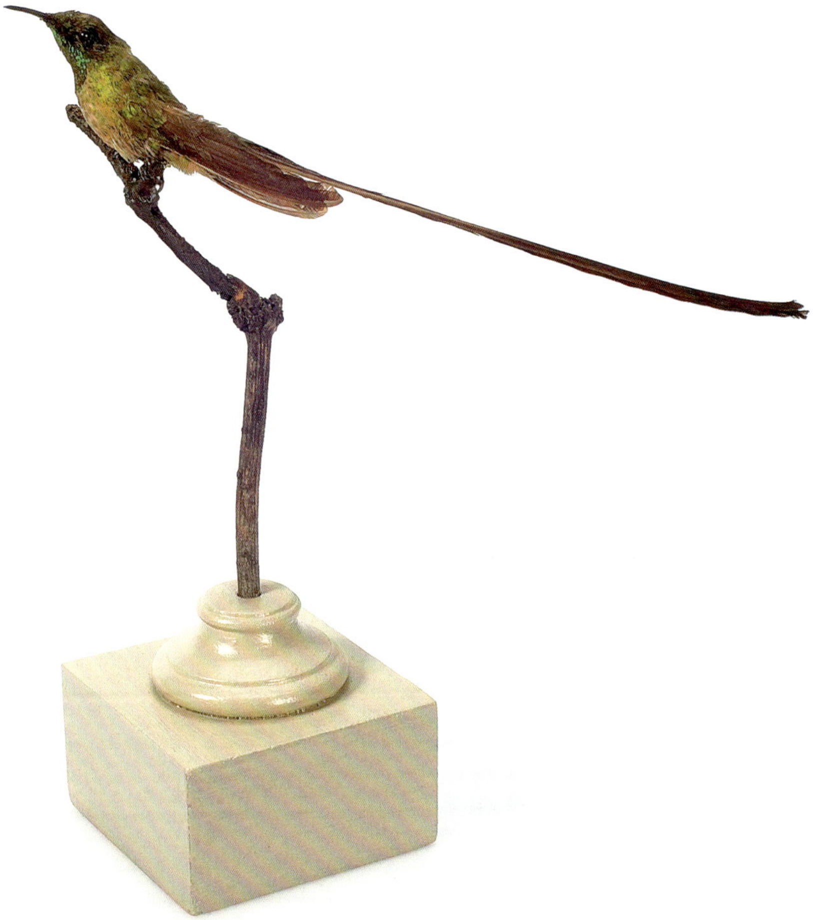

13} **Quarz**
Museum für Naturkunde, Leibniz-Institut für Evolutionsbiologie und Biodiversitätsforschung an der Humboldt-Universität zu Berlin | Inv.-Nr. 2007-05687

14} **Schleppensylphe**
Amerika | 19. Jh. | montiertes Vogelpräparat | ♂ | Museum für Naturkunde, Leibniz-Institut für Evolutionsbiologie und Biodiversitätsforschung an der Humboldt-Universität zu Berlin | Inv.-Nr. ZMB 2000.8417

15} **Koralle, rot eingefärbt**
Trockenpräparat | BMM | Inv.-Nr. 2007N/N0226

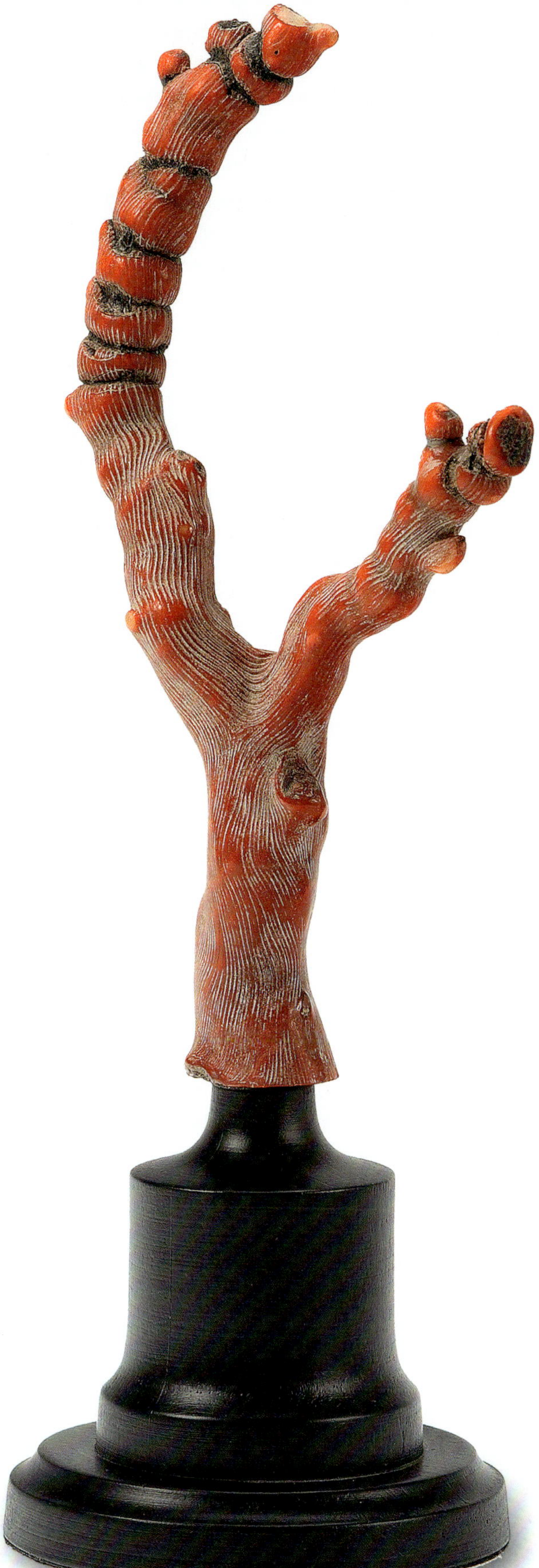

16}

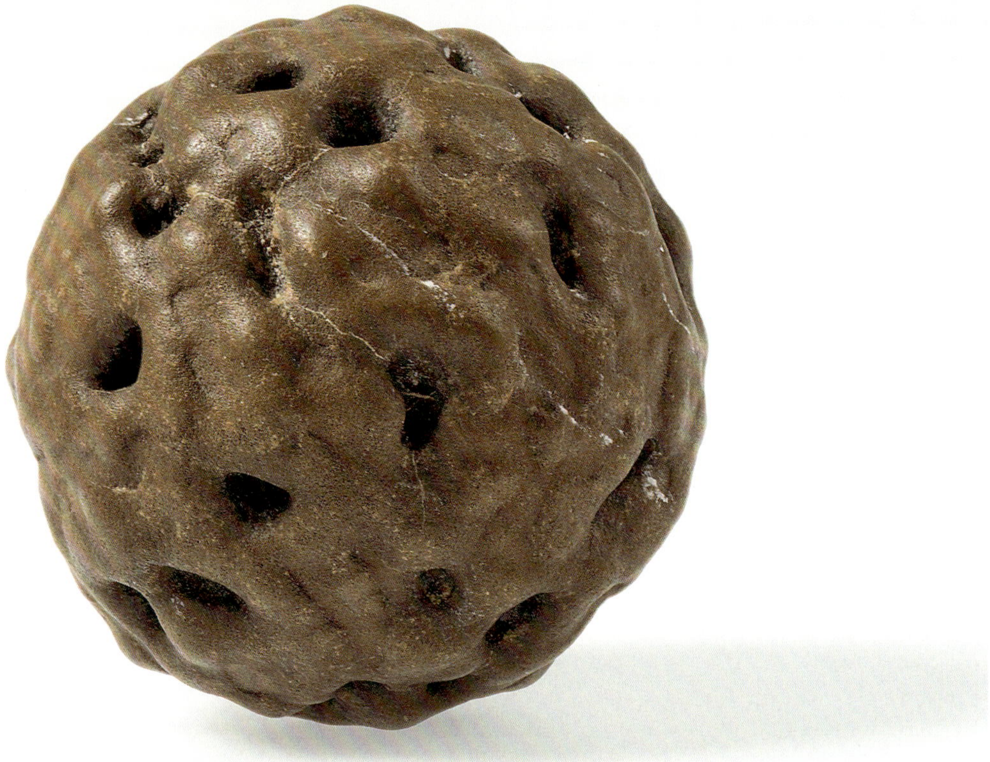

17}

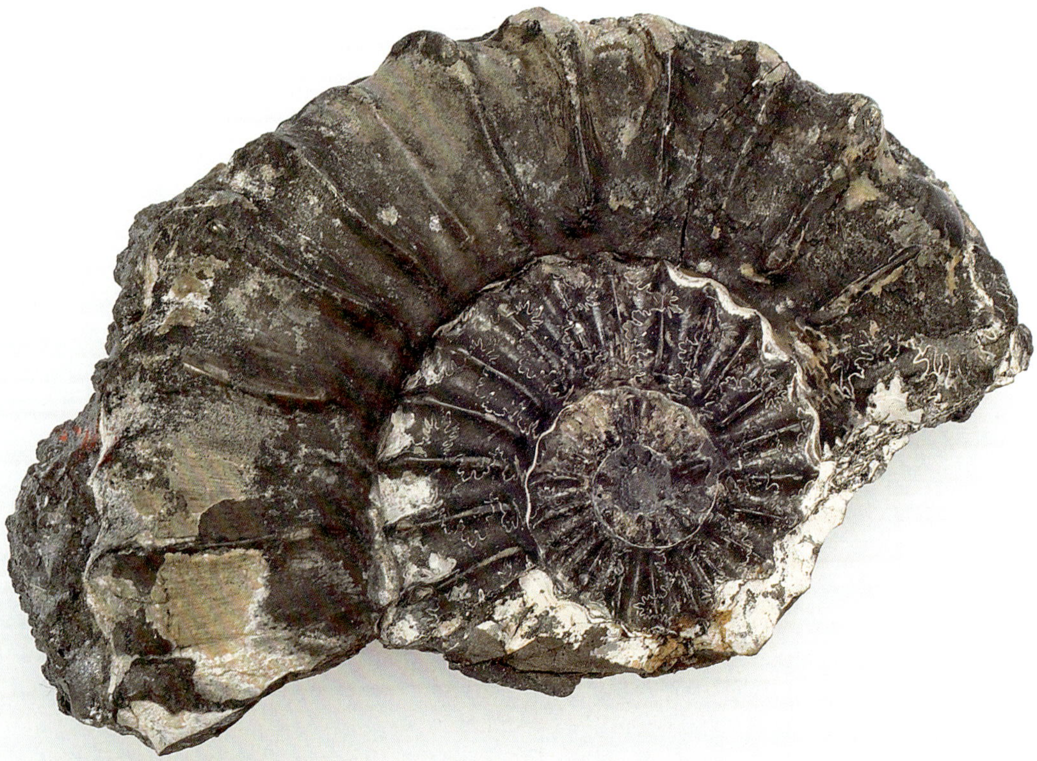

16} **Magenstein einer Kuh**
Trockenpräparat | BMM | Inv.-Nr. 2001/F101

17} **Ammonit**
Trockenpräparat | Privatbesitz

18} **Krokodil**
19. Jh. | Stopfpräparat | Museum für Naturkunde, Leibniz-Institut für Evolutionsbiologie und Biodiversitätsforschung an der Humboldt-Universität zu Berlin | Inv.-Nr. ZMB 2000.8416

19} **Igelfisch**
Trockenpräparat | BMM | Inv.-Nr. 2007N/N0233

18}

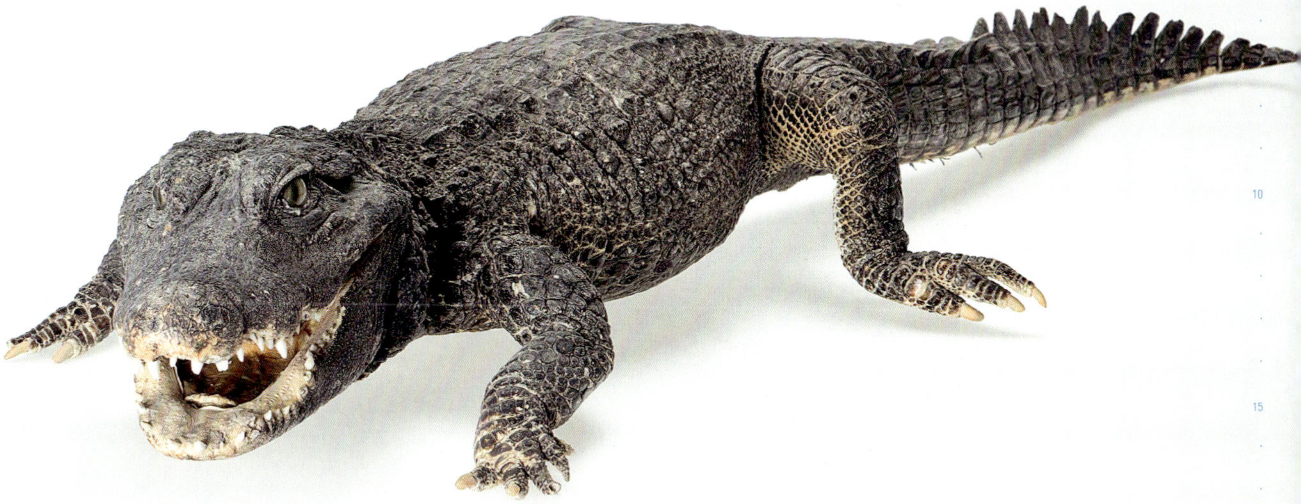

19}

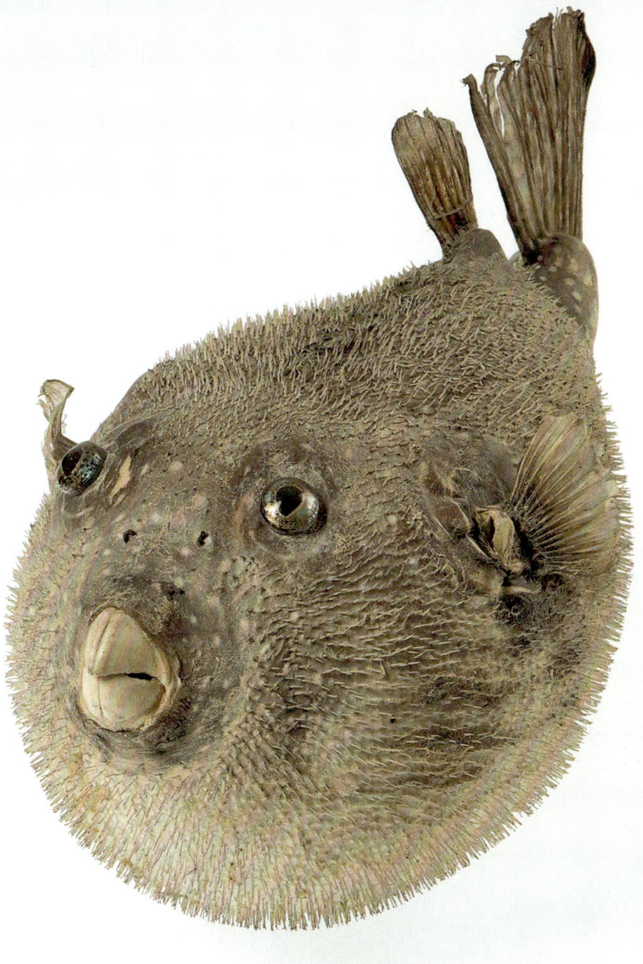

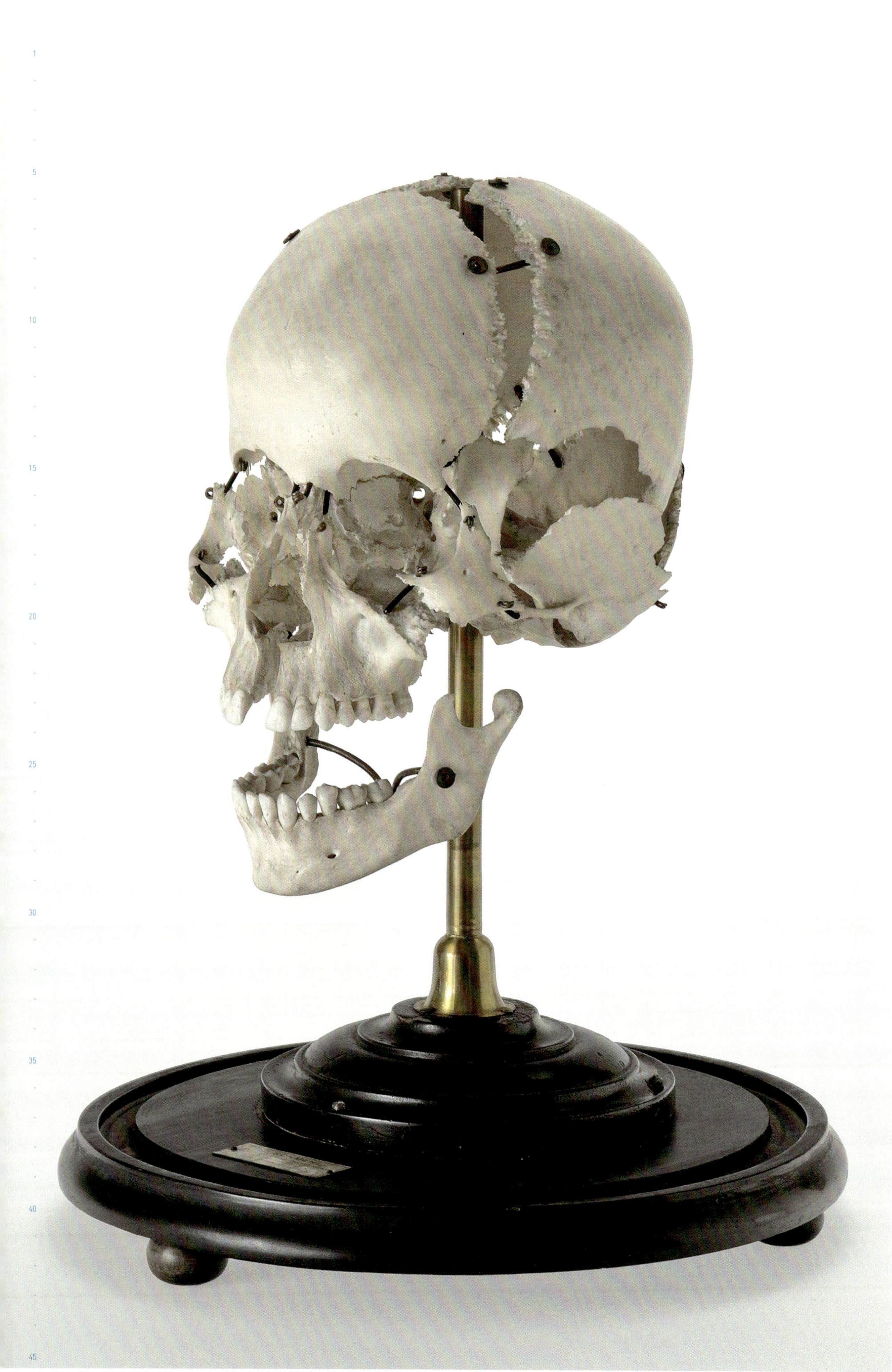

20}

21}

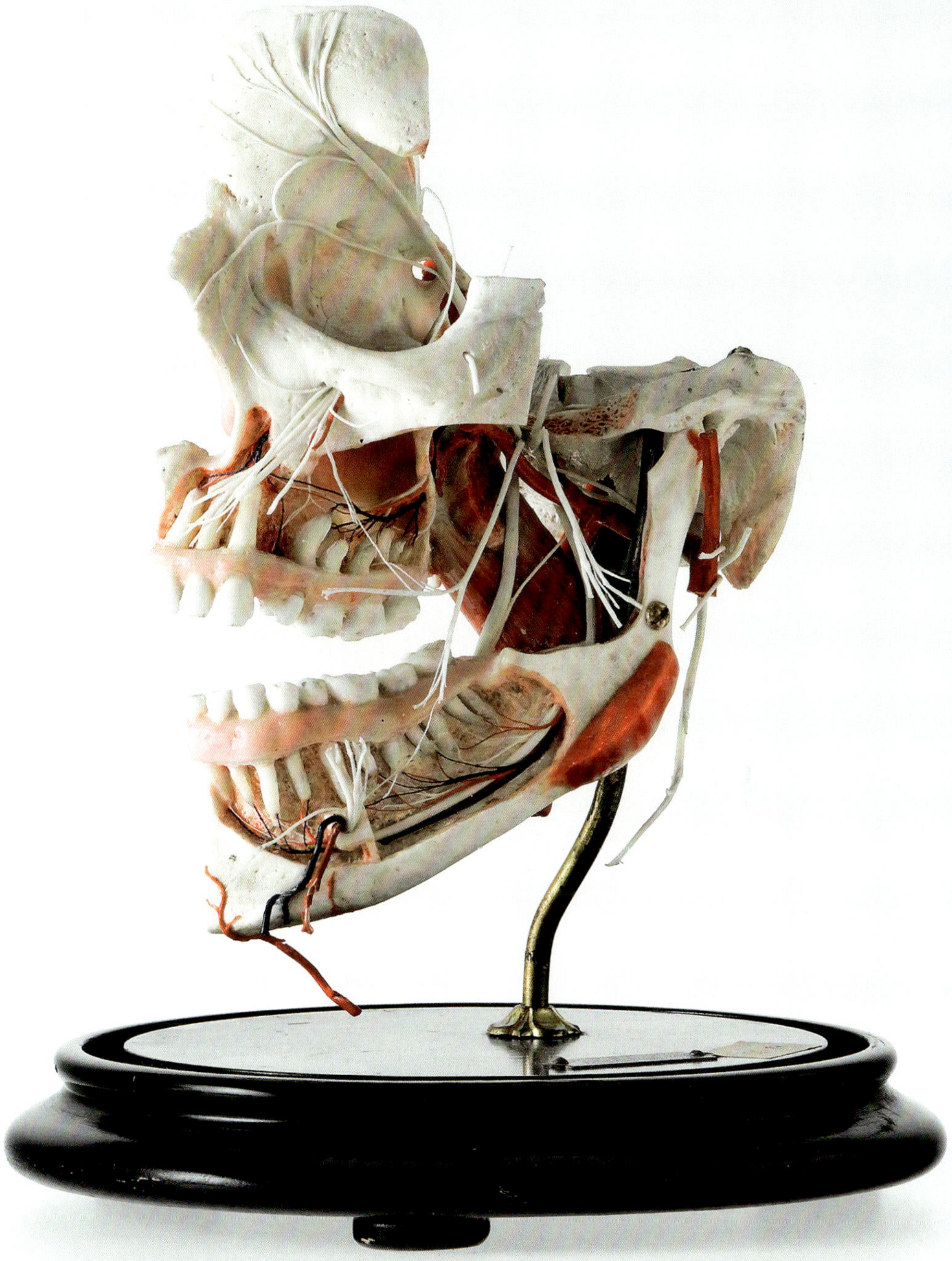

20} ‚Gesprengter‘ Schädel eines Erwachsenen

J. Schmehl, Berlin | 19. Jh. | Trockenpräparat | Sammlung Dieck | BMM | Inv.-Nr. 2007/F4

Zum besseren Verständnis des Aufbaus des Schädels wurden in sogenannten Explosionspräparaten die verschiedenen Knochen an den Nahtzonen gelöst und leicht auseinandergezogen montiert.

21} Gesichtsschädel mit aufmodellierten anatomischen Strukturen in Wachs

A & P Seifert, Berlin | 19. Jh. | Wachs-Trockenpräparat | BMM | Inv.-Nr. 2007/F13

22 }

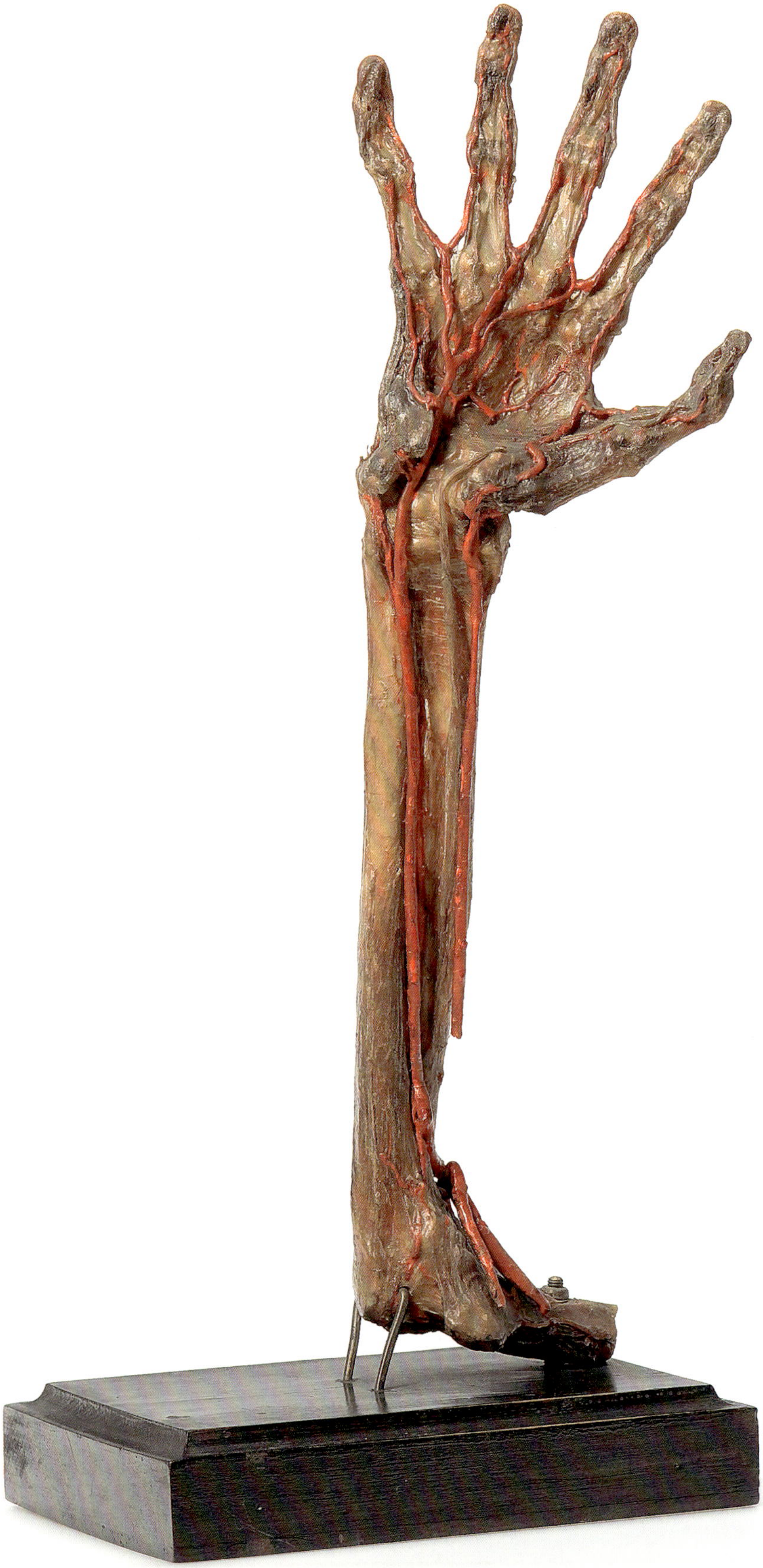

22 } Rechter Unterarm mit Wachsinjektion der Arterien
1898 | kombiniertes Trocken-Injektionspräparat | ♀ | Centrum für Anatomie, Charité – Universitätsmedizin Berlin | Inv.-Nr. ANA2006/511

23 } Aortenbogen mit abgehenden Gefäßen
1896 | Korrosionspräparat | Centrum für Anatomie, Charité – Universitätsmedizin Berlin | Inv.-Nr. ANA2006/451

23}

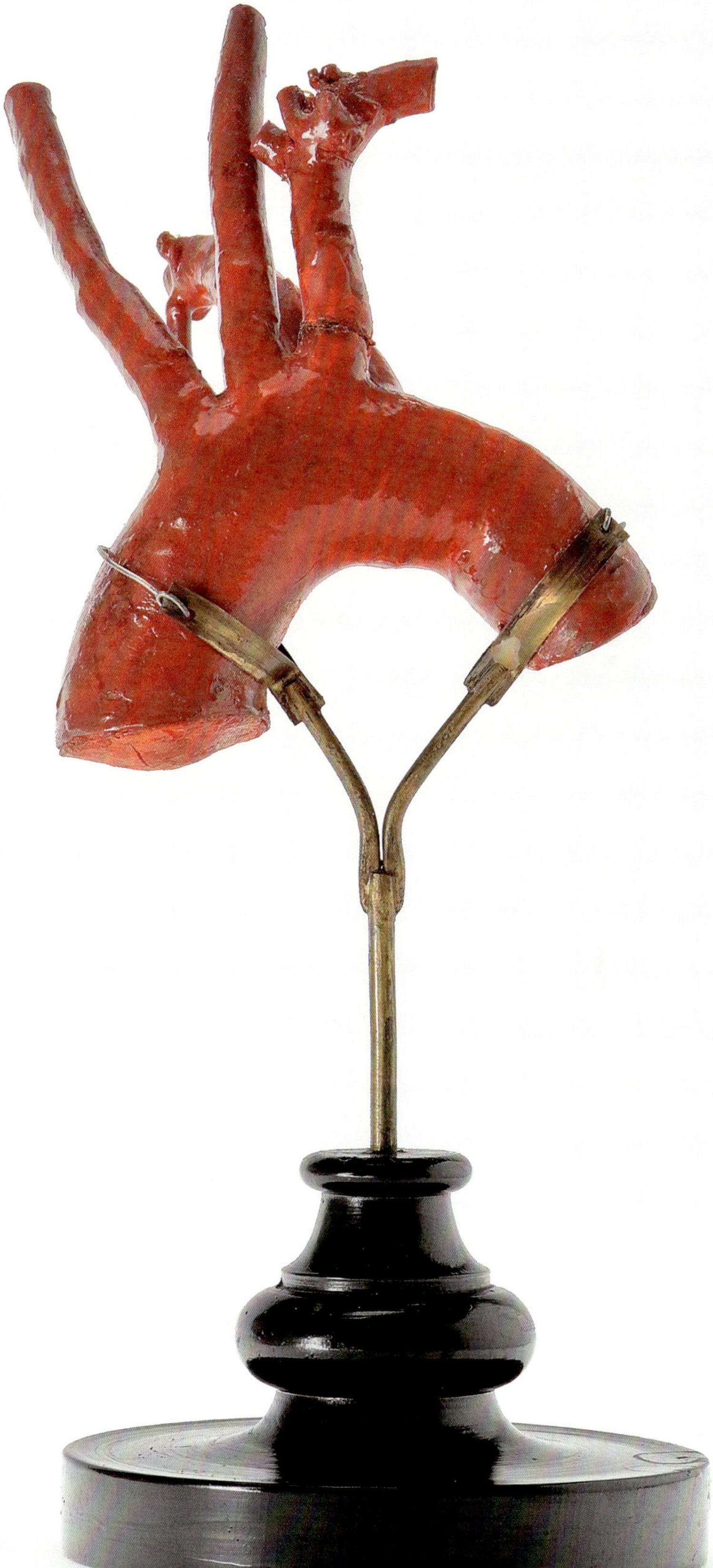

24

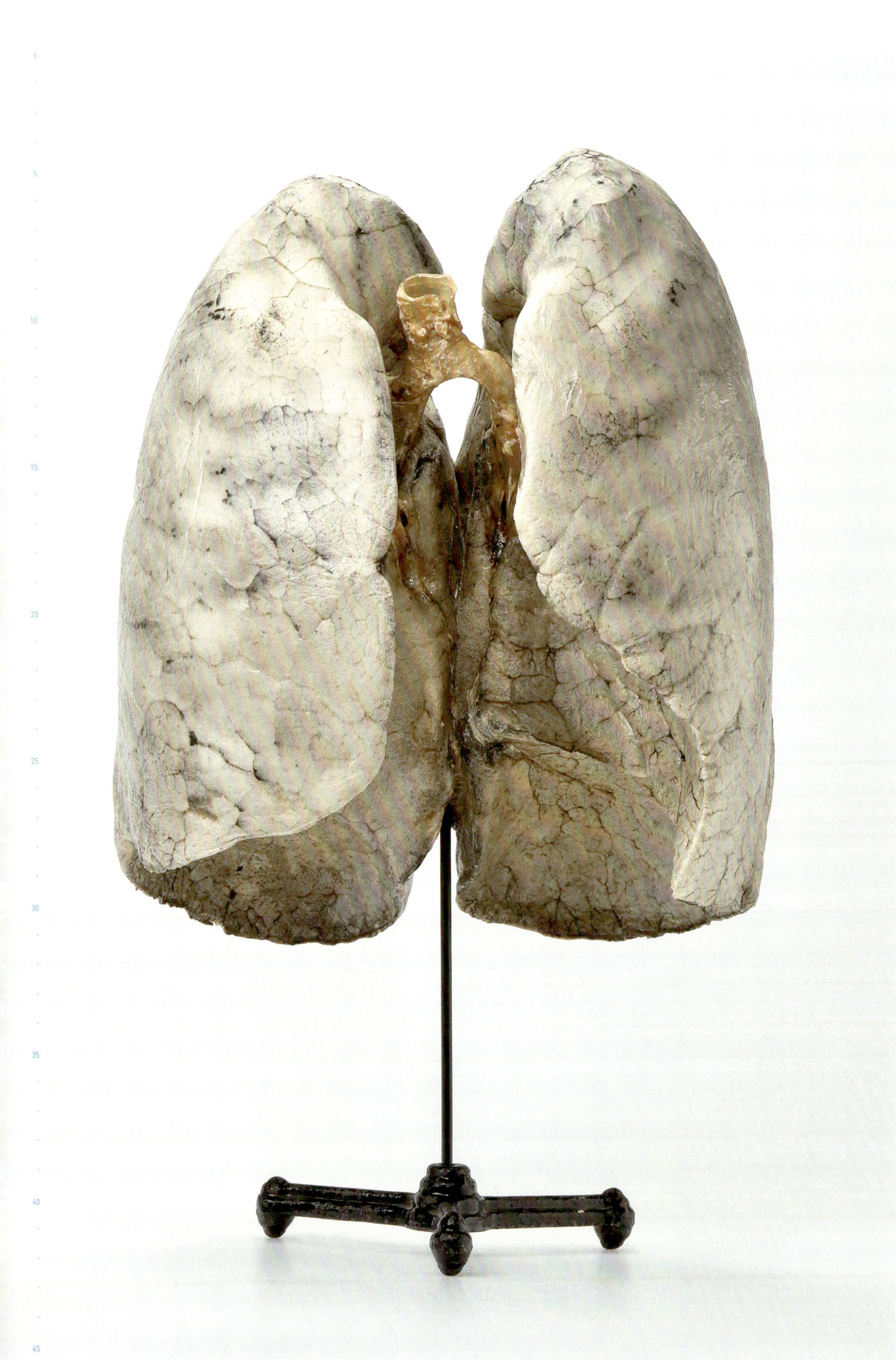

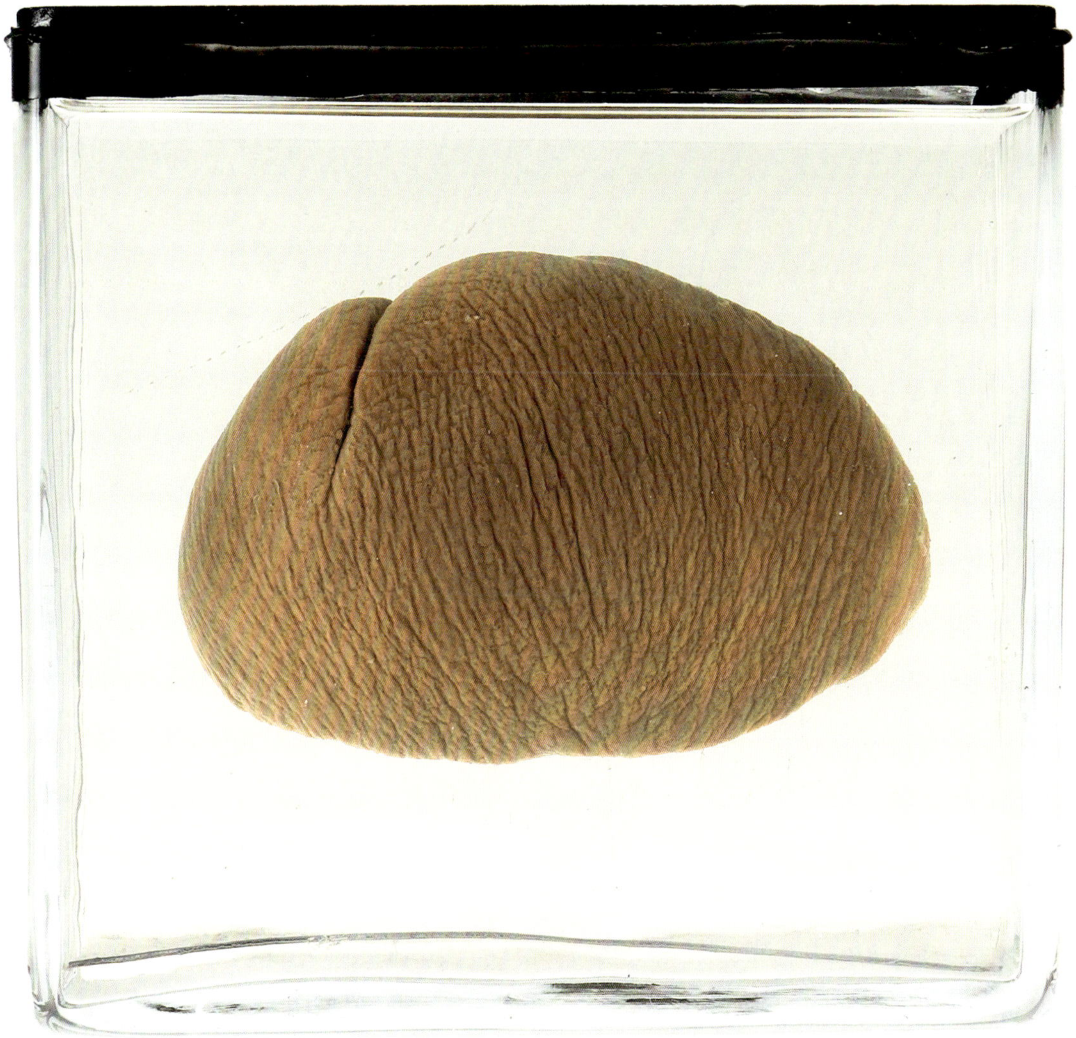

24 Lungenflügel mit Hauptbronchien
19. Jh. | Trockenpräparat (paraffiniert) | BMM |
Inv.-Nr. 2007N/N0236

Durch eine Imprägnierung mit flüssigem Paraffin wurde das Lungengewebe innerlich stabilisiert. Das Organ erhält somit auf Dauer seine Form.

25 Milz
1987 | Feuchtpräparat | 46 Jahre | ♂ | BMM |
Inv.-Nr. 1987/856

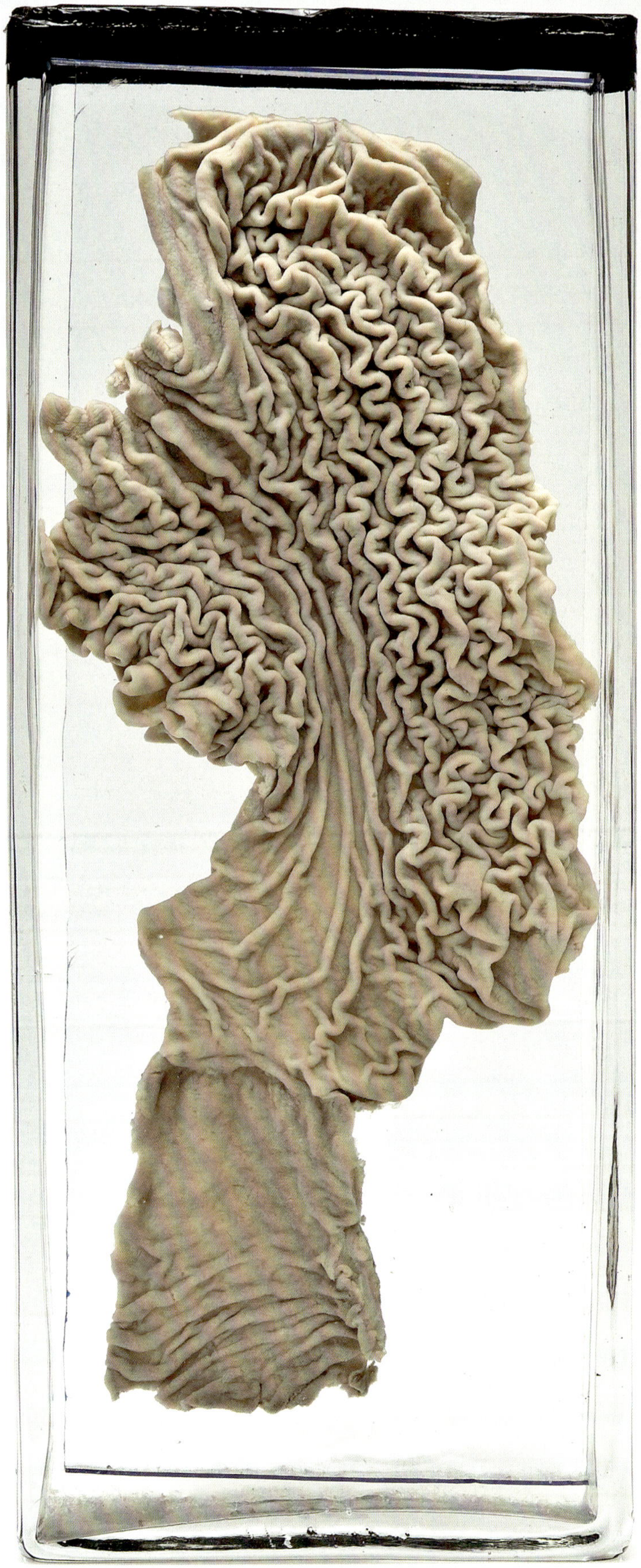

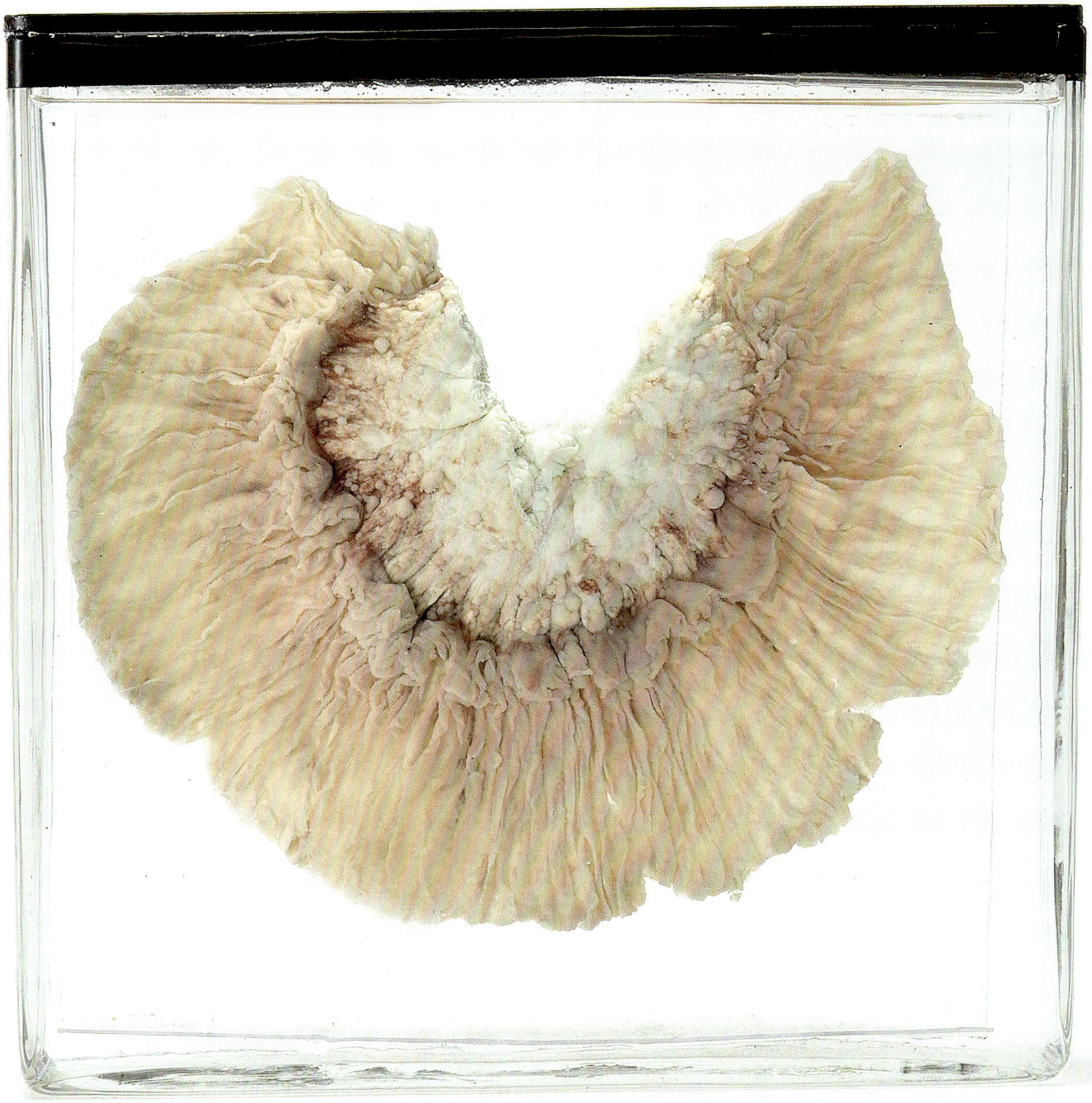

26 } Faltenrelief der Magenschleimhaut

1939 | Feuchtpräparat | 24 Jahre | ♂ | BMM | Inv.-Nr. 1939/1311

27 } Dünndarmschlinge

1956 | Feuchtpräparat | 60 Jahre | ♂ | BMM | Inv.-Nr. 1956/1628

Der in seiner Länge aufgeschnittene Dünndarm (äußerer Ring) wird innen durch das gefäßführende sogenannte Gekröse (Mesenterium) gehalten, das im vorliegenden Präparat tumoröse Veränderungen aufweist.

28

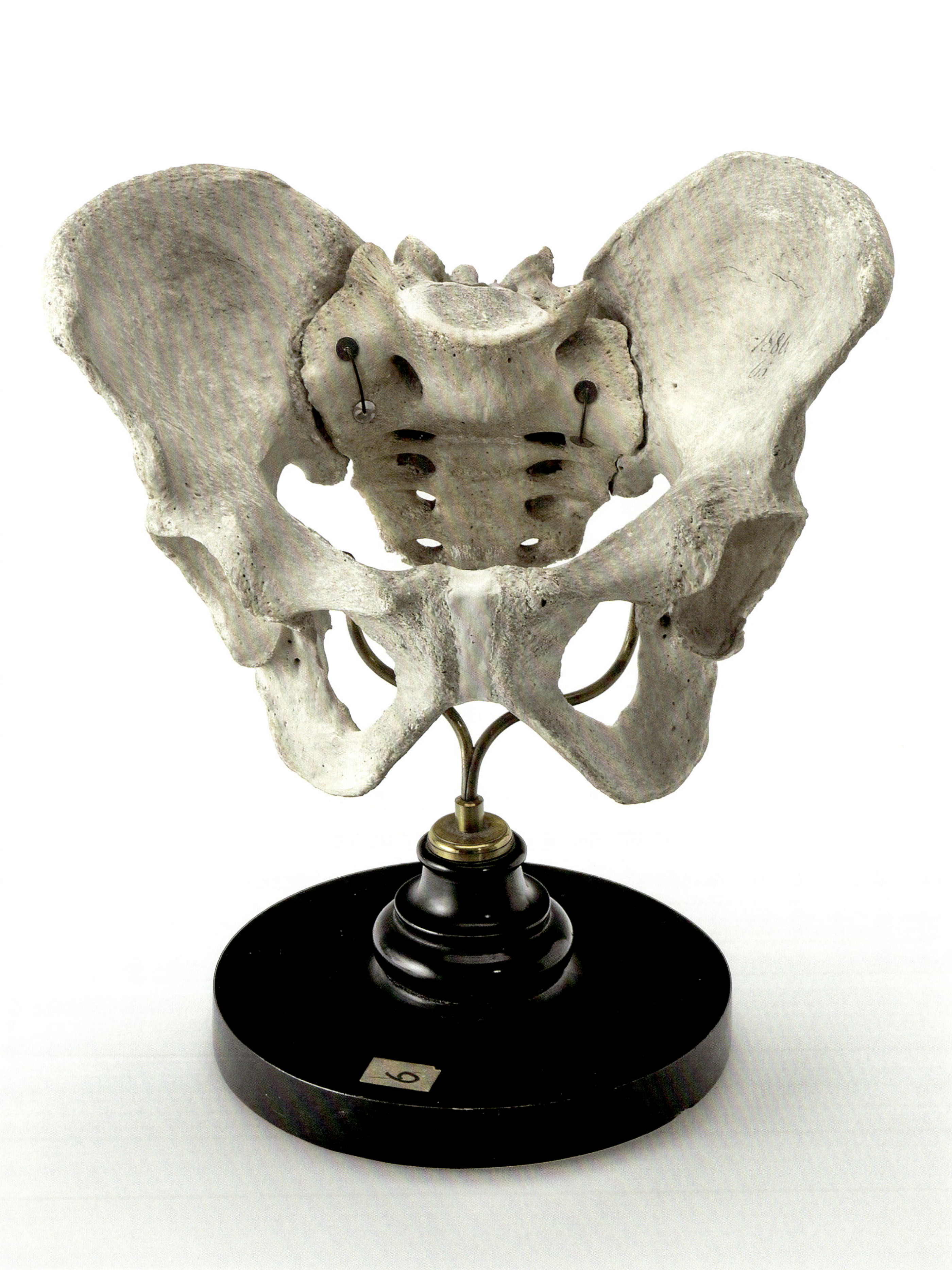

29}

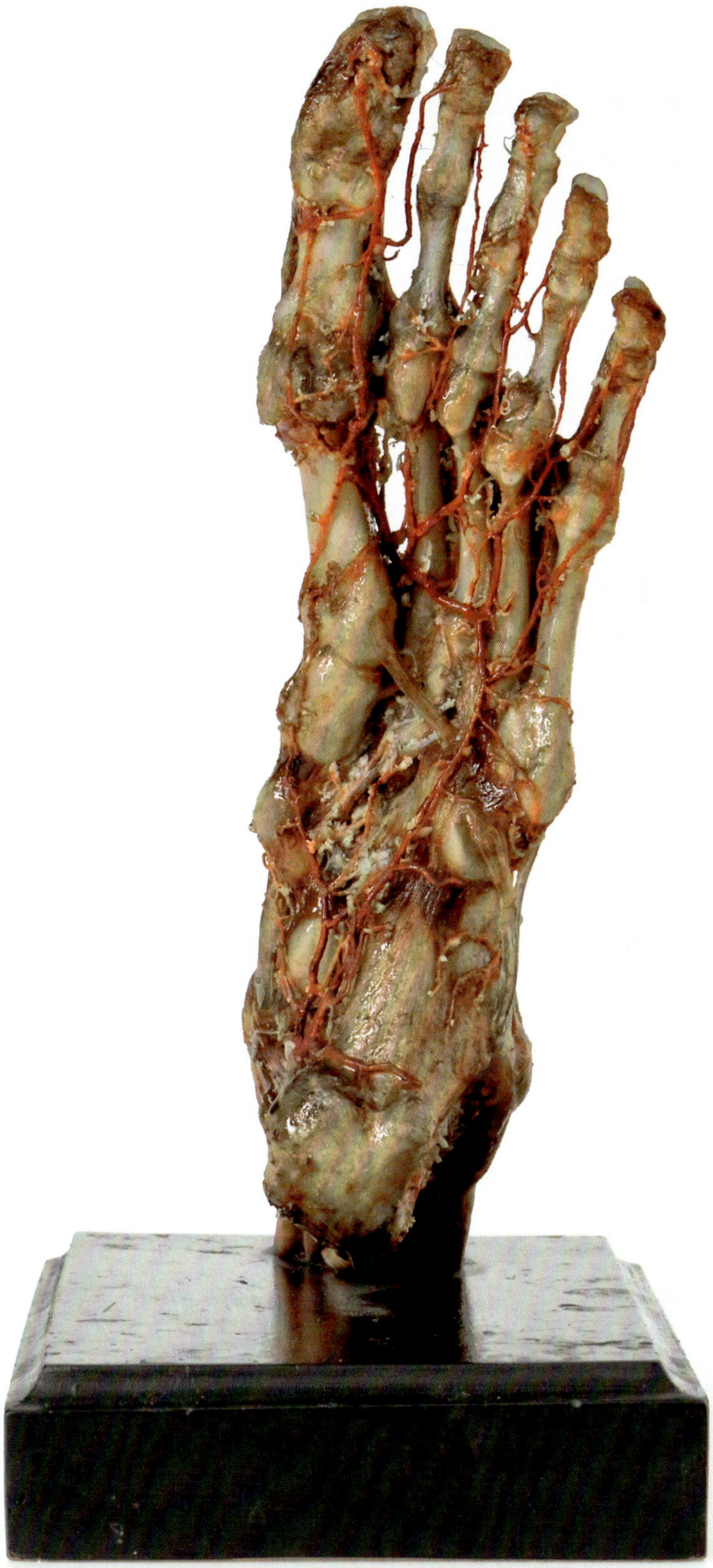

28} Männliches Becken mit Ausbildung eines Übergangswirbels

1886 | Trockenpräparat | 33 Jahre | ♂ | Centrum für Anatomie, Charité – Universitätsmedizin Berlin | Inv.-Nr. ANA2006/511

29} Linker Fuß mit Wachsinjektion der Arterien

Jablonowski fec. | 1891 | kombiniertes Trocken-Injektionspräparat | ♀ | Centrum für Anatomie, Charité – Universitätsmedizin Berlin | Inv.-Nr. ANA2006/527

30

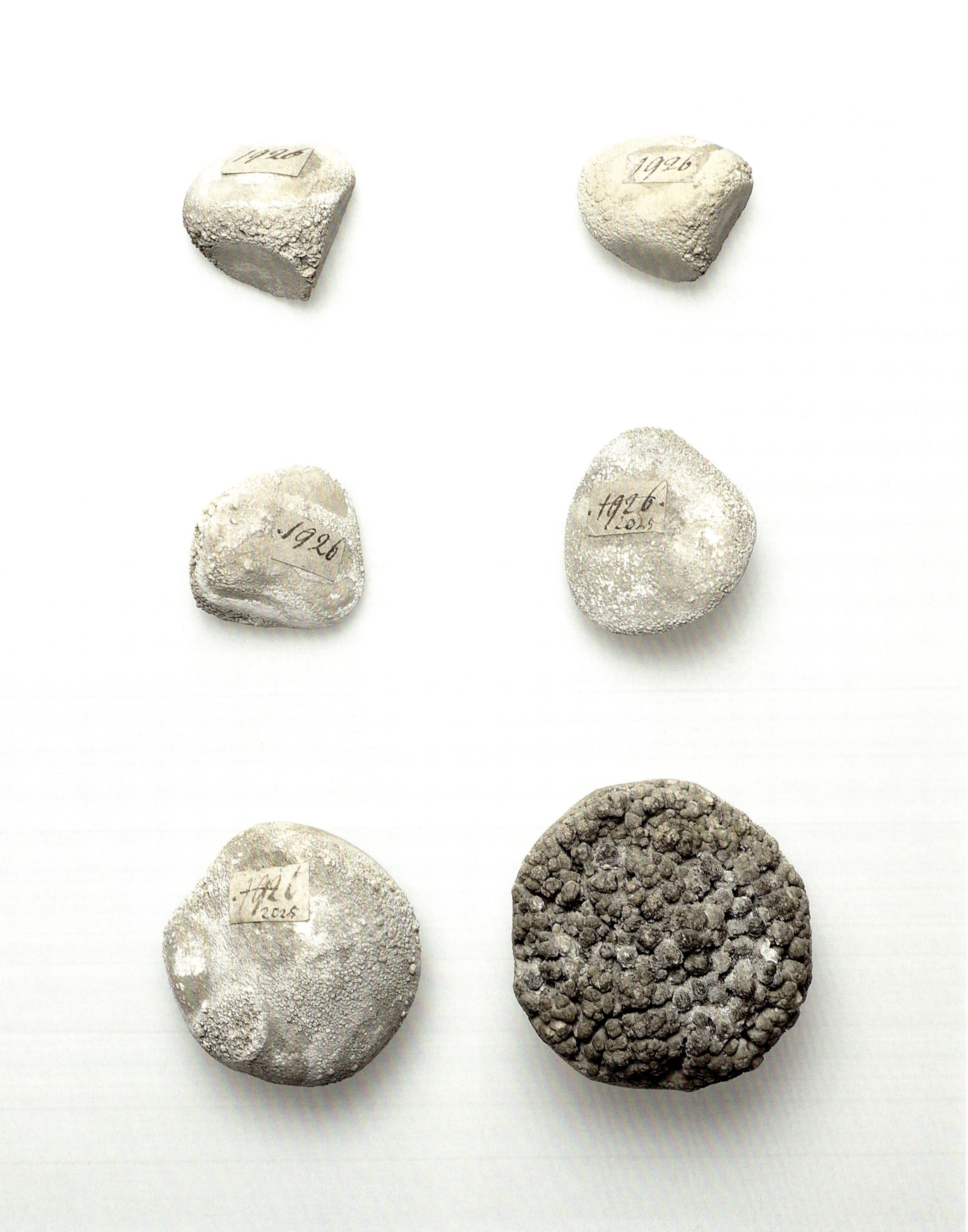

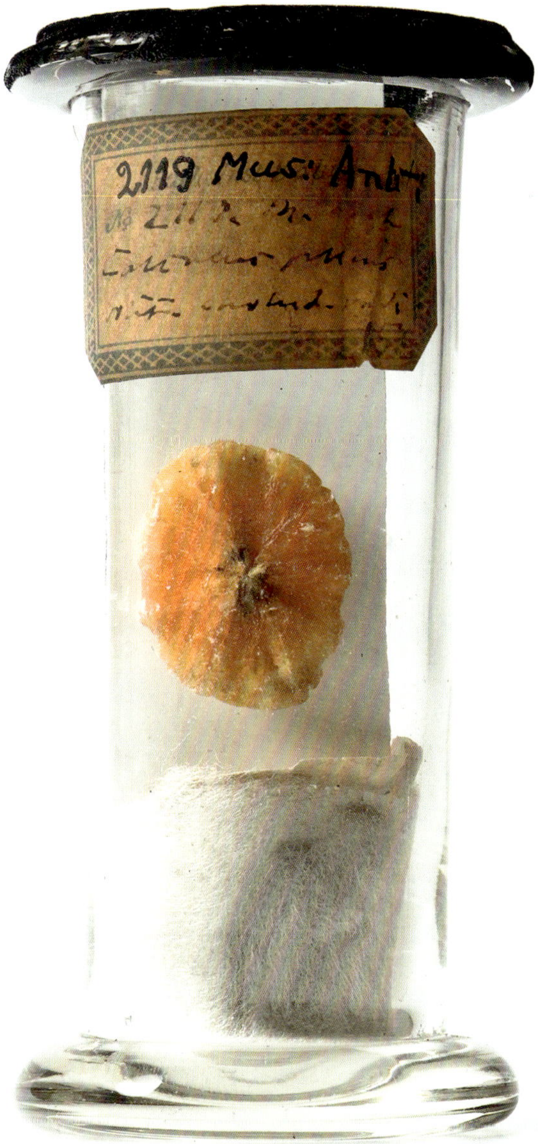

31}

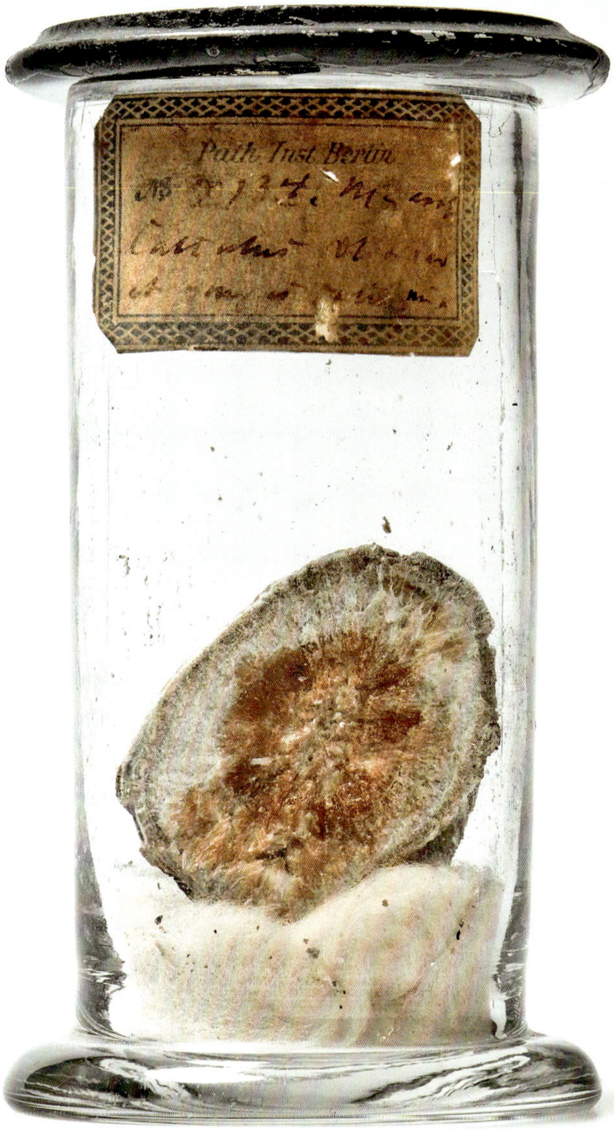

32}

30} Sechs Steine aus einer Harnblase
1729 | Trockenpräparate | 34 Jahre | ♂ | BMM | Inv.-Nr. 1729/133

Diese Steine wurden am 22. März 1775 vom Berliner Hofrat und Stadtarzt Dr. Lesser an Johann Gottlieb Walter übersandt. Sie waren die ältesten Stücke des wachsenden Anatomischen Museums.

31} Gallenblasenstein
vor 1796 | Trockenpräparat | ♀ | BMM | Inv.-Nr. 1796/242

32} Gallenblasenstein
vor 1796 | Trockenpräparat | 35 Jahre | ♂ | BMM | Inv.-Nr. 1796/257

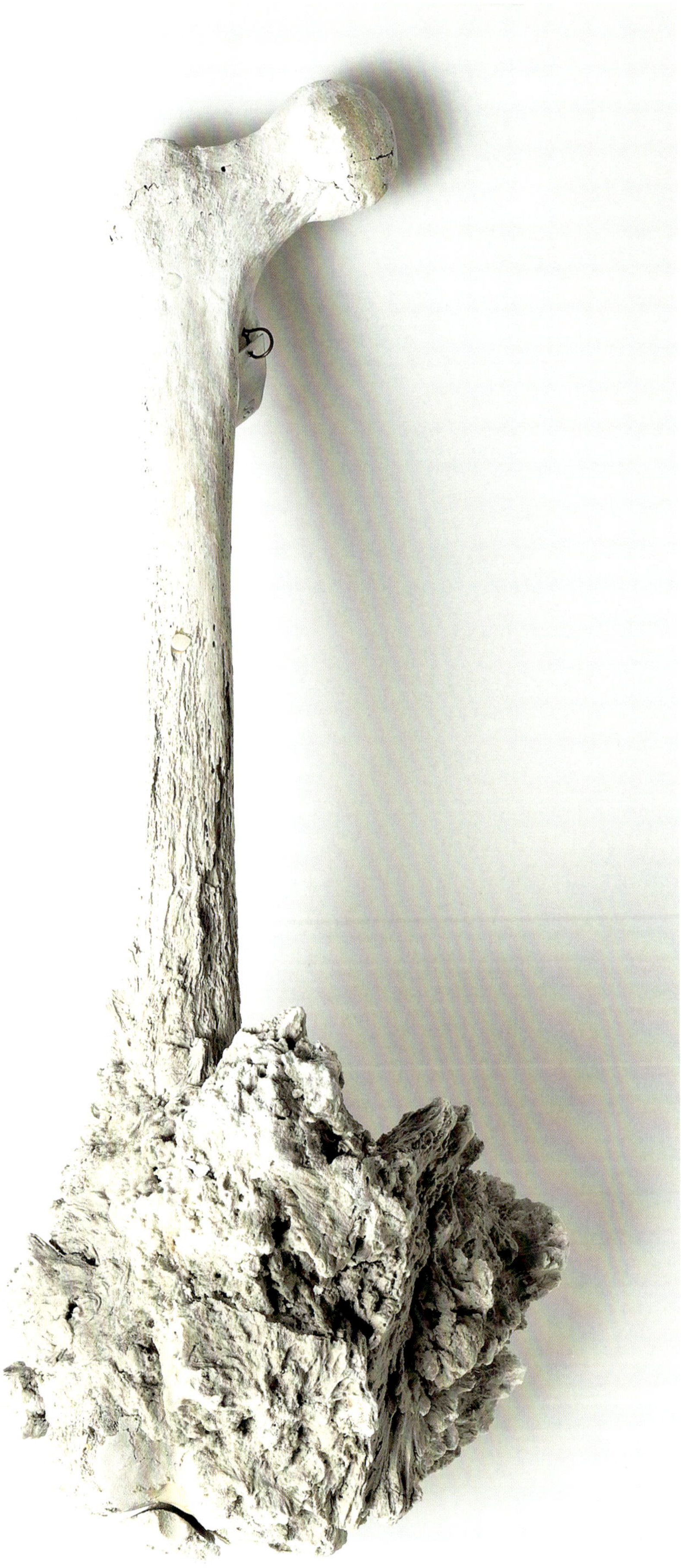

33

33 Knochentuberkulose mit Wucherung im Bereich des Kniegelenks
vor 1805 | Trockenpräparat | BMM | Inv.-Nr. 1805/2225

34 Verheilte Trepanationslöcher am Hinterhauptsbein
vor 1796 | Trockenpräparat | 50 Jahre | ♂ | BMM | Inv.-Nr. 1796/579

35 Schwere syphilitische Knochendefekte
vor 1796 | Trockenpräparat | ♀ | BMM | Inv.-Nr. 1796/523

36 Verheilte Schussverletzung am Unterkiefer
vor 1770 | Trockenpräparat | ♂ | BMM | Inv.-Nr. 1770/624

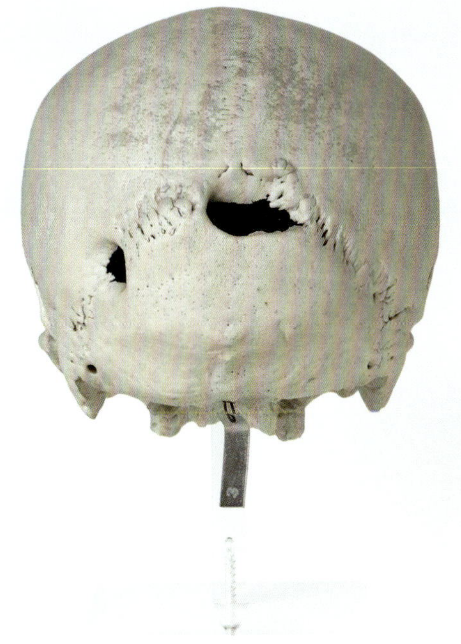

34}

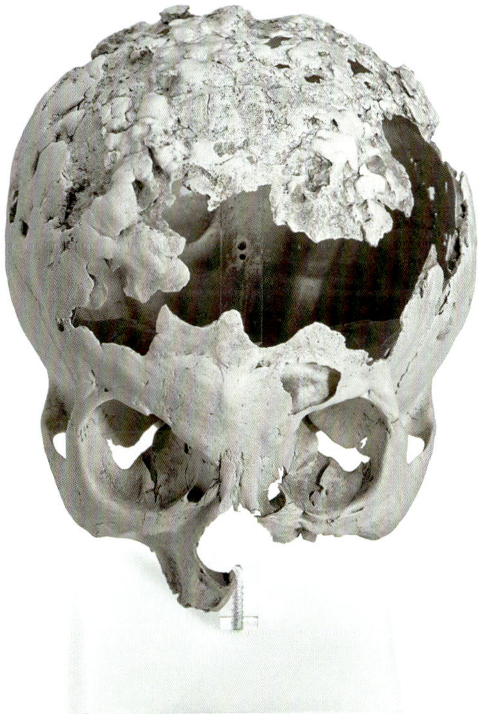

35}

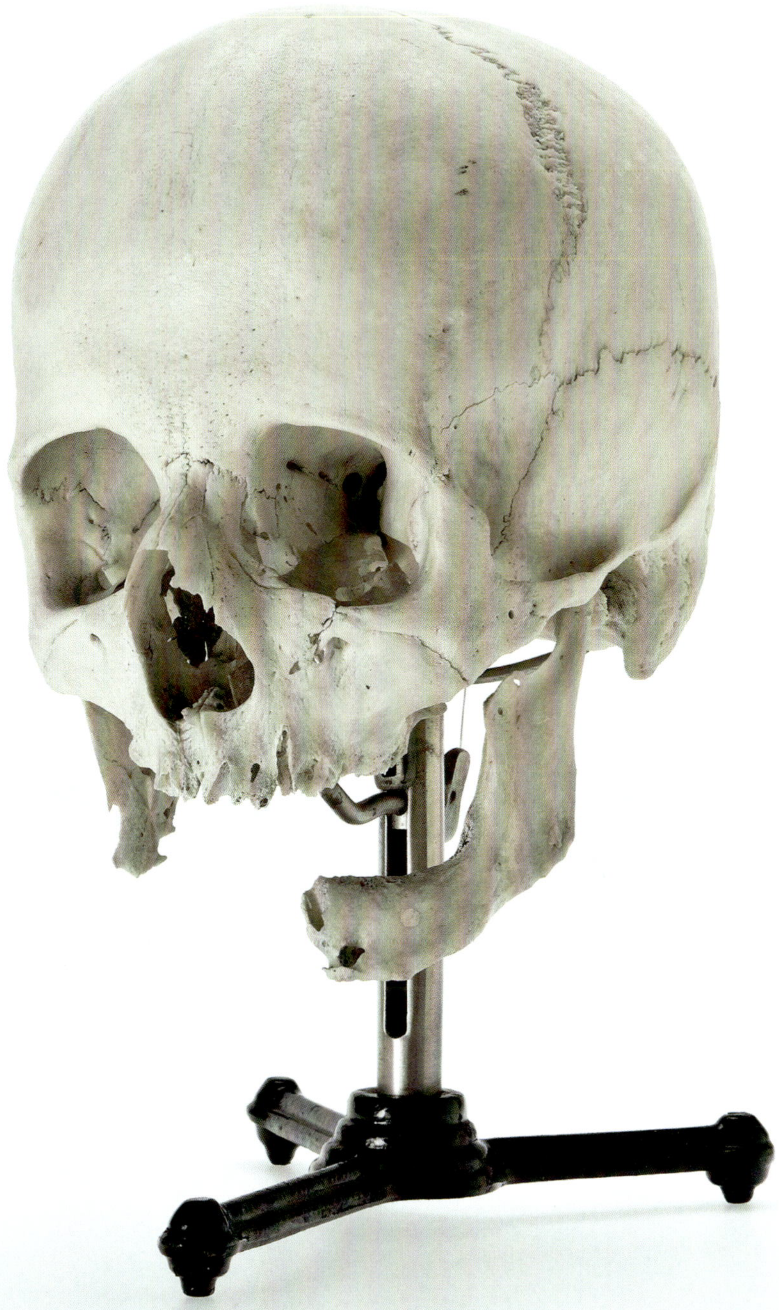

36}

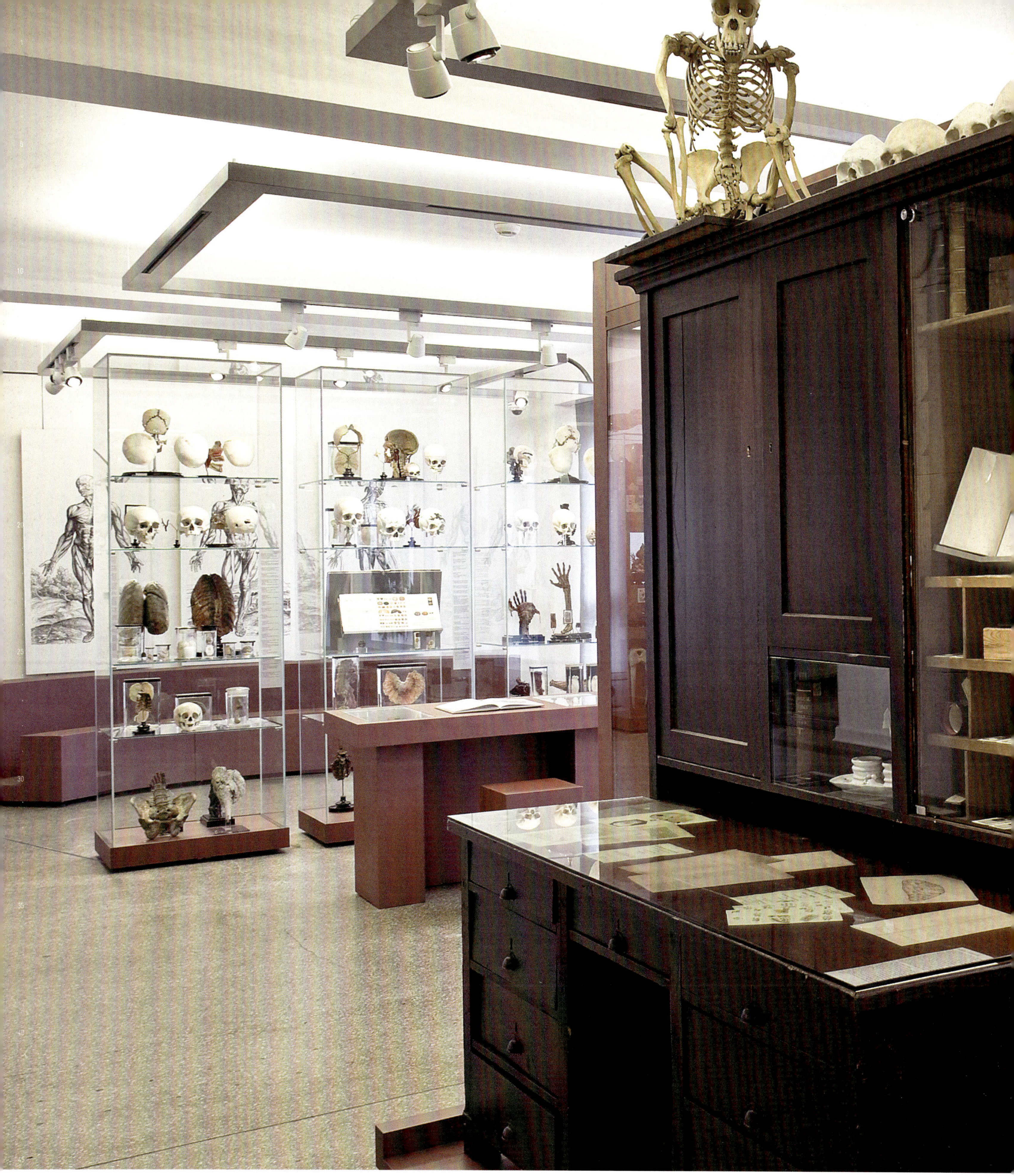

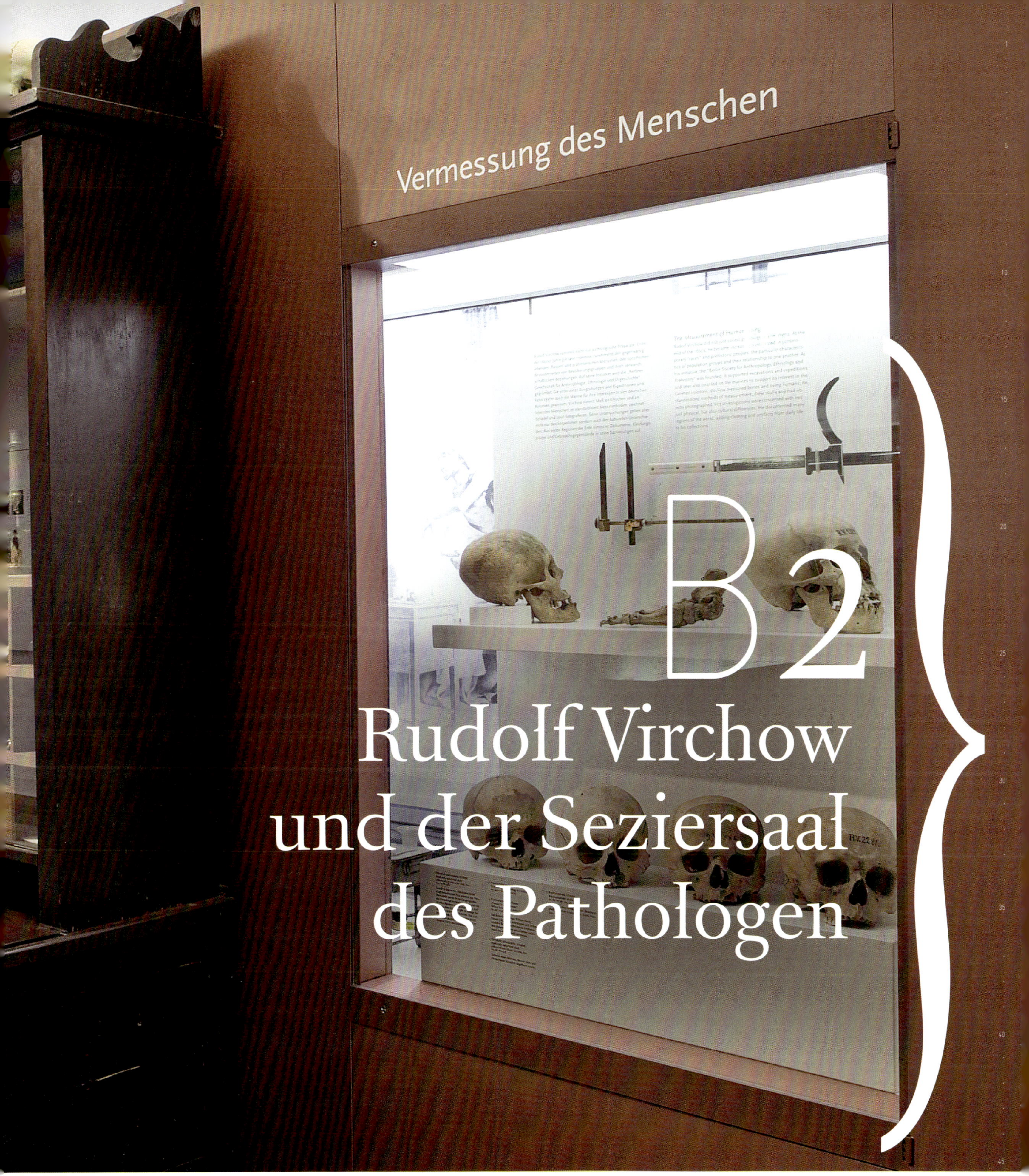

B2 Rudolf Virchow und der Seziersaal des Pathologen

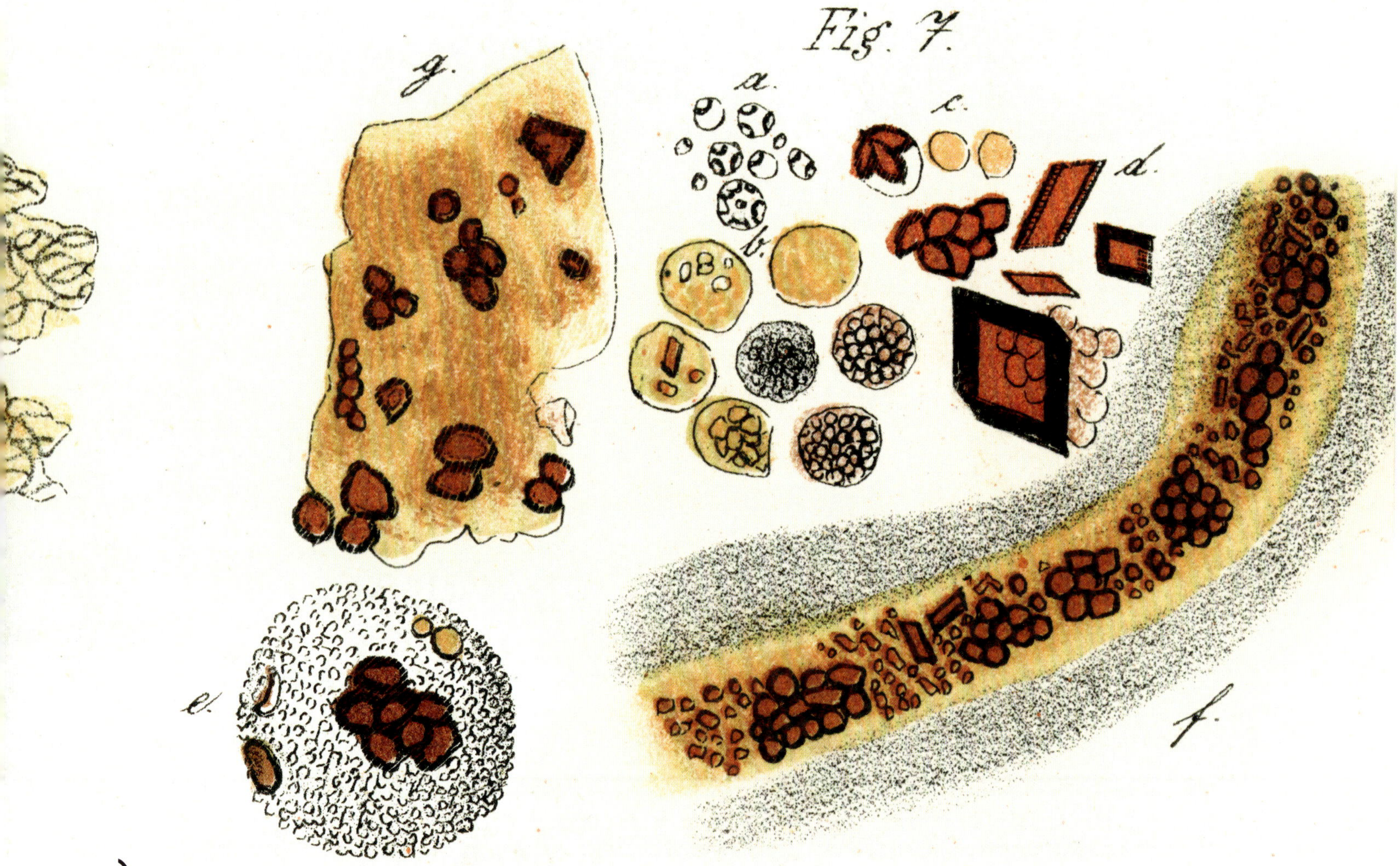

1 | # Farbige Bestandteile menschlicher Gewebe

Tafel 3 aus: Rudolf Virchow, Die pathologischen Pigmente.
In: *Archiv für pathologische Anatomie und Physiologie und für klinische Medicin.*
Band 1, 1847

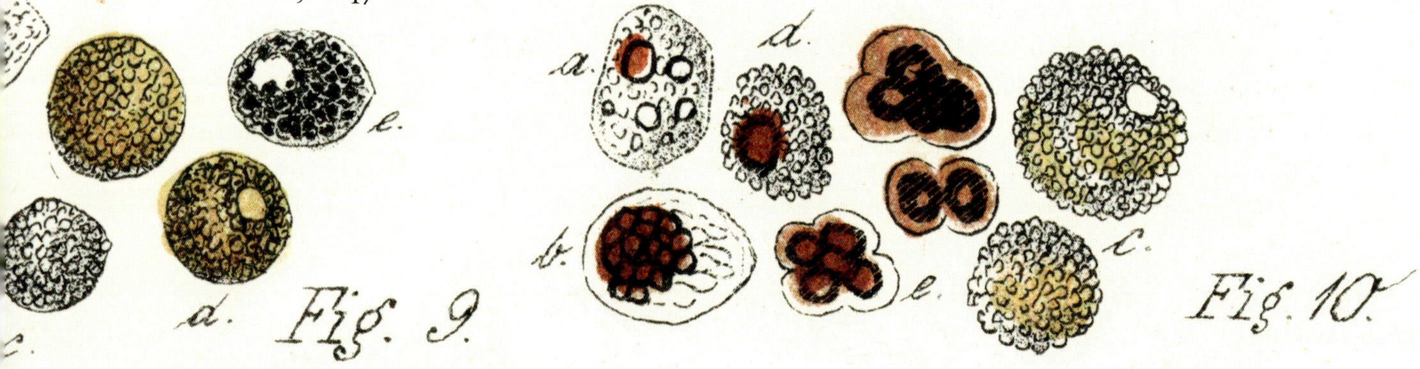

B2 } Rudolf Virchow und der Seziersaal des Pathologen

Im 18. Jahrhundert wandelt sich der Blick der Anatomen. Die wesentlichen Strukturen des menschlichen Körpers sind bekannt. Das Interesse richtet sich auf die Abweichung von der Norm, auf das kranke Organ. Die Fragen lauten zunächst, welche Krankheitszeichen sich unter der Haut finden lassen, was daran typisch ist und wie es dazu kommt. Den Startschuss für die neue Forschungsrichtung setzt der Paduaner Anatom Giovanni Battista Morgagni (1682–1771). In seinem fünfbändigen Werk *Über den Sitz und die Ursachen der Krankheiten aufgespürt durch die Anatomie* von 1761 stellt er zahllose Einzelfälle aus seiner Sektionspraxis zusammen.

Ab 1800 bitten europaweit Ärzte in großen Krankenhäusern ihre Kollegen aus der Anatomie immer häufiger um eine ‚letzte Diagnose'. Nach dem Tod des Patienten soll geklärt werden, ob sich im Körperinneren Krankheitszeichen finden lassen, die mit Beobachtungen am Lebenden in Zusammenhang gebracht werden können. Mit der Konzentration auf den kranken Körper werden viele Anatomen zu Pathologen. Zunehmend systematisch erforschen sie das Wesen häufiger und seltenerer Leiden. Dabei behalten sie ihre angestammte Arbeitsweise bei: Am Seziertisch im fest eingerichteten Seziersaal eines Krankenhauses oder gar eines eigens errichteten Instituts für Pathologie obduzieren sie die Verstorbenen einer Klinik in immer größerer Zahl. Sie betrachten die freigelegten Organe mit dem bloßen Auge, beschreiben sie und untersuchen das kranke Feingewebe mithilfe des Mikroskops. In zusätzlich ausgestatteten Laboratorien suchen sie nach chemischen Veränderungen im Organismus. Ihr Ziel ist es, vom toten Körper auf die Krankheitsprozesse im lebenden zurückzuschließen.

Mit dem Aufstieg der naturwissenschaftlichen Medizin ab Mitte der 1830er-Jahre etabliert sich die Pathologie als eigenständige Disziplin im Range eines medizinischen Kernfachs. Der Pathologe, Anthropologe, Ethnologe und Politiker Rudolf Virchow (1821–1902) treibt diese Entwicklung maßgeblich voran. Aus wenig begüterten Verhältnissen im hinterpommerschen Schivelbein stammend, verpflichtet er sich beim preußischen Militär, um ab 1839 an der angesehenen

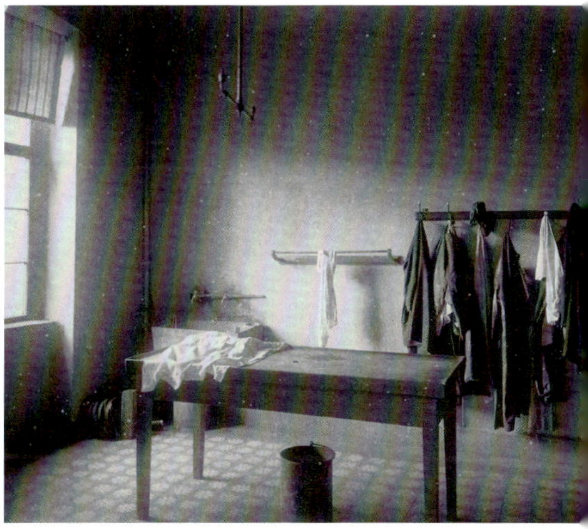

2 }

2 } Seziersaal des ersten Instituts für Pathologie der Berliner Friedrich-Wilhelms-Universität an der Charité
1891

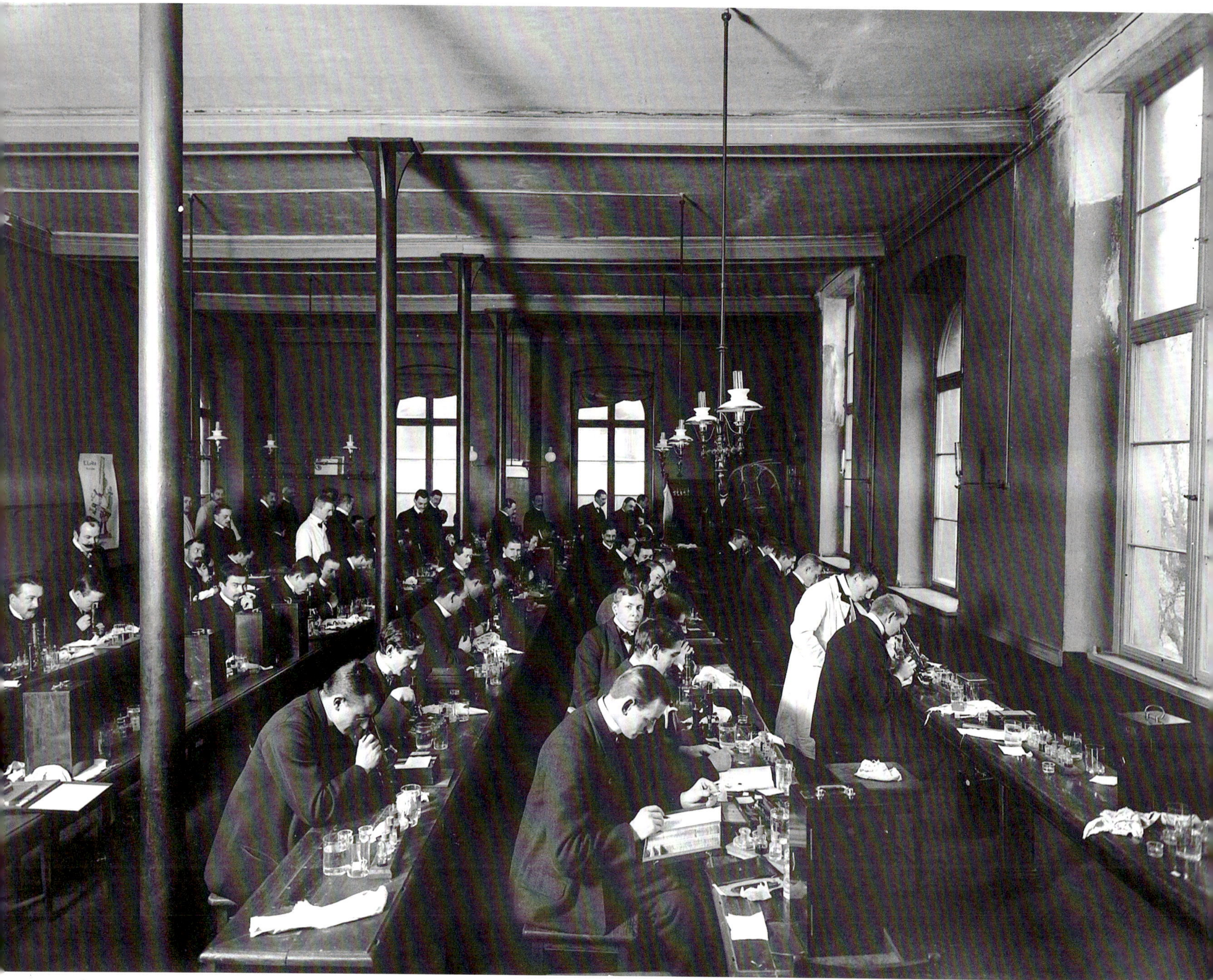

3}

3} Mikroskopiersaal des ersten Instituts für Pathologie der Berliner Friedrich-Wilhelms-Universität an der Charité
1904

4} Chemisches Labor des ersten Instituts für Pathologie der Berliner Friedrich-Wilhelms-Universität an der Charité
1891

43

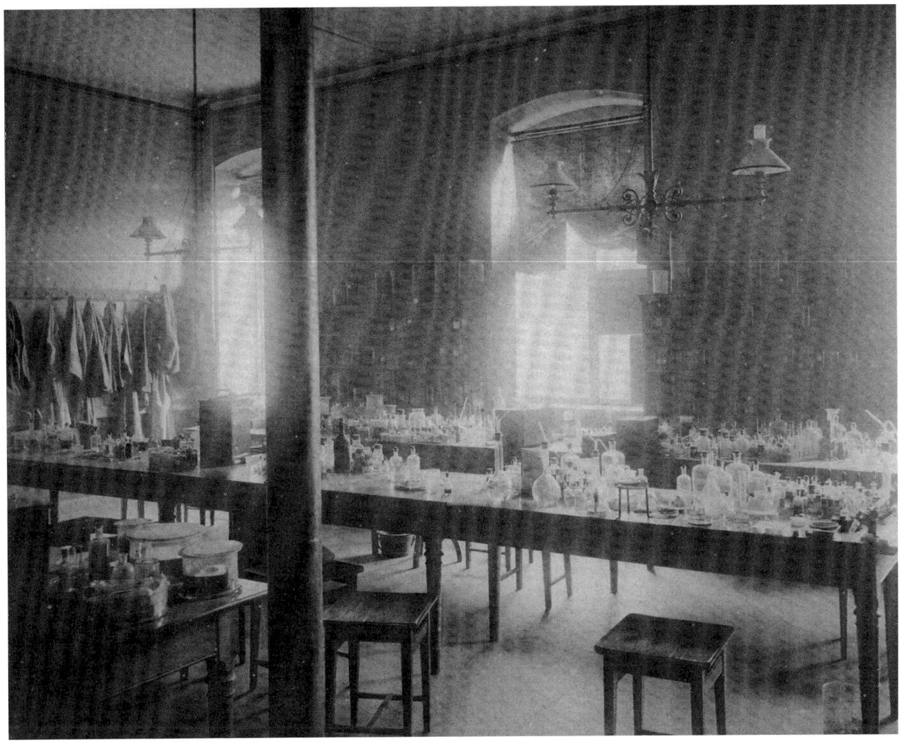

Militärärztlichen Akademie zu Berlin Medizin zu studieren. Damit befindet er sich mit einem Schlag in einem der aktivsten wissenschaftlichen Gravitationsfelder der Medizingeschichte. Um 1840 setzen an der Berliner Universität der Anatom und Physiologe Johannes Müller (1801–1858) und seine bekanntesten Schüler Theodor Schwann (1810–1882), Matthias Jacob Schleiden (1804–1881), Jacob Henle (1809–1885), Robert Remak (1815–1865), Emil du Bois-Reymond (1818–1896) und Hermann von Helmholtz (1818–1896) nicht mehr nur auf die gründliche Beobachtung und Dokumentation aller Phänomene der Natur, sondern vor allem auf die Möglichkeiten des Labors. Mithilfe ausgeklügelter Experimente sowie unter intensivem Einsatz des Mikroskops versuchen sie, die Biologie des Körpers von Tier und Mensch zu erforschen und besser zu verstehen.

Rudolf Virchow gehört gleichfalls zur eindrucksvollen Riege der Müller-Schüler. Allerdings fühlt er sich als künftiger Arzt auch von den praktischen Anliegen eines zweiten Lehrers, des Leiters der Medizinischen Klinik der Charité, Johann Lucas Schönlein (1793–1864), angesprochen. Virchow wechselt nicht ins Labor. Als Pathologe entwickelt er seine wissenschaftlichen Techniken im Umfeld des Krankenhauses im Seziersaal weiter. Die Charité bietet Virchow ein ideales Arbeitsfeld. Seit 1830 gibt es dort Überlegungen, eine eigenständige Prosektur einzurichten, eine Abteilung, in der systematisch Leichenöffnungen vorgenommen werden. Hintergrund ist zum einen die überholt erscheinende Praxis, Sektionen im 1811 errichteten Leichenhaus der Charité durch junge, unerfahrene Ärzte durchzuführen; für sinnvoller wird es erachtet, die Obduktionen unter Anleitung und Kontrolle eines erfahrenen Anatomen stattfinden zu lassen. Zum anderen sucht ab 1830 erstmals eine verheerende Choleraepidemie Preußen heim. Um die Ursachen dieser unbekannten Seuche zu erkennen und daraus therapeutische und prophylaktische Maßnahmen ableiten zu können, erweist sich das bis dahin

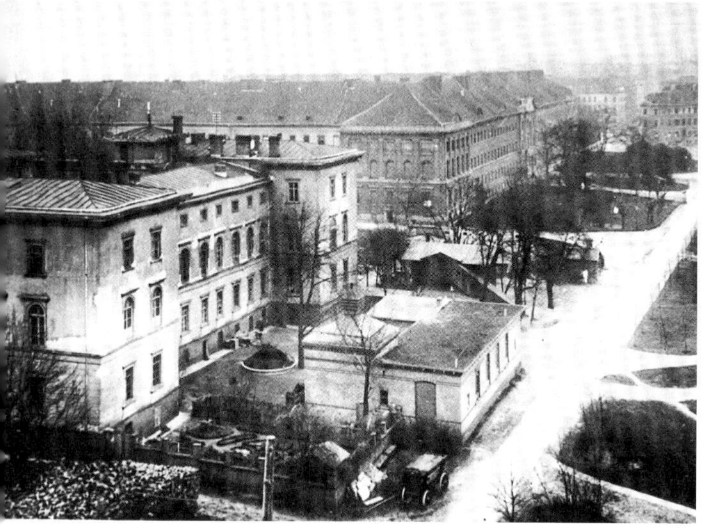

53

übliche Autopsieverfahren als völlig ungeeignet. Zum 15. Februar 1831 wird die Prosektorenstelle der Charité offiziell ins Leben gerufen.

Die ersten Prosektoren scheitern infolge einer allzu rigiden Dienstinstruktion. Sie können sich weder gegen die angestammten Rechte der Dirigierenden (Leitenden) Ärzte der Charité durchsetzen, die in ihren eigenen Kliniken gerne weiter selbst sezieren wollen, noch gegen die Begehrlichkeiten Johannes Müllers, der an der Universität auch das Fach Pathologie vertritt. Jeweils am Jahresende übernimmt er die besten Präparate aus der Charité-Prosektur in seine eigene Sammlung. Erst Rudolf Virchow, 1846 zum Prosektor ernannt, gelingt es, das Leichenwesen an der Charité zu ordnen und daraus eine ertragreiche Forschungsgrundlage zu schaffen.

Im Jahre 1849 sieht sich Rudolf Virchow genötigt, die Charité und Berlin zu verlassen: In preußischen Diensten hatte er sich im Zuge der Revolution von 1848 auf den Barrikaden für einen demokratisch verfassten Staat eingesetzt. In Würzburg übernimmt er einen neu errichteten Lehrstuhl für Pathologie und arbeitet in den kommenden Jahren erfolgreich seine Zellenlehre aus. In Berlin erwägt man daraufhin, den inzwischen international renommierten Professor zurückzuholen. Das *Ministerium für geistliche, Unterrichts- und Medicinalangelegenheiten* ist gewillt, eine eigene Professur für Pathologie an der Friedrich-Wilhelms-Universität einzurichten. Johannes Müller erklärt sich bereit, die Pathologie abzutreten. Er ist es auch, der seinen Schüler Virchow für diese Stelle vorschlägt. In den Berufungsverhandlungen kann Virchow 1856 durchsetzen, dass man ihm auf dem Areal der Charité ein Gebäude für das erste eigenständige Institut für Pathologie in Berlin errichtet. Damit kann er Sektion, Lehre und Forschung in seinem Fach unter einem Dach vereinen. Er ist nun zugleich Lehrstuhlinhaber, Prosektor und Institutsdirektor. Durch die Ansiedlung auf dem Charité-Gelände hat er sich zudem eine enge Verbindung mit seinen Kollegen in den Kliniken gesichert. In dieser Konstellation gelingt es Virchow in der zweiten Hälfte des 19. Jahrhunderts, sein Institut national wie international zum Zentrum seines Fachs auszubauen und auch die Entwicklung der Pathologie in Deutschland bis weit ins 20. Jahrhundert hinein zu prägen.

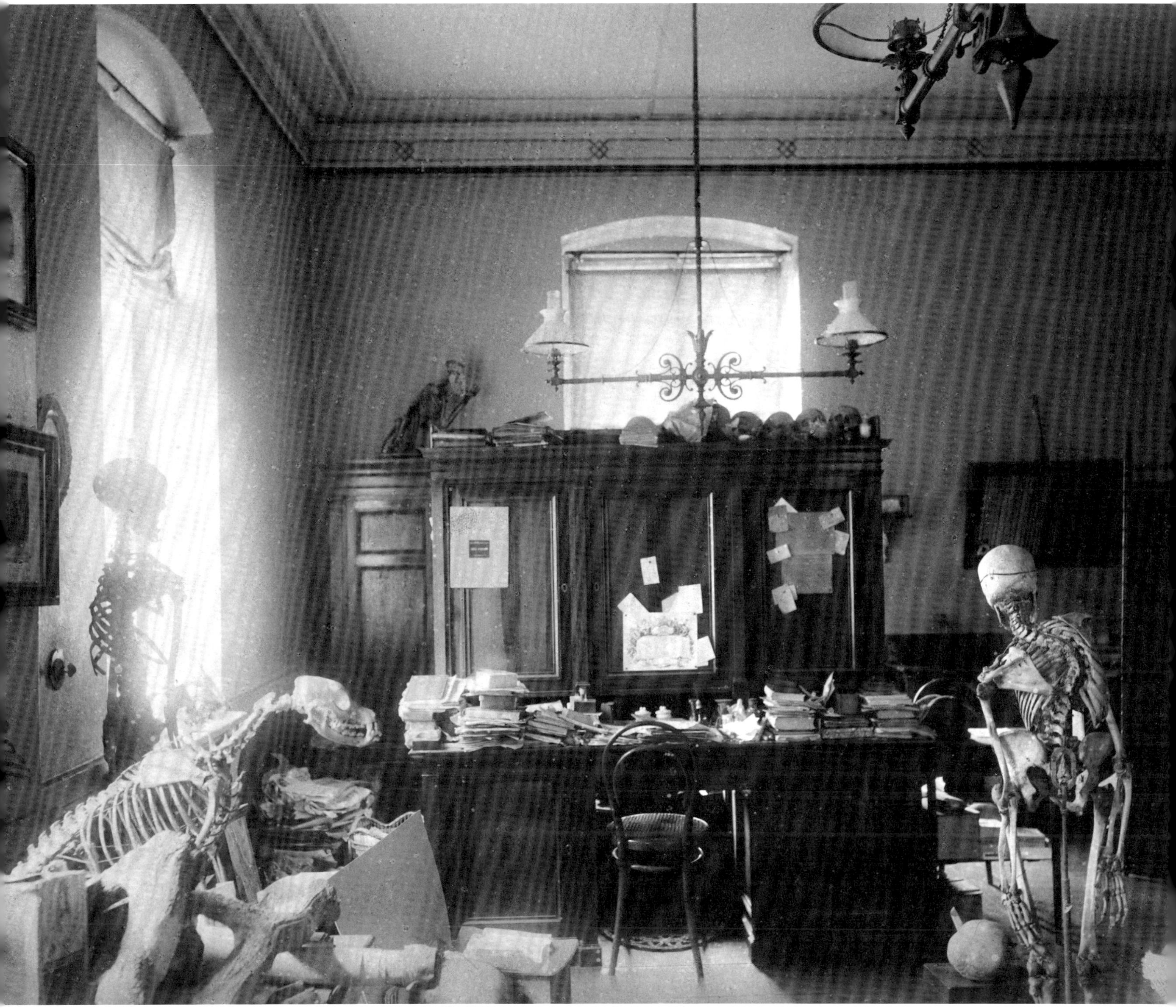

6}

5} Das erste Institut für Pathologie in Berlin auf dem Gelände der Charité
erbaut 1856

6} Arbeitstisch Rudolf Virchows im ersten Institut für Pathologie der Friedrich-Wilhelms-Universität an der Charité
1891

7

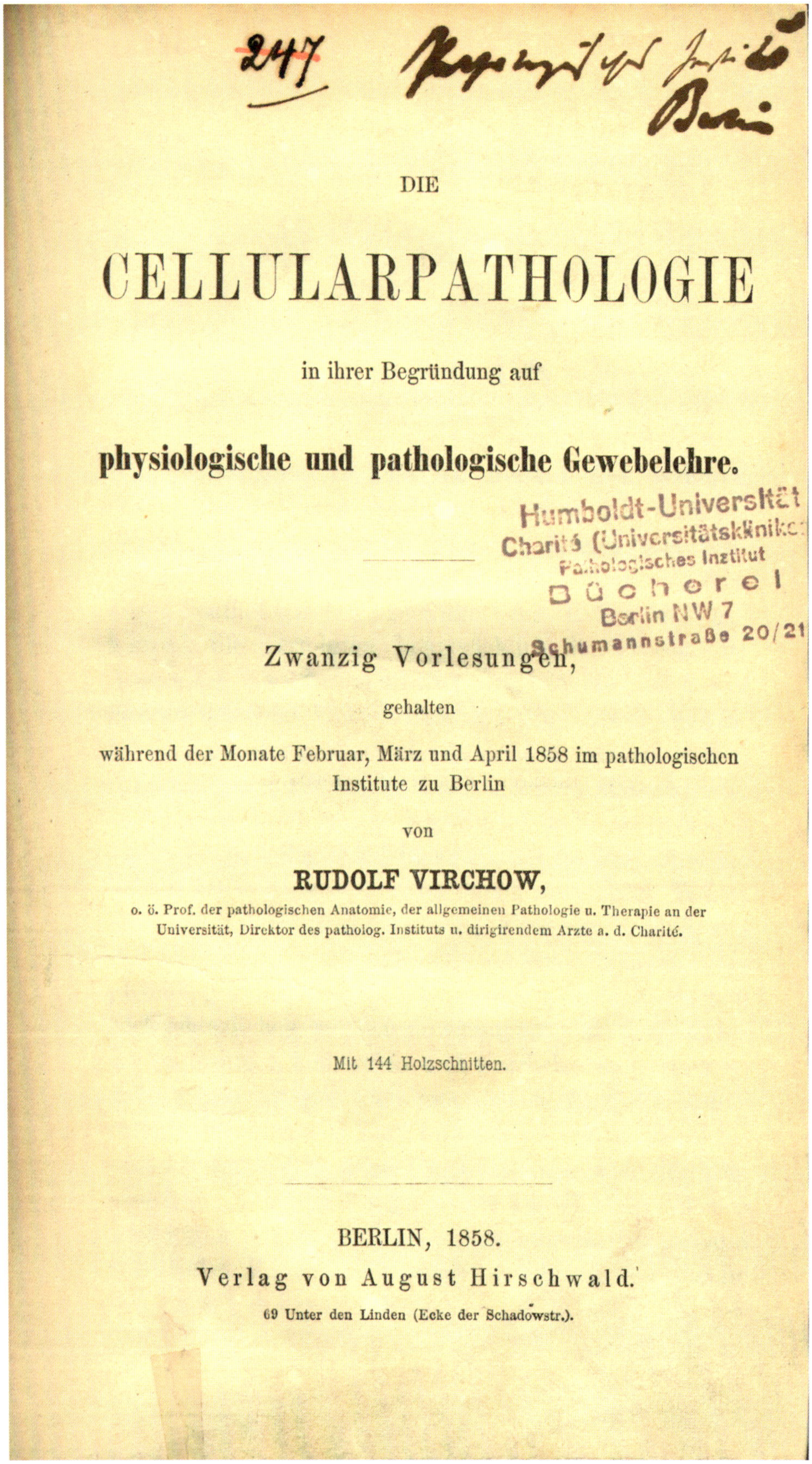
247

DIE

CELLULARPATHOLOGIE

in ihrer Begründung auf

physiologische und pathologische Gewebelehre.

Zwanzig Vorlesungen,

gehalten

während der Monate Februar, März und April 1858 im pathologischen Institute zu Berlin

von

RUDOLF VIRCHOW,

o. ö. Prof. der pathologischen Anatomie, der allgemeinen Pathologie u. Therapie an der Universität, Direktor des patholog. Instituts u. dirigirendem Arzte a. d. Charité.

Mit 144 Holzschnitten.

BERLIN, 1858.
Verlag von August Hirschwald.
69 Unter den Linden (Ecke der Schadowstr.).

7 Die Cellularpathologie
Titelblatt des Grundlagenwerks zur Zellenlehre von Rudolf Virchow, 1858

8 Rudolf Virchow als Anthropologe
Gemälde von Hanns Fechner, 1891

9 Rudolf Virchow und der 24-jährige Riese Lewis Wilkins (1874–1902) im ersten Institut für Pathologie der Friedrich-Wilhelms-Universität an der Charité
1898

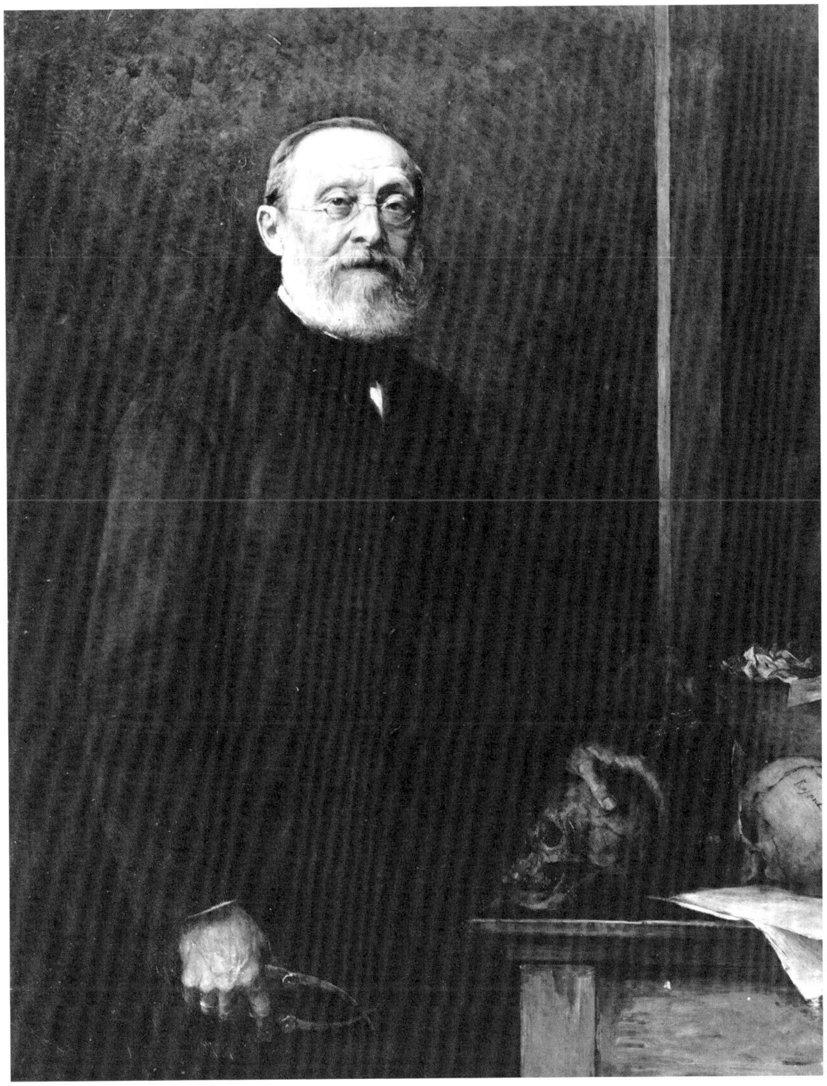

8}

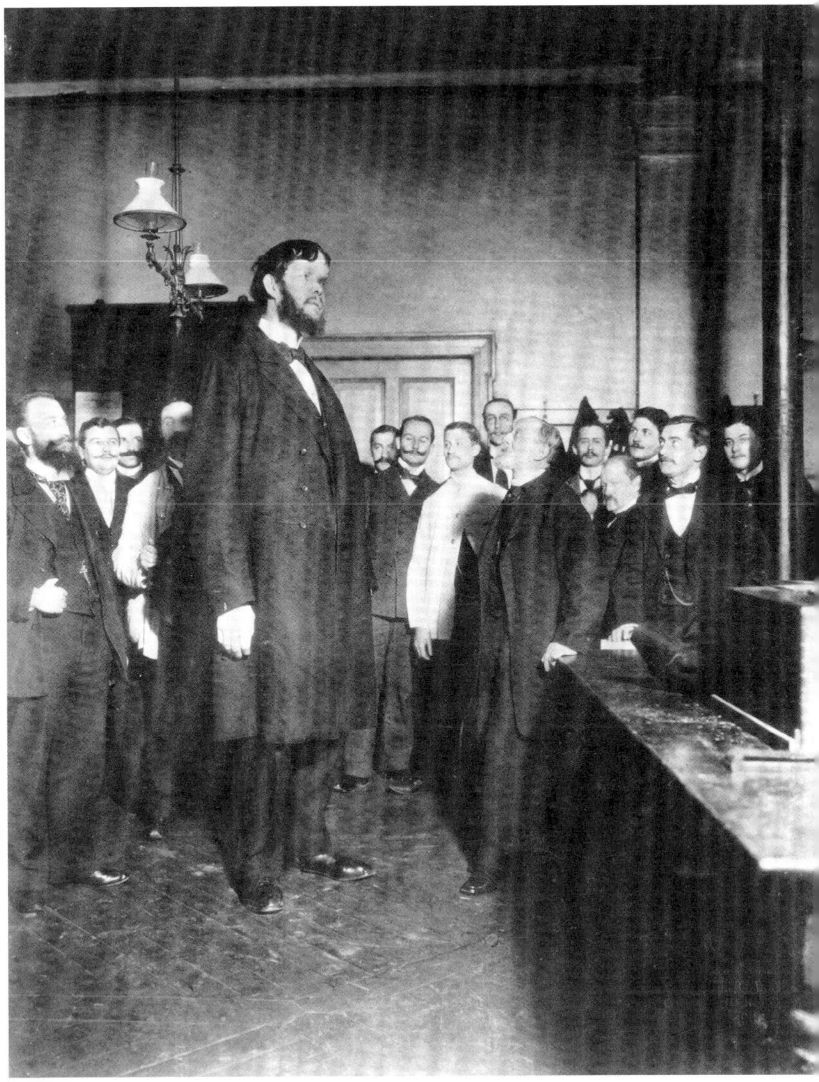

9}

Ort seines Wirkens ist für Rudolf Virchow in seinem eigenen Institut neben dem Seziersaal vor allem sein Arbeitszimmer. Um seinen Arbeitstisch herum versammelt er seine Forschungsgegenstände und untersucht und beschreibt sie genauer. Hier mikroskopiert er. Hier bündelt er seine Skizzen und Notizen. Hier bringt er seine Gedanken in Wort und zu Beginn auch im Bild zu Papier. Unter dem Titel *Cellularpathologie* arbeitet er in diesem Raum 1858 seine Idee von den Grundelementen des organischen Lebens zu einer höchst einflussreichen Zellenlehre aus. Nicht nur tierische und pflanzliche Organismen, sondern auch der menschliche Körper ist nach Virchows Auffassung aus Zellen aufgebaut. Zudem entstehe jede Zelle aus einer Zelle („Omnis cellula a cellula", Virchow 1855, S. 23) und bringe demzufolge wieder eine Zelle hervor. Jedes organische Leben sei somit nur eine verdichtete, zeitlich umgrenzte Phase in einem permanenten, prinzipiell unendlichen Zellkontinuum. Als Pathologe interessiert sich Virchow vor allem für die kranke Zelle. In seiner *Cellularpathologie* stellt er die Fragen: Wo in der Zelle sitzt die Krankheit? Wie gibt sie sich zu erkennen? Über welche Widerstandskräfte verfügt die Zelle? Was passiert, wenn diese Kräfte versagen? Aber auch: Wie entwickelt sich eine Krankheit über die Zeit hinweg bis schließlich, wenn

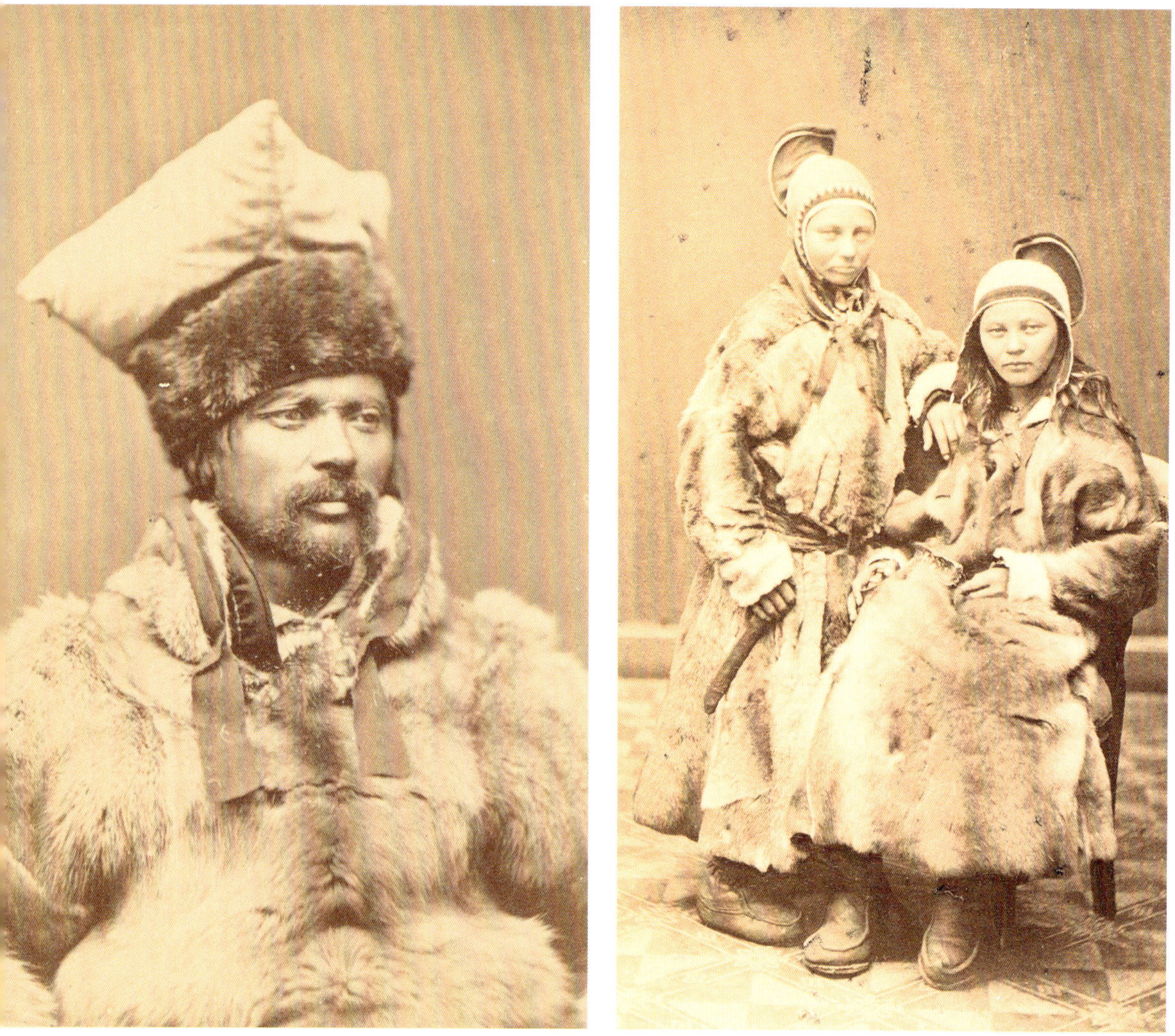

10

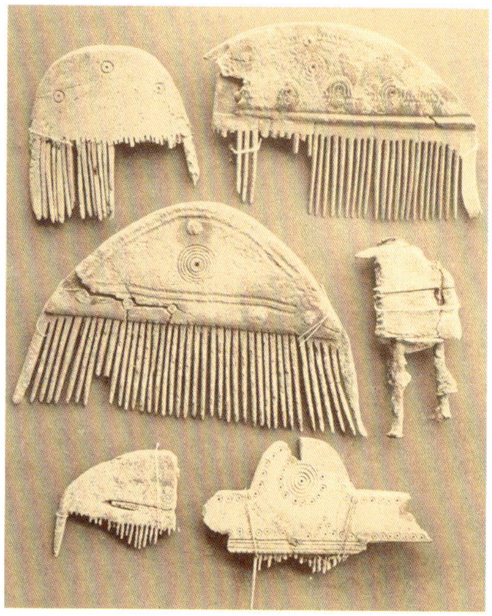

11

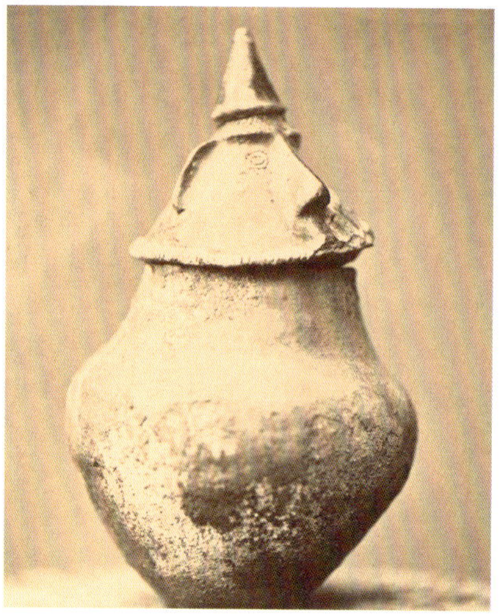

12

keine Behandlung erfolgt oder die Therapie nicht anschlägt, in das letzte möglicherweise todbringende Stadium hinein?

Von der jungen gesunden bis zur alternden kranken Zelle spannt sich für Rudolf Virchow der rote Faden des Lebens. Allerdings denkt er jedes Leben stets in komplexeren Zellverbänden. Über die Manifestationen Gewebe, Organ und Organverband gelangt er in seinen weiteren Ableitungen schließlich sogar jenseits des individuellen Organismus zur Gesamtheit des kulturellen und sozialen Körpers einer Volksgemeinschaft, um dessen Wohlergehen, Gesundung und Gesunderhaltung er sich ganz ausdrücklich kümmert. Dafür wechselt er punktuell den Ort seines Wirkens und wird zusätzlich Politiker. Zeitweilig bewegt sich Virchow in Berlin in drei gewichtigen politischen Kammern parallel: im Berliner Abgeordnetenhaus, im Preußischen Landtag und im Deutschen Reichstag. Stets setzt er sich für Bildung und eine Verbesserung der hygienischen Lebensbedingungen ein. Maßgeblich trägt er in Berlin zum Ausbau eines modernen Kanalisationssystems mit Ausleitung der Abwässer auf Rieselfelder vor den Toren der Stadt bei. Und er regt den Neubau von Schulen, Markthallen und Krankenhäusern an. Während er als Pathologe immer nur am bereits verstorbenen Menschen tätig werden kann, stellt sich Virchow als Arzt gemäß seinem Motto „die Medicin ist eine

10 Zwei Fotografien von Lappen (Sami), die 1879 auf Völkerschauen in Deutschland gezeigt wurden
Teilnachlass Rudolf Virchow

11 Kämme vom Neustädter Feld bei Elbing nahe Danzig (Elbląg)
Teilnachlass Rudolf Virchow

12 Gesichtsurne aus Liebenthal bei Marienburg in Westpreußen (Lubomierz), 1871
Rudolf Virchow publizierte über derartige sogenannte Mützenurnen.

13 Schädelmasken von Neu-Brittannien (Insel im Südpazifik)
Die Masken wurden Rudolf Virchow geschenkt, der darüber 1880 publizierte.

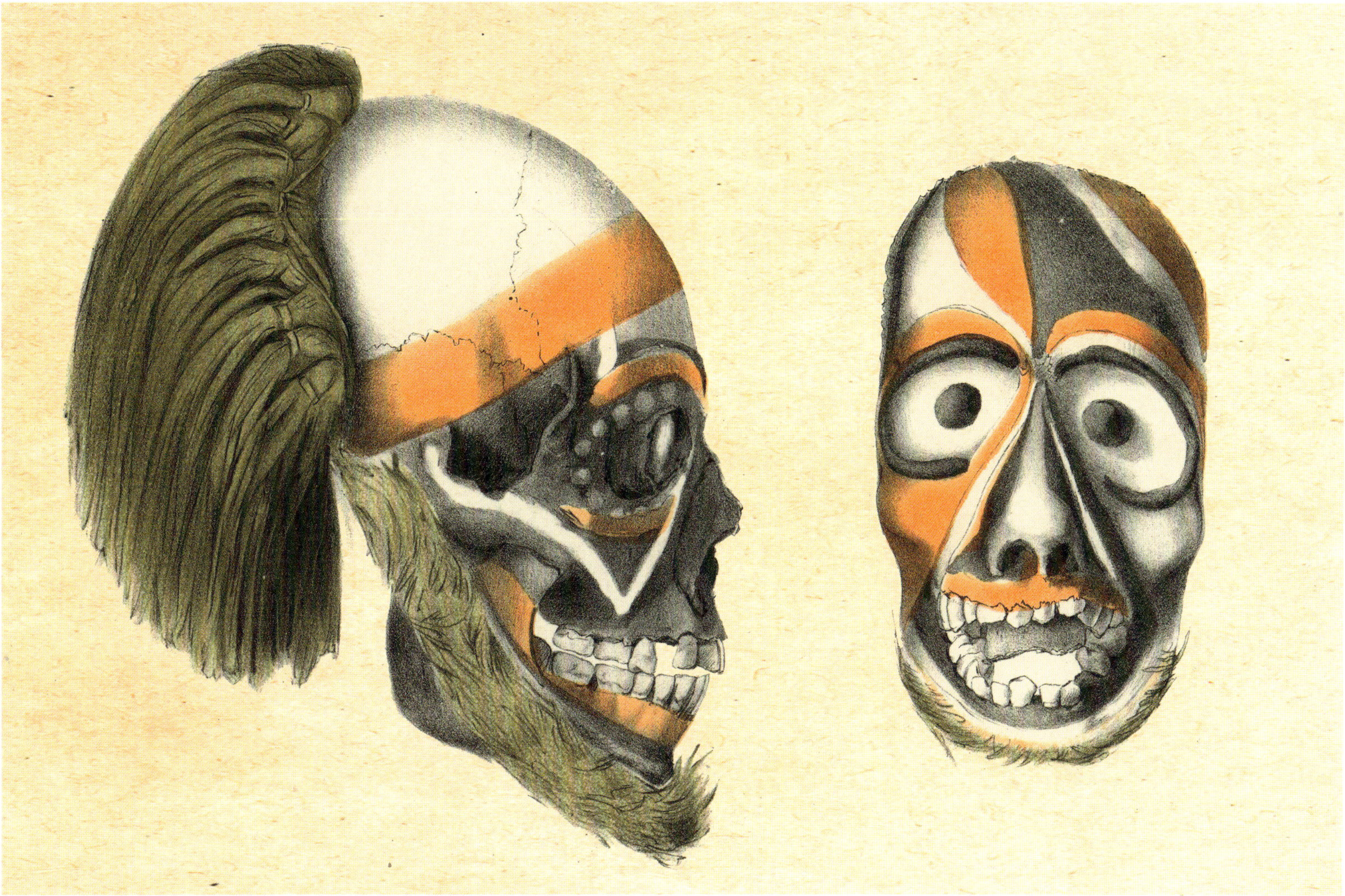

13 }

sociale Wissenschaft, und die Politik ist weiter nichts, als Medicin im Grossen“ (Virchow 1848, S. 125) in den Dienst der Lebenden.

Die Gegenstände seiner wissenschaftlichen Untersuchungen – große Organpräparate und kleine Gewebeschnitte – legt Rudolf Virchow in seinem Institut in einer rasch wachsenden Sammlung ab. Allerdings richtet sich seine Sammelleidenschaft nicht nur auf pathologische Präparate. Im Laufe der 1860er-Jahre gilt sein Interesse zunehmend auch den gegenwärtig lebenden ‚Rassen‘ und den prähistorischen Menschen, ihren spezifischen biologischen Besonderheiten und ihren verwandtschaftlichen Beziehungen. Auf seine Initiative hin wird die *Berliner Gesellschaft für Anthropologie, Ethnologie und Urgeschichte* gegründet. Sie unterstützt Expeditionen und Ausgrabungen und kann später auch die Marine in den deutschen Kolonien für ihre Ziele gewinnen. Virchow nimmt Maß an den Knochen Verstorbener und an lebenden Menschen. Er standardisiert Messmethoden, zeichnet Schädel und lässt fotografieren. Seine Untersuchungen gelten nicht nur den körperlichen, sondern auch den kulturellen Unterschieden. Aus vielen Regionen der Welt werden ihm neben Präparaten auch Kleidungsstücke, andere alltägliche Gebrauchsgegenstände und kultische Objekte zugeschickt. Manches behält er für sich. Das meiste leitet er an einschlägige Berliner Museen und Sammlungen weiter.

14}

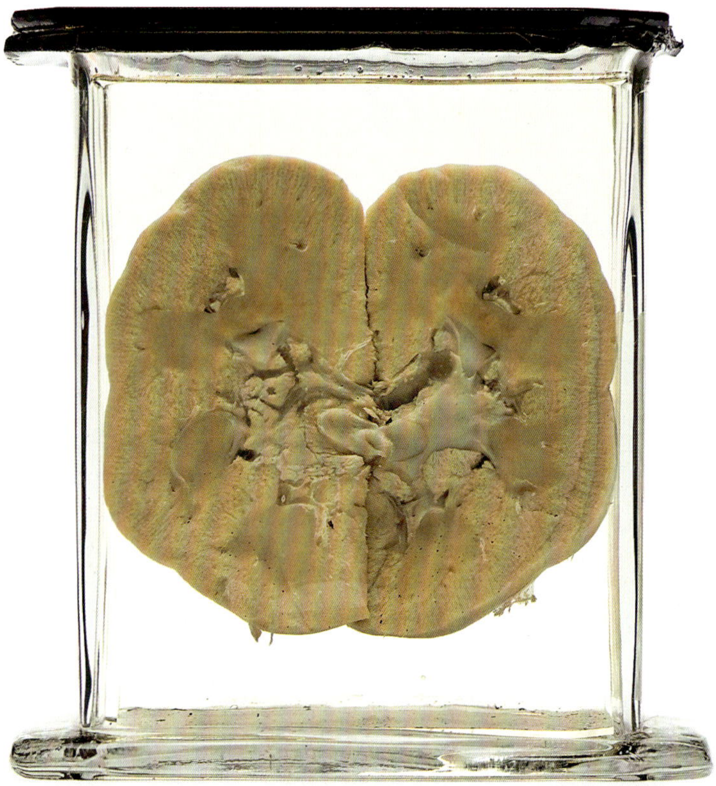

15}

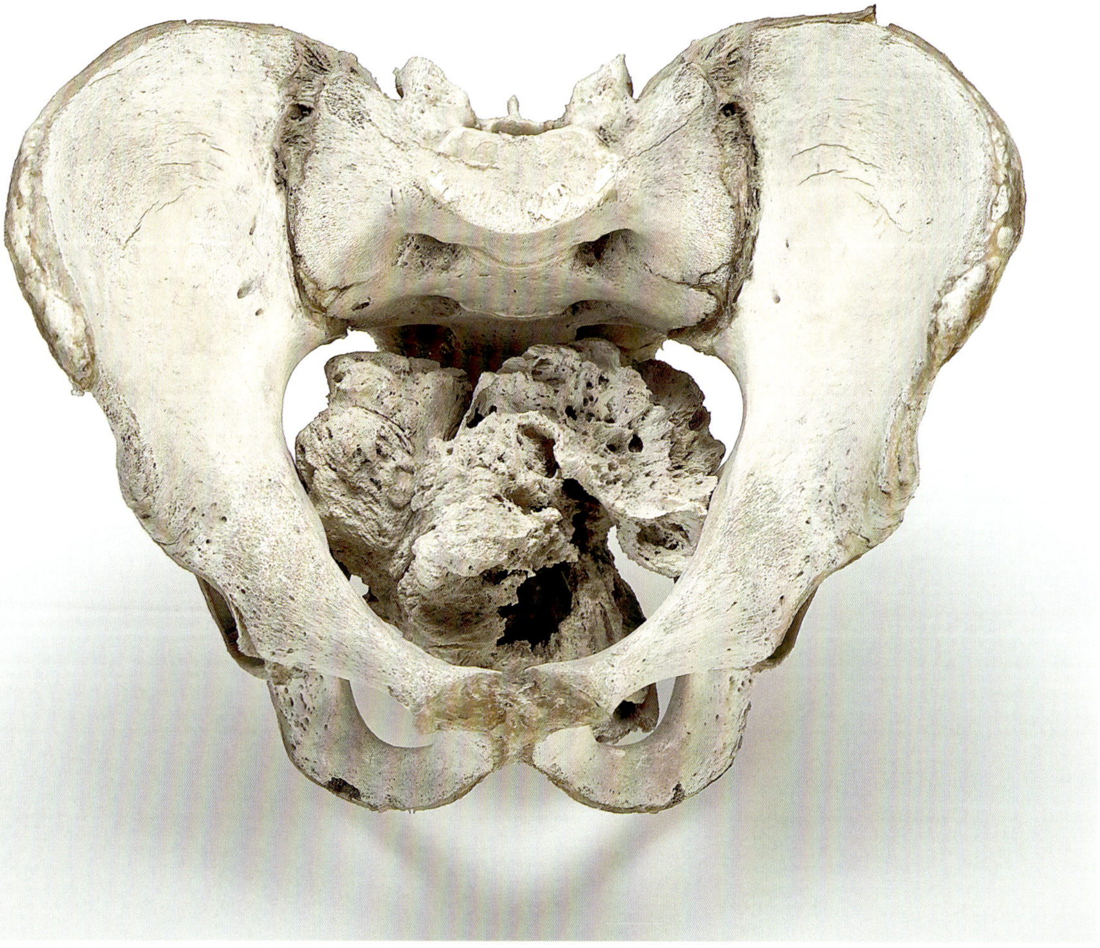

16 }

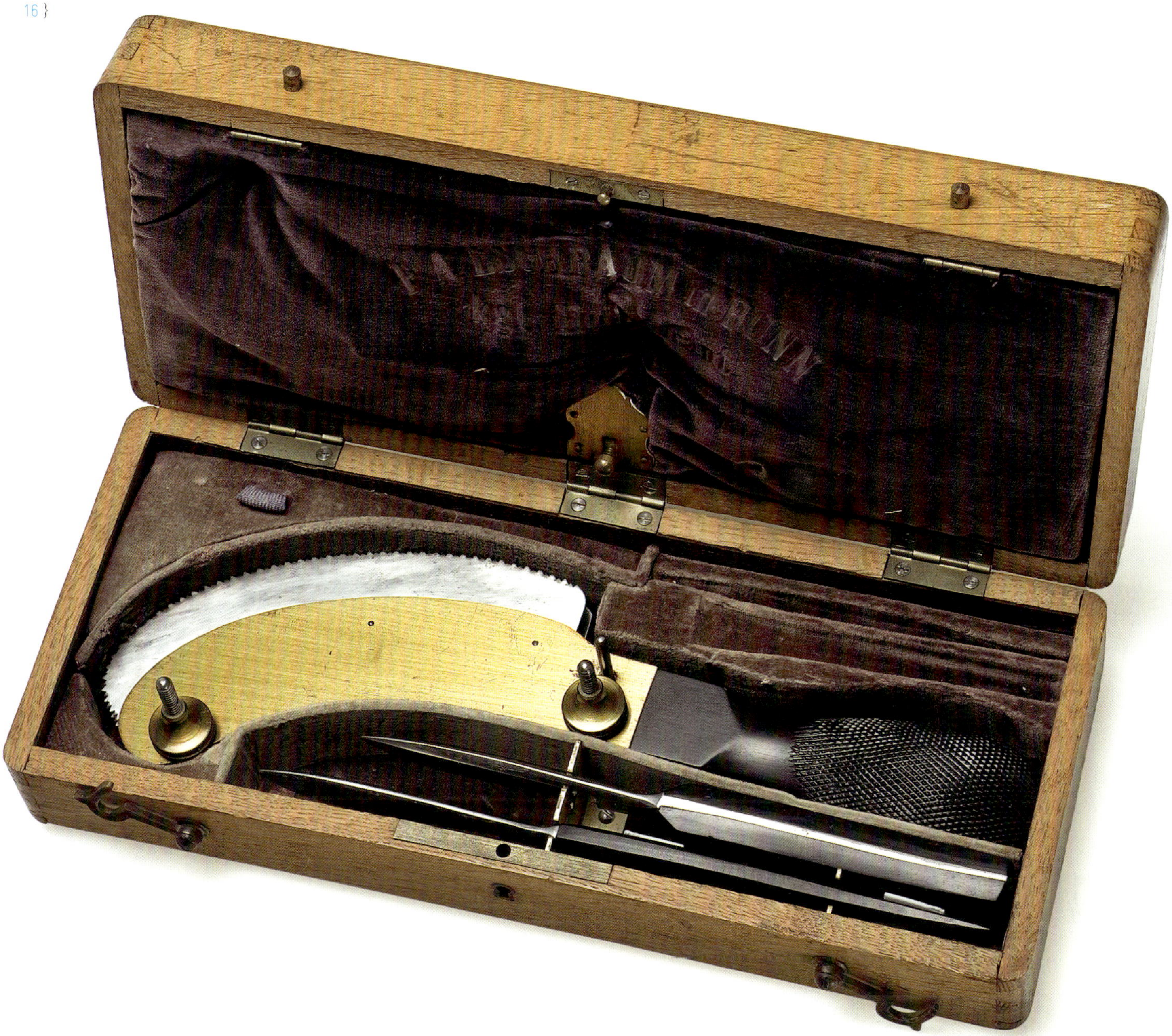

14 } **Nephritis parenchymatosa chronica**
1898 | Feuchtpräparat | 18 Jahre | ♂ | BMM | Inv.-Nr. 1898/11518|18

Die aufgeklappte Niere weist Anzeichen einer chronisch verlaufenden Entzündung auf.

15 } **Knochentumor**
vor 1885 | M. A. | BMM | Inv.-Nr. 4914/-

Vermutlich gutartige Knochengeschwulst im kleinen Becken. Das Präparat wurde von Rudolf Virchow bearbeitet.

16 } **Taschenobduktionsbesteck**
F.A. Eschbaum, Bonn | um 1880 | BMM | Inv.-Nr. 2006/75

17

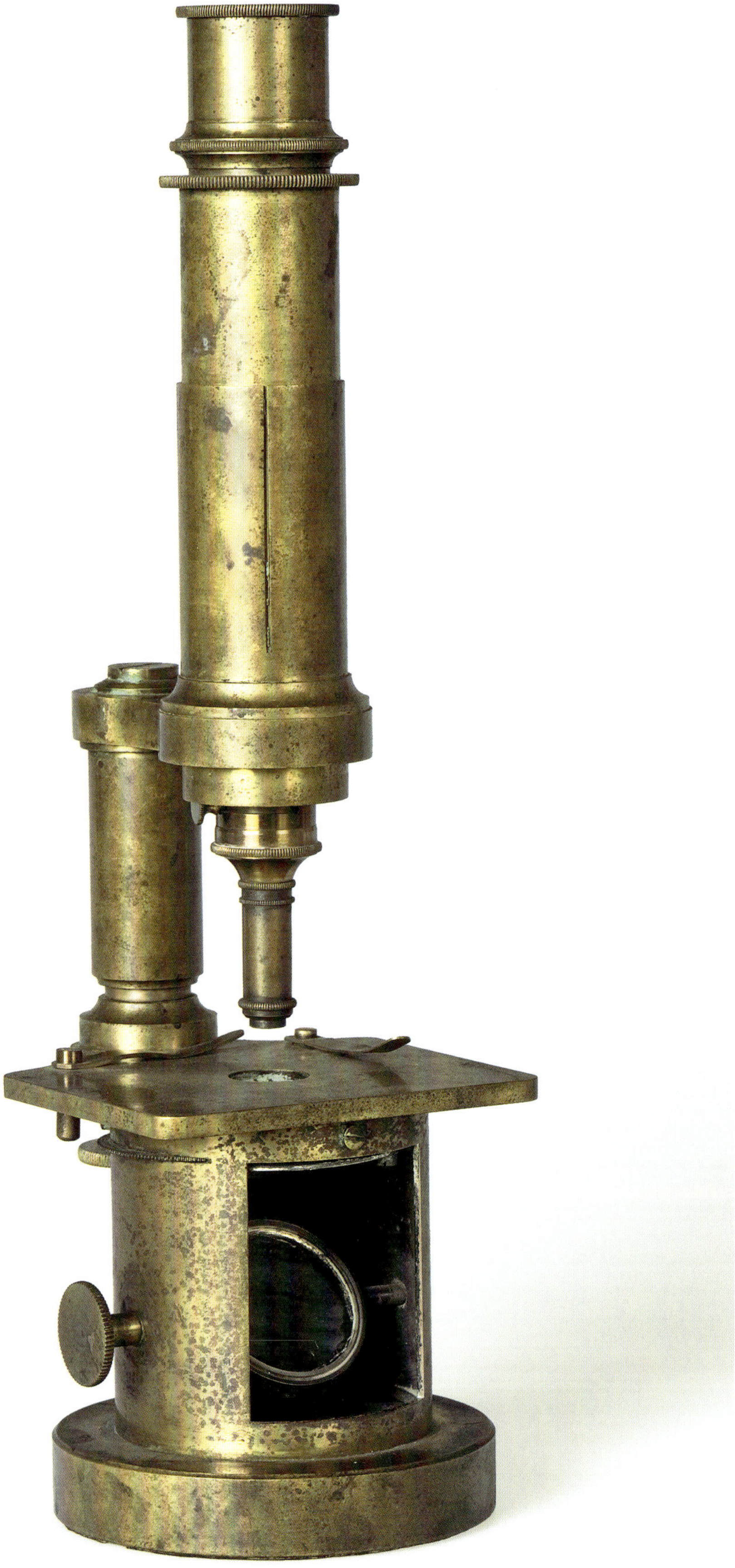

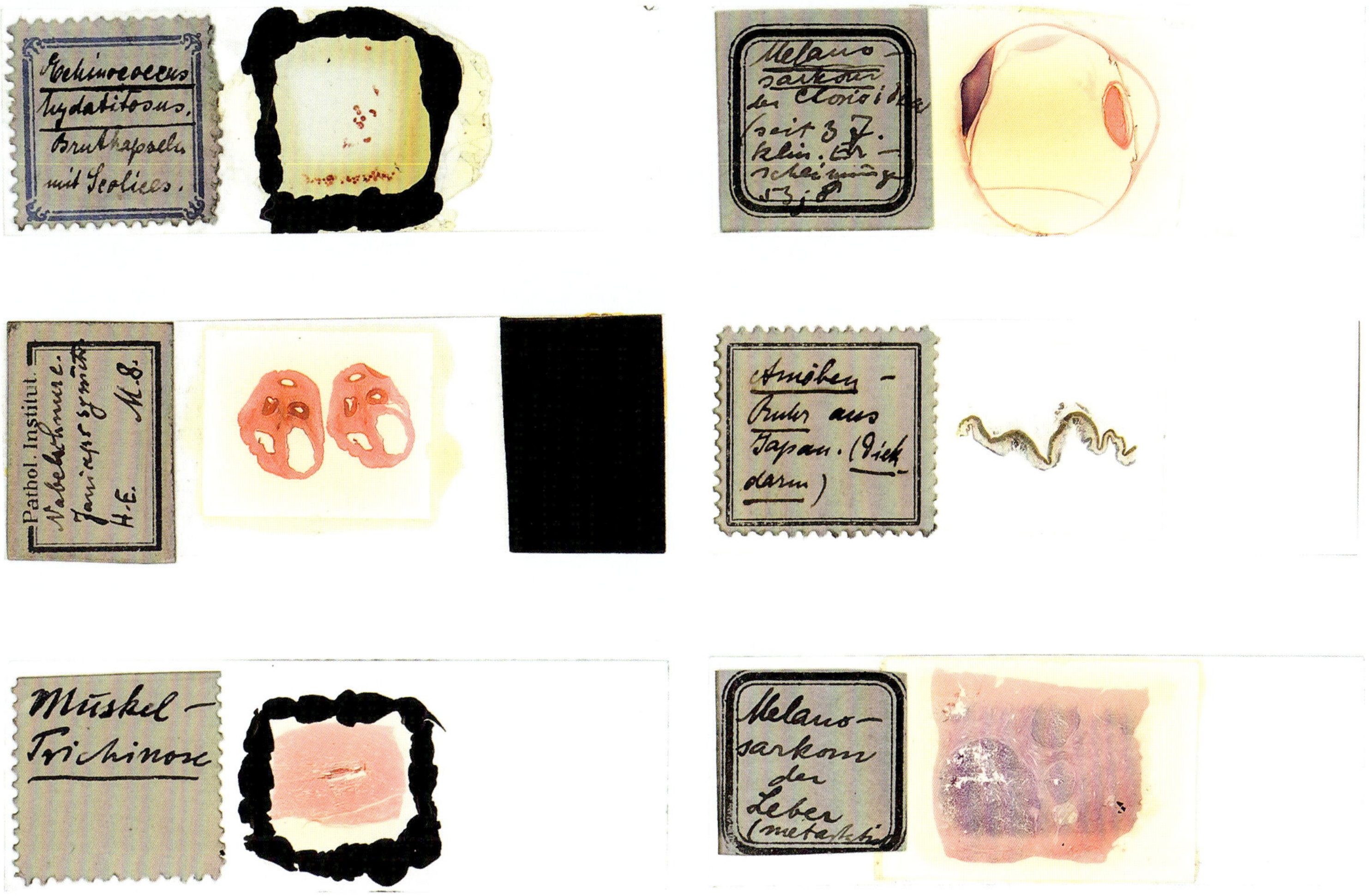

18

17 Rudolf Virchows Mikroskop
um 1850 | BMM | Inv.-Nr. 2010/354

18 Mikroskopische Schnittpräparate
frühes 20. Jh. | BMM | Inv.-Nr. 2010/355

19}

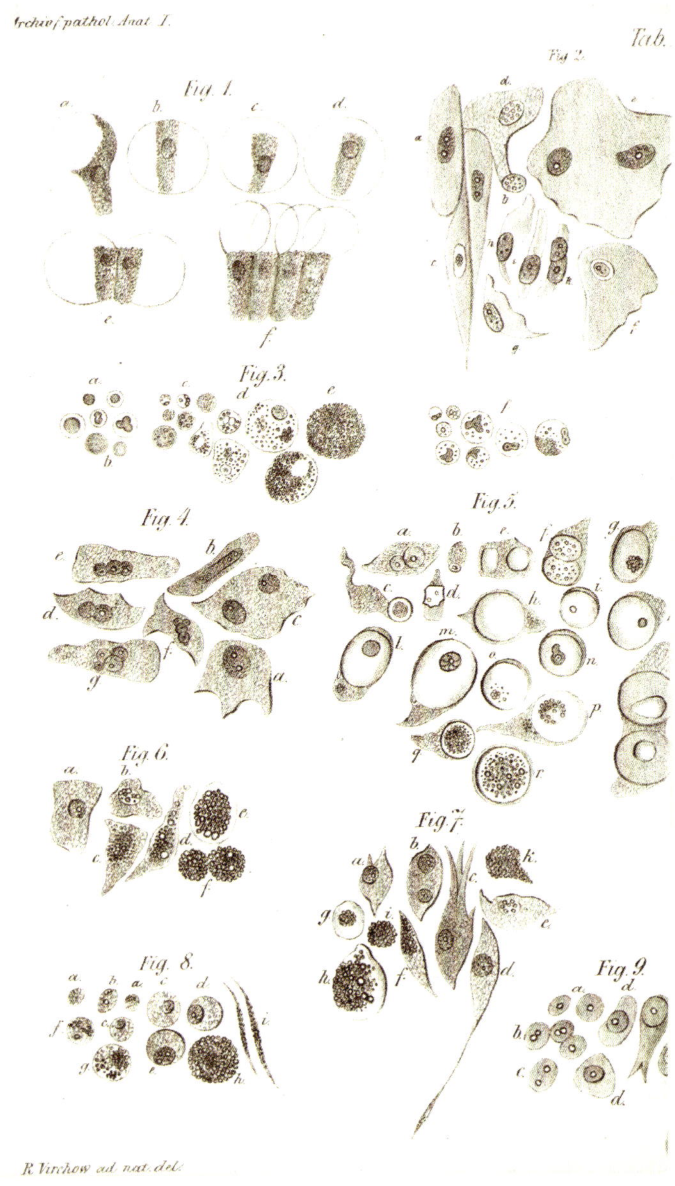

20}

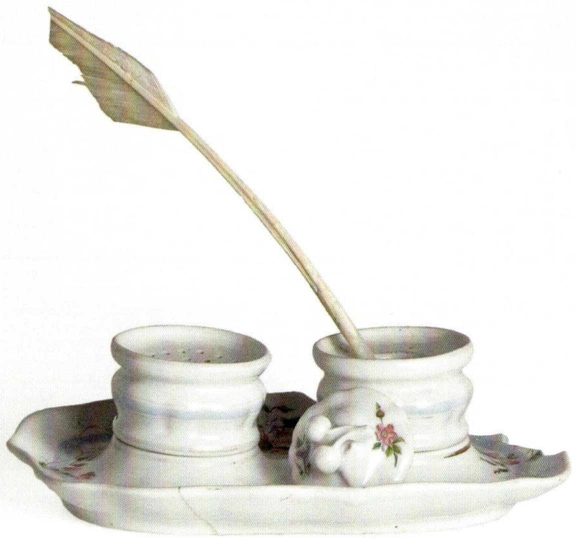

19 Rudolf Virchow ad naturam delineavit

Tafel 2 aus: Rudolf Virchow, Zur Entwickelungsgeschichte des Krebses […]. In: *Archiv für pathologische Anatomie und Physiologie und für klinische Medicin.* Band 1, 1847

Im ersten Band seines Archivs publizierte Rudolf Virchow eigenhändig angefertigte Skizzen zu einer Studie über krebsartig verändertes Gewebe. Damit setzte er den Startschuss zu seinen Forschungen über die Zelle.

20 Schreibgarnitur Rudolf Virchows

vor 1902 | Porzellan | BMM | Inv.-Nr. 2010/368

21 Mitschriften von Vorlesungen Rudolf Virchows

1866 | BMM (Archiv, Schenkung A. Kreuzer, Justus-Liebig-Universität Gießen)

Sowohl aus seiner Würzburger als auch Berliner Professorenzeit haben sich einige Mitschriften von Vorlesungen Rudolf Virchows erhalten. Darin geben die studentischen Autoren den dicht gedrängt vorgetragenen Unterrichtsstoff oftmals in Abkürzungen oder in einer zeitgenössischen Kurzschrift wieder. Besondere Sorgfalt verwandten sie auf die Ausarbeitung kleiner Schaubilder.

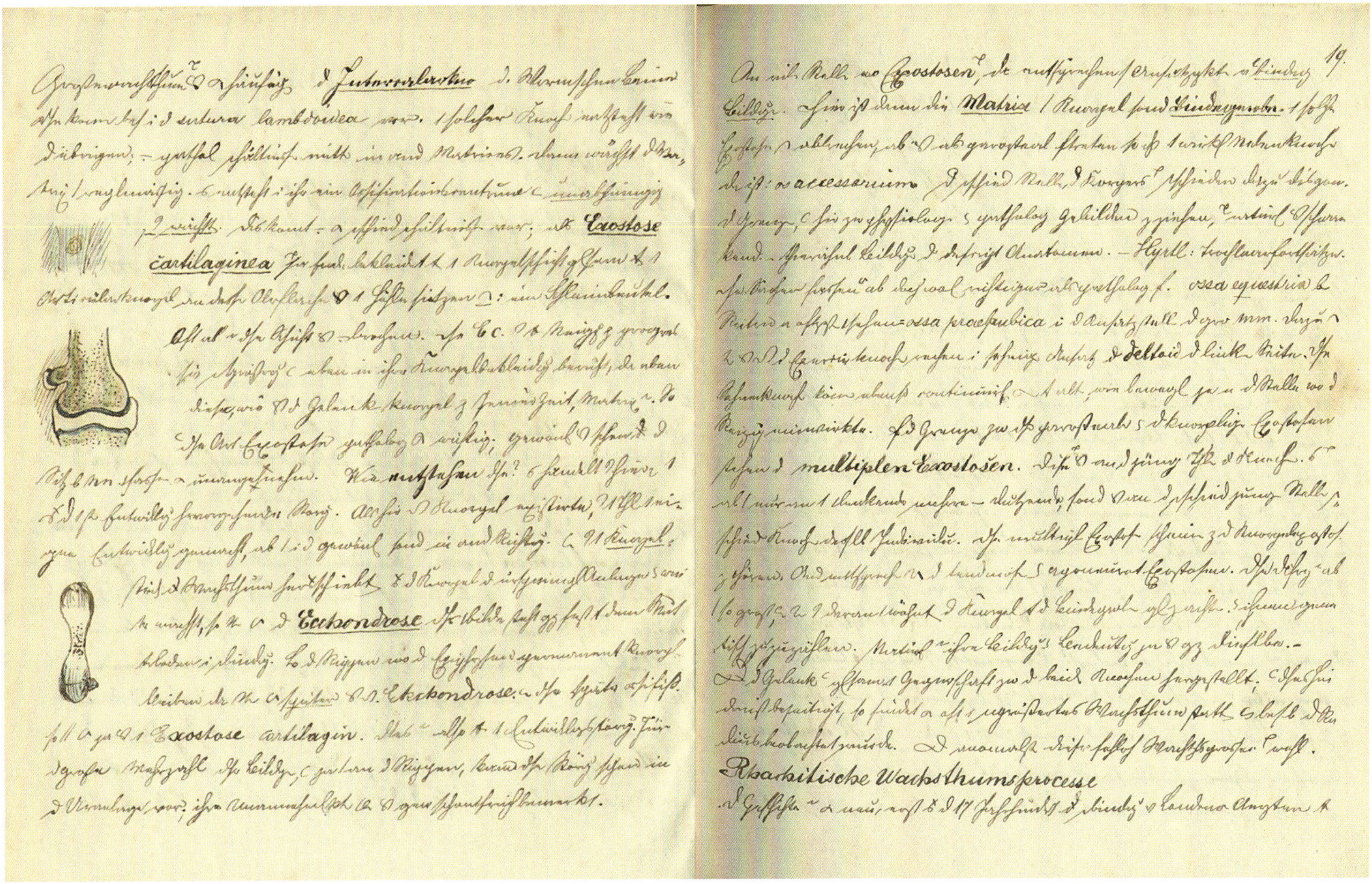
Exostose
cartilaginea
Eckondrose
Exostosen
Matrix
ossa equestria
multiplen Exostosen
Rhachitische Wachsthumsprocesse
19

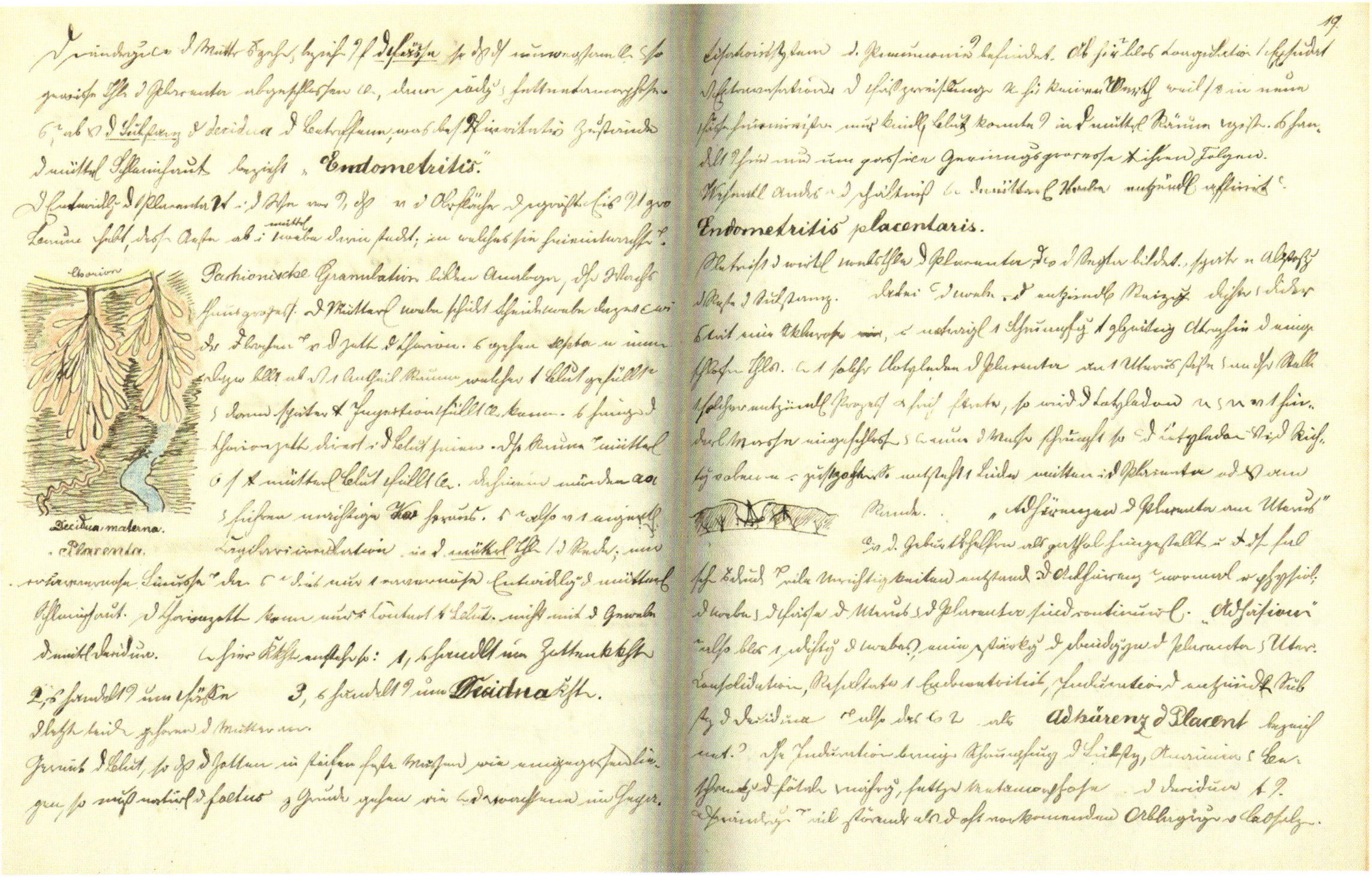
Endometritis
Endometritis placentaris
Decidua materna.
Placenta.
Adhärenz d Placent
19

22

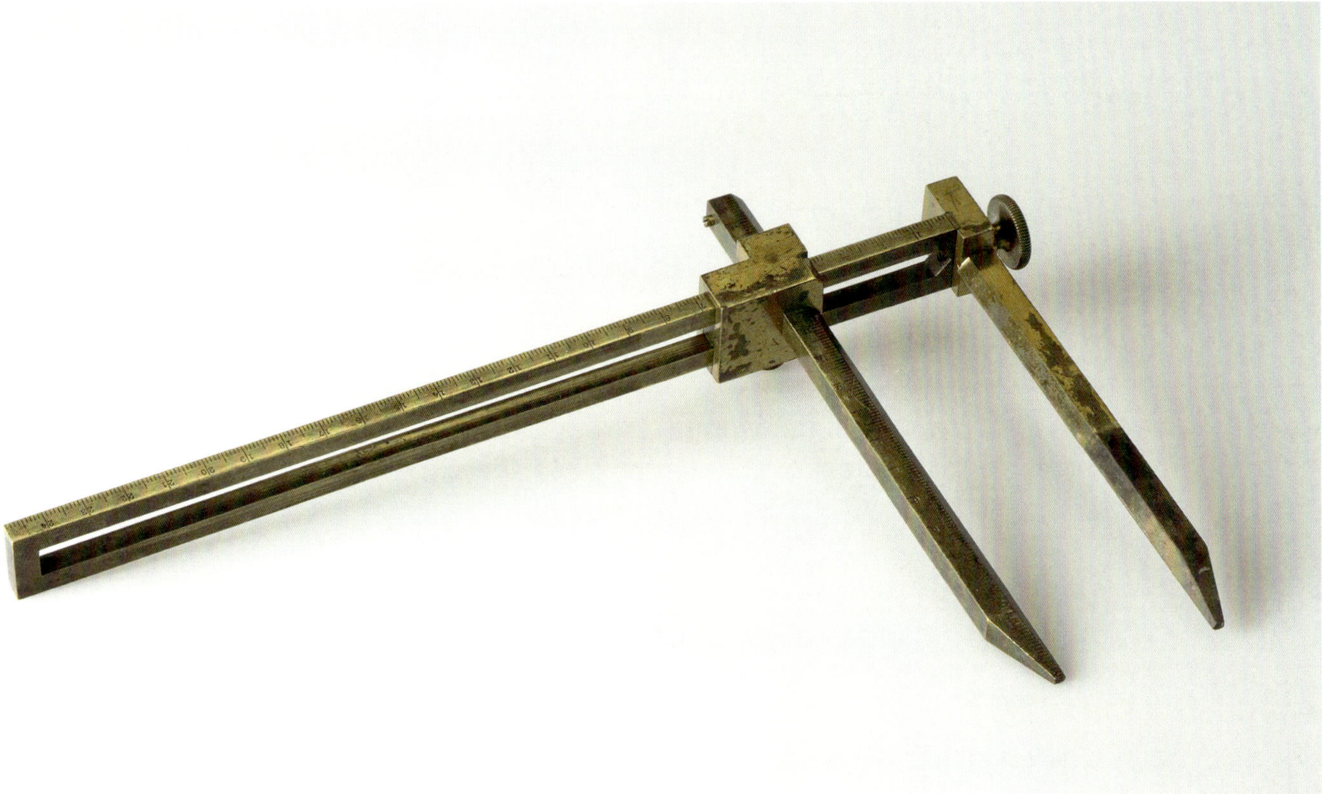

23

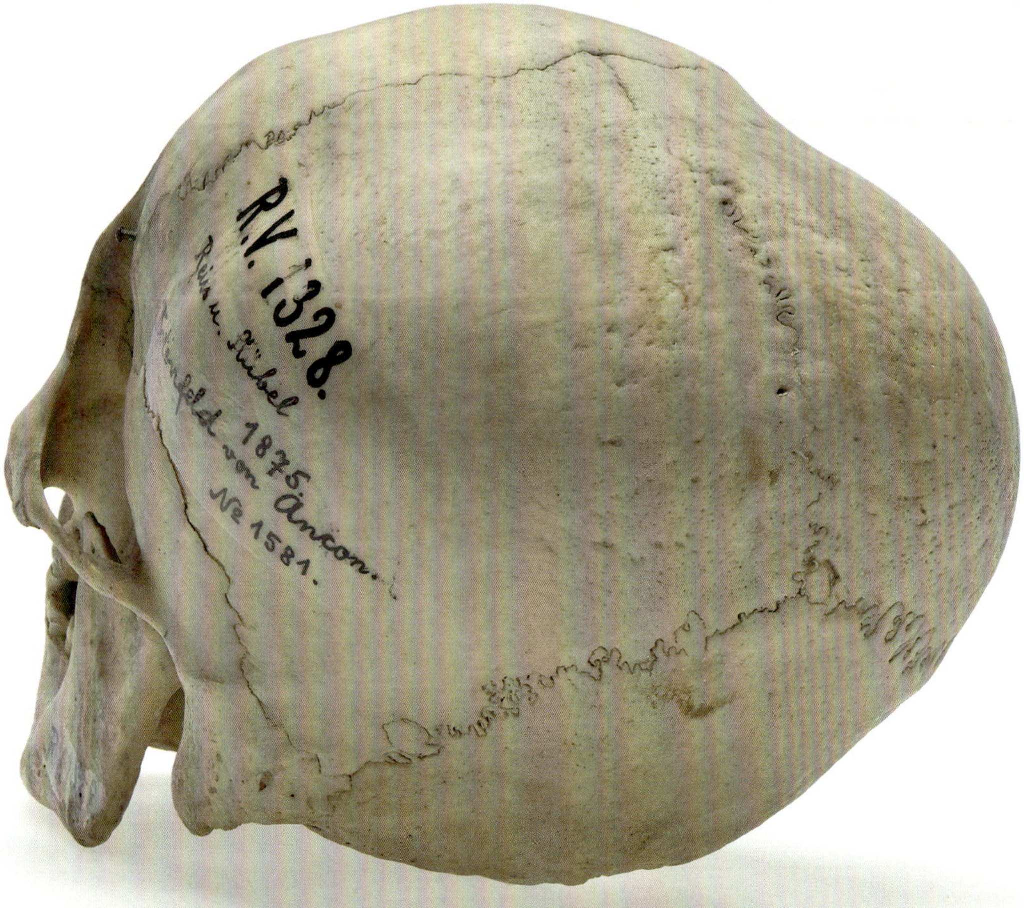

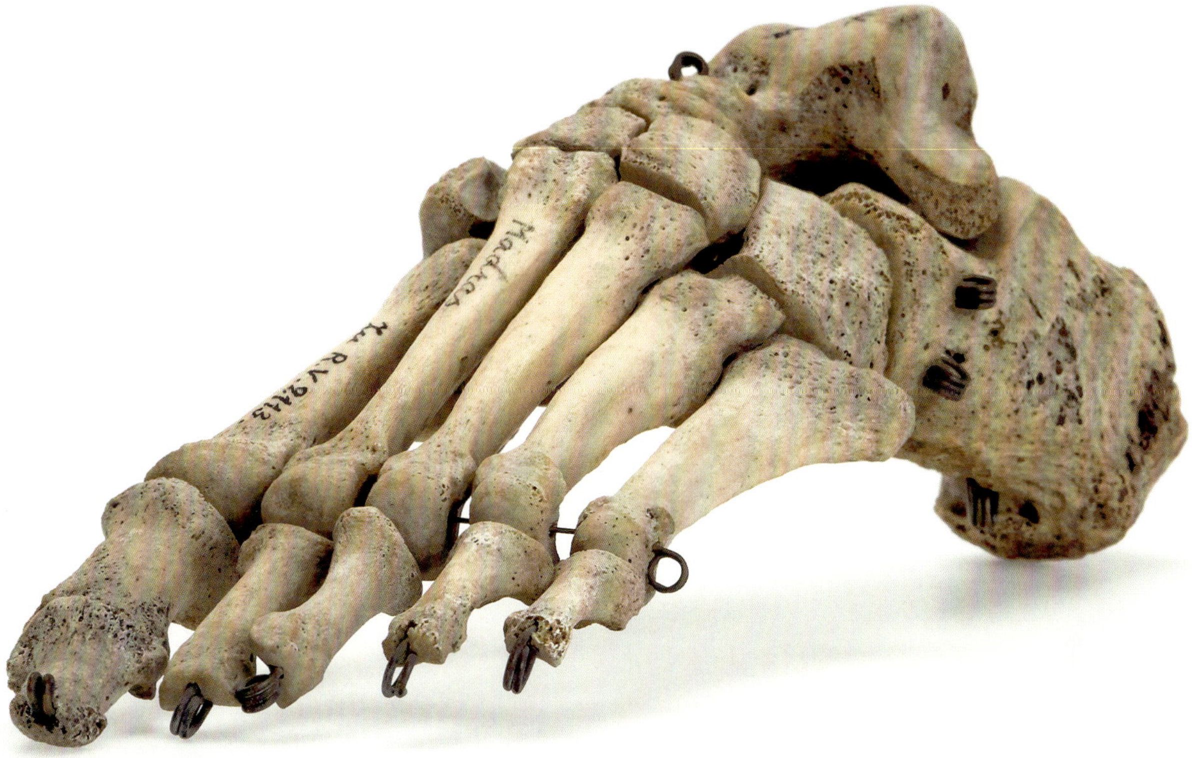

24 }

22 } **Kraniometer nach Rudolf Virchow**
vor 1900 | BMM | Inv.-Nr. 2006/95

23 } **Künstlich deformierter Schädel**
Ancón bei Lima, Peru | präkolumbisch | Rudolf Virchow Sammlung der Berliner Gesellschaft für Anthropologie, Ethnologie und Urgeschichte | Inv.-Nr. RV2383

24 } **Skelett eines Fußes aus Madras, Indien**
1876 | Rudolf Virchow Sammlung der Berliner Gesellschaft für Anthropologie, Ethnologie und Urgeschichte | Inv.-Nr. RV2113

Im 19. Jahrhundert beziehen sich die meisten Anthropologen bei ihren wissenschaftlichen Beobachtungen lediglich auf Schädelmessungen. Soweit dies möglich ist, berücksichtigt Virchow bei seinen Untersuchungen auch die übrigen Knochen (postkraniale Skelettreste). Nur so können die Körperhöhen der Menschen sowie charakteristische Verschleißerscheinungen am Bewegungsapparat bestimmt werden. Als Pathologe weiß Virchow, wie die Lebensgewohnheiten oder Modeerscheinungen einer Gesellschaft zum Beispiel die Form der Füße mannigfaltig beeinflussen kann.

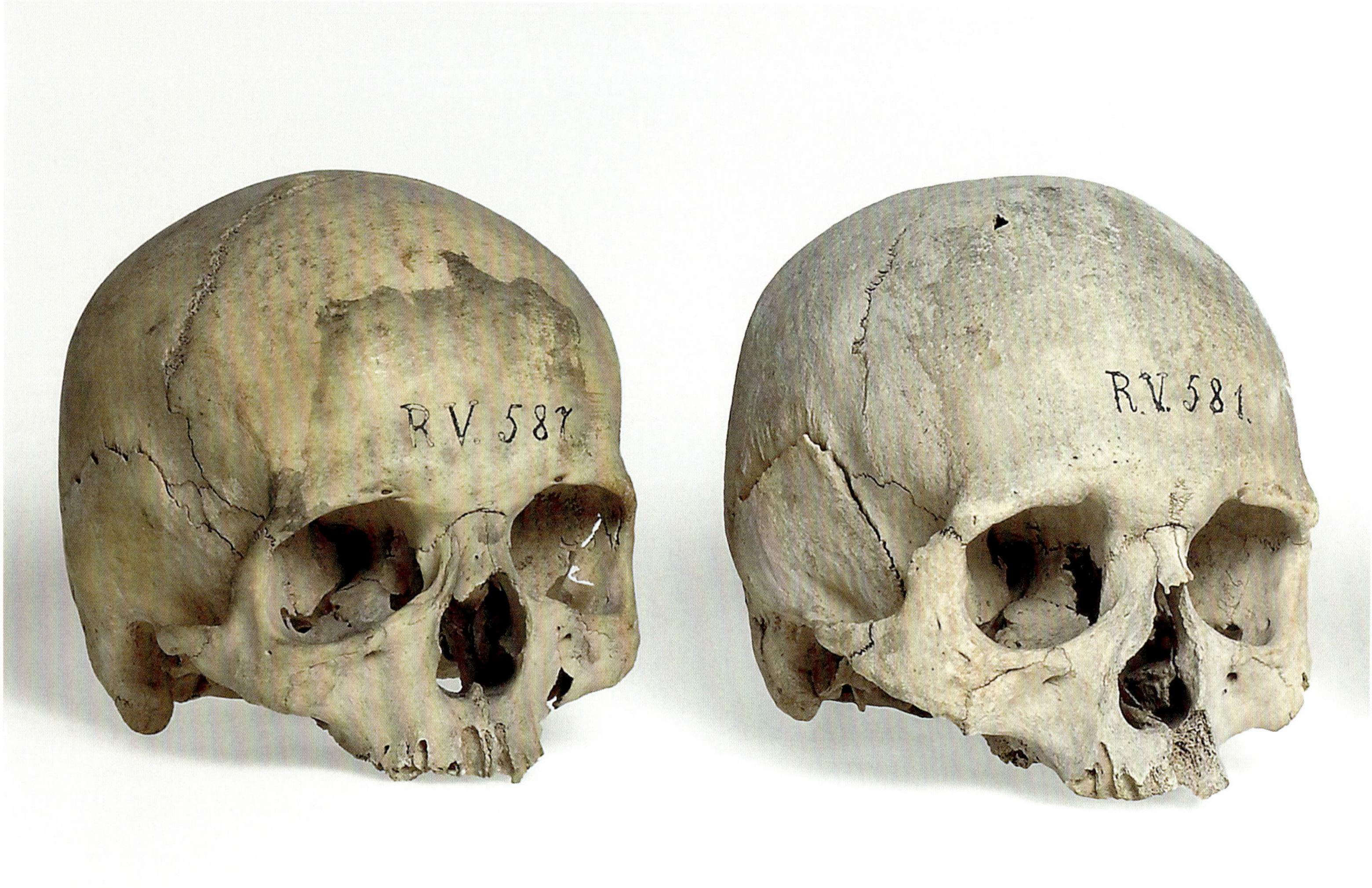

25}

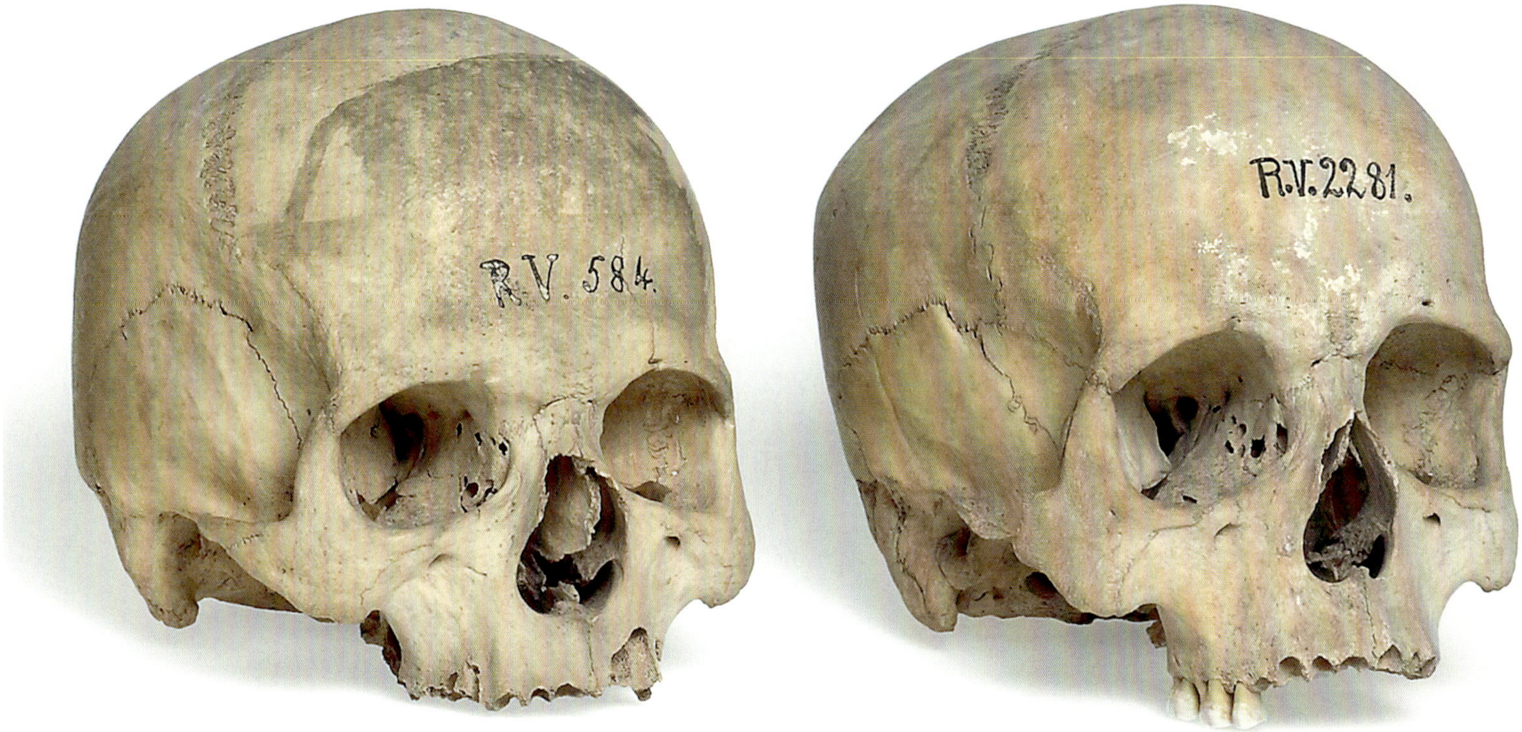

25 **Brachyzephale Schädel**

Eicha | etwa 14. Jh. | Rudolf Virchow Sammlung der Berliner Gesellschaft für Anthropologie, Ethnologie und Urgeschichte | Inv.-Nr. RV581, RV584, RV587, RV2281

Lange sucht Rudolf Virchow nach Schädeln aus Mitteldeutschland, um die Grenze zwischen den zu seiner Zeit angenommenen kurzen und breiten (brachyzephalen) Schädeln der ‚Urbevölkerung' Süddeutschlands und den eher gerundeten (mesozephalen) Schädeln der ‚Urbevölkerung' des Nordens bestimmen zu können. 1881 erhält er Schädel aus einem Grabfeld bei Eicha (Franken). Seine Messergebnisse deuten darauf hin, dass die Bevölkerung dort eher dem süddeutschen brachyzephalen Typ zuzuordnen sei. Je länger sich Virchow allerdings mit vergleichenden Schädelmessungen beschäftigt, desto sicherer ist er sich in seiner Schlussfolgerung, dass die Unterschiede der jeweiligen Merkmale innerhalb einer ‚Rasse' nicht geringer sind als die innerhalb der gesamten Weltbevölkerung.

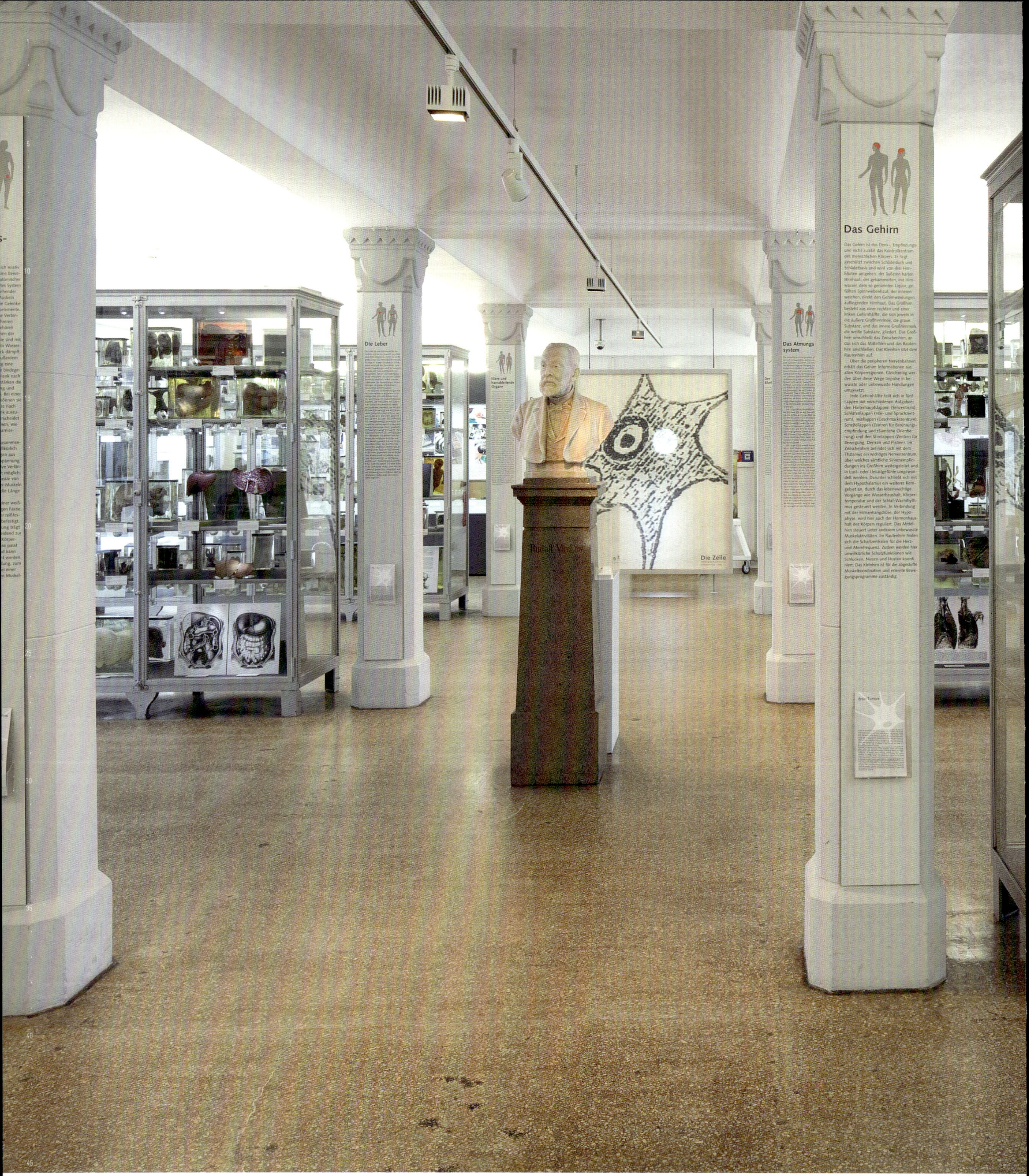
Die Leber
Das Gehirn
Die Zelle

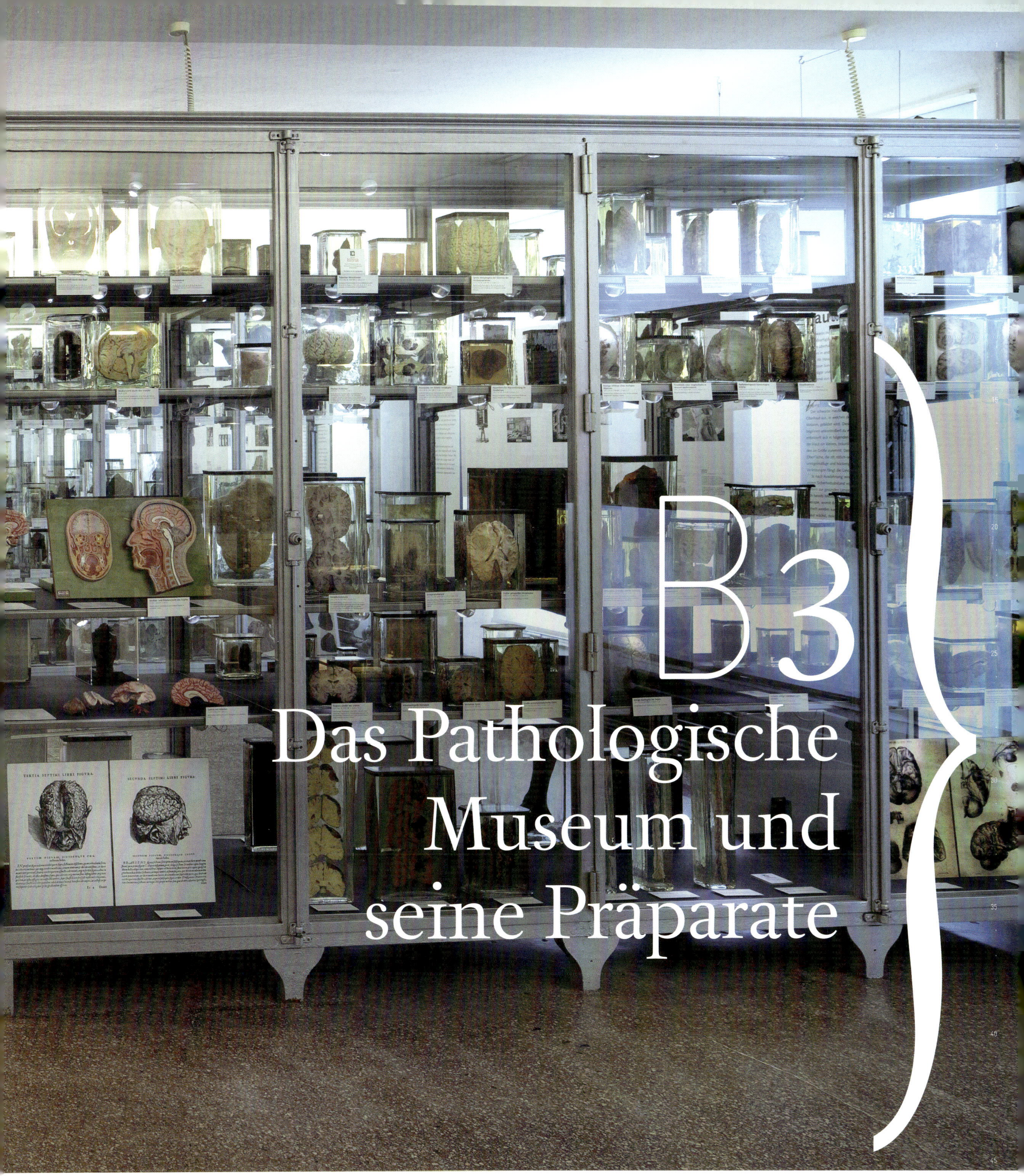

B3 Das Pathologische Museum und seine Präparate

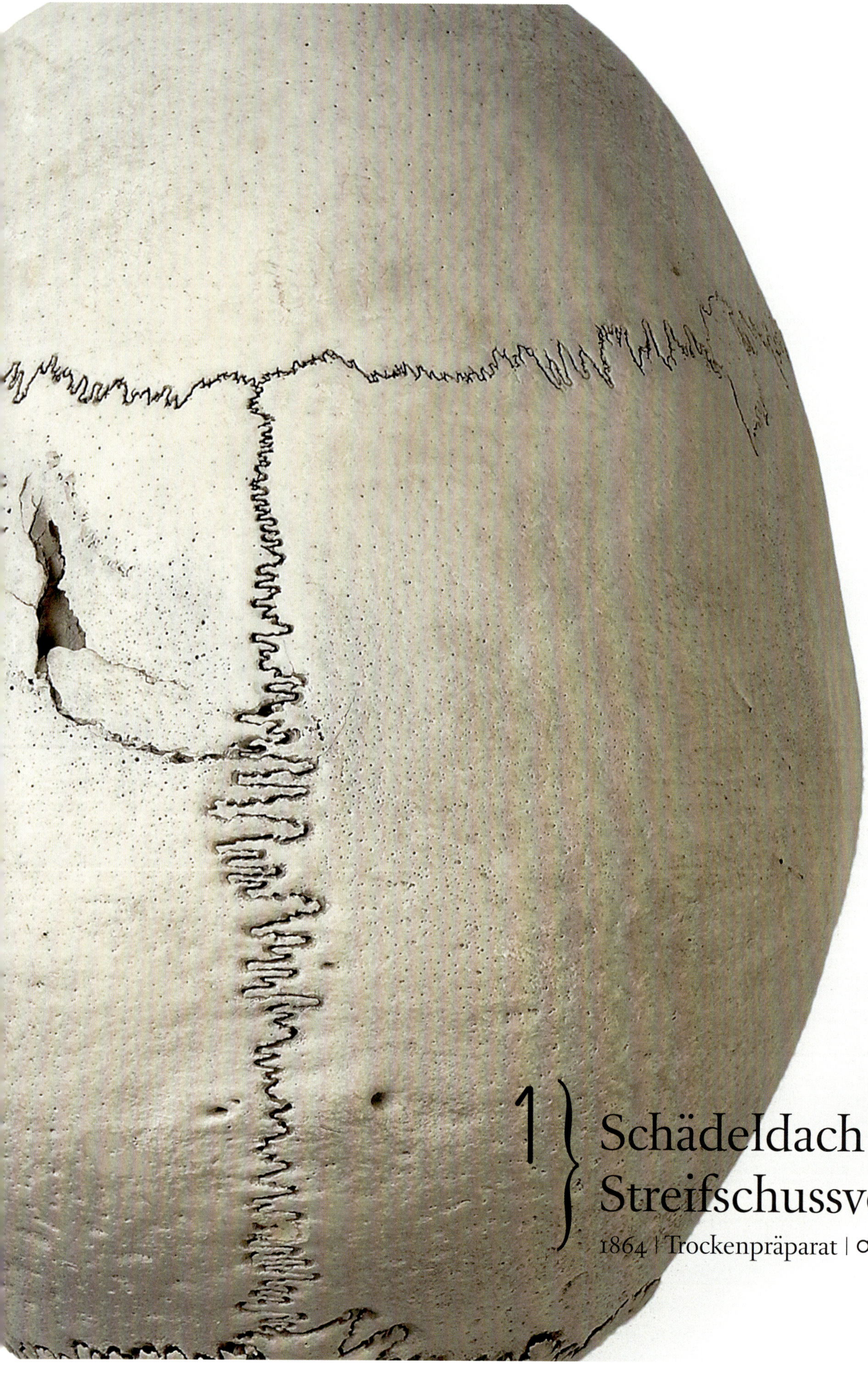

1 Schädeldach mit Streifschussverletzung

1864 | Trockenpräparat | ♂ | BMM | Inv.-Nr. 206/1864

B3 Das Pathologische Museum und seine Präparate

Der Berliner Pathologe Rudolf Virchow (1821–1902) ist ein leidenschaftlicher Sammler. In der zweiten Hälfte des 19. Jahrhunderts trägt er die zur damaligen Zeit weltweit größte Sammlung pathologischer Präparate zusammen. Er möchte sie nicht nur Ärzten und Studenten, sondern auch der allgemeinen Öffentlichkeit zugänglich machen. Mit seiner Rückkehr an die Charité 1856 übernimmt er einen Bestand von etwa 1.500 einschlägigen Objekten aus der alten Prosektur, dem einstigen Leichenhaus. An seinem stetig wachsenden Institut für Pathologie verfolgt er im Kreise seiner wissenschaftlichen Mitarbeiter das Ziel, alle damals bekannten Krankheiten im Präparat festzuhalten. Ihm schwebt eine Art vergrößerter, begehbarer menschlicher Körper vor, in welchem die Krankheitsprozesse über dichte und möglichst vollständige Präparatereihen in ihrer Entstehung und vor allem in ihrem Verlauf sichtbar werden. Virchow will ein dreidimensionales Lehrbuch für Pathologie schaffen. Ausgangspunkt dafür ist seine Überzeugung, dass Krankheiten ihren Sitz in der kleinsten Einheit des menschlichen Körpers haben: in der Zelle. Normalerweise wächst die Zelle und gedeiht und bildet dabei innerliche Widerstandskräfte gegen gesundheitliche Gefährdungen aus. Bisweilen aber kommt es zu Beeinträchtigungen der Gesundheit, die stärker sind als die Zellenkräfte. Krankheiten hinterlassen Spuren in den verschiedenen Zellverbänden, den Geweben und Organen des menschlichen Körpers. Diese Krankheitszeichen lassen sich nach dem Tod des Kranken unter der Haut des Verstorbenen auffinden, beschreiben, bei gleicher Erkrankung von Leichnam zu Leichnam in ihrem Verlauf verfolgen und untereinander vergleichen. Überdies und vor allen Dingen können sie aber auch in Beziehung zu jenen Symptomen gesetzt werden, die der behandelnde Arzt noch zu Lebzeiten an seinen Patienten wahrgenommen hat. Somit gewinnt der Pathologe unmittelbare Einsichten in die „Genesis“ (Virchow 1899, S. 18), die „Entwickelungsgeschichte“ einer Krankheit (Virchow 1900, S. 30). Und er wird in die Lage versetzt, eine letzte Diagnose zu stellen.

Die Präparatesammlung wächst zügig, denn Virchow hat – anders als seine Vorgänger –

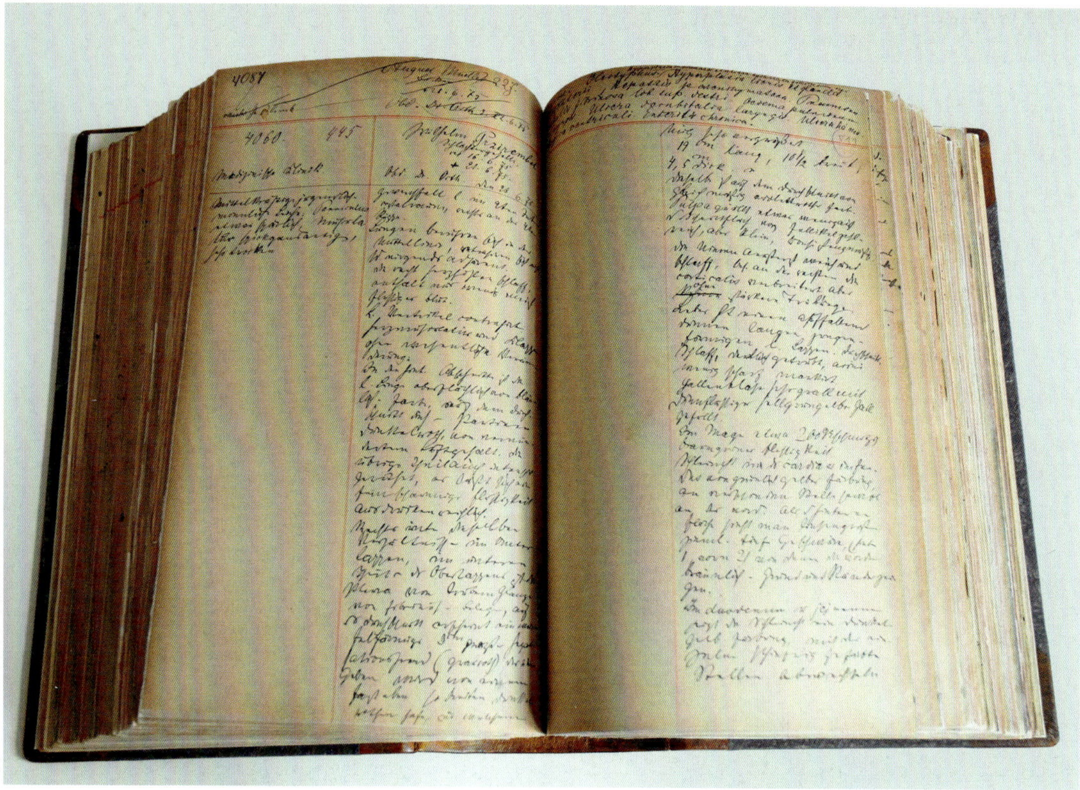

2

uneingeschränkten Zugriff auf die Leichname der in der Charité Verstorbenen. Rund 1.400 Sektionen werden zeitweise pro Jahr an seinem Institut durchgeführt. Virchows Devise lautet: „Nulla dies sine praeparatu!" (Kein Tag ohne Präparat! Zitat nach Orth 1921, S. 74) Trotz des enormen Zuwachses bleibt Virchow den Präparaten gegenüber lange Zeit skeptisch. Eingelegt in Alkohol, verlieren die Organe an Farbe und Form, sodass er befürchtet, dass „ihre Betrachtung in der Erinnerung der Lernenden falsche Eindrücke" hinterlasse. Dies habe auf die Studenten negative Auswirkungen. Gerade die „Anfänger ... [sollten] die pathologischen Objekte in ihrer ursprünglichen Gestalt, namentlich in ihrer natürlichen Farbe und Konsistenz kennen lernen" (Virchow 1890, S. 77).

Über viele Jahre hinweg bildet für Virchow die Lehrsektion kurz zuvor Verstorbener die beste Grundlage, Krankheiten zu demonstrieren. Doch es sind nicht zu jeder Zeit frische Leichname mit den unterschiedlichsten Krankheiten verfügbar. Daher ist für ihn trotz aller Kritik das Präparat, neben Illustration und Modell, ein unverzichtbares Lehrmittel im systematischen Unterricht.

Das Institutsgebäude, das Virchow 1856 mit seiner Berufung nach Berlin bezieht, enthält einen eigenen Sammlungsraum. Bald ist jede Vitrine voll. Das Gewicht der Feuchtpräparate führt zu statischen Problemen. Risse bilden sich in den Wänden, Raumdecken biegen sich bedrohlich durch. Immer dringlicher fordert Virchow ein eigenes Museum. Ende des 19. Jahrhunderts ist er endlich am Ziel: Im Zuge des 1896 beschlossenen Umbaus der gesamten Charité wird ein kompletter Neubau seines Pathologischen Instituts in Angriff genommen. Das von ihm so genannte *Pathologische Museum* ist als Erstes fertig. Den Baugrund auf dem nordwestlichen Krankenhausgelände hat Virchow selbst gewählt. Er ist sich sicher, dass an dieser Stelle, unmittelbar am Alexanderufer gelegen, keine Nachbargebäude errichtet werden können. Dies gewährleistet uneingeschränktes Tages-

2 Sektionsprotokolle aus dem Institut Rudolf Virchows
Jahrgangsband 1889

3 Sammlungssaal des ersten Instituts für Pathologie der Friedrich-Wilhelms-Universität an der Charité
1891

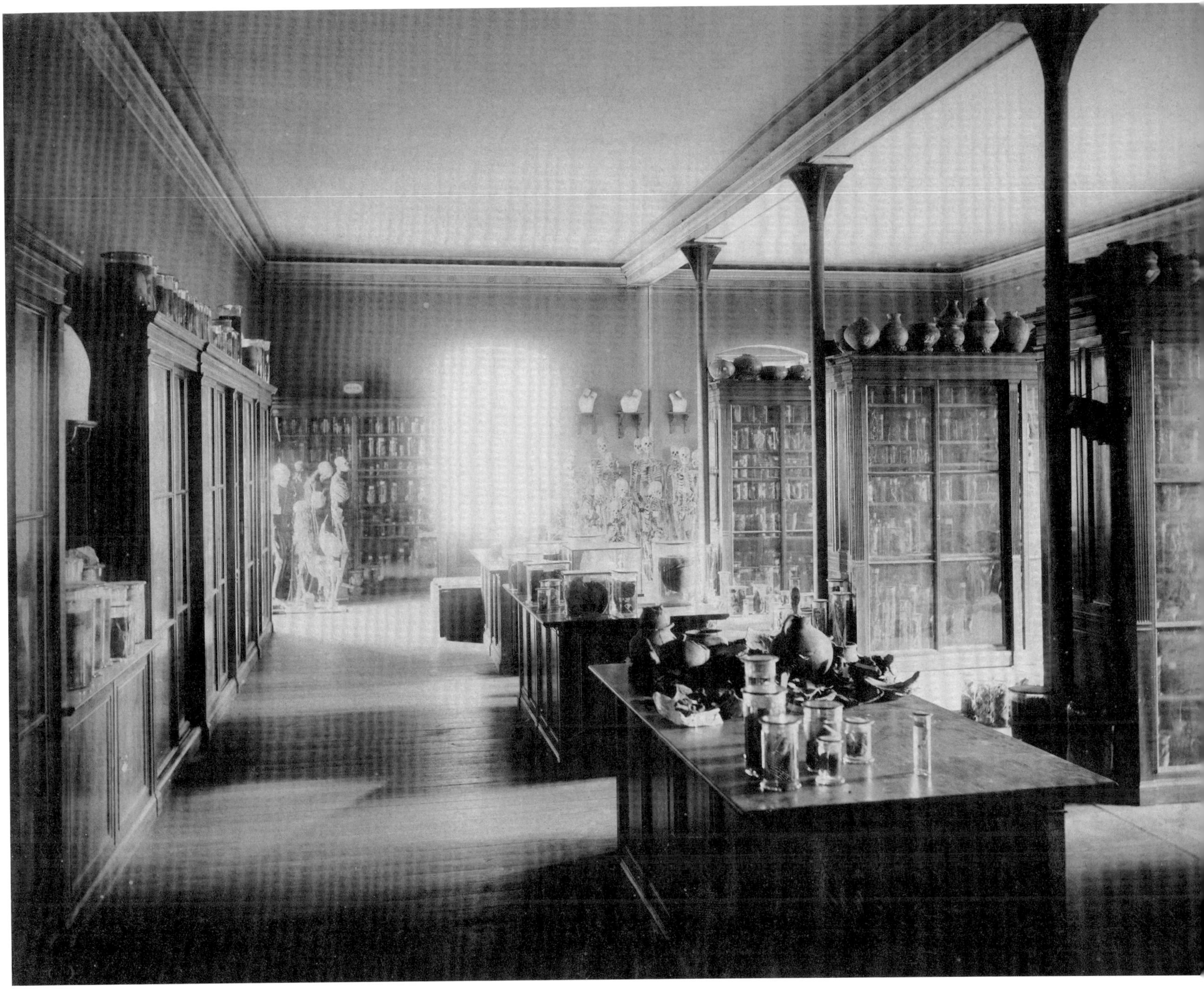

3 }

licht in den Schauräumen. In der konkreten Planung wehrt sich Virchow gegen allzu hohe „Luftcuben“ (Virchow 1899, S. 16) über den Vitrinen. Lieber lässt er relativ niedrige Decken einziehen und gewinnt dadurch eine zusätzliche Etage mit 400 qm Stellfläche. Auf fünf Ebenen mit etwa 2.000 qm kann er nun sein „liebstes Kind“ (Zitat nach Krietsch und Dietel 1996, S. 75), die Präparatesammlung, unterbringen. Ein in das Museumsgebäude integrierter Hörsaal soll den Dozenten und Studenten einen raschen Zugang zur Sammlung ermöglichen. Zur Eröffnung seines Museums zeigt sich Virchow am 27. Juni 1899 gegenüber seinen Präparaten komplett geläutert. Eine kleine technische Revolution hat sich beinahe unbemerkt in den 1890er-Jahren an seinem Institut ereignet. Virchows Assistent Carl Kaiserling (1869–1942) hatte ein Präparations- und Konservierungsverfahren entwickelt, mit dem die Organe dau-

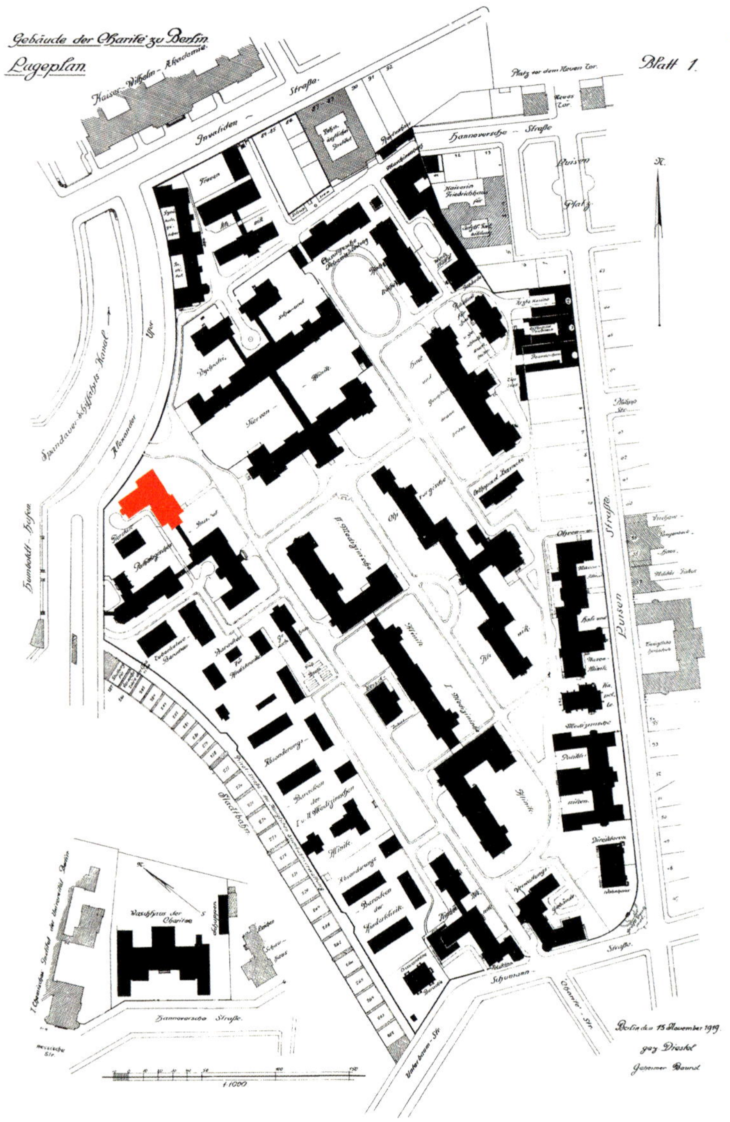

4

erhaft farbecht und formstabil konserviert werden konnten. Durch die Einführung neuartiger Substanzgemische auf Glycerin- und Formolbasis ließen sich fortan, so Virchow, Präparate als „wirkliche Bilder“ schaffen, wie man sie früher nur „aus Abbildungen“ (Virchow 1899, S. 9) kannte. Enthusiastisch feiert der Pathologe seine neuen Lehr- und Studienmittel, die jedem Betrachter nun die „unmittelbare Anschauung“ (Virchow 1899, S. 6) des ursprünglichen Sachverhalts ermöglichen, wie ihn bislang der Pathologe nur bei der Sektion des frischen Leichnams zu Gesicht bekam. Der Fortschritt, der sich mit der neuen Technik vollzogen habe, „würde, wenn er allein existirte, schon ausreichen, um zu motiviren, dass man ein besonderes Museum dafür braucht. Alle die alten Museen müssen nun allmählich reformirt und in die neuen Formen übergeführt werden“ (Virchow 1899, S. 9).

Virchow beaufsichtigt die Bestückung seines Museums mit den vorhandenen 23.066 Präparaten persönlich. Für die Aufstellung benötigt er über zwei Jahre. Wirklich zugänglich ist seine Sammlung erst im Oktober 1901 nach den Feierlichkeiten zu seinem 80. Geburtstag. Die Lehr- und Studiensammlung für Studenten und Ärzte findet sich auf den oberen drei Etagen. Zu den unteren beiden Ebenen hat auch die interessierte Öffentlichkeit Zutritt. Mit der Präsentation fetaler Fehlbildungen, die er im sogenannten

4} Grundriss der Charité mit dem Museumsgebäude (rot markiert)
1917

5} Das Pathologische Museum aus nördlicher Richtung vom Alexanderufer aus gesehen
1901

6} Kittraum des Pathologischen Museums
1902

5

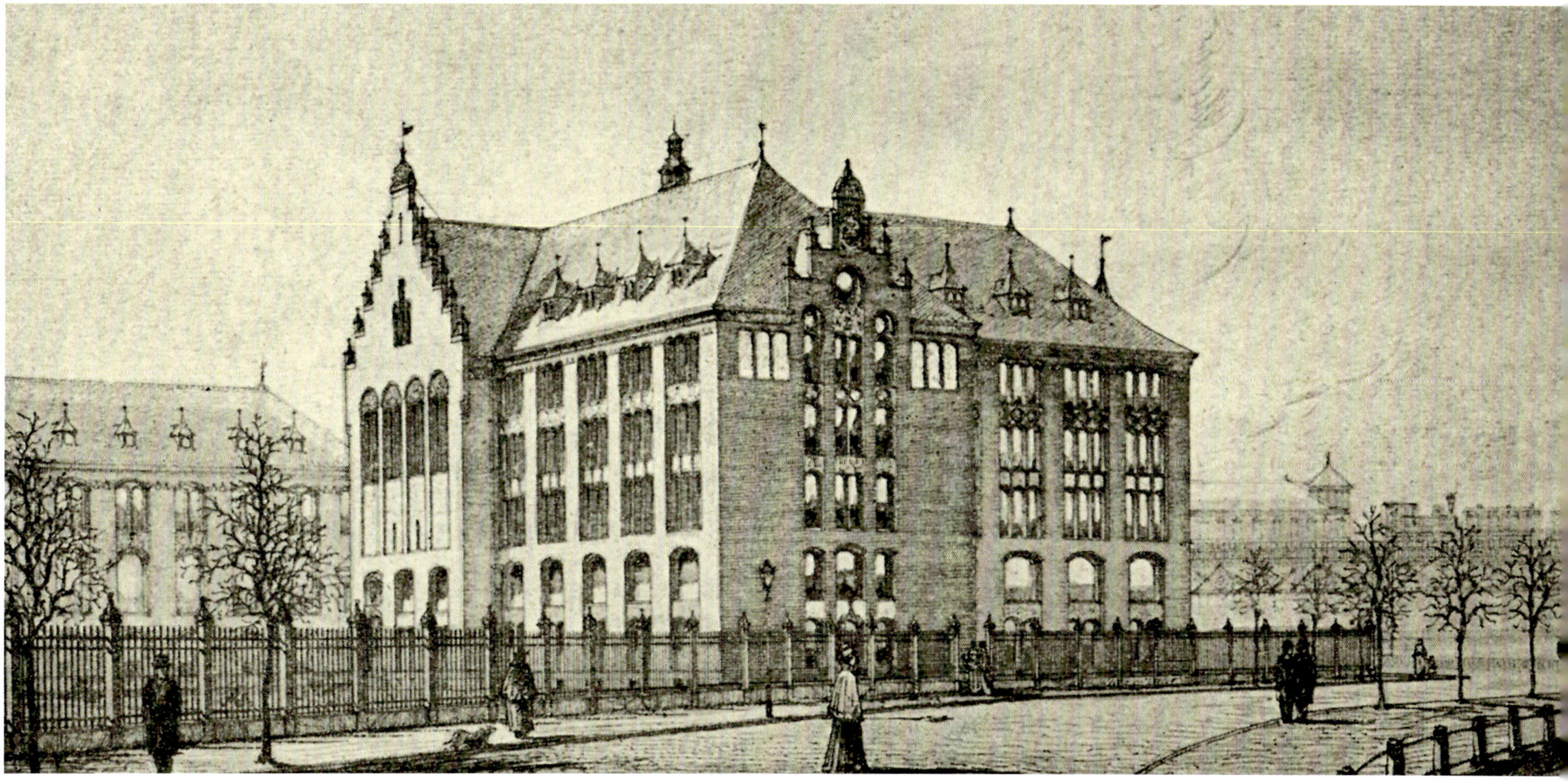

6

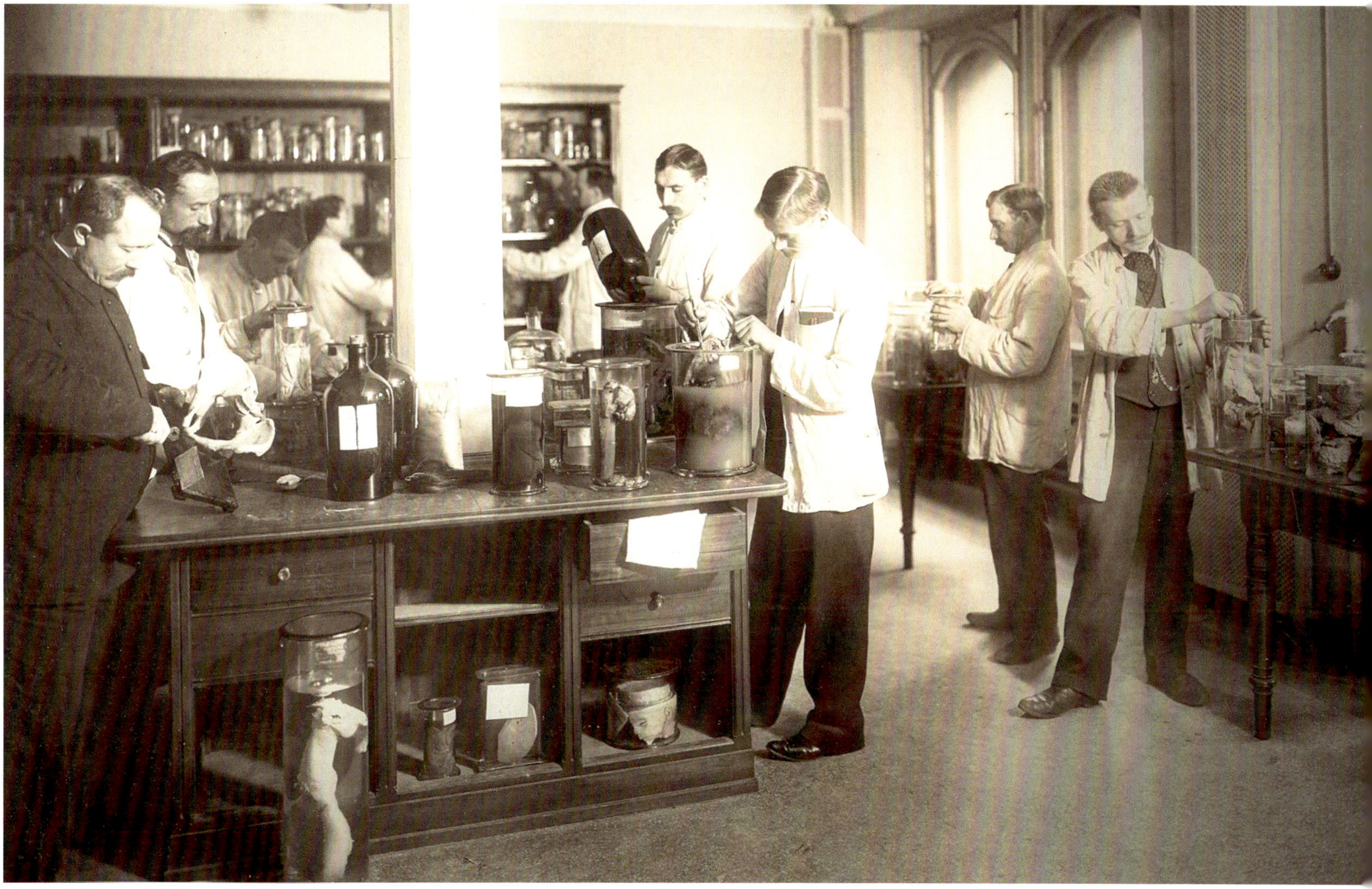

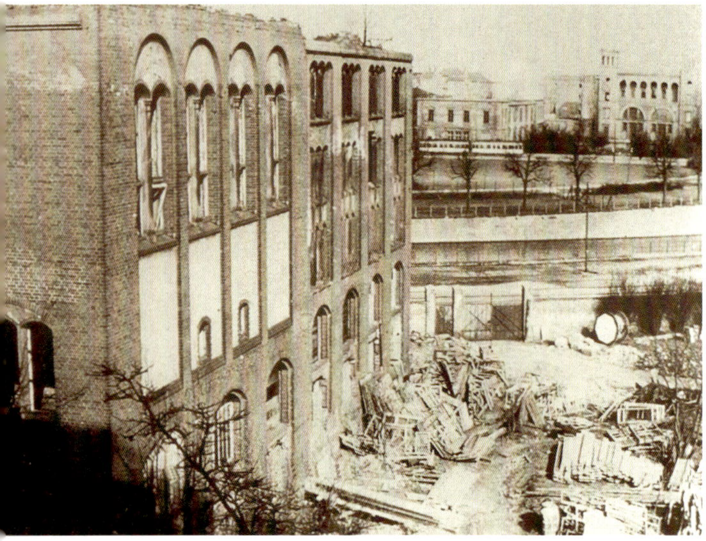
7

Monstrositätensaal in ganzen Entwicklungsreihen zeigt, will er insbesondere abergläubischen Vorstellungen hinsichtlich der Entstehung und Abwehr von Krankheiten entgegenwirken. Virchow sieht sich als Gesundheitsaufklärer, wobei er in kämpferischer Weise die naturwissenschaftlich gegründete Medizin aufbietet, um den nach seiner Auffassung irrationalen Religionen den Rang abzulaufen. Ganz ausdrücklich öffnet er denn auch die beiden Publikumsebenen seines Museums am Sonntag – parallel zur Zeit des Kirchgangs – zwischen 11 und 13 Uhr. Mit der Präsentation von Präparaten, die die untrüglichen Zeichen und den Verlauf großer Volkskrankheiten, etwa der Tuberkulose, veranschaulichen, zielt Virchow schließlich auch auf eine Verhaltensänderung beim einzelnen Besucher. Er ist überzeugt, dass der Betrachter die dichten Präparateserien optisch zu vergleichen lernt. Der Blick geht von Präparat zu Präparat, erkennt den Unterschied im immer weiter fortschreitenden Krankheitsbild und erschrickt letztlich bei der Wahrnehmung des finalen, todbringenden Stadiums über die unabänderliche Konsequenz. Gerade in diesem Moment, so hofft Virchow, lenkt der Betrachter seine Gedanken auf sich selbst zurück und zieht Schlüsse für sein eigenes Gesundheitsverhalten. Nach Virchows Tod am 5. September 1902 bleibt das Museum unter seinem Nachfolger Johannes Orth (1847–1923) der Öffentlichkeit zugänglich, bis 1914 der hohe finanzielle und personelle Aufwand nicht mehr vertretbar erscheint. Die Sammlung dient nun ausschließlich Lehr- und Studienzwecken, das Museumsgebäude wird zum Magazin. Bis zum Beginn des Zweiten Weltkriegs wächst die Sammlung auf etwa 34.000 Präparate an. Bei einem Bombardement durch die Alliierten im Winter 1944/45 wird das Museum stark beschädigt. Eine Brandbombe durchschlägt das Dach des Hörsaals, ihre Explosion dezimiert die nebenan einstehende Sammlung erheblich. Nur 1.806 Präparate bleiben unversehrt. Sie werden in das angrenzende Hauptgebäude des Instituts für Pathologie ausgelagert. Dort fallen am 6. Oktober 1957 noch einmal knapp 1.000 vorwiegend ältere Stücke einem Dachstuhlbrand zum Opfer.

Das schwer beschädigte Museumsgebäude wird zu DDR-Zeiten saniert und von anderen Abteilungen der Charité genutzt, die Präparatesammlung durch die Pathologen vor Ort wieder vermehrt. Sie wächst bis zur politischen Wende im Jahr 1989 auf etwa 10.000 Stücke an. Teile des Bestands sind zunächst in den Fluren des Instituts für Pathologie und in einigen Zimmern des Museumsgebäudes zu besichtigen. Mit der deutschen Wiederverei-

7} Das Pathologische Museum mit starken Kriegsschäden
nach 1945

8} Blick in eine Präparatevitrine des Berliner Medizinhistorischen Museum der Charité
2007

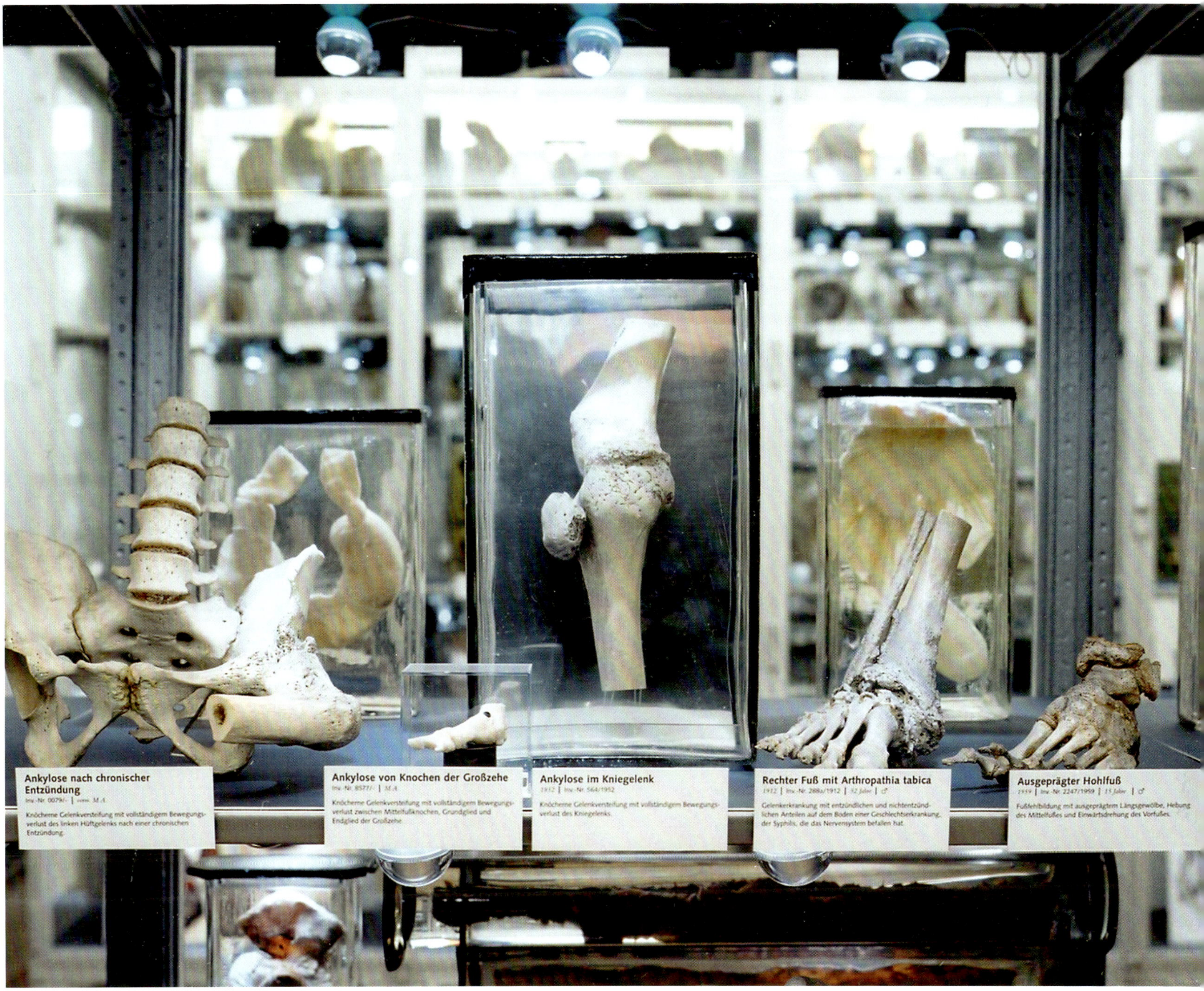
Ankylose nach chronischer Entzündung
Knöcherne Gelenkversteifung mit vollständigem Bewegungsverlust des linken Hüftgelenks nach einer chronischen Entzündung.
Ankylose von Knochen der Großzehe
Knöcherne Gelenkversteifung mit vollständigem Bewegungsverlust zwischen Mittelfußknochen, Grundglied und Endglied der Großzehe
Ankylose im Kniegelenk
Knöcherne Gelenkversteifung mit vollständigem Bewegungsverlust des Kniegelenks.
Rechter Fuß mit Arthropathia tabica
Gelenkerkrankung mit entzündlichen und nichtentzündlichen Anteilen auf dem Boden einer Geschlechtserkrankung, der Syphilis, die das Nervensystem befallen hat.
Ausgeprägter Hohlfuß
Fußfehlbildung mit ausgeprägtem Längsgewölbe, Hebung des Mittelfußes und Einwärtsdrehung des Vorfußes.

8}

nigung setzt ein Prozess des Umdenkens ein. Der lange Zeit gehegte Wunsch, Virchows *Pathologisches Museum* wieder erstehen zu lassen, wird zu den Akten gelegt. Am gleichen Ort, im ursprünglichen Museumsgebäude, soll nun ein *Berliner Medizinhistorisches Museum der Charité* eingerichtet werden. Darin bildet jedoch Virchows Ansatz, seine Politik des Sezierens, Präparierens und Sammelns, ein zentrales Moment für die Darbietung der Geschichte der naturwissenschaftlichen Medizin. Im Jahr 1998 ist es so weit: Das Museum wird unter seinem neuen Namen eröffnet. In einem großen Präparatesaal gibt das Museum bis heute einen Einblick in den kranken menschlichen Körper. Dabei nutzt die Präsentation auch etliche der noch vorhandenen Präparate aus der Virchowzeit sowie die historischen, von Virchow konzipierten Präparatevitrinen.

9

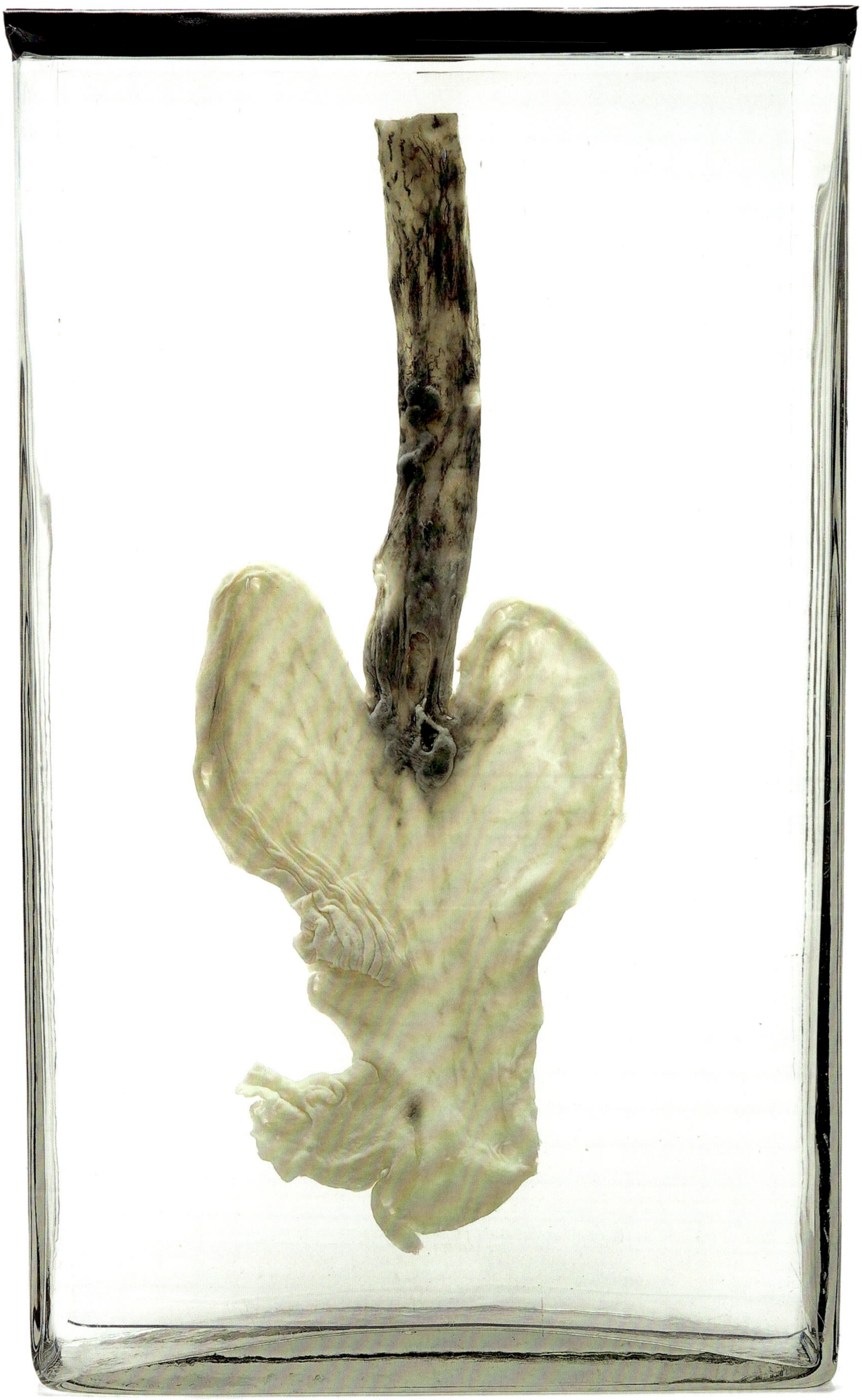

9} Magen
1992 | Feuchtpräparat | 76 Jahre | ♀ | BMM | Inv.-Nr. 279/1992

10} Gehirn
1961 | Spalteholz-Präparat | Centrum für Anatomie, Charité - Universitätsmedizin Berlin | Inv.-Nr. 26/1961

10}

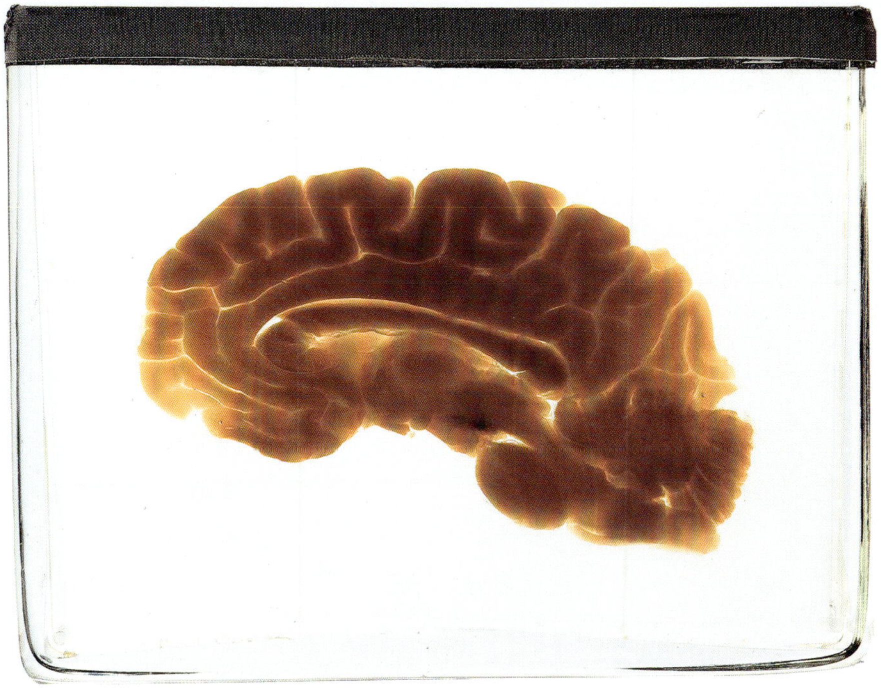

Die Präparation

Das Berliner Medizinhistorische Museum der Charité zeigt in seinem Rudolf-Virchow-Saal zahlreiche menschliche Organe und Körperstrukturen, die durch verschiedene Verfahren haltbar gemacht wurden. Seit 1896 gelingt es den Präparatoren des Virchow'schen Instituts für Pathologie in aller Regel, die Präparate farbecht und formerhaltend sowie formstabil zu konservieren. Um ein Feuchtpräparat zu fertigen, löst die Präparatorin oder der Präparator das Organ aus dem Leichnam. Mittels feiner Positionsnadeln wird das Gewebe auf einer Korkplatte stabilisiert. Dabei erhält das Organ bereits jene Form, die das fertige Präparat aufweisen soll. Um die einsetzende Verwesung zu stoppen, wird das Organ je nach Größe für einige Tage, Wochen oder Monate in ein Fixierbad gelegt. Die Fixierflüssigkeit *Jores I*, ein Substanzgemisch auf Formalinbasis nach einer Rezeptur von Leonhard Jores (1866–1935), wirkt von allen Seiten auf das Gewebe ein. Nach gründlicher Wässerung wird das Organ in seiner endgültigen Position arrangiert und das Präparateglas mit einer Konservierungslösung auf Glyzerinbasis (Jores II) so weit aufgefüllt, dass das Präparat komplett bedeckt ist. Anschließend wird das Glas mit Silikon luftdicht verschlossen. Aus ästhetischen Gründen erhält der Deckelrand einen schwarzen Lackanstrich. Schließlich wird in das Präparateglas eine Inventarnummer eingeritzt und ein Etikett mit Angaben zu Organ, Diagnose, Grundkrankheit, Alter und Geschlecht des Verstorbenen daran angebracht.

Neben dem klassischen Verfahren zur Fertigung von Feuchtpräparaten findet sich im Rudolf-Virchow-Saal des Museums noch eine Reihe von Organen, die nach anderen traditionellen oder modernen Techniken gefertigt wurden: Die sogenannten Spalteholz-Präparate, benannt nach dem Leipziger Anatom Werner Spalteholz (1861–1940), ruhen in einem feuchten Medium, welches den

11}

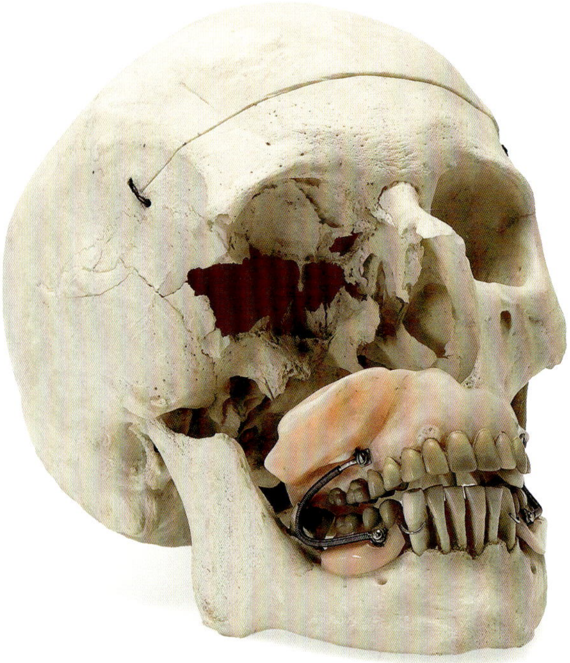

12}

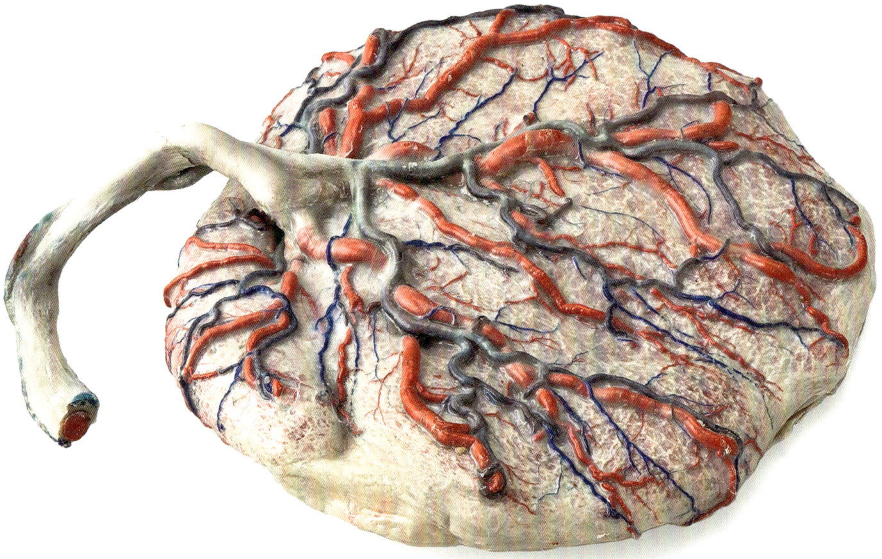

gleichen optischen Brechungsindex wie das organische Gewebe aufweist. Sie erscheinen daher durchsichtig. Bei Korrosionspräparaten werden aushärtende Substanzmischungen in die Gefäße eingespritzt und umgebende organische Gewebeanteile weggeäzt. Neben zahlreichen knöchernen Trockenpräparaten, die im Rahmen einer sogenannten Mazeration durch eine enzymatische Entfernung der Weichteilgewebe von menschlichen Skelettstrukturen gewonnen werden, sind einige in Paraffin konservierte Trockenpräparate vorhanden (siehe S. 52). Die jüngste Entwicklung in der Geschichte der Präparationstechnik stellt die Plastination dar. Es handelt sich um ein Verfahren, das auf den Heidelberger Anatomen Gunther von Hagens (* 1945) zurückgeht, und das vor allem durch die seit 1997 kursierende Ausstellung *Körperwelten* große Popularität erlangte. Mit der Plastination ist es erstmals möglich, in sich formstabile, farbechte und dauerhaft haltbare Trockenpräparate auch von Weichteilen herzustellen. Hierbei werden das Körperwasser und die Körperfette komplett durch einen polymerisierenden Kunststoff ersetzt, der bis in die Zellen vordringt und dadurch das Gewebe imprägniert.

11} Schädel mit Kiefer- und Gaumenverschlussprothese
nach 1945 | Trockenpräparat (mazeriert) | BMM | Inv.-Nr. 2009N/N7

12} Plazenta
Navena Widulin, Berlin | 2003 | Plastinat | Privatbesitz Navena Widulin

13} Dünndarmgefäße
1960 | Korrosionspräparat | 37 Jahre | ♂ | BMM | Inv.-Nr. 175/1960

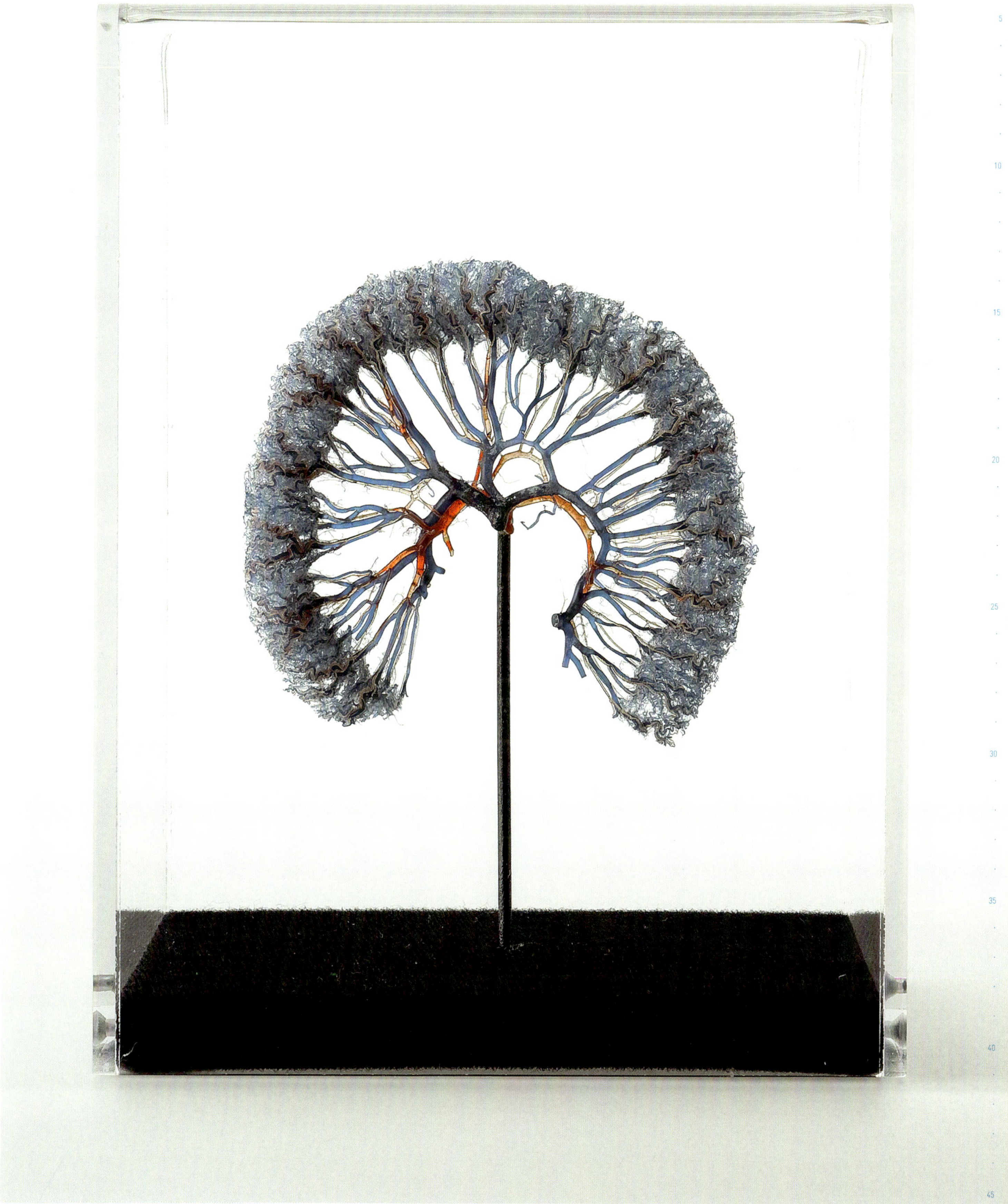

Schädel | Hydrozephalus

14 }

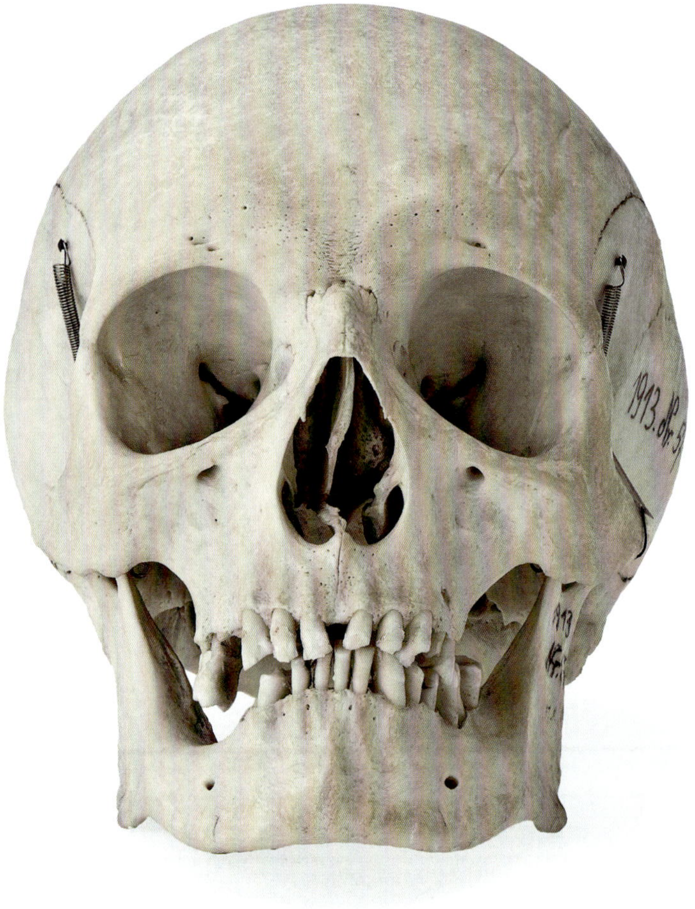

14 } Schädel eines erwachsenen Mannes
1913 | Trockenpräparat | ♂ | Virchow colleg. (Hans Virchow) | Centrum für Anatomie, Charité – Universitätsmedizin Berlin | Inv.-Nr. 57/1913 Nr. 360

Der knöcherne Schädel gliedert sich in Hirnschädel und Gesichtsschädel. Zum Hirnschädel gehören das Schädeldach und die Schädelbasis, die unter anderem auch das Hörorgan enthält. Die Knochen der Augen-, Nasen- und Mundhöhle bilden ebenso wie das Joch- und Nasenbein sowie die auffällig in Erscheinung tretenden Ober- und Unterkiefer das Gesichtsskelett. Der Schädel erfüllt in erster Linie eine Schutzfunktion. Er umhüllt das Gehirn, die angegliederten Sinnesorgane sowie die oberen Atem- und Speisewege. Insgesamt setzt er sich aus 29 Einzelknochen zusammen, die an ihren Rändern teilweise buchtenreich, im Sinne einer Naht, ineinandergreifen. In aller Regel verknöchern die Schädelnähte erst nach der Geburt. Daher sind bei Neugeborenen bestimmte Regionen des Schädels, die sogenannten Fontanellen, noch ‚offen', die darunter gelegenen Gehirnanteile nur durch die Hirn- und Kopfhäute bedeckt.

15

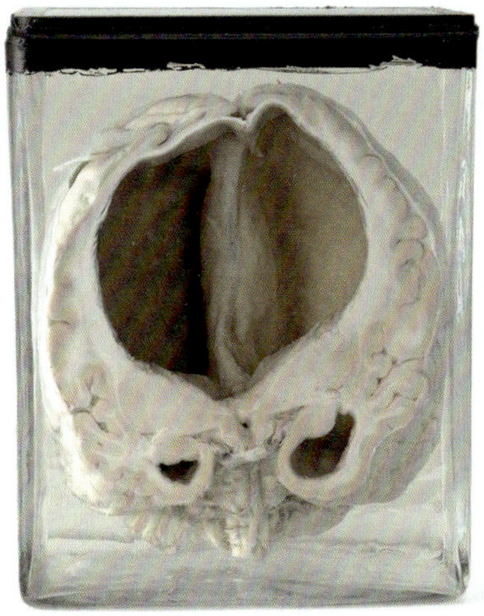

16

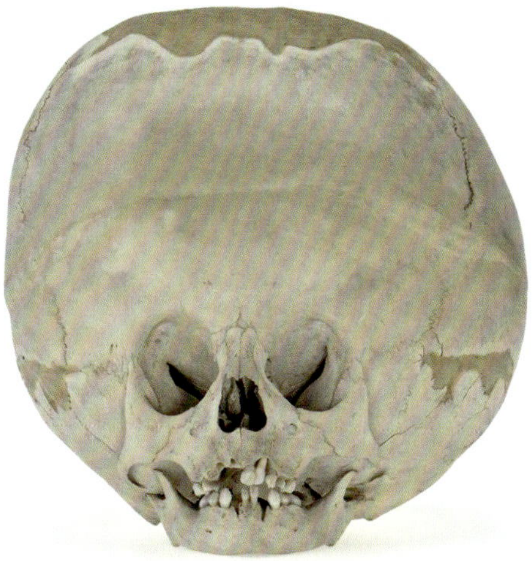

17

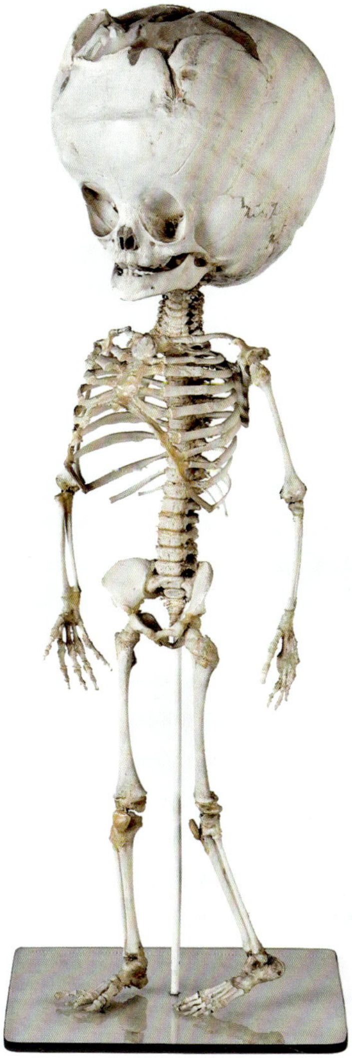

15 **Hydrozephalus internus**
1986 | Feuchtpräparat | 36 Jahre | ♀ | BMM | Inv.-Nr. 560/1986

16 **Schädel mit Hydrozephalus internus**
1938 | Trockenpräparat | 18 Jahre | ♀ | BMM | Inv.-Nr. 371/1938

17 **Skelett mit Hydrozephalus**
1954 | Trockenpräparat | 1 Jahr | ♂ | BMM | Inv.-Nr. 1279/1954

Ein Hydrozephalus, umgangssprachlich auch ‚Wasserkopf' genannt, entsteht infolge einer krankhaften Erweiterung der Hirnkammern. Diese befinden sich in der Tiefe des Gehirns und produzieren eine Flüssigkeit, den Liquor. Über feine Verbindungswege fließt der Liquor zum Rückenmark und zur Oberfläche des Gehirns, wo er wieder in das umgebende Gewebe aufgenommen wird. Gerät die Balance zwischen Produktion und Resorption des Liquors aus dem Gleichgewicht oder werden durch Fehlbildungen, Tumore oder Entzündungen die Fließwege verengt, staut sich die Flüssigkeit. Der erhöhte Druck überträgt sich auf das anliegende Hirngewebe und auf den angrenzenden Schädelknochen. Bei Säuglingen und Kleinkindern können die Konturen des wachsenden Schädelknochens ballonförmig aufgetrieben werden. Die Schädelnähte drängen auseinander und die Schädeldecke wird immer dünner. Entwickelt sich ein Hydrozephalus nach dem Verschluss der Schädelnähte, kommt es zu einer Verdrängung von Hirngewebe bei meist unverändertem Kopfumfang.

18

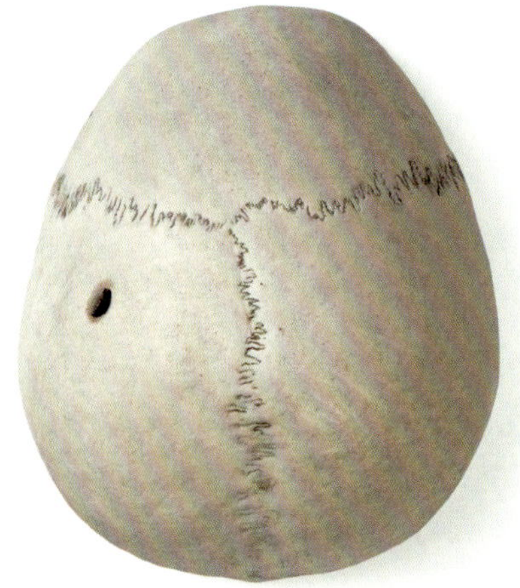

19

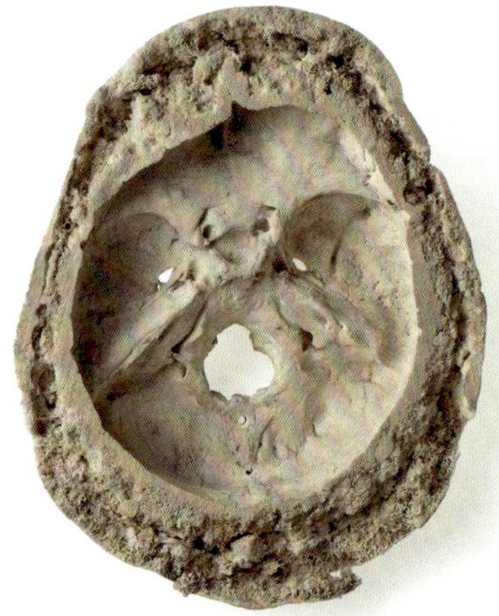

20

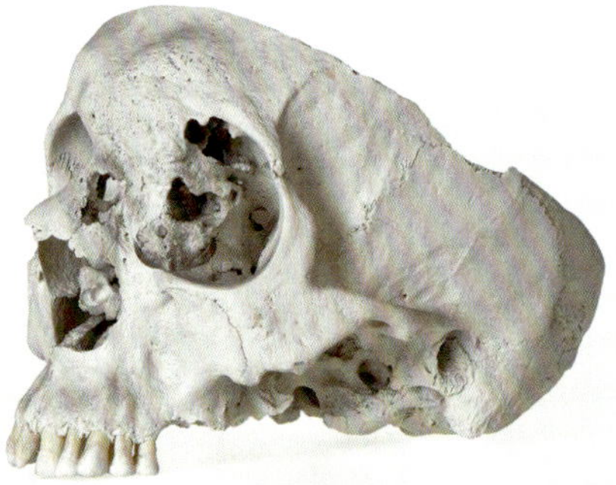

21

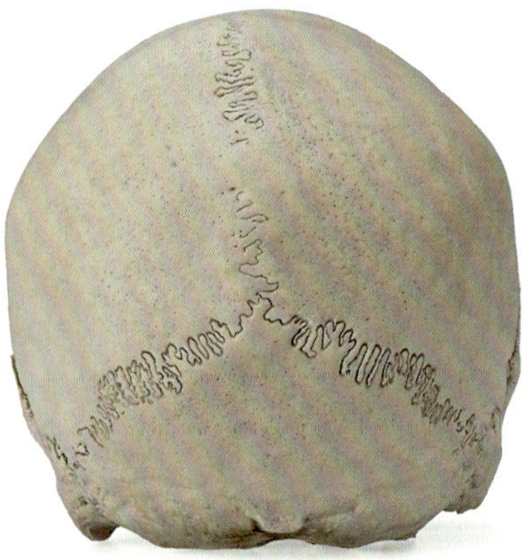

22

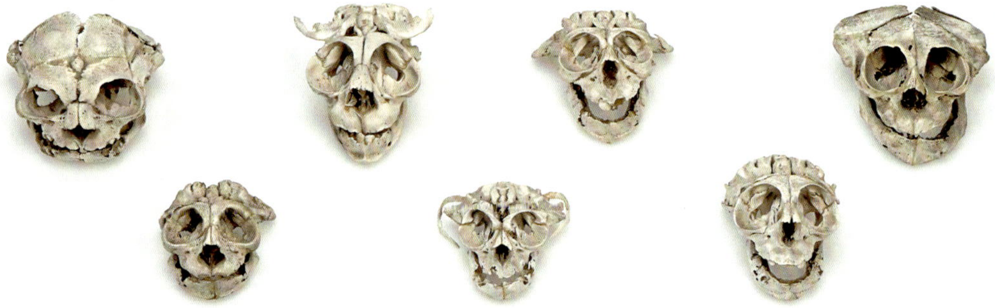

18 Steckschuss im Schädeldach
1898 | Trockenpräparat | Lb. | BMM | Inv.-Nr. 11515a/1898

19 Schädelbasis mit Paget-Krankheit (Verdickung und Verkrümmung der Knochenstrukturen)
1915 | Trockenpräparat | 68 Jahre | ♂ | BMM | Inv.-Nr. 124/1915

20 Viszerokranium mit Karzinom (Gesichtsschädel mit bösartigem Tumor in der Nasenhöhle)
vor 1885 | Trockenpräparat | M. A. | BMM | Inv.-Nr. 26/-

21 Exostose in der Okzipitalregion (Knochenneubildung am Hinterhauptbein)
Trockenpräparat | C. M. A. P. | BMM | Inv.-Nr. 3563/S.361

22 Anenzephali (Schädel mit fehlender Großhirnanlage)
1956–1965 | Trockenpräparate | BMM | Inv.-Nr. 264/1959; 1139/1958; 30/1956

23

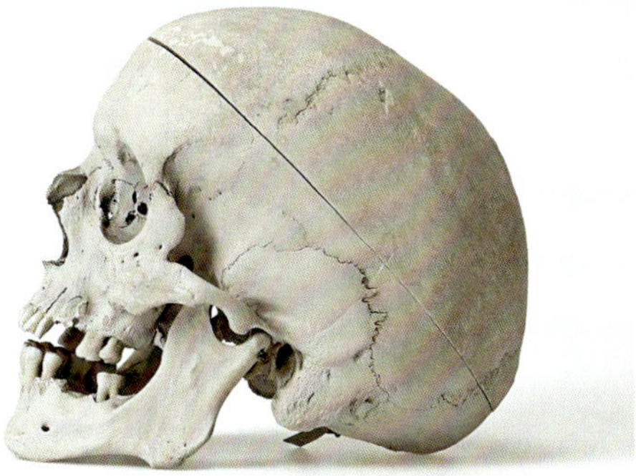

25

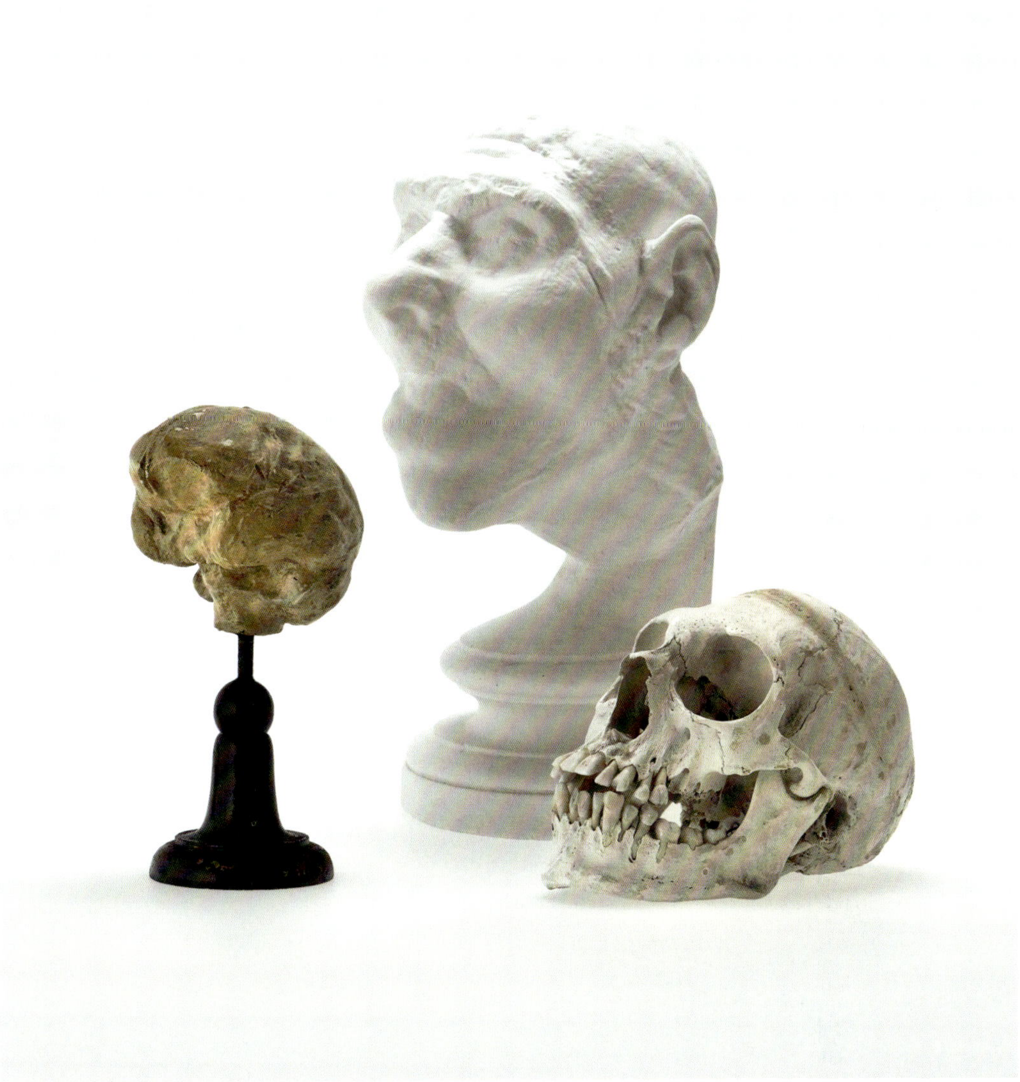

24

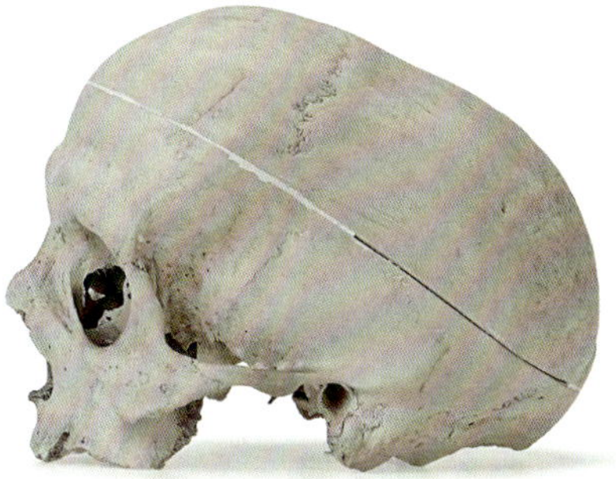

23 Dolichozephalus (Langschädel, hervorgerufen durch vorzeitigen Verschluss der Schädelnähte)
1888 | Trockenpräparat | BMM | Inv.-Nr. 126/1888

24 Skaphozephalus (Kahnschädel, hervorgerufen durch vorzeitigen Verschluss der Schädelnähte)
1878 | Trockenpräparat | 40 Jahre | ♂ | BMM | Inv.-Nr. 14/1878

25 Mikrozephalie
1835 u. 1842 | Gipsabguss (Schädelhöhle und Kopf), Trockenpräparat | ♂ | C. M. A. P. | BMM | Inv.-Nr. 8934/1842

Bei den beiden Brüdern Friedrich und Michael Sohn aus Kiwittsblott war das Gehirn aufgrund einer Entwicklungsstörung nur ansatzweise ausgebildet. Ihre sogenannte Mikrozephalie (Kleinhirnigkeit) galt als ‚Missbildung' und sollte daher nach ihrem Tode in Berlin genauer untersucht werden. Während der Schädelhöhlenausguss von Michael Sohn (gest. 1835) stammt, wurden das Schädelpräparat und vermutlich auch der Kopfabguss vom Leichnam des 1842 verstorbenen Friedrich Sohn gefertigt.

Gehirn | Gehirntumor

26}

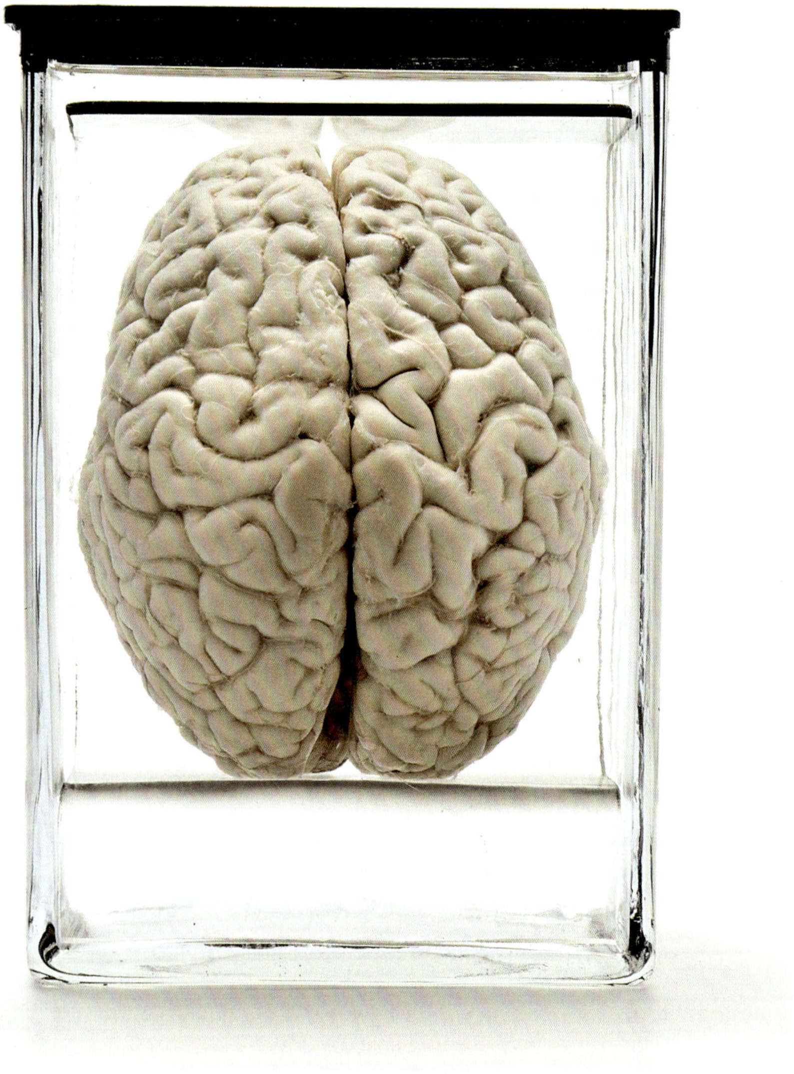

26} Gehirn eines Erwachsenen
1988 | Feuchtpräparat | BMM | Inv.-Nr. 2006N/88

Das Gehirn ist das Denk-, Empfindungs- und Kontrollzentrum des menschlichen Körpers. Es liegt geschützt zwischen Schädeldach und Schädelbasis und wird von drei Hirnhäuten umgeben: der äußeren harten Hirnhaut; der gekammerten, mit Hirnwasser (dem sogenannten Liquor) gefüllten Spinnwebenhaut; der inneren weichen, direkt den Gehirnwindungen aufliegenden Hirnhaut. Das Großhirn besteht aus einer rechten und einer linken Gehirnhälfte, die sich jeweils in die äußere Großhirnrinde, die graue Substanz, und das innere Großhirnmark, die weiße Substanz, gliedert. Das Großhirn umschließt das Zwischenhirn, an das sich das Mittelhirn und das Rautenhirn anschließen. Das Kleinhirn sitzt dem Rautenhirn auf. Über die peripheren Nervenbahnen erhält das Gehirn Informationen aus allen Körperregionen. Gleichzeitig werden über diese Wege Impulse in bewusste oder unbewusste Handlungen umgesetzt.

27

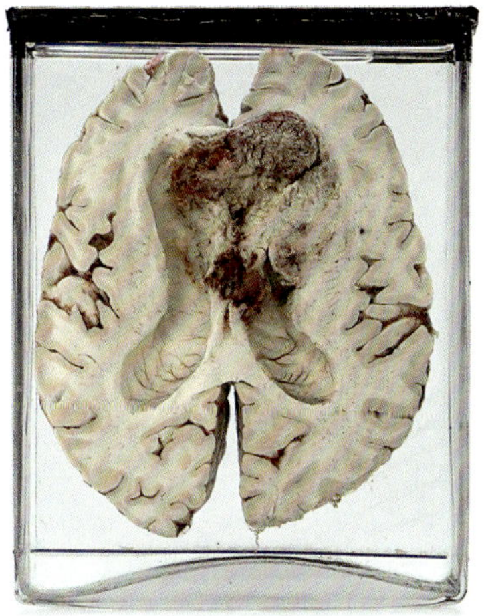

28

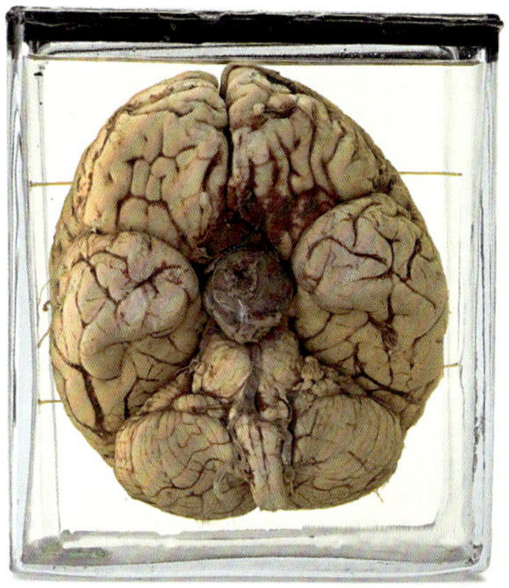

29

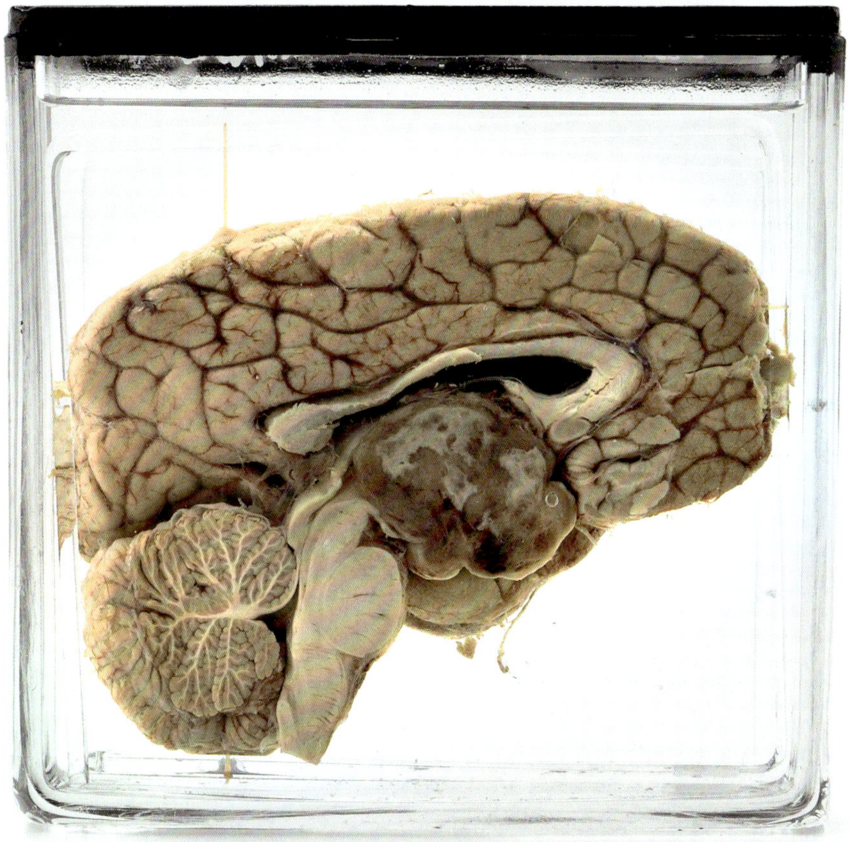

27 Fusiformes Glioblastom (Bösartiger Bindegewebstumor des Gehirns)
1960 | Feuchtpräparat | 50 Jahre | ♂ | BMM | Inv.-Nr. 1437/1960

28 Hypophysenadenom (Gutartiger Tumor der Hirnanhangsdrüse)
1955 | Feuchtpräparat | 54 Jahre | ♀ | BMM | Inv.-Nr. 1357/1955

29 Suprasellläres pilozytisches Astrozytom (Häufig gutartiger Bindegewebstumor des Gehirns)
1954 | Feuchtpräparat | 8 Jahre | ♀ | BMM | Inv.-Nr. 1339/1954

Gehirntumore bilden sich aus Hirn- oder Hirnanhangsgewebe, wie etwa den Hirnhäuten, oder es handelt sich um die Absiedelung einer Geschwulst aus einer anderen Körperregion. Gehirntumore im eigentlichen Sinn sind nicht selten gutartig, weil sie keine Metastasen in anderen Körperregionen setzen. Dennoch sind sie gefährlich, da sie sich oft tief im Hirngewebe bilden und somit für die behandelnden Ärzte schwer zu erreichen sind. Ihrem raumfordernden Wachstum ist durch den starren Schädelknochen eine Grenze gesetzt, so dass sie funktionstüchtiges Hirngewebe verdrängen. Dies kann zu Hirnleistungsstörungen und schließlich zu bedrohlichen Einschränkungen der Lebensfunktionen führen.

30

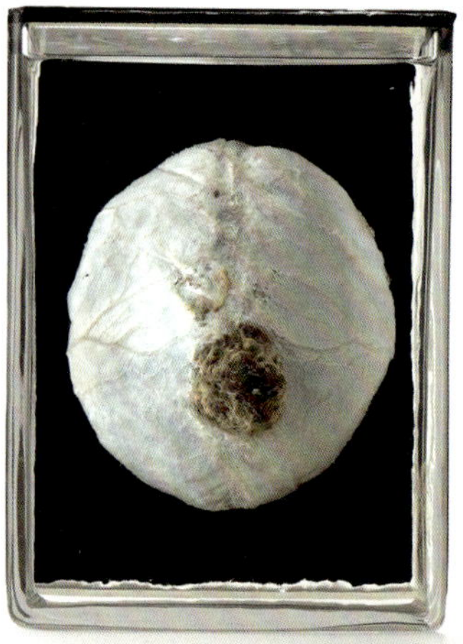

31

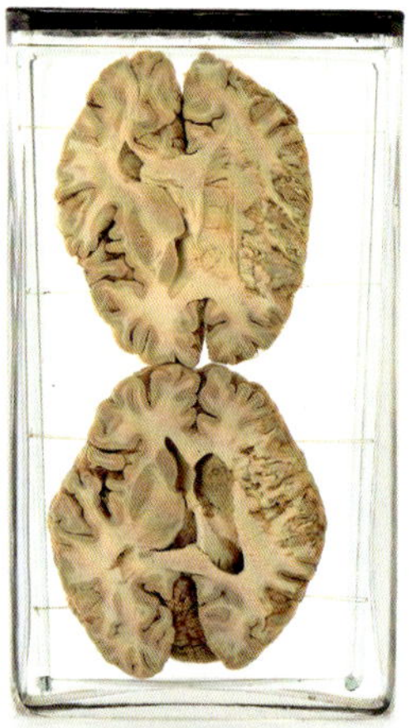

32

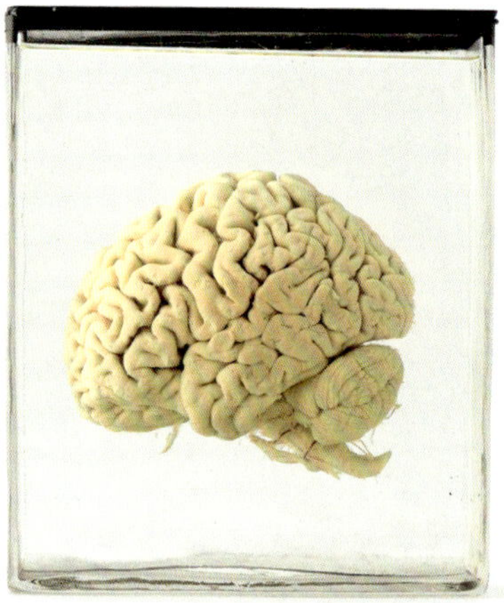

33

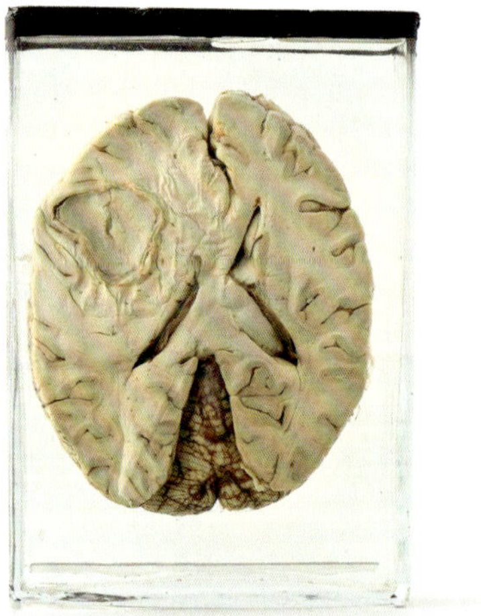

34

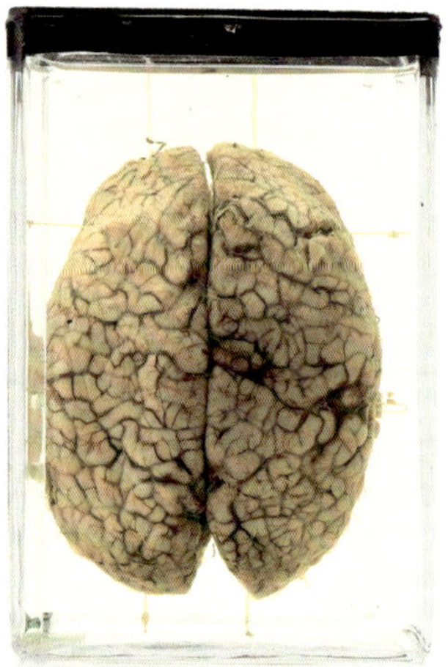

35

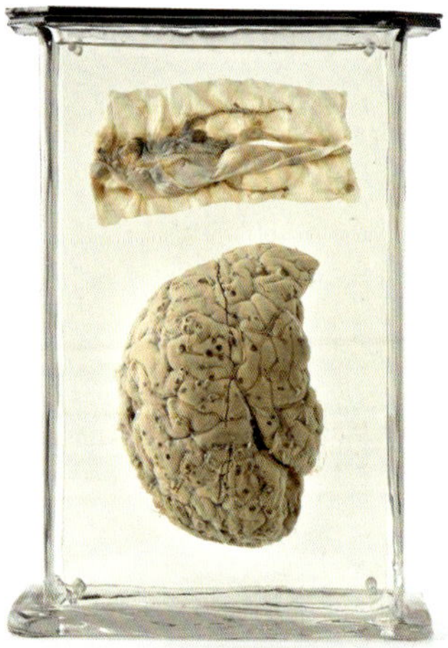

30 Dura-Metastase eines Bronchialkarzinoms (Absiedelung eines bösartigen Lungentumors in der harten Hirnhaut)
1981 | Feuchtpräparat | 61 Jahre | ♀ | BMM | Inv.-Nr. 71/1981

31 Enzephalomalazie (Gehirnerweichung) insbesondere der rechten Großhirnhemisphäre
1960 | Feuchtpräparat | 58 Jahre | ♀ | BMM | Inv.-Nr. 124/1960

32 Morbus Alzheimer (Degenerative Gehirnerkrankung mit Schrumpfung der Hirnsubstanz)
1971 | Feuchtpräprat | 43 Jahre | ♀ | BMM | Inv.-Nr. F35/2005

33 Hirnabszess (Abgekapselte Eiteransammlung im linken Großhirn)
1953 | Feuchtpräparat | 52 Jahre | ♂ | BMM | Inv.-Nr. 950/1953

34 Mikropolygyrie (Verkleinerung und Vermehrung der Großhirnwindungen)
1963 | Feuchtpräparat | 18 Tage | ♀ | BMM | Inv.-Nr. K62/1963

35 Multiple Zystizerken der Pia und Dura mater (Befall der weichen und harten Hirnhaut mit Larven des Schweinebandwurms)
1881 | Feuchtpräparat | Lb. | BMM | Inv.-Nr. 6759/1881

36 }

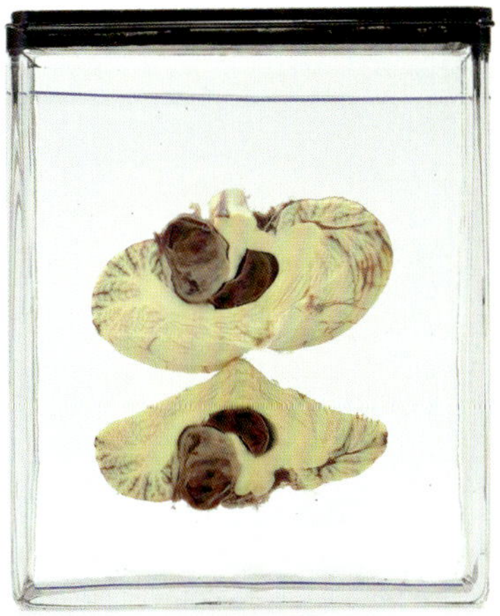

37 }

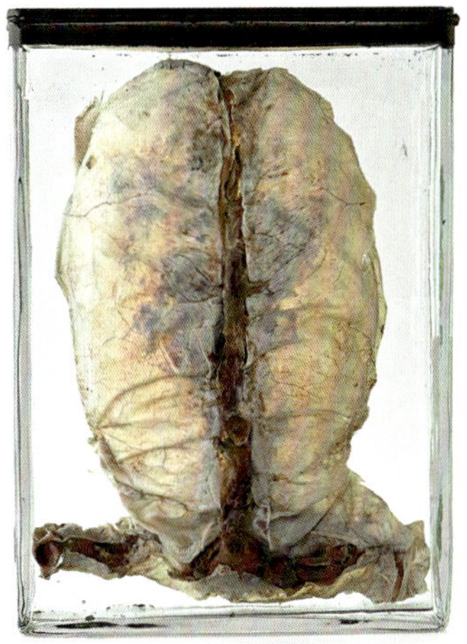

38 }

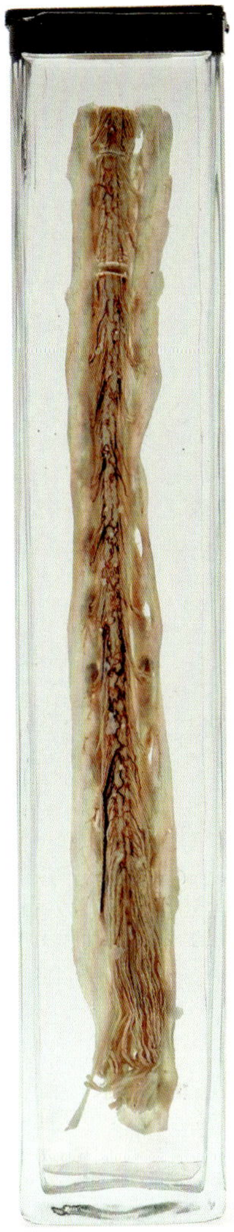

39 }

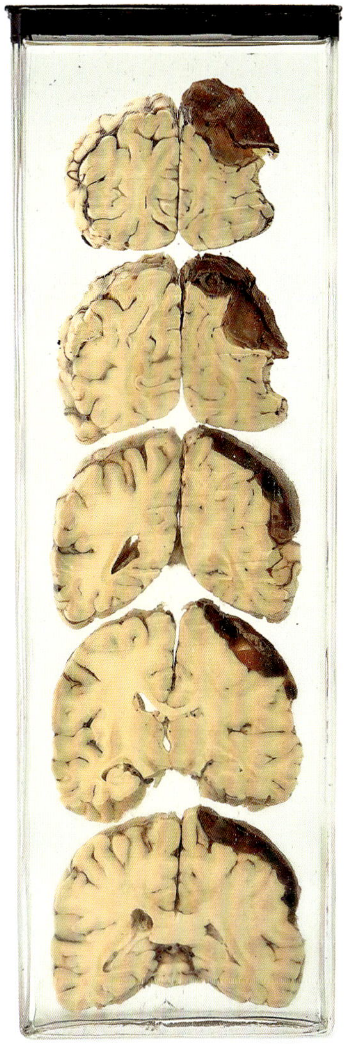

36 } **Aneurysma der Arteria vertebralis (Ballonartige Erweiterung der Wirbelsäulenschlagader)**
1989 | Feuchtpräparat | 21 Jahre | ♀ | BMM | Inv.-Nr. 1032/1989

37 } **Sinusthrombose (Blutgerinnselbildung in einer großen Vene auf der Gehirnoberfläche)**
1951 | Feuchtpräparat | 20 Jahre | ♀ | BMM | Inv.-Nr. 686/1951

38 } **Arachnitis calcificata des Rückenmarks**
1954 | Feuchtpräparat | 56 Jahre | ♀ | BMM | Inv.-Nr. 353/1954

Die fleckförmige Entzündung der Spinnwebenhaut geht im vorliegenden Fall mit Kalkeinlagerungen einher. Die Spinnwebenhaut umfasst mit ihren liquorhaltigen Gewebeporen nicht nur das Gehirn, sondern auch das Rückenmark.

39 } **Subdurales Hämatom**
1992 | Feuchtpräparat | 58 Jahre | ♂ | BMM | Inv.-Nr. 565/1992

Unter der harten Hirnhaut hat sich im Bereich des linken Großhirns ein Bluterguss gebildet. Hervorgerufen wird eine derartige lebensbedrohliche Blutung meist durch eine massive Gewalteinwirkung auf den Schädel.

Haut | Melanom

40}

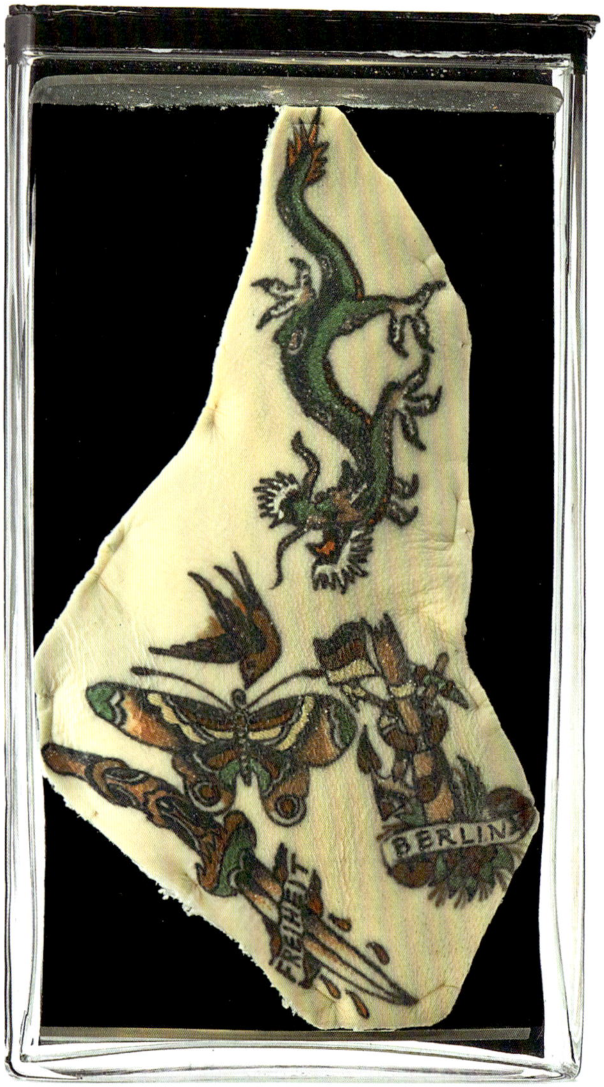

40} Vierfarbige Tätowierung auf gesunder Haut
1958 | Feuchtpräparat | 60 Jahre | ♂ | BMM | Inv.-Nr. 967/1958-1

Die Haut bedeckt den gesamten Körper und schützt diesen durch ihre Reißfestigkeit und weitgehende Undurchlässigkeit vor mechanischen und chemischen Einflüssen sowie vor Krankheitserregern. Sie gliedert sich in Oberhaut, Lederhaut und Unterhaut. Die Oberhaut besteht aus mehreren plattenförmig übereinander geschichteten Zellreihen. Die oberste Lage, die Hornschicht, setzt sich aus abgestorbenen, aber fest miteinander verbundenen Zellen zusammen. Diese Zellen werden in der untersten Schicht der Oberhaut, in der Basalzellschicht, ständig nachgebildet. In dieser Zone wird in besonderen Zellen auch das Melanin, der schwarze Hautfarbstoff, produziert. Ebenfalls in der Oberhaut befinden sich die sogenannten Langhans-Zellen, die äußersten Wachposten des Immunsystems. Die Lederhaut ist durch papillenförmige Ausläufer mit der Oberhaut verzahnt. Sie wird von einem dichten Netz aus bindegewebigen Fasern durchzogen, zwischen welchen die Blut- und Lymphgefäße sowie die Nerven der Haut verlaufen. Die Unterhaut besteht vor allem aus Bindegewebs- und Fettzellen.

41 }

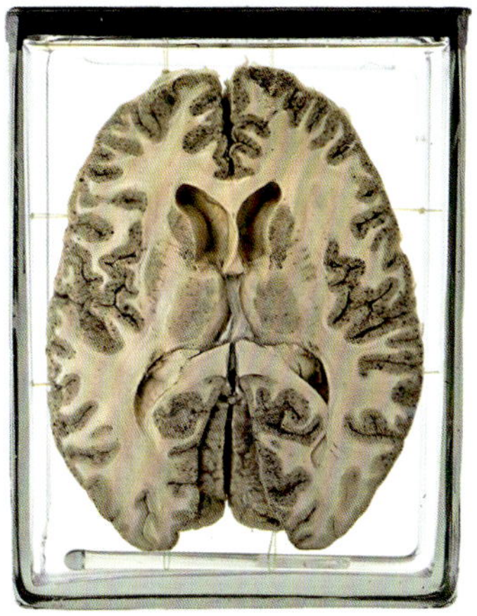

42 }

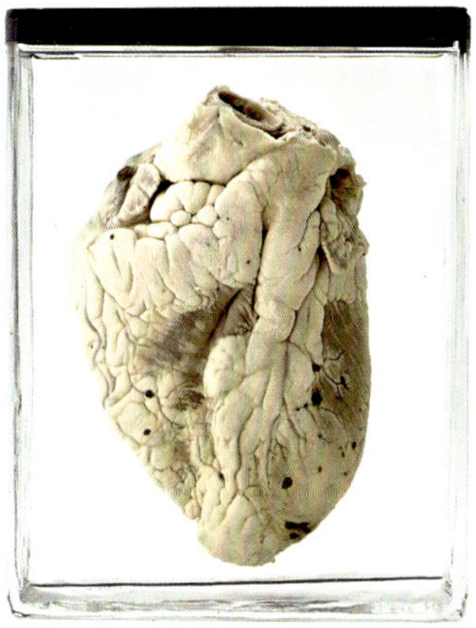

43 }

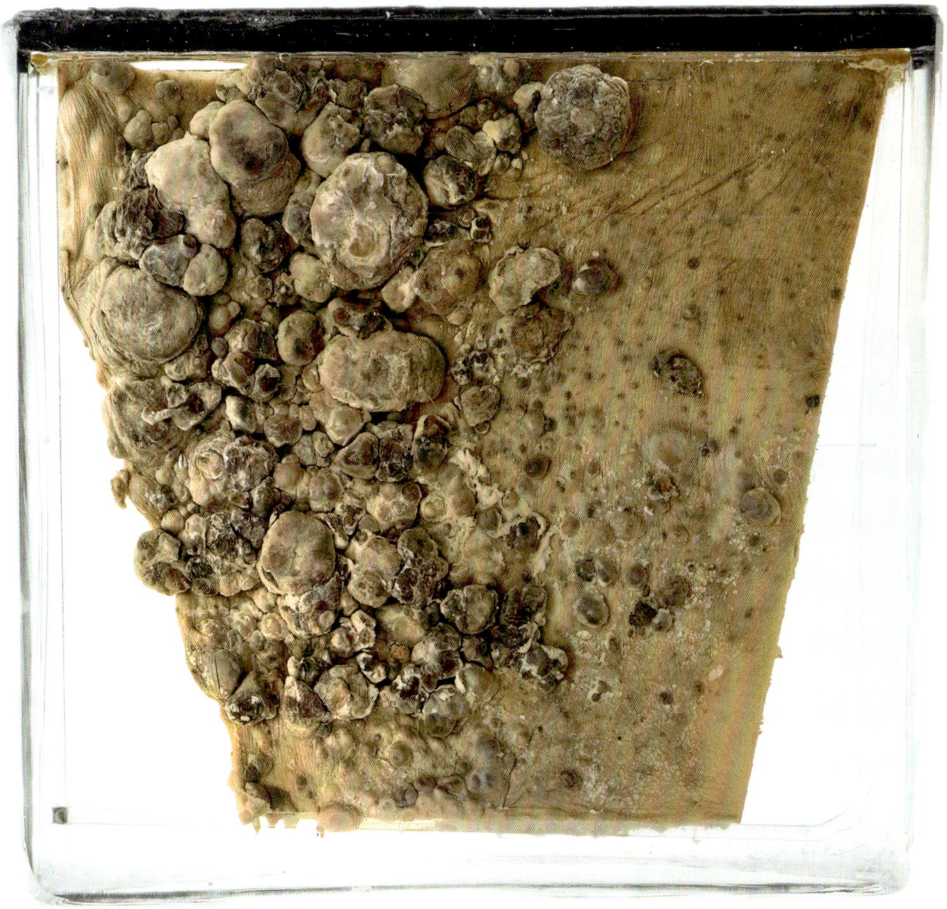

41 } Kleinknotige Hirnmetastasen eines malignen Melanoms (Dichtstehende Absiedelungen eines schwarzen Hautkrebses im Gehirn)
1951 | Feuchtpräparat | 38 Jahre | ♂ | BMM | Inv.-Nr. 338/1951

42 } Multiple Metastasen eines malignen Hautblastoms (Absiedelungen eines schwarzen Hauttumors im Herz)
1963 | Feuchtpräparat | 51 Jahre | ♂ | BMM | Inv.-Nr. 801/1963

43 } Malignes Melanom
1969 | Feuchtpräparat | 53 Jahre | ♀ | BMM | Inv.-Nr. 491/1969

Das maligne Melanom (der schwarze Hautkrebs) ist der bösartigste Hautkrebs und einer der gefährlichsten Tumore überhaupt. Zunächst bildet sich in der Haut ein kleines bräunlich-schwarzes Mal, das im Folgenden an Größe zunimmt. Das Mal ändert sich auch in seiner Oberfläche, die später eine unregelmäßige und höckerige Gestalt annehmen kann. Bereits im frühen Stadium streut das Melanom in andere Organe, vor allem in Leber, Lunge und Gehirn. Als größtes Risiko für die Entartung der Melanin produzierenden Pigmentzellen gilt eine zu intensive Sonneneinstrahlung über mehrere Jahre hinweg.

44 }

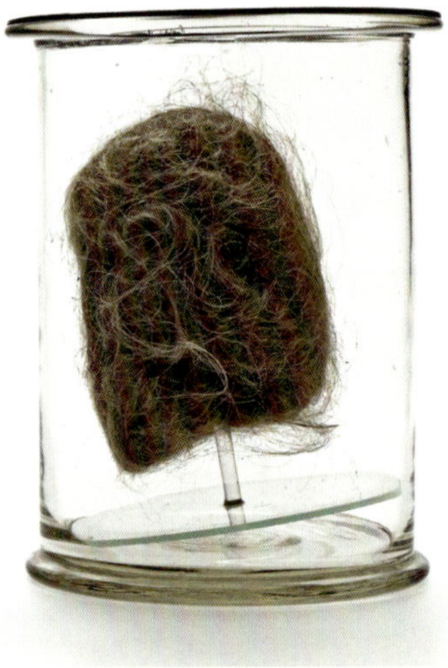

45 }

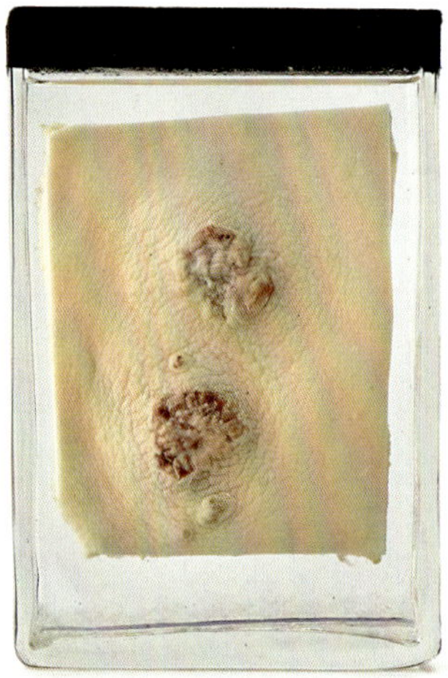

46 }

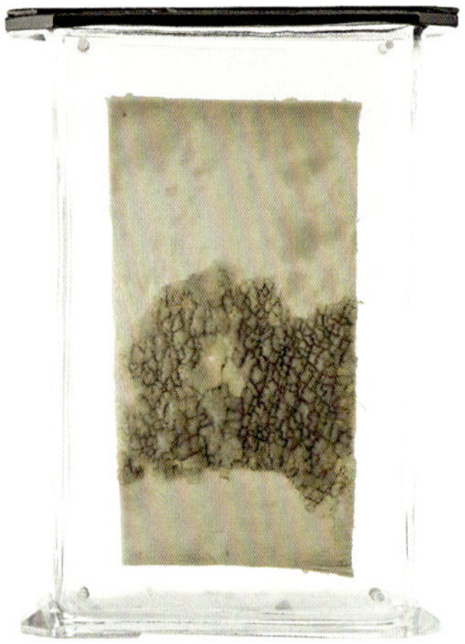

47 }

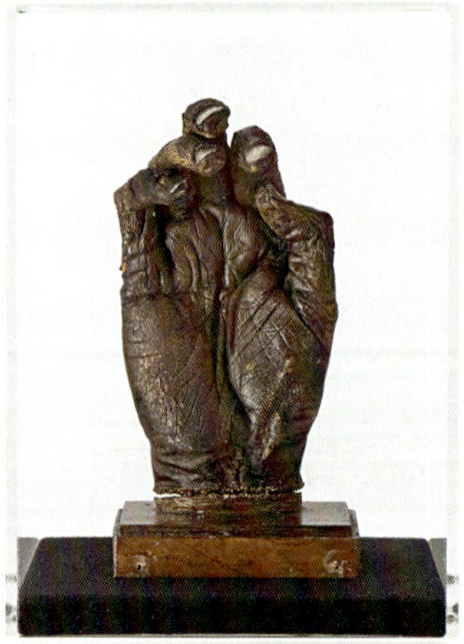

48 }

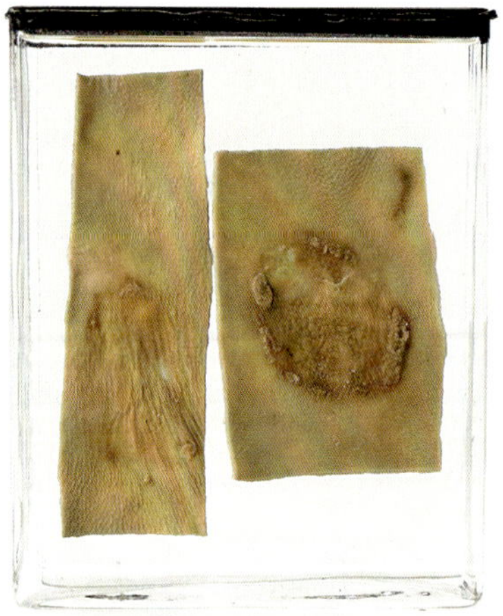

49 }

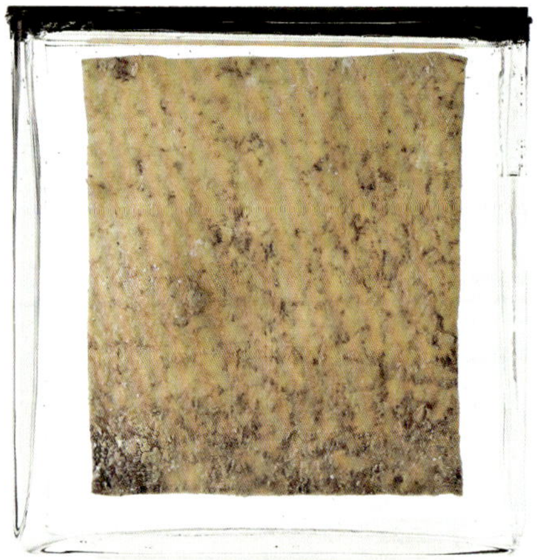

44 } Weichselzopf (Haarverfilzung bei hochgradiger Kopfverlausung)
um 1900 | Trockenpräparat | BMM | Inv.-Nr. 6285/2007N

45 } Syphilitische Gummen (Prallelastische Knötchen bei Syphilisinfektion im fortgeschrittenen Stadium)
1949 | Feuchtpräparat | 62 Jahre | ♀ | BMM | Inv.-Nr. 48/1949

46 } Ichthyosis (Fischschuppenartige, vererbliche Verhornungsstörung der Haut)
1892 | Feuchtpräparat | 25 Jahre | ♂ | Lb. | BMM | Inv.-Nr. 9913/1892

47 } Mumifizierung der rechten Hand (Innerliche ‚Austrocknung' aufgrund krankhaft verminderter Durchblutung)
1960 | Trockenpräparat | Operationspräparat | 62 Jahre | ♂ | BMM | Inv.-Nr. E00352/1960

48 } Hautveränderungen nach Röntgenbestrahlung mit Geschwürbildung (rechts)
1949 | Trockenpräparat | 58 Jahre | ♀ | BMM | Inv.-Nr. 49/1949

49 } Pemphigus foliaceus (Blasenbildende Autoimmunkrankheit der Haut)
1957 | Trockenpräparat | 71 Jahre | ♂ | BMM | Inv.-Nr. 73/1957

50 }

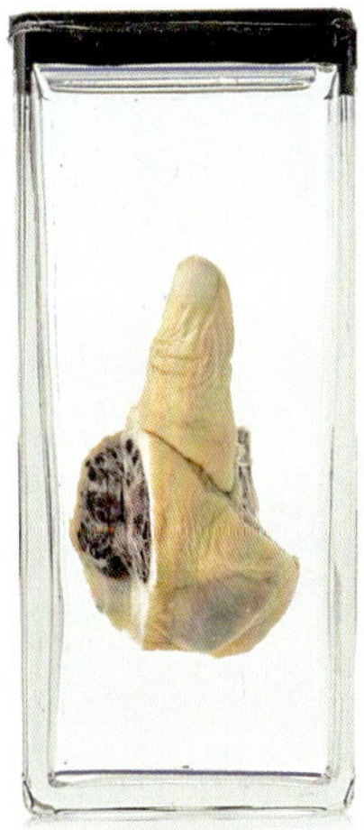

51 }

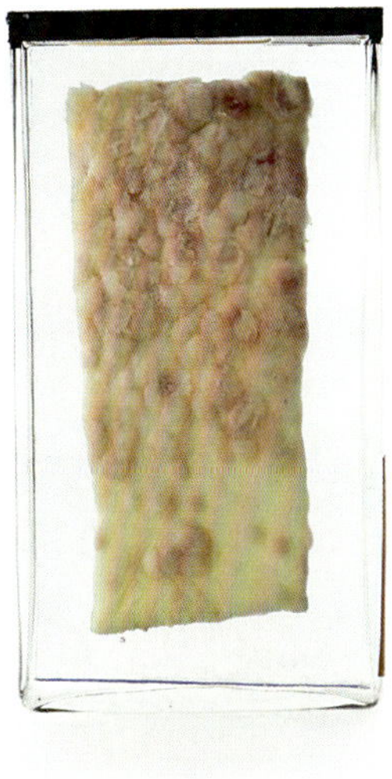

52 }

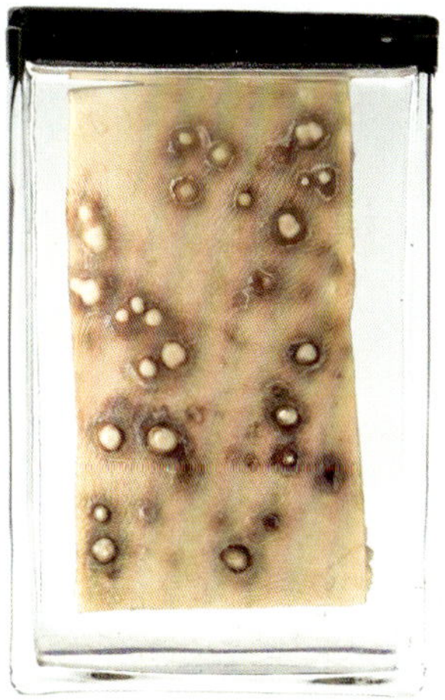

53 }

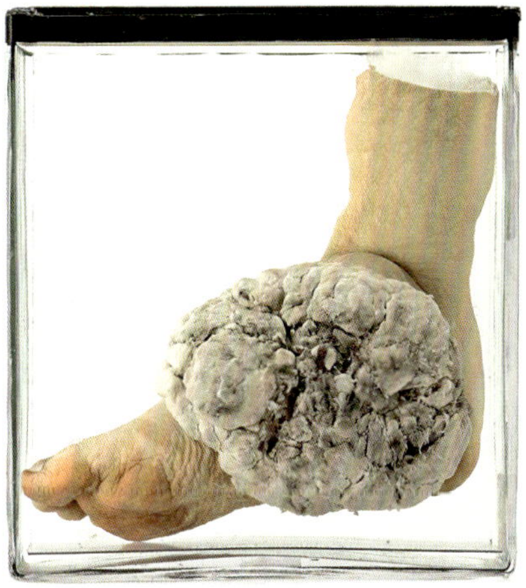

54 }

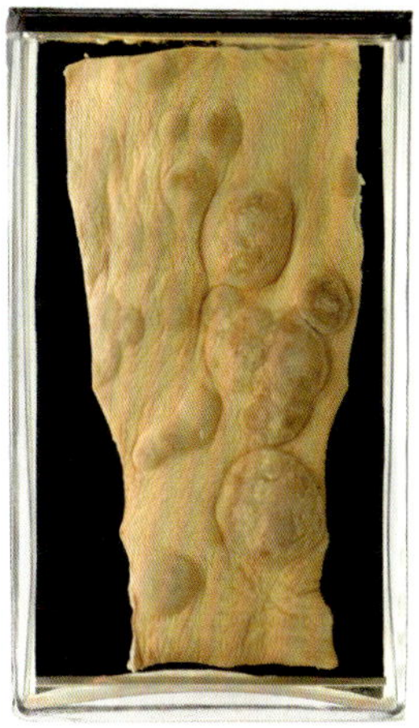

55 }

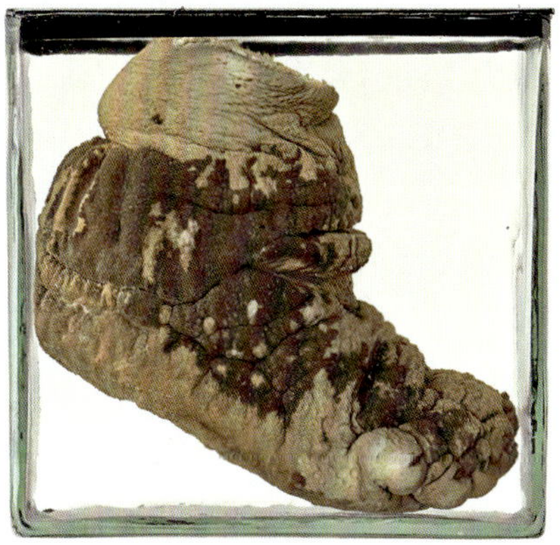

50 } Sarkom (Bösartige Bindegewebsgeschwulst) des Grundgliedes des rechten Zeigefingers
1913 | Feuchtpräparat | BMM | Inv.-Nr. 259/1913

51 } Hodgkin-Lymphom (Bösartiger Tumor von lymphatischem Gewebe) mit Krebszellstreuung in die Haut
1963 | Feuchtpräparat | 66 Jahre | ♂ | BMM | Inv.-Nr. 392/1963

52 } Hautfurunkel (Eitrige Entzündung) bei Diabetes mellitus (Zuckerkrankheit)
1956 | Feuchtpräparat | 62 Jahre | ♀ | BMM | Inv.-Nr. 1204/1956

53 } Exulzerierendes Synovialissarkom (Bösartiger geschwürbildender Tumor der Gelenkkapselinnenhaut)
1999 | Feuchtpräparat | Operationspräparat | 35 Jahre | ♂ | BMM | Inv.-Nr. E20350/1999

54 } Mycosis fungoides (Hautständiger Lymphzelltumor)
1929 | Feuchtpräparat | 75 Jahre | ♀ | BMM | Inv.-Nr. 1045/1929-1

55 } Sogenannter Madurafuß (Elefantiasis, Verdickung der Haut und des Unterhautgewebes durch Lymphstau)
1909 | Feuchtpräparat | BMM | Inv.-Nr. 86a/1909

Atmungssystem | Tuberkulose

56}

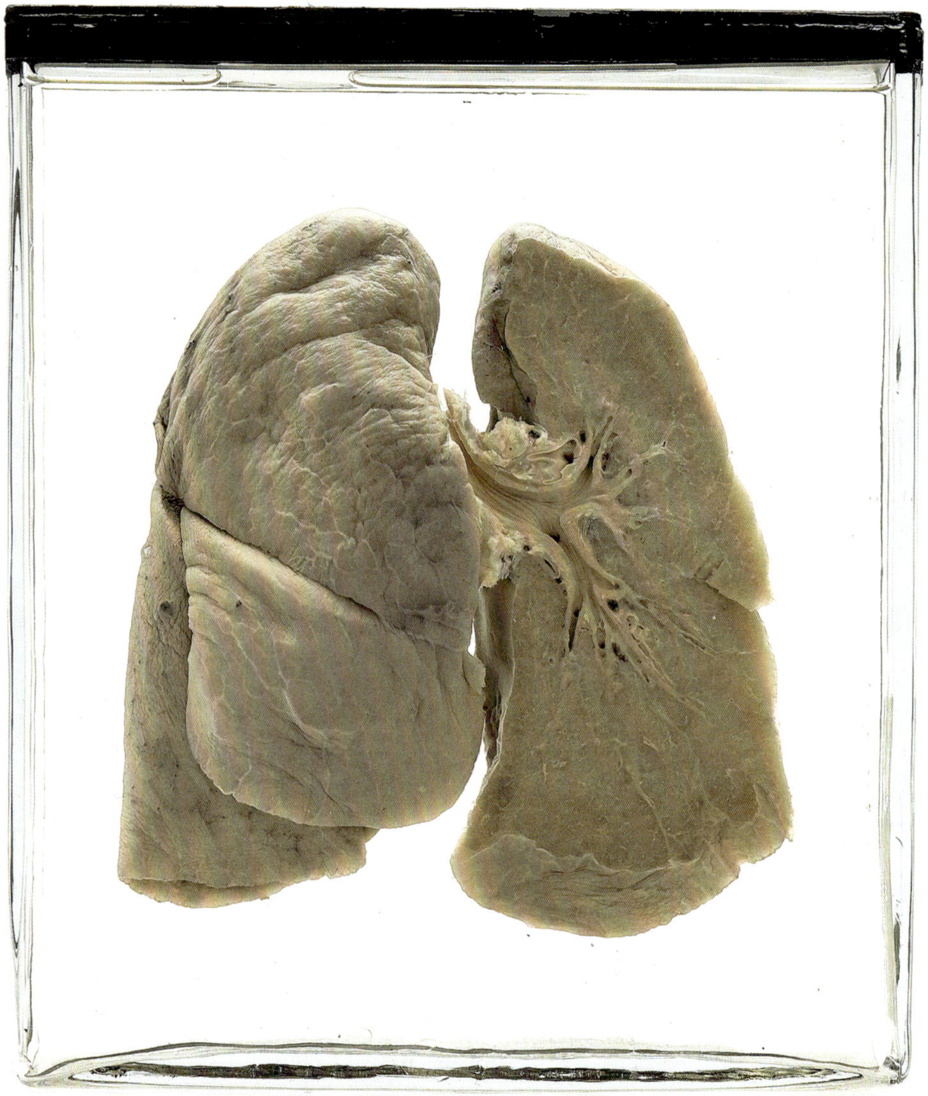

56} Lunge mit linkem Hauptbronchus
1988 | Feuchtpräparat | 19 Jahre | ♀ | BMM | Inv.-Nr. 755/1988

Das menschliche Atmungssystem gliedert sich in Nasenhöhle, Rachen, Kehlkopf, Luftröhre, Bronchien und Lunge. Der Kehlkopf liegt am Übergang vom Rachen zur Luftröhre. Er verschließt sich beim Schlucken und verhindert, dass Speiseanteile in die Atemwege geraten. Die Luftröhre, durchschnittlich 10 bis 12 Zentimeter lang und gut zwei Zentimeter weit, zieht vor der Speiseröhre vom Kehlkopf nach unten in den Brustkorb. Etwa in Höhe des 5. Brustwirbels teilt sie sich in die beiden Hauptbronchien, die in den rechten und linken Lungenflügel eintreten und sich dort bis in die kleinsten Äste, die Bronchiolen, verzweigen. Die Lunge füllt die Brustfellhöhle aus. Mit ihrer Basis sitzt sie dem Zwerchfell auf. Die Spitzen der Lungenflügel ragen bis über die obere, durch die Rippen markierte Brustkorböffnung hinaus. Durch Einschnitte werden die Lungenflügel in Lungenlappen geteilt, der rechte in drei und der linke in zwei. Das Lungengewebe besteht aus etwa 300 Millionen Lungenbläschen. Die innere Gesamtoberfläche dieser sogenannten Alveolen beträgt zirka 70 bis 80 Quadratmeter.

57

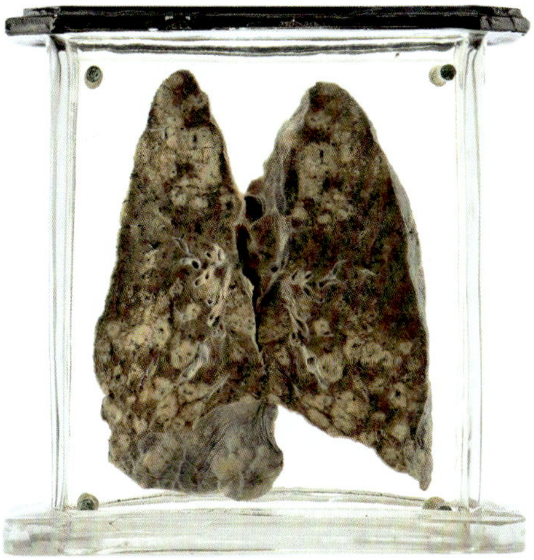

58

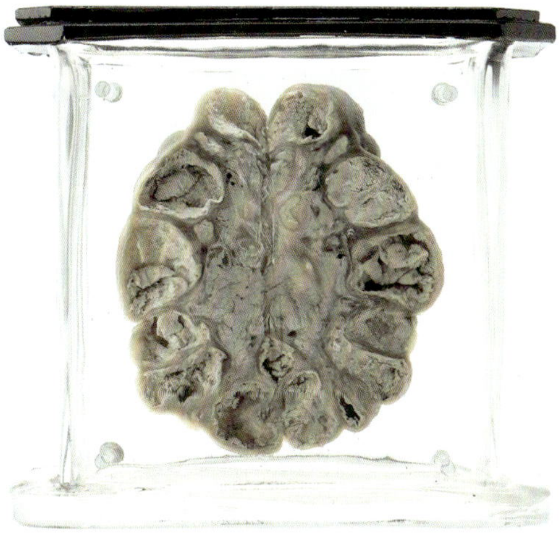

59

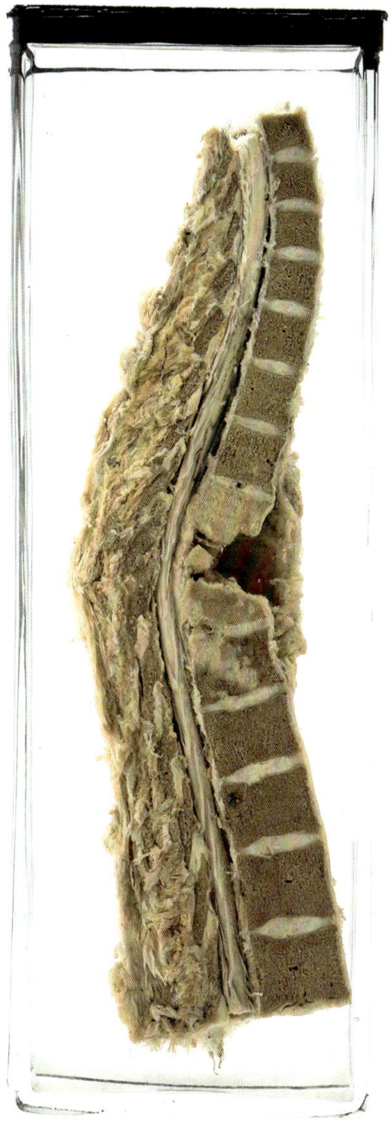

57 Azinös-nodöse Lungentuberkulose (Traubenförmig-knotige Tuberkuloseherde im gesamten Lungengewebe)
vor 1885 | Feuchtpräparat | M. A. | BMM | Inv.-Nr. -/1907

58 Nephrophthisis (Nierentuberkulose)
1899 | Feuchtpräparat | 20 Jahre | ♂ | Lb. | BMM | Inv.-Nr. 11870/1899

59 Tuberkulöse Abszesse in der Brustwirbelsäule (Käsige Einschmelzung tuberkulös befallener Brustwirbel)
1937 | Feuchtpräparat | 42 Jahre | ♂ | BMM | Inv.-Nr. 947/1937

Der Erreger der Tuberkulose, das Mycobacterium tuberculosis, gelangt über kleinste Tröpfchen in die Lunge. Die Bakterien lösen hier eine Entzündung des betroffenen Gewebes aus; anliegende Lymphknoten können mitreagieren und anschwellen. Dieses Krankheitsstadium wird Primärkomplex genannt. Bildet sich zwischen der körpereigenen Abwehr und dem Tuberkulose-Erreger ein Gleichgewicht aus, kann die Infektion Jahre bis Jahrzehnte in diesem Zustand verharren. Der Entzündungsherd in der Lunge kapselt sich ab; die Betroffenen fühlen sich meist nicht krank. Erst bei einer Schwächung des Immunsystems kommt es zu einer massiven Vermehrung der Bakterien. Die Erreger breiten sich im Körper aus und können sich nun auch in Niere, Knochen, Gehirn und in weiteren Organen ansiedeln.

60}

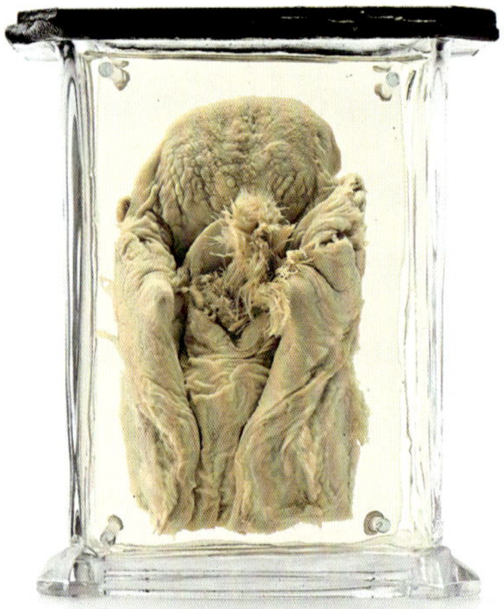

61}

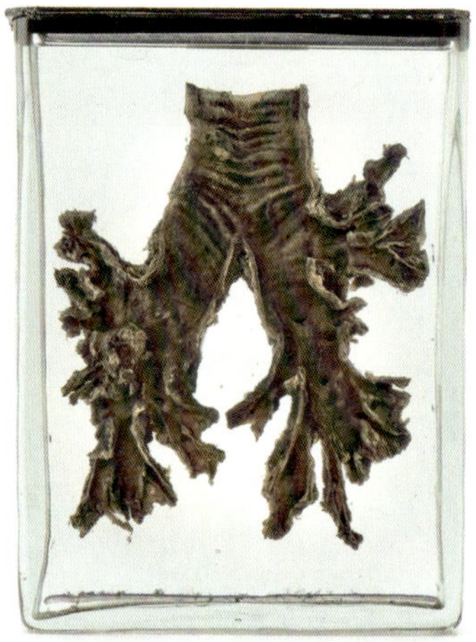

62}

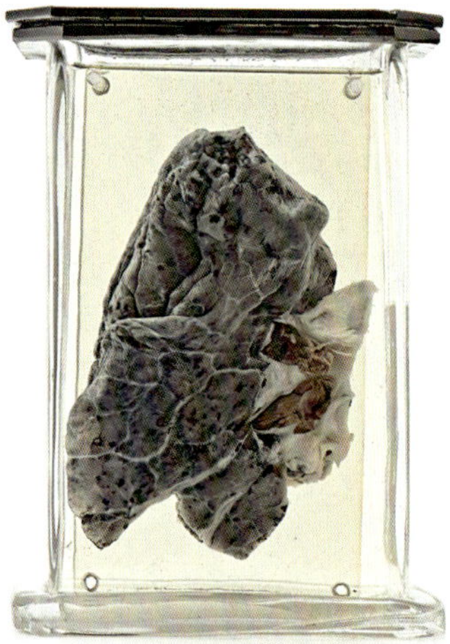

63}

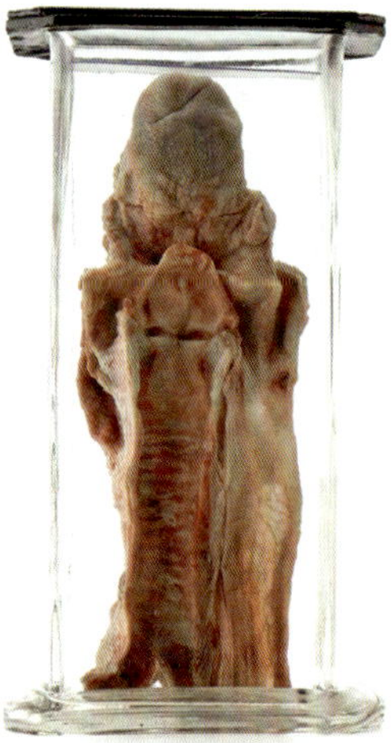

64}

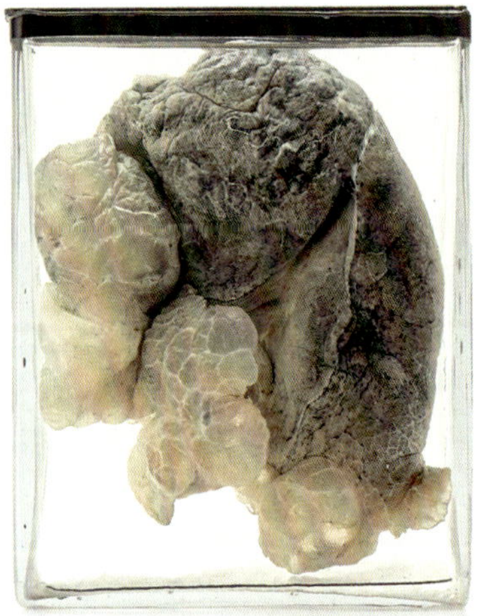

65}

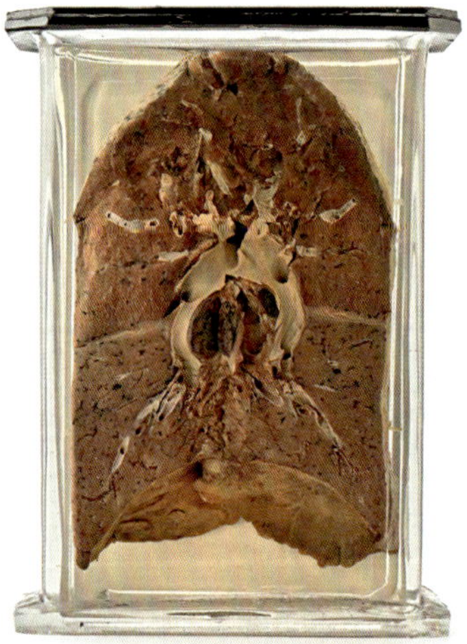

60} Boluſtod (Tod bei Verlegung der oberen Atemwege durch einen großen Fremdkörper, hier Hühnerfleisch, mit reflektorischem Herz-Kreislauf-Still-ſtand)
1881 | Feuchtpräparat | 71 Jahre | ♂ | Lb. | BMM | Inv.-Nr. 1881/6755a

61} Diffuse Bronchiektasen bei Bronchitis (Zylinder- oder sackförmige Erweiterung der Bronchien bei chronischer Entzündung)
1956 | Feuchtpräparat | 57 Jahre | ♂ | BMM | Inv.-Nr. 308/1956

62} Embolie der Lungenarterie (Akuter Verschluss der Lungenschlagader durch ein Blutgerinnsel)
1899 | Feuchtpräparat | 44 Jahre | ♀ | Lb. | BMM | Inv.-Nr. 11788a/1899

63} Nekrotisierende und ulzeröse Tracheitis (Mit Gewebeuntergang und Geschwürbildung einhergehende Entzündung der Luftröhre)
1964 | Feuchtpräparat | 33 Jahre | ♂ | BMM | Inv.-Nr. 644/1964

64} Großblasiges Lungenemphysem (Starke Aufdehnung der Lungenbläschen mit Gewebeumbau und Beeinträchtigung des Gasauſtauschs)
1905 | Feuchtpräparat | 31 Jahre | ♂ | BMM | Inv.-Nr. 136/1905

65} Lobärpneumonie (Entzündung eines ganzen Lungenlappens)
1963 | Feuchtpräparat | 63 Jahre | ♂ | BMM | Inv.-Nr. 1537/1963

66

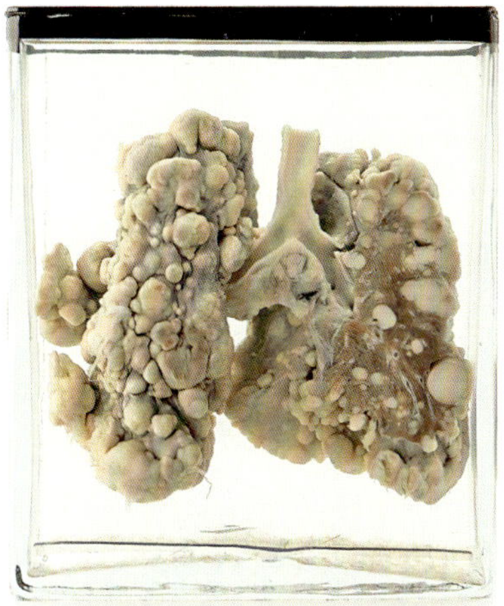

67

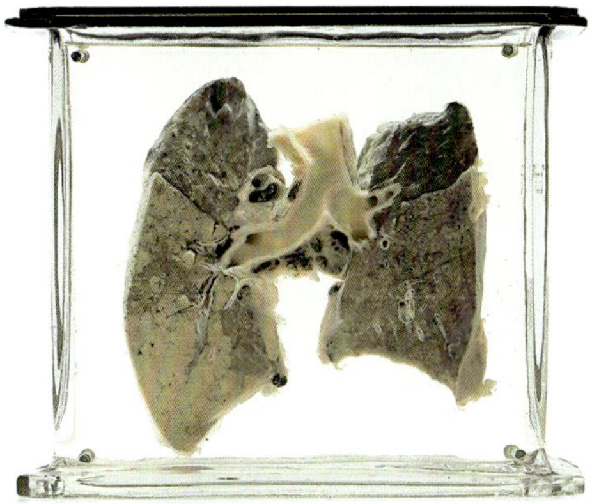

68

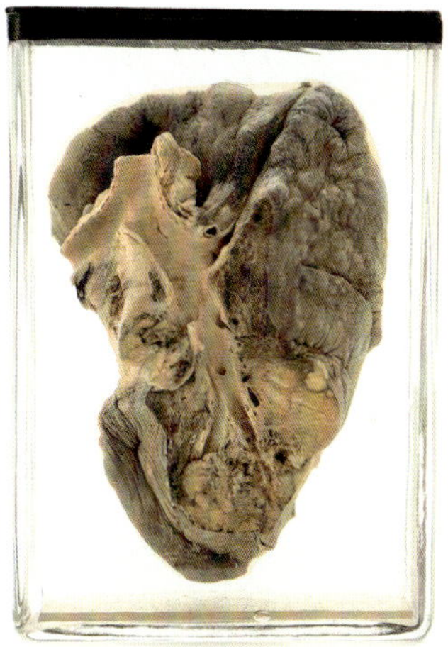

69

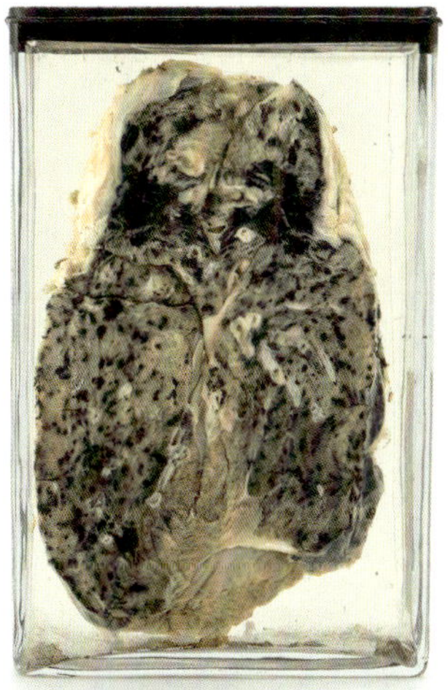

70

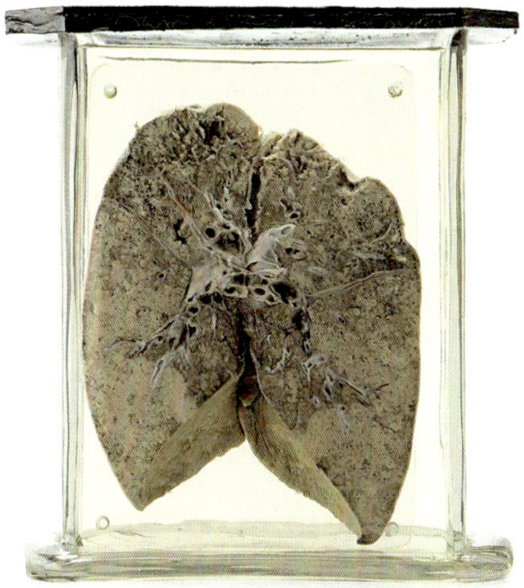

71

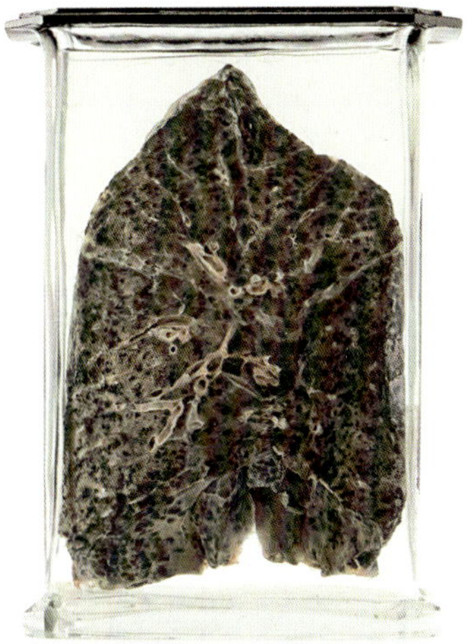

66 Ewing-Sarkom (Bösartiger Bindegewebstumor des Knochenmarks mit Absiedelungen in der Lunge)
1964 | Feuchtpräparat | 14 Jahre | ♀ | BMM | Inv.-Nr. K65/1964

67 Lunge mit Kalkmetastasen (Kalkhaltige Absiedelungen eines Brustkrebses in der Lunge)
1900 | Feuchtpräparat | 54 Jahre | ♀ | Lb. | BMM | Inv.-Nr. 12249a/1900

68 Bronchialkarzinom (Bösartiger Lungentumor)
1961 | Feuchtpräparat | 69 Jahre | ♀ | BMM | Inv.-Nr. 1147/1961

69 Anthrakosilikose (Ablagerung von Stein- oder Kohlestaubteilchen in der Lunge)
1970 | Feuchtpräparat | 70 Jahre | ♂ | BMM | Inv.-Nr. 1001/1970

70 Steinhauerlunge (Ablagerung von Steinstaub im Lungengewebe)
1897 | Feuchtpräparat | 50 Jahre | ♂ | Lb. | BMM | Inv.-Nr. 11266/III/1897

71 Lunge mit viel Kohle (Ablagerung von Kohlestaub in der Lunge)
1898 | Feuchtpräparat | 73 Jahre | ♂ | Lb. | BMM | Inv.-Nr. 11705/1898

Herz | Herzinfarkt

72}

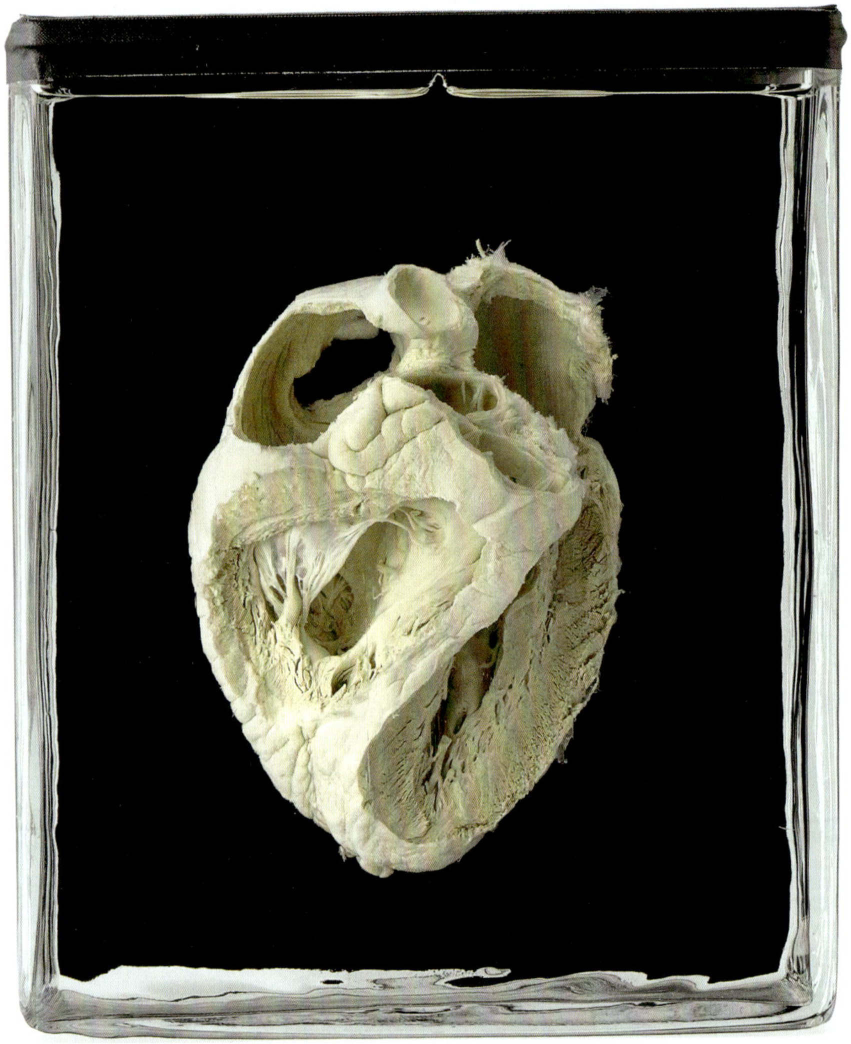

72} Herz mit eröffneten Herzkammern
1911 | Feuchtpräparat | Centrum für Anatomie, Charité – Universitätsmedizin Berlin | Inv.-Nr. 1911/54

Das Herz ist das zentrale Organ des Blutkreislaufs. Eingefasst vom Herzbeutel, sitzt es zwischen den Lungenflügeln dem Zwerchfell auf. Der große Hohlmuskel gliedert sich in ein linkes und ein rechtes Herz, bestehend jeweils aus einem Vorhof und einer Kammer. Die Vorhöfe sind, wie auch die Kammern, durch eine undurchlässige Scheidewand voneinander getrennt. Den Blutfluss durch das Herz regeln leistungsfähige Ventile, die sogenannten Herzklappen: Die zwei- oder dreizipfeligen Segelklappen finden sich zwischen den Vorhöfen und Kammern, die Taschenklappen am Übergang zwischen den Kammern und den großen abführenden Gefäßen. Die Klappen öffnen und schließen sich im Rhythmus von Zusammenziehung und Erschlaffung des Herzmuskels. Damit gewährleisten sie den Blutfluss in eine vorgegebene Richtung und verhindern den Rückfluss. Die Wand des Herzens besteht aus der Herzinnenhaut, der Muskulatur und der Herzaußenhaut. Sie erhält ihre Blutzufuhr über die Herzkranzgefäße, die unmittelbar hinter der Taschenklappe aus der großen Schlagader, der Aorta, entspringen.

73}

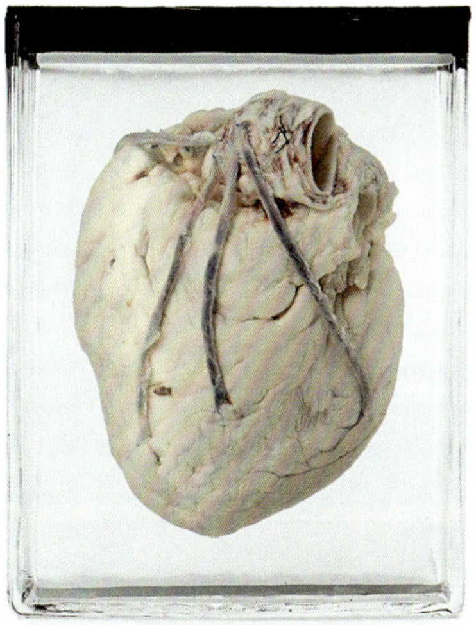

74}

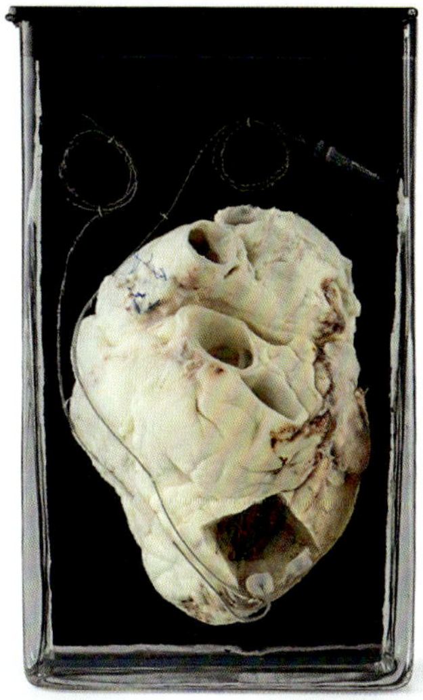

75}

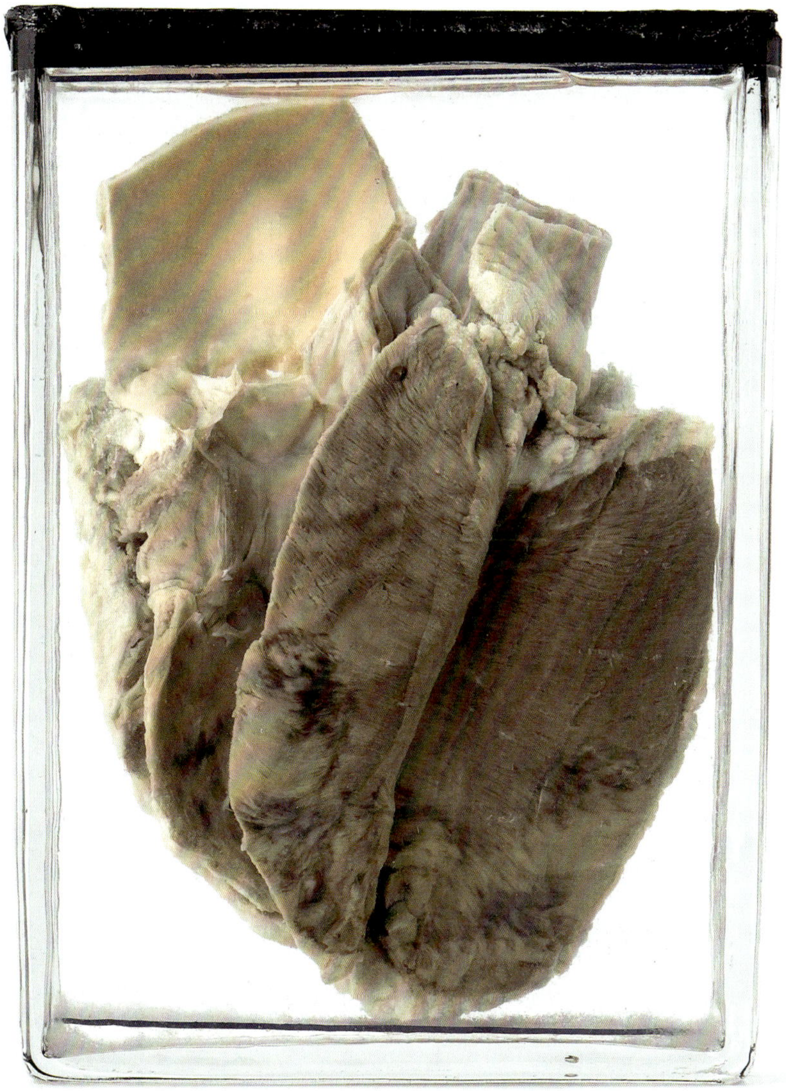

73} Vierfacher Bypass (Herz mit vier venösen Gefäßbrücken zur Umgehung starker Verengungen in den Herzkranzgefäßen)
1986 | Feuchtpräparat | 50 Jahre | ♂ | BMM | Inv.-Nr. -/1986

74} Pacemaker-Elektroden (Herz mit zweifachen Herzschrittmacher-Anschlüssen)
1988 | Feuchtpräparat | 71 Jahre | ♀ | BMM | Inv.-Nr. 247/1988

75} Akuter Myokardinfarkt (Plötzlich eingetretener Herzmuskelinfarkt)
1963 | Feuchtpräparat | 70 Jahre | ♀ | BMM | Inv.-Nr. 1293/1963

Der Herzinfarkt ist ein akutes lebensbedrohliches Ereignis. In einem Abschnitt der Herzkranzgefäße kommt es zu einer plötzlichen Verengung oder gar zu einem Gefäßverschluss. Das abhängige Muskelgewebe wird nicht mehr hinreichend mit Sauerstoff und Nährstoffen versorgt, die Muskelzellen sterben ab. Es besteht die Gefahr, dass das Herz seine Funktion einstellt. Oft gehen dem Infarkt Herzrhythmusstörungen voraus, die medikamentös oder durch den Einsatz eines Herzschrittmachers behandelt werden können. Lassen sich bei einer Kontrastmitteluntersuchung der Herzgefäße Engstellen nachweisen, kann eine Bypass-Operation notwendig werden. Dabei überbrückt man die Verengungen mit körpereigenen Blutgefäßen, etwa mit Beinvenen.

76 }

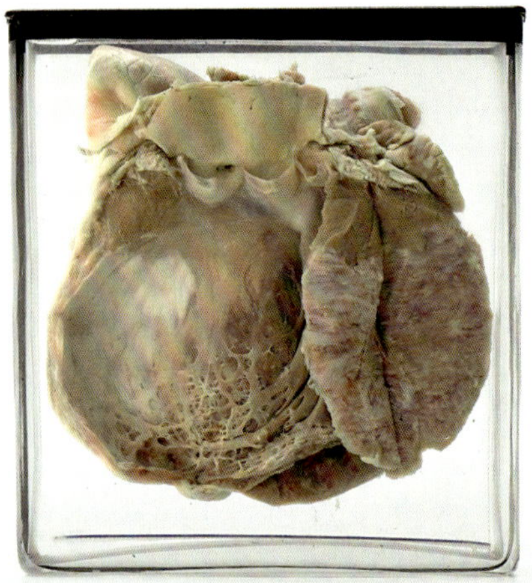

77 }

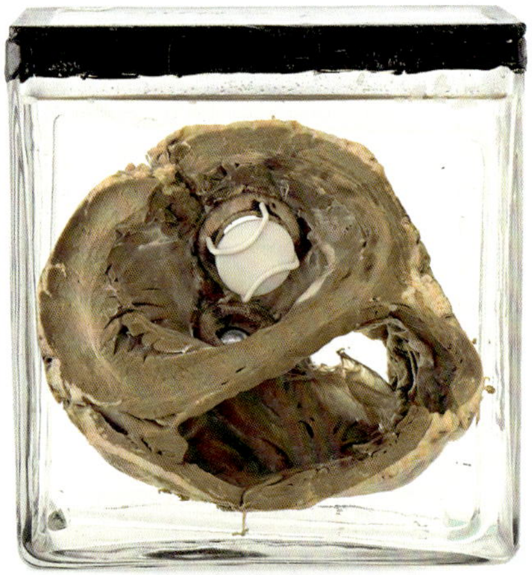

78 }

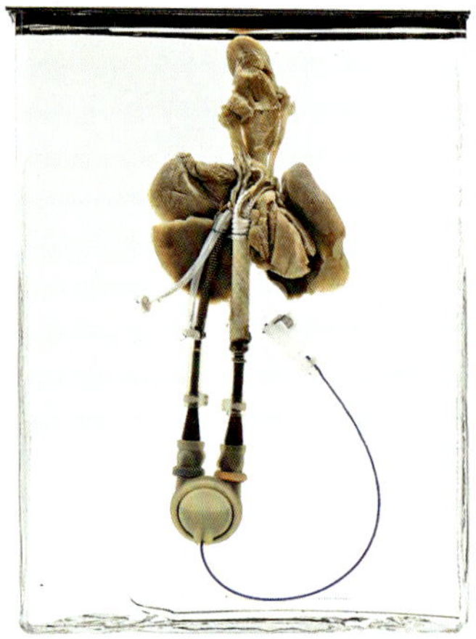

79 }

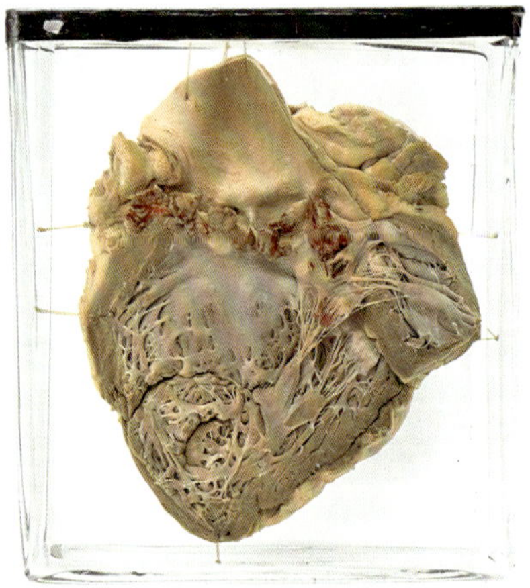

80 }

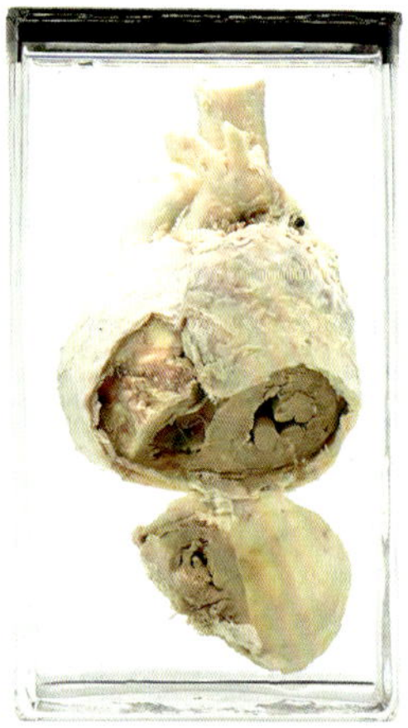

81 }

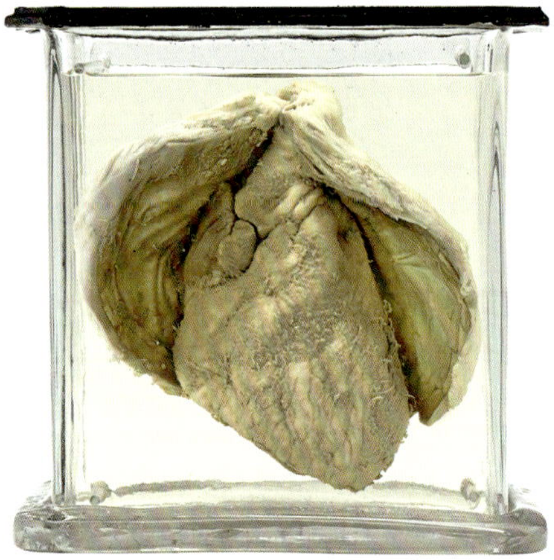

76 } Aneurysma (Aussackung) der Herzvorderwand (links) infolge zweier Herzinfarkte (rechts)
1963 | Feuchtpräparat | 37 Jahre | ♂ | BMM | Inv.-Nr. 1419/1963

77 } Künstliche Mitral- und Aortenklappe (Mechanische Herzklappen zwischen linkem Vorhof und linker Kammer sowie zwischen linker Kammer und Hauptschlagader)
1973 | Feuchtpräparat | 38 Jahre | ♂ | BMM | Inv.-Nr. 191/1973

78 } Kunstherz bei Kardiomyopathie (Herzersatzsystem bei schwerer Herzmuskelerkrankung)
1995 | Feuchtpräparat | 6 Monate | ♀ | BMM | Inv.-Nr. K78/1995

79 } Endokarditis (Entzündung der Herzinnenhaut)
1957 | Feuchtpräparat | 54 Jahre | ♂ | BMM | Inv.-Nr. 729/1957

80 } Panzerherz (Entzündung des Herzbeutels mit ausgedehnten Kalkeinlagerungen)
1954 | Feuchtpräparat | 36 Jahre | ♂ | BMM | Inv.-Nr. 500/1954

81 } Fibrinös-eitrige Perikarditis bei Bronchopneumonie (Entzündung des Herzbeutels mit eitrigem Erguss bei ausgedehnter Entzündung der Atemwege und der Lunge)
vor 1885 | Feuchtpräparat | 33 Jahre | ♂ | M. A. | BMM | Inv.-Nr. 8627/-

82 }

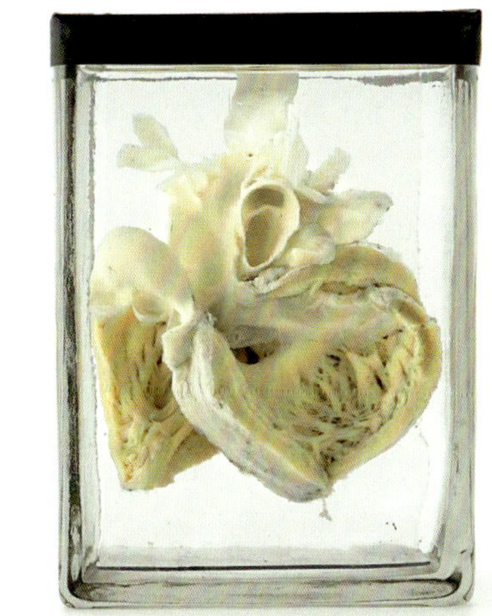

83 }

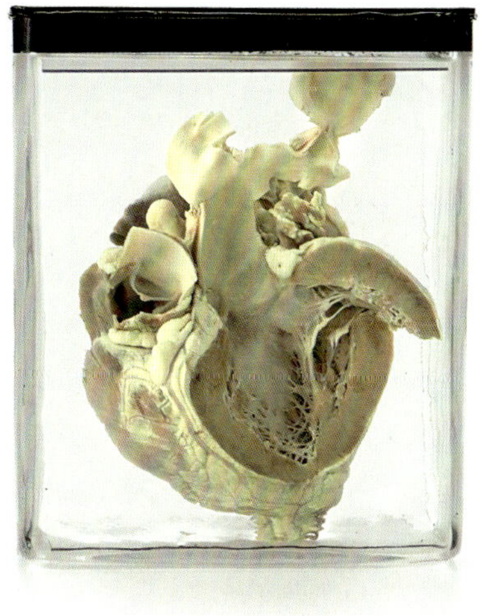

84 }

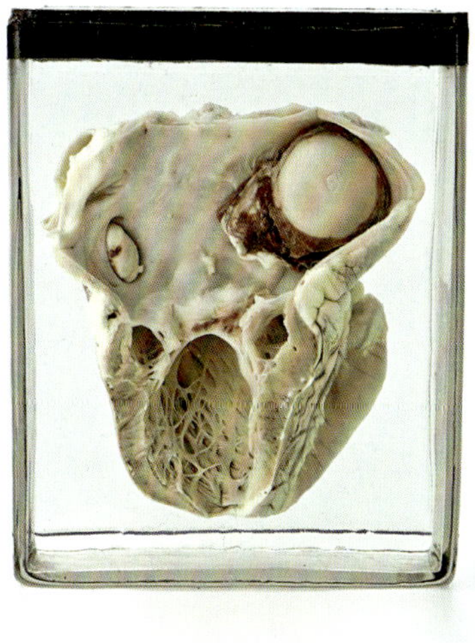

85 }

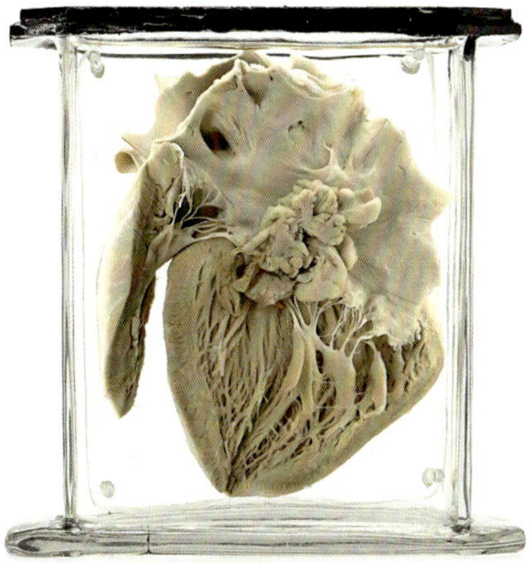

86 }

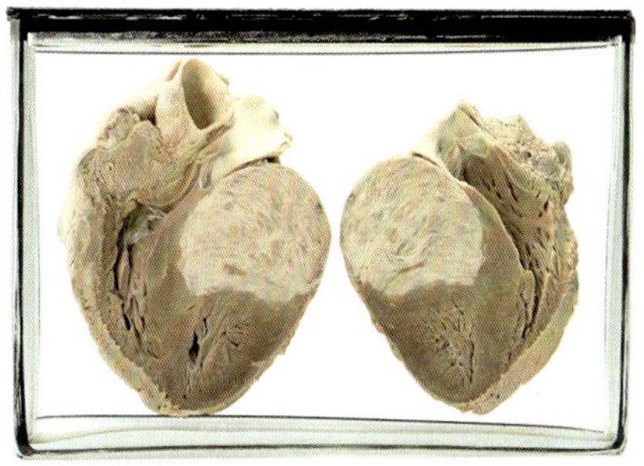

87 }

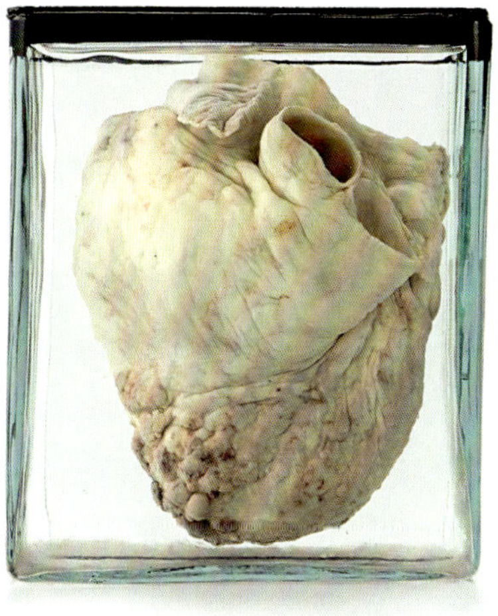

82 } Ventrikelseptumdefekt (Herzfehler mit offener Verbindung zwischen rechter und linker Herzkammer)
1956 | Feuchtpräparat | 2 Jahre | ♀ | BMM | Inv.-Nr. 398/1956

83 } Postduktale Aortenisthmusstenose (Angeborene Verengung der Hauptschlagader nach Abgang der Kopf- und Armschlagadern mit reaktiver Verdickung der Herzmuskulatur)
1965 | Feuchtpräparat | 14 Jahre | ♂ | BMM | Inv.-Nr. 1193/1965

84 } Kugelthrombus (Durch Herz- und Blutbewegung abgerundetes Blutgerinnsel im linken Vorhof)
1958 | Feuchtpräparat | 41 Jahre | ♀ | BMM | Inv.-Nr. 1236/1958

85 } Zottiges polypöses Myxom des Endokards (Gutartiger gallertartiger Tumor der Herzinnenhaut)
1879 | Feuchtpräparat | BMM | Inv.-Nr. 179/1879

86 } Fibrom des Myokards (Gutartiger Bindegewebstumor des Herzmuskels)
1957 | Feuchtpräparat | 71 Jahre | ♂ | BMM | Inv.-Nr. 861/1957

87 } Carcinosis pericardii (Absiedelung eines bösartigen Tumors der Atemwege im Herzbeutel)
1966 | Feuchtpräparat | 60 Jahre | ♂ | BMM | Inv.-Nr. 1177/1966

Blutkreislauf | Thrombose

88 }

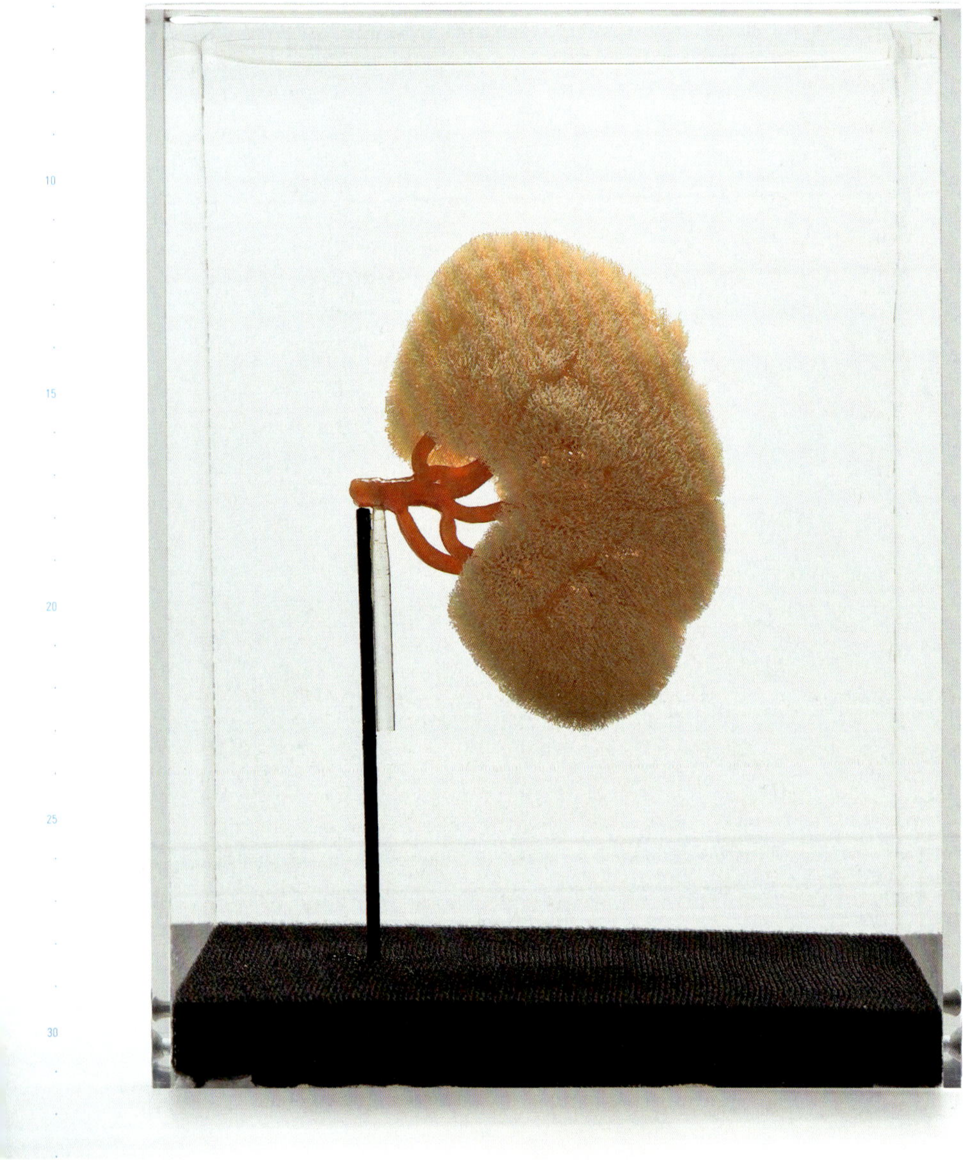

88 } **Schlagadersystem der Niere**
1960 | Korrosionspräparat | 41 Jahre | ♂ | BMM | Inv.-Nr. 33/1960

Arterien und Venen ähneln sich hinsichtlich ihres Wandaufbaus: Außen findet sich eine Bindegewebsschicht, in der Mitte eine Muskelschicht und innen eine spezifische Gleitschicht. Da Arterien jedoch wesentlich höheren Blutdrücken standhalten müssen als Venen, besitzen sie eine dickere Wand. Venen verfügen über Klappen, um einen Blutrückstrom in die Körperperipherie zu unterbinden. Das Blut fließt wie auf einer Achterbahn durch den Körper. Über den kleinen Kreislauf in der Lunge mit Sauerstoff angereichert, wird es durch das linke Herz kraftvoll in den großen Kreislauf ausgeworfen. Die großen und kleinen Schlagadern transportieren es bis in die entlegensten Winkel des Körpers. Im Bereich der feinsten Haargefäße, der Kapillaren, finden lebenswichtige Austauschvorgänge mit dem angrenzenden Gewebe statt: der Gasaustausch, die Nährstoffzufuhr und der Rückstrom von Abbauprodukten aus den Zellen. Über die kleinen und großen Venen gelangt das jetzt mit Kohlendioxid angereicherte Blut zum Herz zurück und erreicht über die rechte Herzkammer wieder das Lungengewebe.

89 }

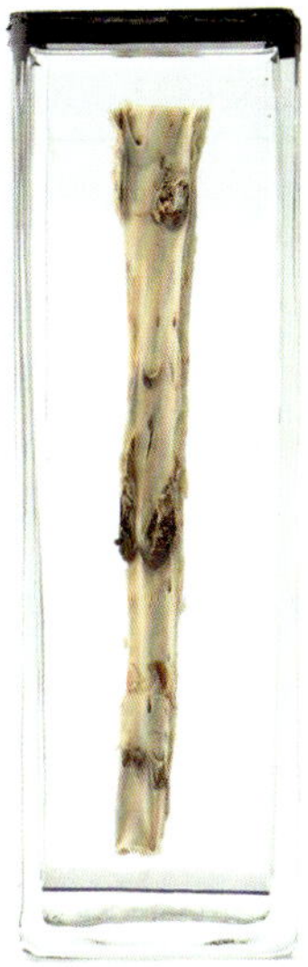

90 }

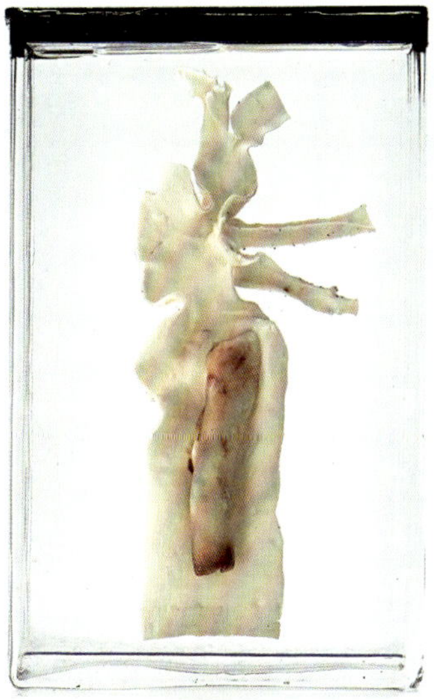

91 }

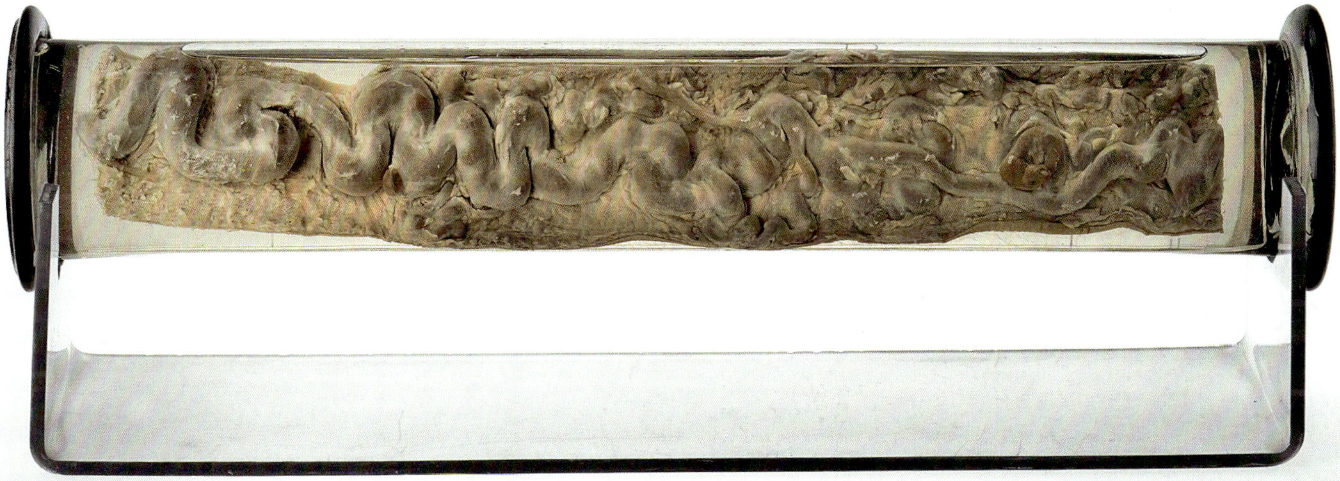

89 } Thromben der Femoralvene (Blutgerinnsel an den Klappen der Oberschenkelvene)
1938 | Feuchtpräparat | 73 Jahre | ♂ | BMM | Inv.-Nr. 126/1938

90 } Endarteriitis obliterans (Entzündung der inneren Schlagaderschicht mit Blutgerinnsel am Hauptschlagaderbogen)
1981 | Feuchtpräparat | 40 Jahre | ♂ | BMM | Inv.-Nr. 433/1981

91 } Varizen (Krampfadern)
vor 1885 | Feuchtpräparat | M. A. | BMM | Inv.-Nr. 2010N/N2

Eine Thrombose ist ein teilweiser oder vollständiger Verschluss von Arterien oder Venen durch ein Blutgerinnsel, einen sogenannten Thrombus. Als Ursachen kommen vor allem Gerinnungsstörungen, Gefäßwandschäden, oder eine reduzierte Blutbewegung, etwa bei Krampfadern, infrage. Venöse Thromben in oberflächlich gelegenen Gefäßen können mit einer schmerzhaften Entzündung der Venenwand einhergehen. Bedrohlich werden die Thromben, wenn sie sich auf tiefer gelegene Venenabschnitte ausdehnen. So besteht vor allem bei thrombotischen Veränderungen in tiefen Bein- und Beckenvenen die Gefahr, dass sich ein Blutpfropf löst und – über das rechte Herz in die Lunge eingespült – eine kleine und größere Lungenschlagader verlegt. Diese sogenannte Embolie kann zu einem akuten Herzversagen und einem plötzlichen Herztod führen.

92

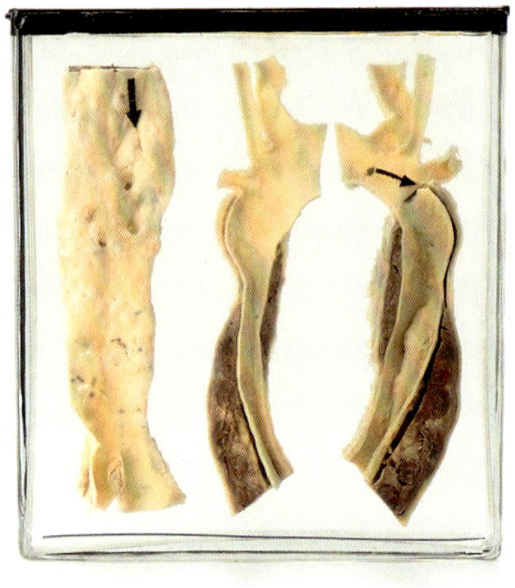

93

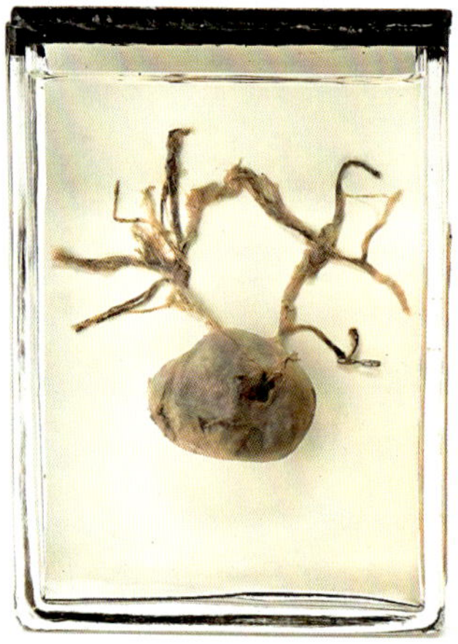

94

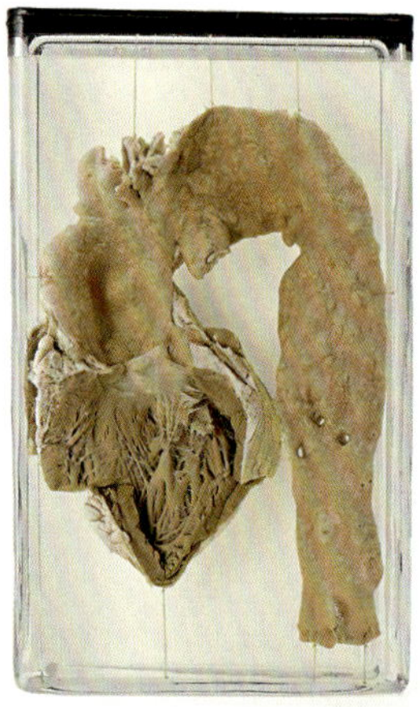

95

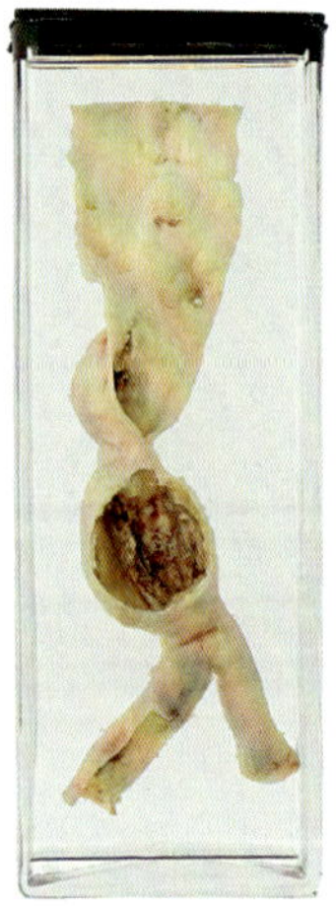

96

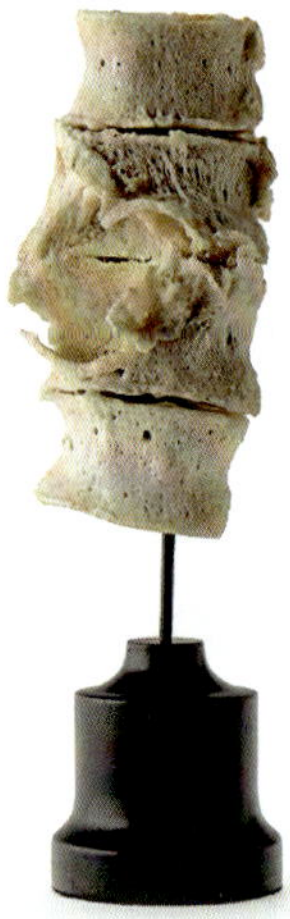

97

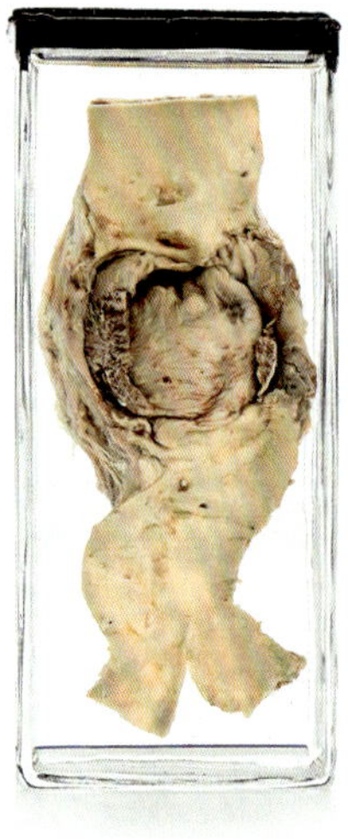

92 Thrombosiertes Aneurysma dissecans der Aorta (Spaltförmige Aussackung der Hauptschlagader mit Blutgerinnsel)
1958 | Feuchtpräparat | 57 Jahre | ♀ | BMM | Inv.-Nr. 1514/1958

93 Aneurysma der Hirnbasisarterien (Aussackung der Schlagadern an der Unterseite des Gehirns)
1982 | Feuchtpräparat | 28 Jahre | ♂ | BMM | Inv.-Nr. 147/1982

94 Aortitis syphilitica mit Aneurysma der Aorta thoracica (Syphilitische Entzündung und Aussackung der Hauptschlagader im Brustbereich)
1953 | Feuchtpräparat | 72 Jahre | ♂ | BMM | Inv.-Nr. 892/1953

95 Schwere Arteriosklerose der Bauchaorta mit thrombosierten Aneurysmen (Ausgedehnte Verhärtung und Verkalkung der Bauchschlagader mit Blutgerinnsel-gefüllten Aussackungen)
1956 | Feuchtpräparat | 70 Jahre | ♀ | BMM | Inv.-Nr. 485/1956

96 Druckatrophie durch Aortenaneurysma (Erosion zweier Brustwirbel durch pulsierende Aussackung der anliegenden Hauptschlagader)
vor 1885 | Trockenpräparat | 57 Jahre | ♂ | M. A. | BMM | Inv.-Nr. 8601/-

97 Thrombosiertes Aneurysma der Bauchaorta (Aussackung der Bauchschlagader mit eingelagertem Blutgerinnsel)
1967 | Feuchtpräparat | 86 Jahre | ♂ | BMM | Inv.-Nr. 1300/1967

98 }

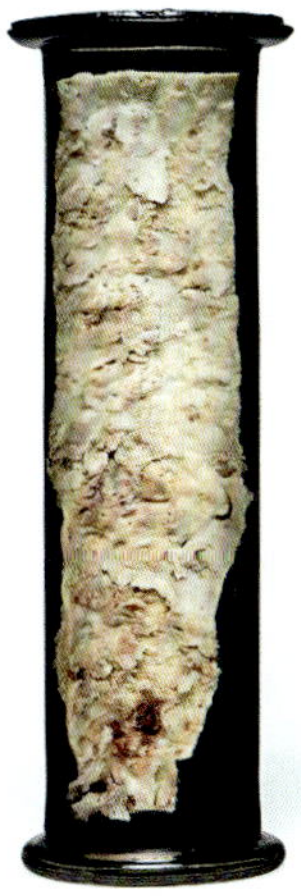

99 }

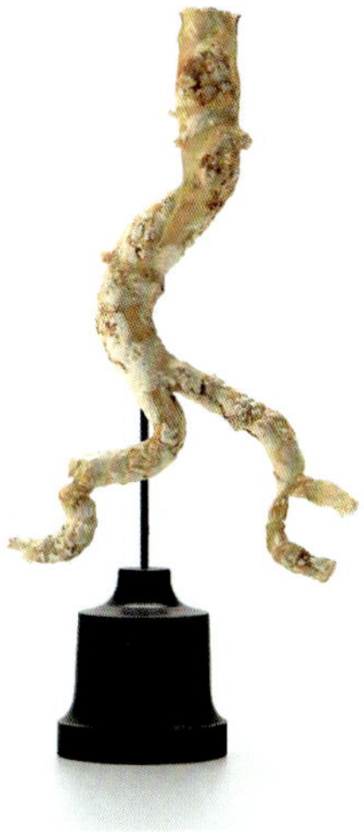

102 }

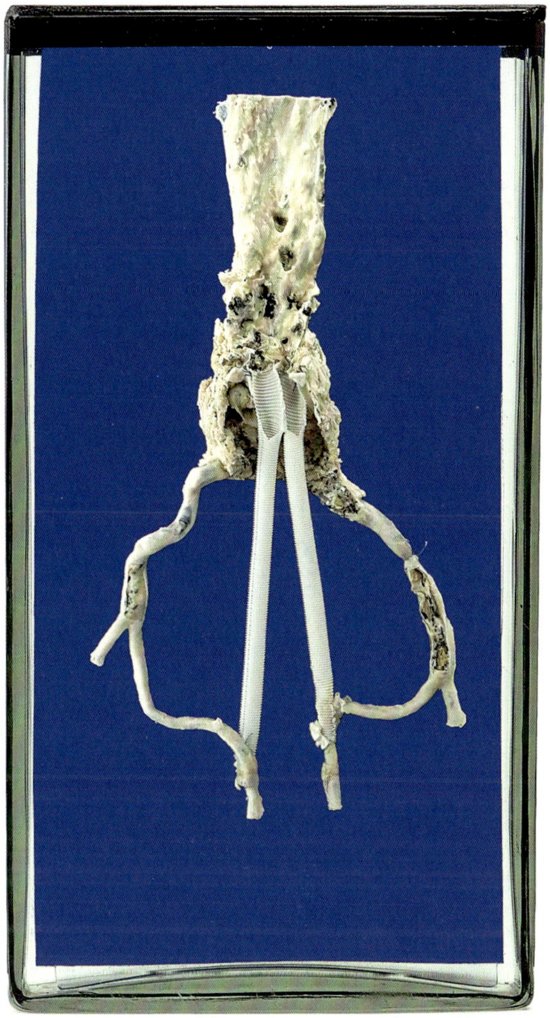

100 }

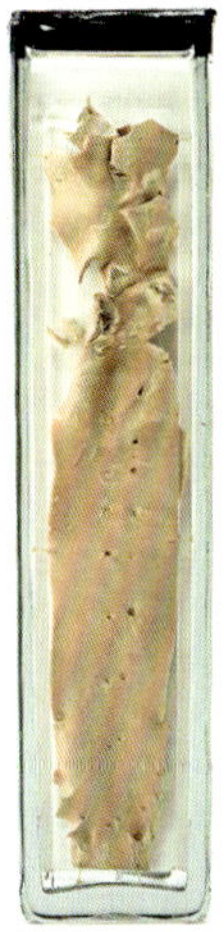

101 }

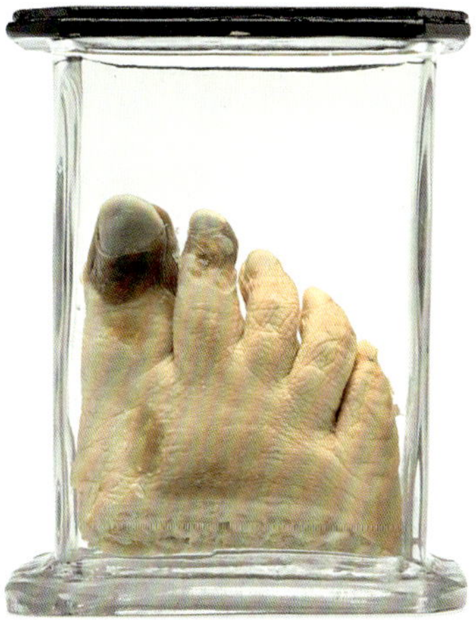

98 } Schwerste ulzeröse Arteriosklerose (Starke Verhärtung und Verkalkung der Hauptschlagader mit geschwürigen Veränderungen)
1963 | Feuchtpräparat | 62 Jahre | ♂ | BMM | Inv.-Nr. 467/1963

100 } Angeborene Aortenisthmusstenose (Verengung im oberen Bereich der Hauptschlagader)
1871 | Feuchtpräparat | BMM | Inv.-Nr. 666/1871

99 } Arteriosklerose der Bauchaorta am Übergang in die Femoralarterien (Massive Verkalkung der Bauchschlagader, sowie der oberen Beinschlagadern)
1960 | Trockenpräparat | 80 Jahre | ♀ | BMM | Inv.-Nr. 723/1960

101 } Zehengangrän bei Diabetes mellitus (Gewebeuntergang infolge von Durchblutungsstörungen bei Zuckerkrankheit)
1962 | Feuchtpräparat | 60 Jahre | ♀ | BMM | Inv.-Nr. E3765/1962

102 } Blutgefäßersatz im Bereich der Iliakalarterien
1996 | Feuchtpräparat | BMM | Inv.-Nr. M17/1996

Stark ausgeprägte Verhärtungen und Verkalkungen im Schlagadersystem können, wie hier etwa im Bereich der Beckenschlagader und der oberen Beinschlagadern, zu einer massiven Durchblutungsstörung führen. Durch einen künstlichen Gefäßersatz lassen sich die Gefäßengstellen chirurgisch überbrücken.

Fehlbildungen

103}

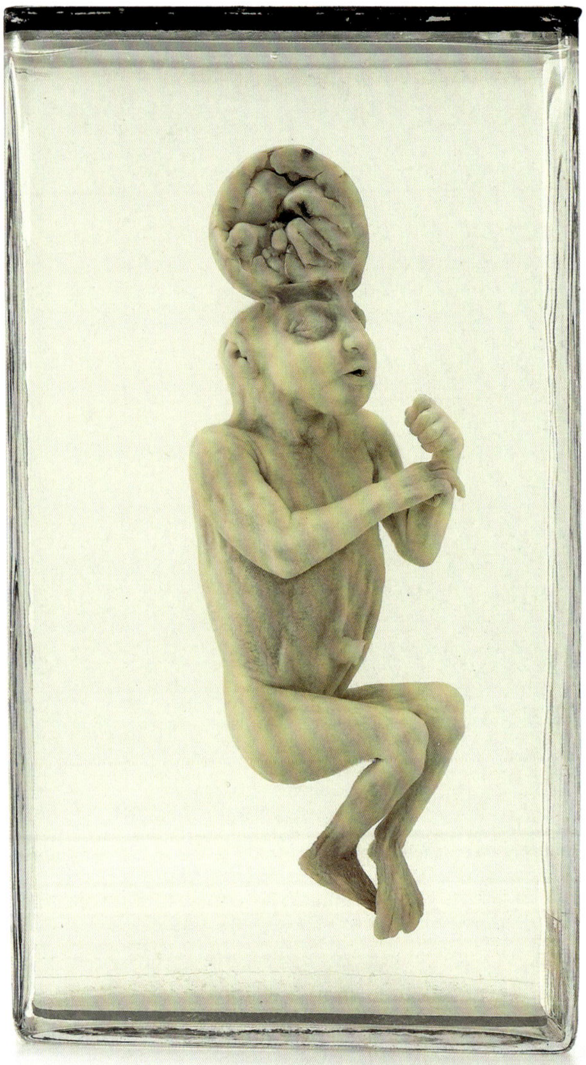

103} Exenzephalie
1987 | Feuchtpräparat | 27. Schwangerschaftswoche | ♀ | BMM | Inv.-Nr. -/1987/N18

Bei dieser seltenen Fehlbildung hat sich das Großhirn des Kindes außerhalb der Schädelhöhle entwickelt. Mit der schweren Schädigung ist das heranwachsende Ungeborene nicht überlebensfähig.

Unter einer menschlichen Fehlbildung wird in der Medizin jede Abweichung von der normalen Organ- und Körperform verstanden, welche durch eine Störung im Entwicklungsvorgang bedingt ist. Je nach ihrem Schweregrad können Fehlbildungen in sehr unterschiedlichen Ausprägungen vorliegen: Leichte Veränderungen, wie etwa Fehlbildungen der Ohrmuscheln, gehen oft nur mit einer geringen oder gar keiner Beeinträchtigung des Betroffenen einher. Schwere Fehlbildungen der inneren Organe führen hingegen meistens bereits im Mutterleib zum Tod des Heranwachsenden, oder sie bedingen, dass das Kind unmittelbar nach der Geburt verstirbt.

104 }

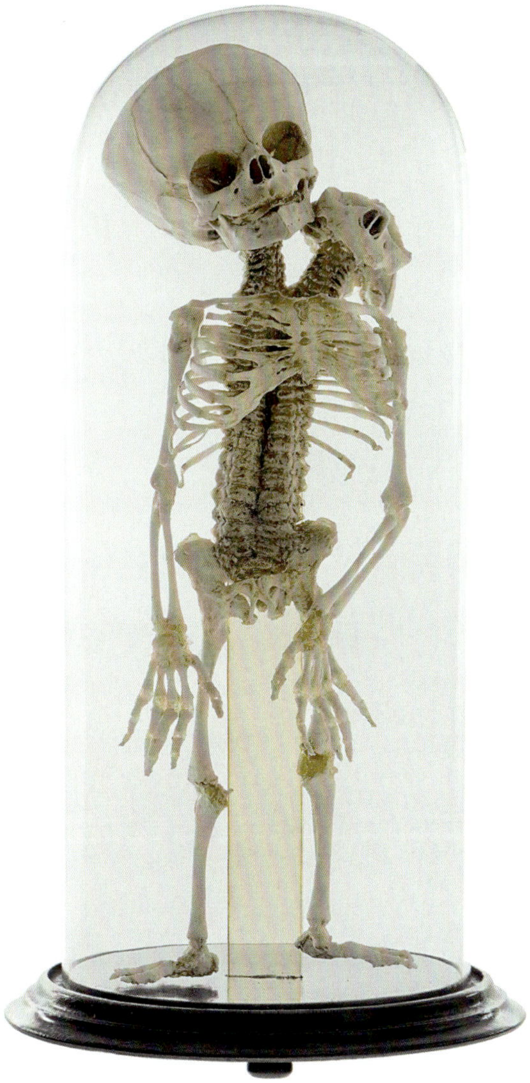

105 }

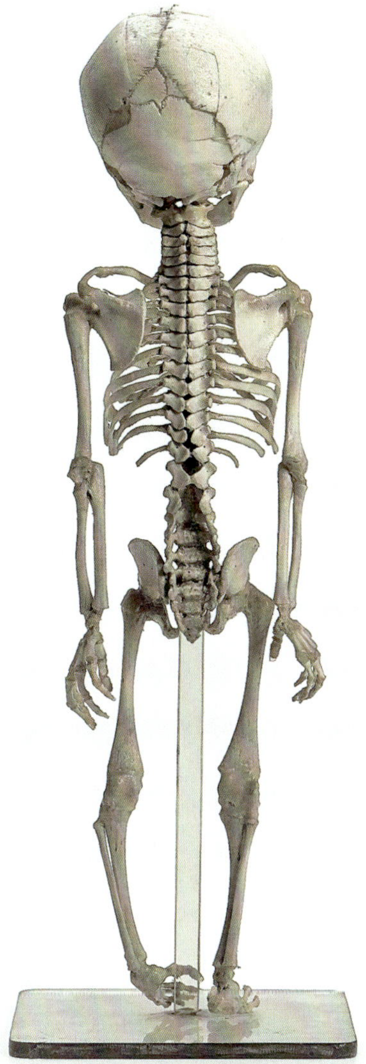

104 } Dizephalus
vor 1900 | Trockenpräparat | M. A. | BMM |
Inv.-Nr. 2006N/N33

Zwillingsfehlbildung mit Verschmelzung der beiden Wirbelsäulen. Es haben sich zwei Köpfe ausgebildet, wobei jedoch einer keine Gehirnanlage besitzt.

105 } Spina bifida lumbalis
1963 | Trockenpräparat | ♀ | BMM |
Inv.-Nr. 185/1963

Spaltbildung im rückwärtigen Bereich der Wirbelsäule. Bei diesem Kind hat sich zudem links ein Klumpfuß entwickelt, der als eine Folgefehlbildung angesehen wird.

Als Ursachen für Fehlbildungen kommen meist mehrere Faktoren zusammen, von welchen jedoch etliche unbekannt sind: Etwa ein Drittel aller schwergradigen Fehlbildungen sind auf eine Erkrankung der Chromosomen, wie zum Beispiel im Rahmen eines Down-Syndroms, zurückzuführen. Auch sogenannte Umweltfaktoren, wie etwa Röntgenstrahlen, Chemikalien, einzelne Medikamente, Alkohol, Nikotin sowie der Mangel an bestimmten Vitaminen, spielen eine Rolle. Manche Entwicklungsstörungen gehen schließlich auch auf Infektionen zurück. Infrage kommen hierbei vor allem die Erreger von Röteln, Herpes, Zytomegalie, Lues, Toxoplasmose und Listeriose. Auch bei einem medikamentös nicht behandelten Diabetes mellitus (Zuckerkrankheit) der Mutter kann es zu Fehlbildungen kommen.

106

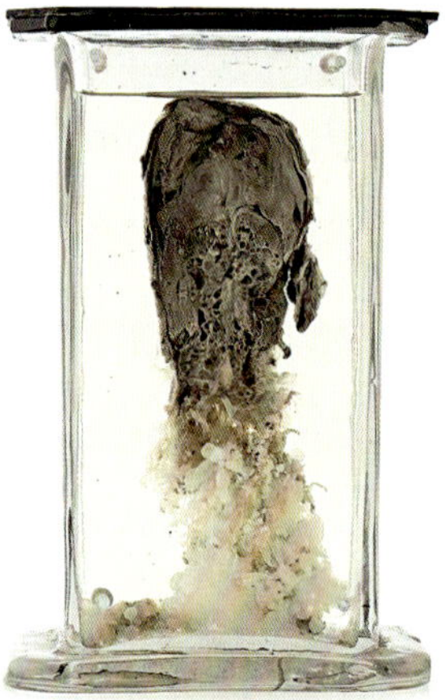

107

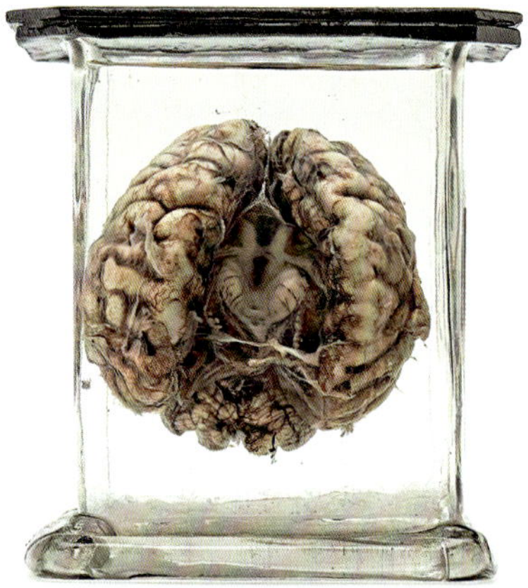

108

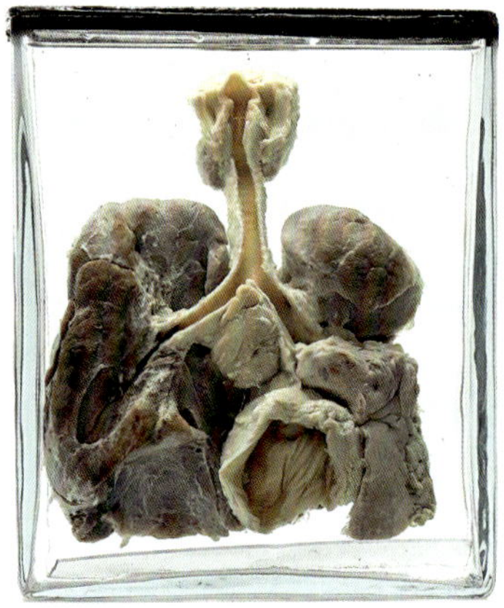

109

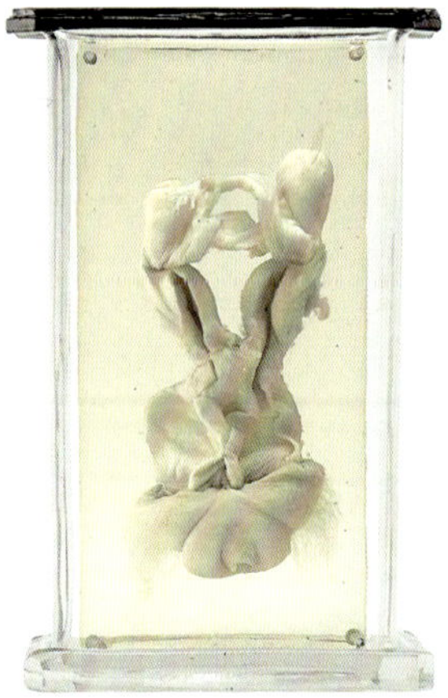

110

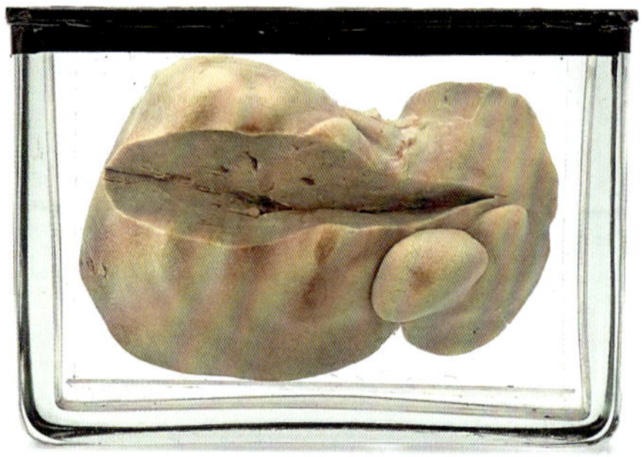

111

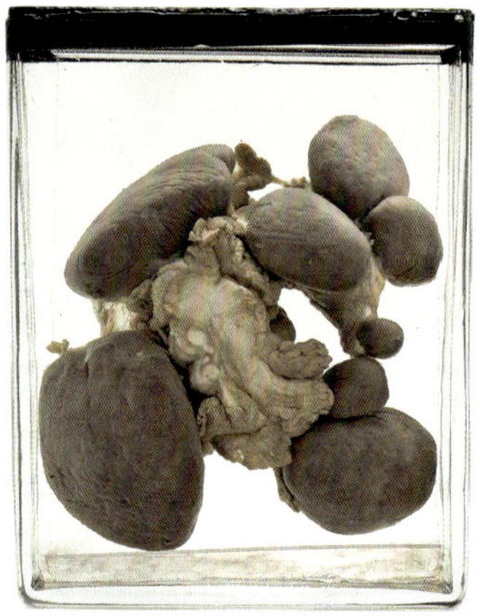

106 Blasenmole (Blasenartige und traubenförmige Umwandlung der Plazentazotten)
vor 1885 | Feuchtpräparat | ♀ | M. A. | BMM | Inv.-Nr. 00218/-

107 Fehlende Anlage des Hirnbalkens mit Erweiterung der Hirnkammern
1957 | Feuchtpräparat | 1 Monat | ♀ | BMM | Inv.-Nr. 2/1957

108 Mediastinalzyste (Ausbildung eines flüssigkeitsgefüllten Hohlraums im Mittelfell des Brustraums)
1951 | Feuchtpräparat | BMM | Inv.-Nr. 340/1951

109 Uterus et vagina duplex (Doppelte Anlage von Gebärmutter und Scheide)
vor 1885 | Feuchtpräparat | ♀ | M. A. | BMM | Inv.-Nr. 1372/-

110 Abnorme Leberlappung bei Langdon-Down-Syndrom (Trisomie 21)
1969 | Feuchtpräparat | 5 Monate | ♀ | BMM | Inv.-Nr. 186/1969

111 Anlage der Milz in mehreren Einzelkörpern
1932 | Feuchtpräparat | 19 Jahre | ♂ | BMM | Inv.-Nr. 388/1932

112}

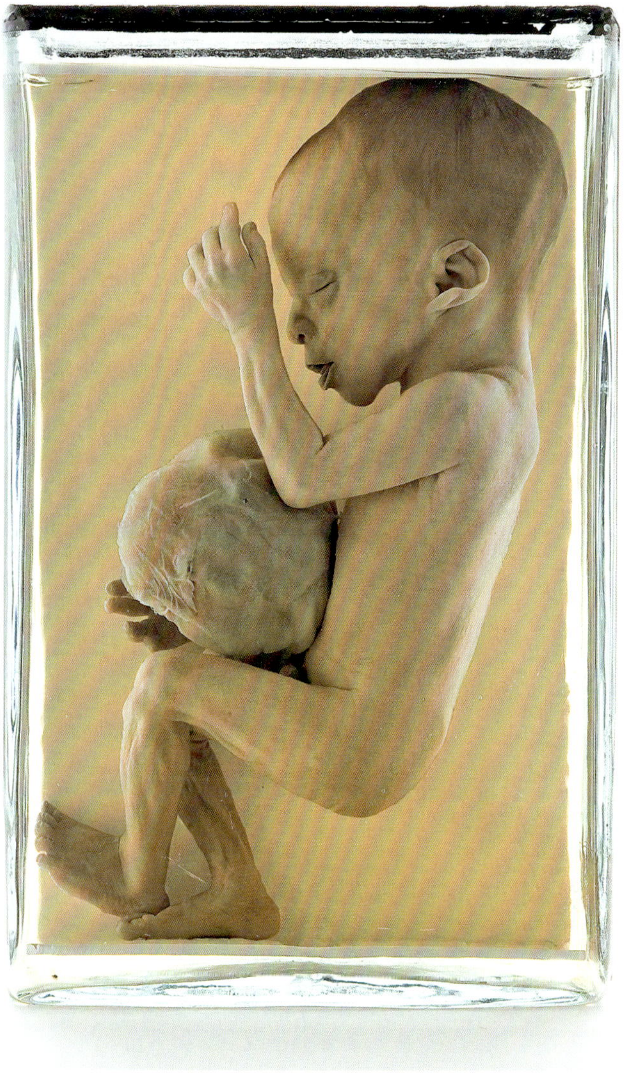

112} Omphalozele

1983 | Feuchtpräparat | BMM | Inv.-Nr. -/1983

Nabelschnurbruch. Infolge einer angeborenen Fehlbildung der Bauchdecke kommt es bei dem heranwachsenden Ungeborenen zu einem Vorfall von Baucheingeweiden. Durch den Nabelring treten zumeist Dünn- und Dickdarm, aber auch Teile der Leber über den Nabelschnuransatz nach außen.

Niere | Nieren- und Harnblasenstein

113}

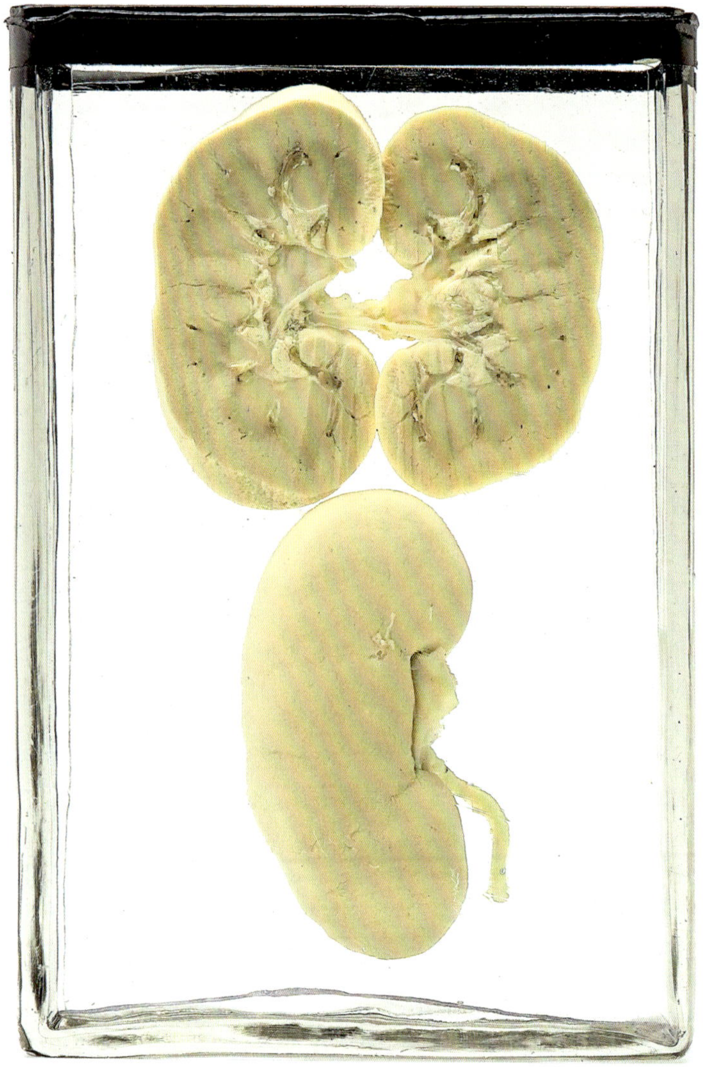

113} Nieren eines Erwachsenen
1984 | Feuchtpräparat | 17 Jahre | ♂ | BMM | Inv.-Nr. 1373|1984

Zwischen Bauchfell und Rückenmuskulatur liegen die paarig angelegten Nieren beidseits der Wirbelsäule etwa in Höhe der unteren Rippen. An ihrem inneren, einwärts gewölbten Rand befinden sich die Ein- und Austrittspforten für die Arterien, Venen, Nerven und Lymphgefäße. Außen sind die Nieren von einer binde- und fettgewebigen Kapsel umgeben. Das Niereninnere setzt sich aus der hellen Rinde und dem dunklen Mark zusammen. In der Nierenrinde befinden sich die Glomeruli, kleine Blutgefäß-Knäuel, deren Wände für verschiedene Bestandteile des Blutes durchlässig sind. Der hier in die kleinen Nierenkanäle (Tubuli) abgepresste Harn wird im Nierenmark weitgehend zurück resorbiert. Der restliche Harn gelangt über das Nierenbecken und die Harnleiter in die Harnblase, um von dort über die Harnröhre ausgeschieden zu werden.

114 }

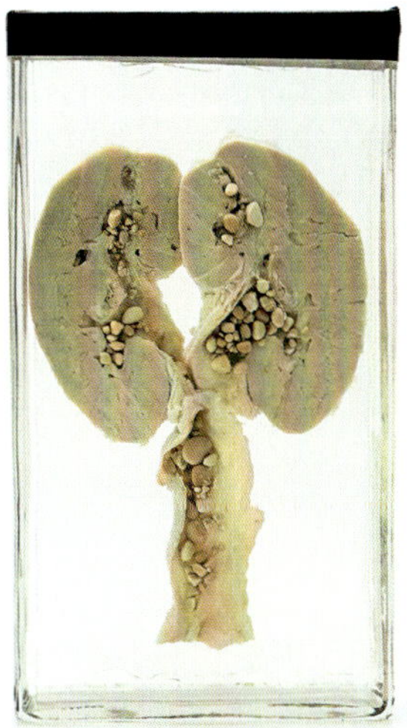

115 }

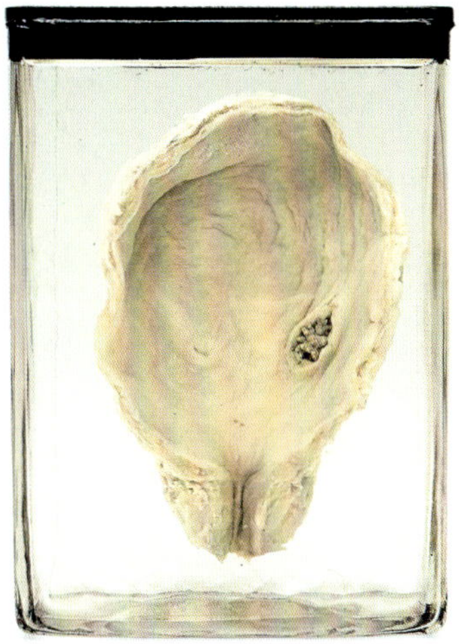

116 }

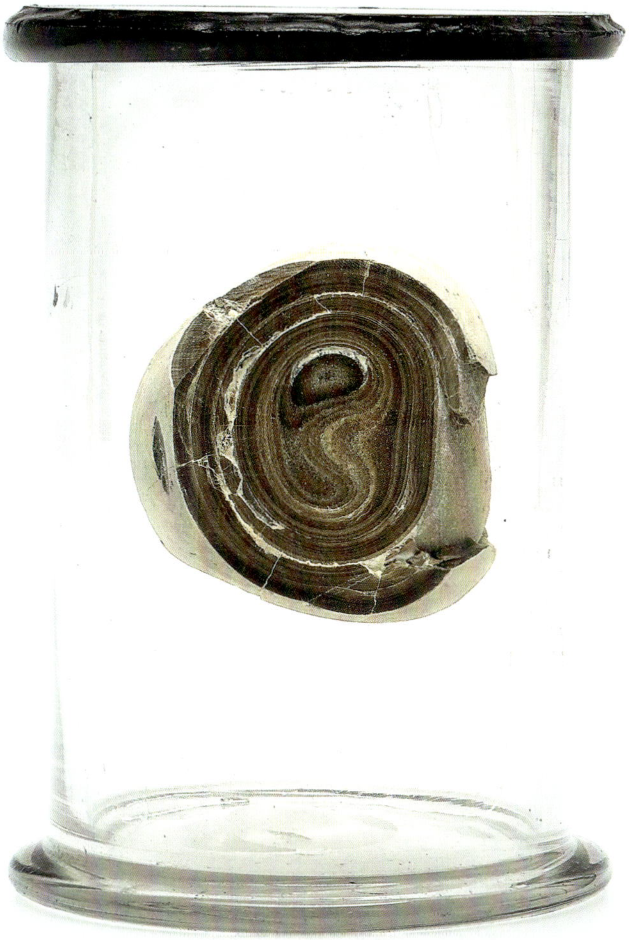

114 } Nephrolithiasis (Nierensteinleiden)
1920 | Feuchtpräparat | BMM | Inv.-Nr. 485/1920

115 } Ureterstein (Stacheliger Stein an der Mündung des Harnleiters in die Harnblase)
1903 | Feuchtpräparat | 43 Jahre | ♂ | BMM | Inv.-Nr. 829/1903

116 } Harnblasenstein
1879 | Trockenpräparat | 260 g | BMM | Inv.-Nr. 43/1879

Im Harntrakt können Steine in der Niere, im Nierenbecken, im Harnleiter, in der Harnblase und in der Harnröhre vorkommen. Sie bestehen aus Mineralien und mineralischen Verbindungen, in die bisweilen auch Fette eingelagert sind. Manche Steine erreichen nur das Ausmaß eines Reiskorns, andere werden faustgroß und können als sogenannte Ausguss- oder Korallensteine weite Teile des Nierenbeckens ausfüllen. Nieren- und Harnsteine bilden sich durch Salzausfällungen, die durch bestimmte Ernährungsgewohnheiten, Harnwegsinfekte, Veränderungen der Niere und Stoffwechselerkrankungen begünstigt werden.

117 }

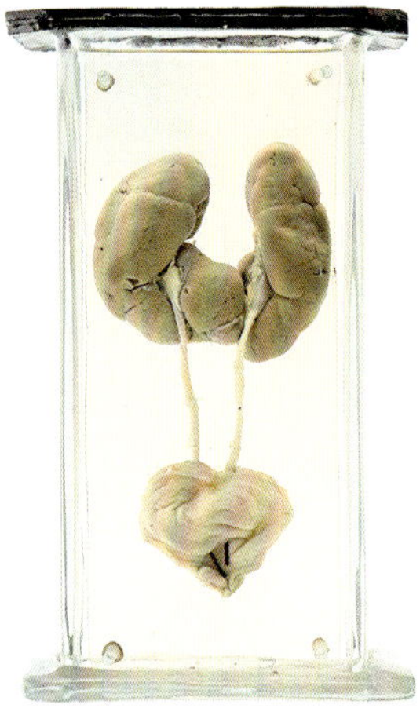

118 }

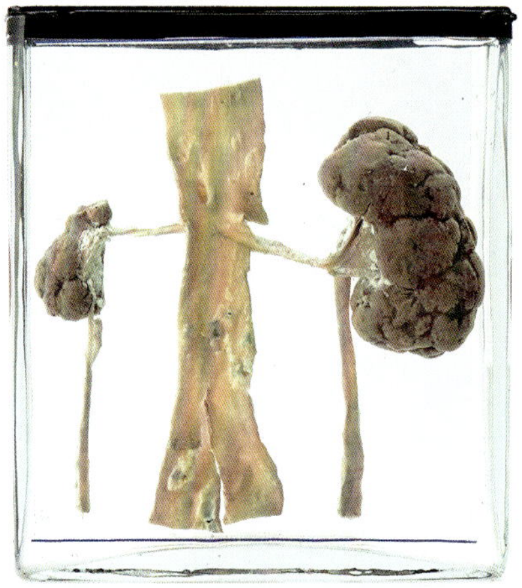

119 }

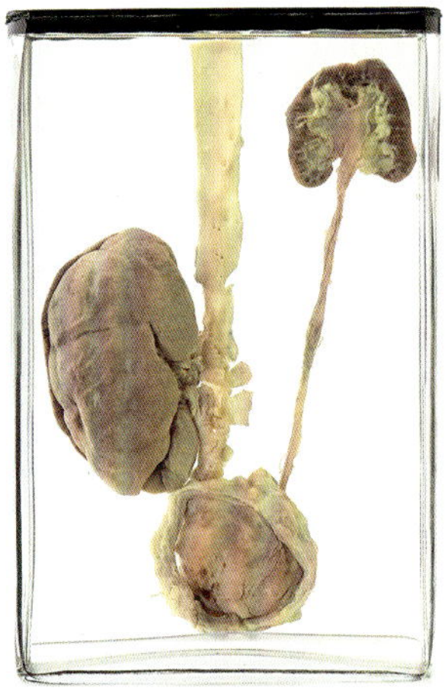

120 }

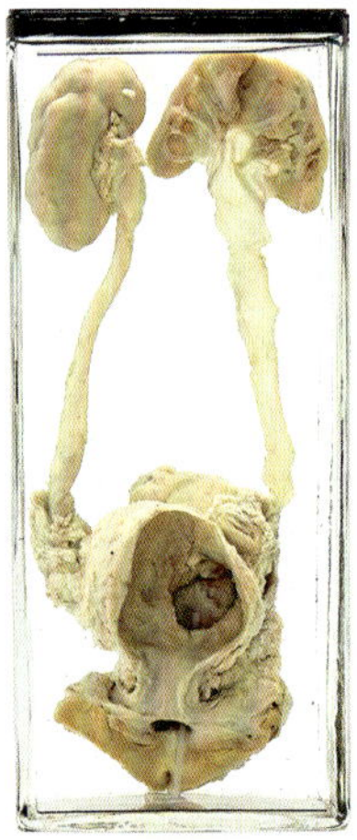

121 }

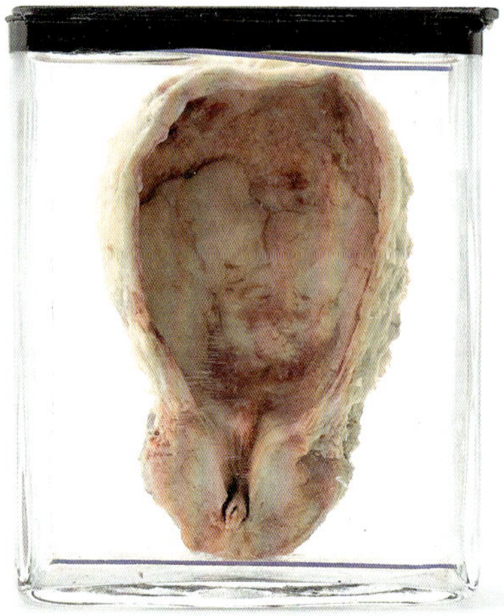

122 }

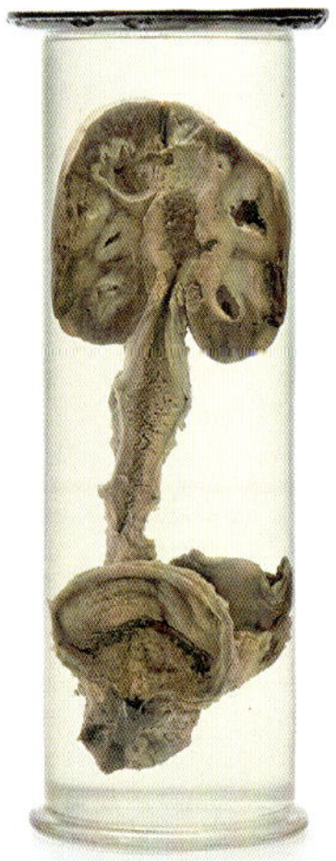

117 } Hufeisenniere (Nierenfehlbildung mit Verschmelzung der unteren Nierenpole)
1899 | Feuchtpräparat | 1 Jahr | ♂ | BMM | Inv.-Nr. 11999/1899

118 } Hypoplasie (Angeborene oder erworbene Unterentwicklung) der linken Niere
1962 | Feuchtpräparat | 56 Jahre | ♂ | BMM | Inv.-Nr. 1221/1962

119 } Nierentransplantat (Verpflanzte Niere mit großem Spenderorgan im rechten Becken)
2000 | Feuchtpräparat | 24 Jahre | ♀ | BMM | Inv.-Nr. 633/2000

120 } Blasen-Scheiden-Fistel (Ausbildung eines Verbindungsganges zwischen Harnblase und Scheide nach operativer Entfernung der Gebärmutter)
1959 | Feuchtpräparat | 57 Jahre | ♀ | BMM | Inv.-Nr. 592/1959

121 } Schleimhautödem (Schwellung) und -blutung der Harnblasenwand
1962 | Feuchtpräparat | 44 Jahre | ♂ | BMM | Inv.-Nr. 1365/1962

122 } Tuberkulose von Niere, Harnleiter und Harnblase
1898 | Feuchtpräparat | 28 Jahre | ♂ | Lb. | BMM | Inv.-Nr. 1161a/Nr.90/1898

123}

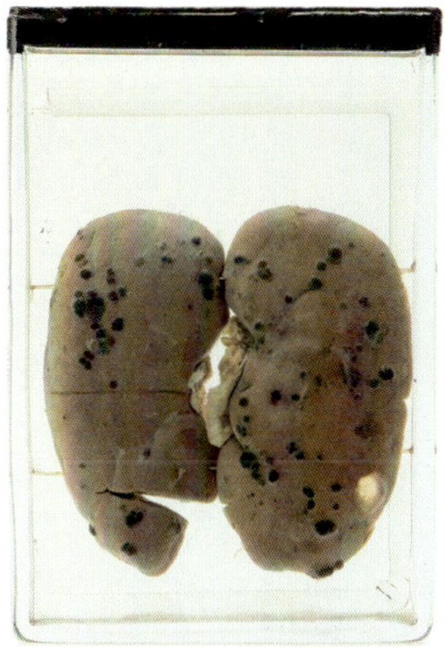

124}

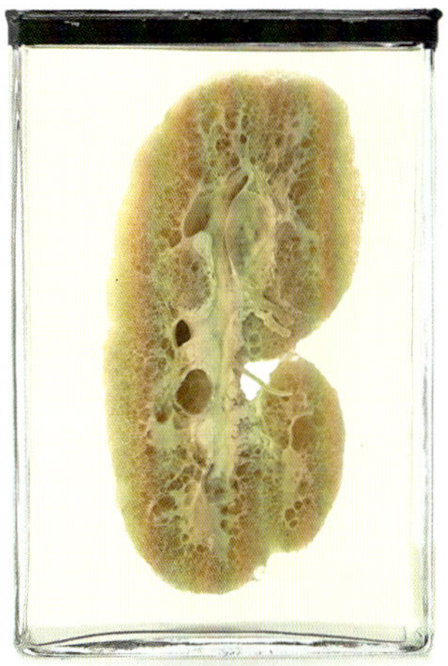

125}

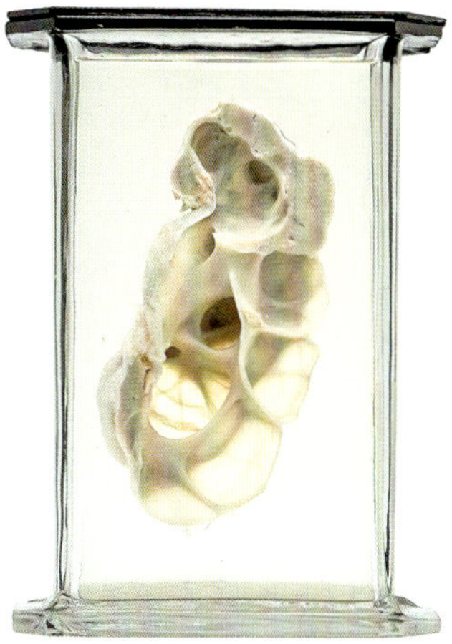

126}

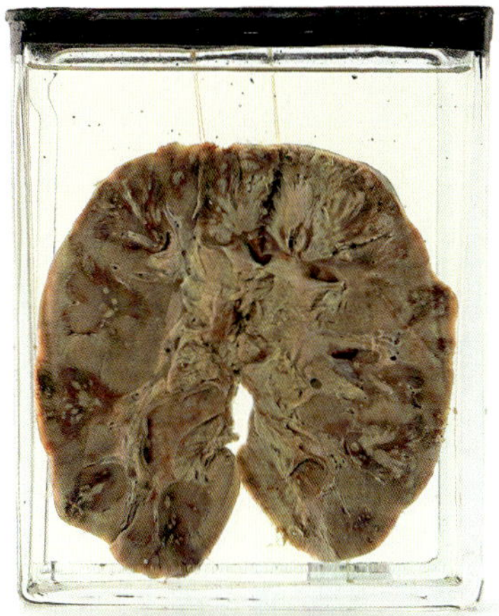

127}

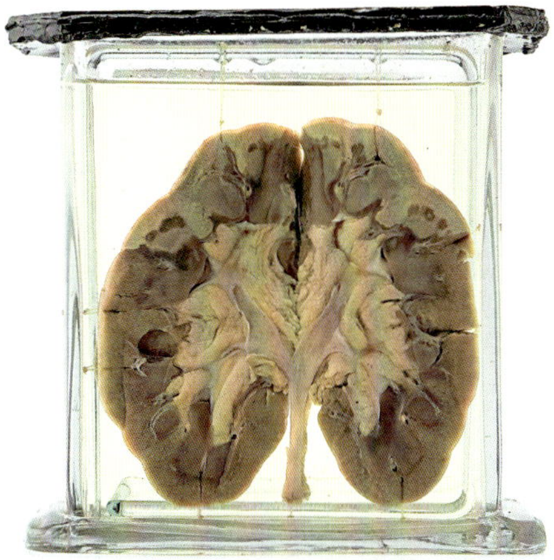

128}

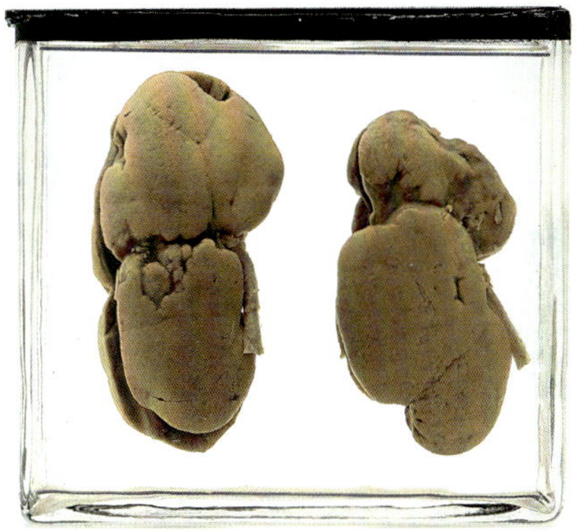

123} Nierenzysten (Niere mit zahlreichen flüssigkeitsgefüllten Hohlräumen)
1897 | Feuchtpräparat | 57 Jahre | ♂ | Lb. | BMM | Inv.-Nr. 11213/1897

124} Polyzystische Niereninsuffizienz (Angeborene Funktionsstörung der Niere durch Ausbildung zahlreicher flüssigkeitsgefüllter Hohlräume)
1991 | Feuchtpräparat | Operationspräparat | 40 Jahre | ♀ | BMM | Inv.-Nr. 10082/1991

125} Hydronephrose (Durch Harnstau bedingte Erweiterung des Nierenbeckens und Nierenkelchsystems)
vor 1885 | Feuchtpräparat | 66 Jahre | ♀ | M. A. | BMM | Inv.-Nr. 8296/-

126} Pyelonephritis mit Abszessen und Nekrosen (Bakterielle Entzündung des Nierenbeckens mit Eitereinschmelzungen und Gewebsuntergängen)
1947 | Feuchtpräparat | 70 Jahre | ♂ | BMM | Inv.-Nr. 450/1947

127} Niereninfarkte (Untergang von Nierengewebe durch Verschluss der kleinen Nierenschlagadern)
1963 | Feuchtpräparat | 50 Jahre | ♂ | BMM | Inv.-Nr. 113/1963

128} Infarktnarben der Niere (Narbige Schrumpfungen und Einziehungen nach Gewebeuntergang infolge einer Unterbrechung der Blutzufuhr)
1953 | Feuchtpräparat | 33 Jahre | ♂ | BMM | Inv.-Nr. 958/1953

Geschlechtsorgane | Brust- und Prostatatumor

129 }

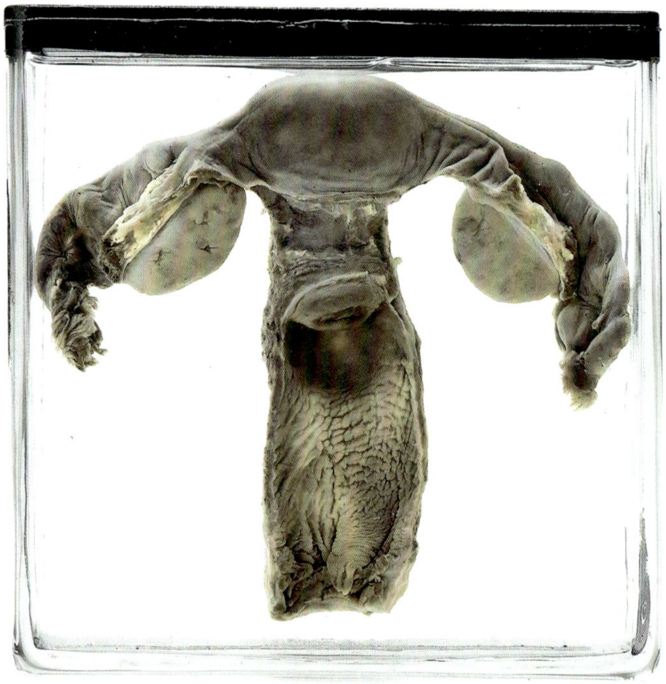

130 }

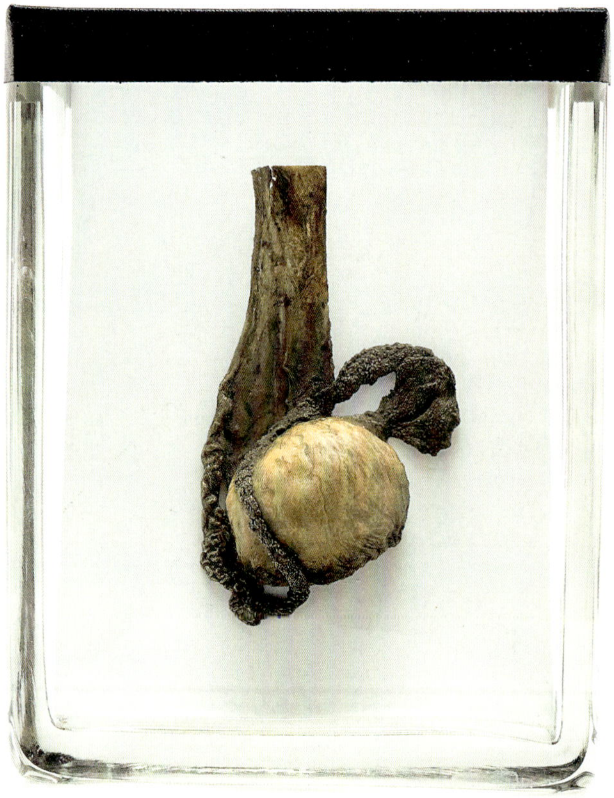

129 } **Scheide und Gebärmutter mit Eileitern und Eierstöcken**
1935 | Feuchtpräparat | 18 Jahre | ♀ | BMM | Inv.-Nr. 655/1935

130 } **Rechter Hoden, Nebenhoden und Samenstrang**
vor 1900 | Trockenpräparat mit Quecksilber-injektion | Centrum für Anatomie, Charité - Universitätsmedizin Berlin | Inv.-Nr. ANA2006|417

An den Geschlechtsorganen lassen sich äußere und innere Strukturen unterscheiden. Zu den inneren im weiblichen Organismus zählen die Hormon-produzierenden Eierstöcke als Keimdrüsen, die Eileiter, die Gebärmutter und die Scheide. Die äußeren Geschlechtsorgane werden durch die kleinen und großen Schamlippen, die Klitoris und die beiden großen Vorhofdrüsen gebildet. Die weibliche Brustdrüse gilt als äußeres Geschlechtsmerkmal. Im männlichen Organismus bilden Penis und Hodensack die äußeren Genitale. Zu den inneren gehören einerseits die Geschlechtsdrüsen mit den Hoden als eigentliche Keimdrüsen und Produktionsstätten des Hormons Testosteron, die Bläschendrüsen, die Vorsteherdrüse (Prostata) und die sogenannten Cowper'schen Drüsen. Andererseits zählen hierzu auch die Nebenhoden und Samenleiter, der Ausspritzgang sowie die Harn-Samen-Röhre.

131 }

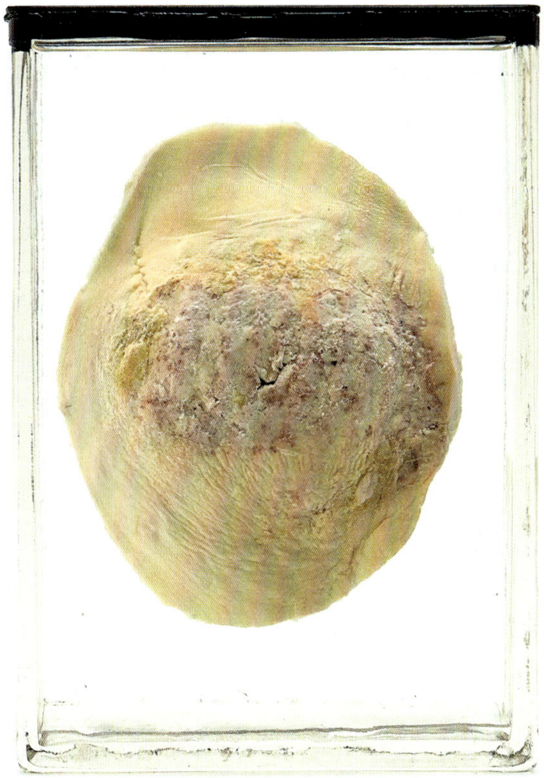

132 }

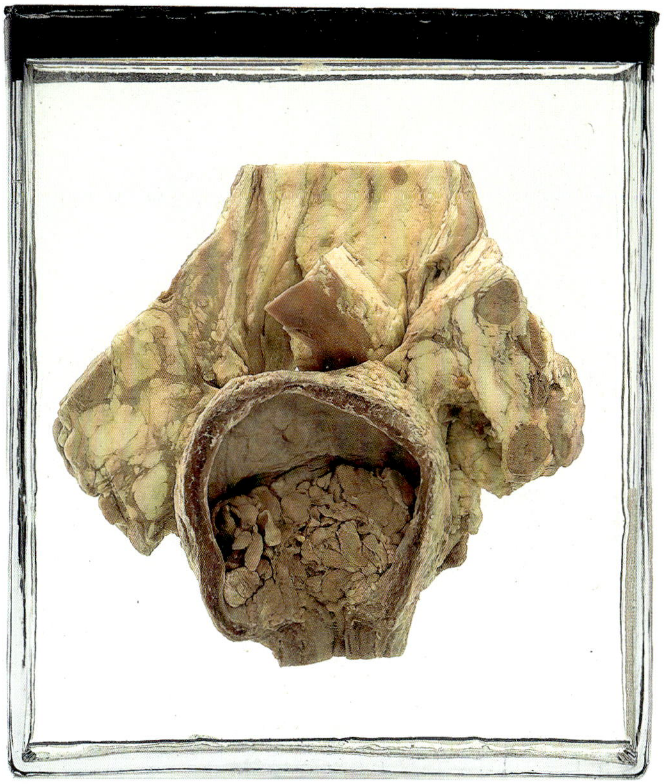

131 } Mammakarzinom (Bösartiger Tumor der weiblichen Brustdrüse)
1955 | Feuchtpräparat | 65 Jahre | ♀ | BMM | Inv.-Nr. 1199/1955

132 } Metastasierendes Prostatakarzinom (Absiedelungen eines bösartigen Tumors der Vorsteherdrüse in der Harnblasenwand und im kleinen Becken)
1995 | Feuchtpräparat | 45 Jahre | ♂ | BMM | Inv.-Nr. 24/1995

Der Brustkrebs ist die häufigste Krebserkrankung bei Frauen. In seltenen Fällen sind auch Männer betroffen. Der bösartige Tumor wächst im drüsigen Gewebe der Brust und kann in jedem Lebensalter auftreten. Ein erstes Anzeichen ist oft eine Knotenbildung in der Brust. Hautveränderungen weisen zumeist auf ein fortgeschritteneres Krankheitsstadium hin. Von großer Bedeutung für ein frühzeitiges Erkennen ist die Selbstuntersuchung der Brust. Auch durch regelmäßige Vorsorgeuntersuchungen kann ein Brustkrebs im frühen Stadium festgestellt werden. Der Prostatakrebs ist ein von der Vorsteherdrüse ausgehender bösartiger Tumor des Mannes. Heute verursacht dieser Tumor die häufigsten krebsbedingten Todesfälle bei Männern. Frühsymptome dieser Krebserkrankung gibt es nicht, so dass sich das Leiden oft erst im fortgeschrittenen Stadium bemerkbar macht. Der Betroffene klagt dann über Probleme beim Wasserlassen, über Schmerzen erst später. Hinweise auf diesen Tumor kann eine Tastuntersuchung geben. Viel früher kann der Krebs durch einen speziellen Bluttest erkannt werden.

133

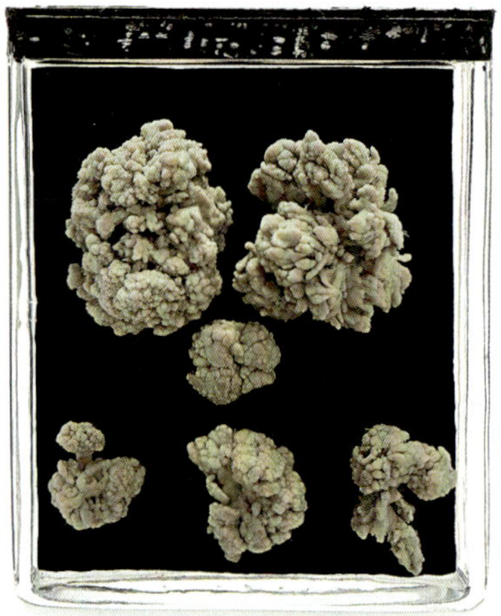

134

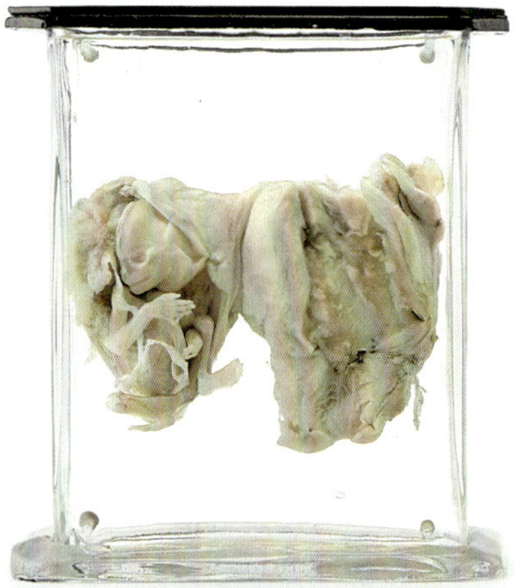

135

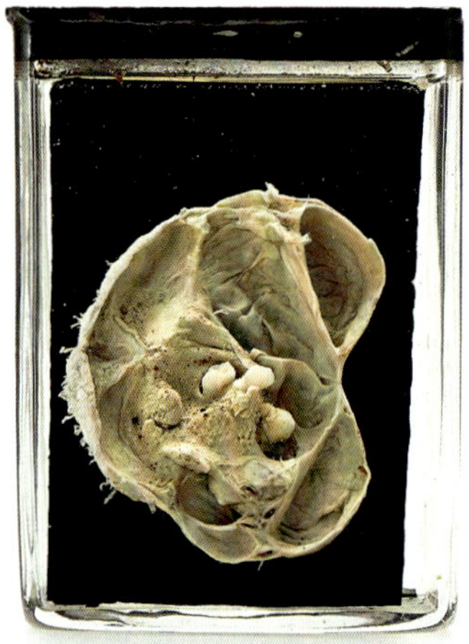

136

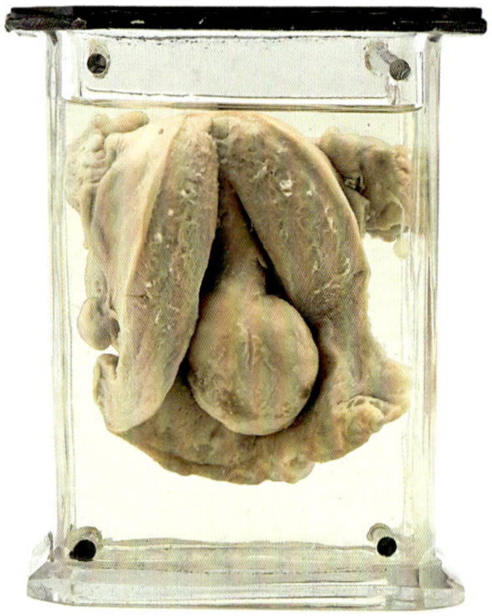

137

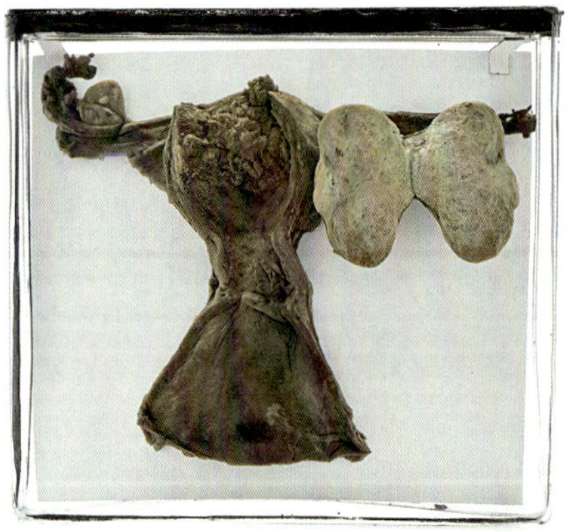

138

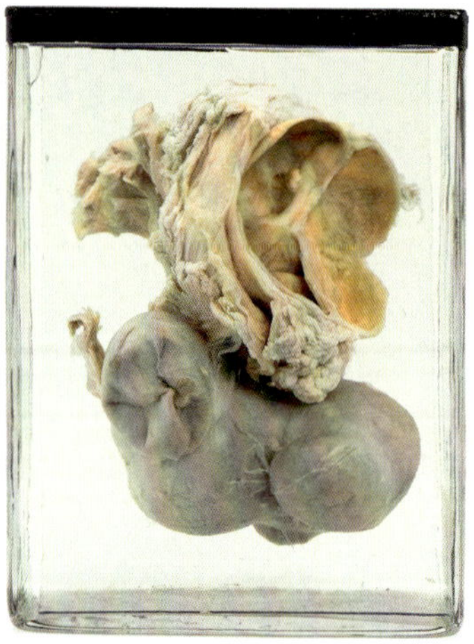

133 Spitze Kondylome (Gutartige, durch ein Virus hervorgerufene blumenkohlförmige Gewebewucherung am Scheideneingang)
1877 | Feuchtpräparat | 26 Jahre | ♀ | Lb. | BMM | Inv.-Nr. 5818/1877

134 Tubargravidität (Eileiterschwangerschaft)
1857 | Feuchtpräparat | ♀ | BMM | Inv.-Nr. 16/1857

135 Dermoidzyste beider Ovarien (Gutartiger Keimzelltumor beider Eierstöcke mit Haaren, Zähnen und Knochengewebe)
1869 | Feuchtpräparat | ♀ | Lb. | BMM | Inv.-Nr. 2998a/1869

136 Gestieltes Uterusmyom (Gutartiger Tumor der Gebärmuttermuskulatur)
vor 1885 | Feuchtpräparat | ♀ | M. A. | BMM | Inv.-Nr. 1068/-

137 Karzinom des Corpus uteri und Fibrom des linken Ovars (Bösartiger Gebärmuttertumor mit gleichzeitig ausgebildetem gutartigem Bindegewebstumor im linken Eierstock)
1961 | Feuchtpräparat | 76 Jahre | ♀ | BMM | Inv.-Nr. 25/1961

138 Sogenannte Schokoladenzysten (Hohlraumbildung im Eierstock, gefüllt mit teerartigen Blutabbauprodukten)
1953 | Feuchtpräparat | 63 Jahre | ♀ | BMM | Inv.-Nr. 748/1953

139}

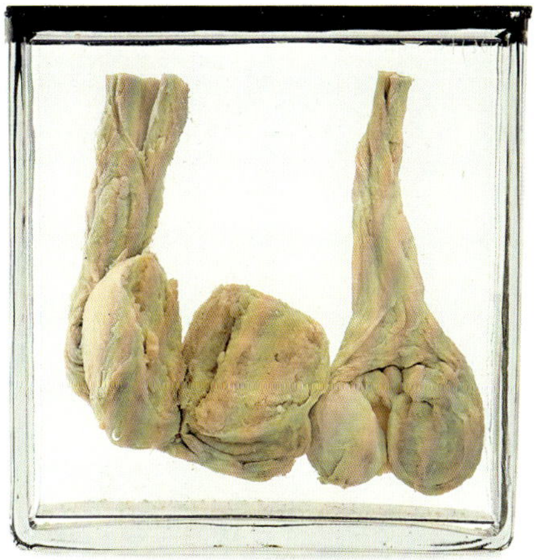

140}

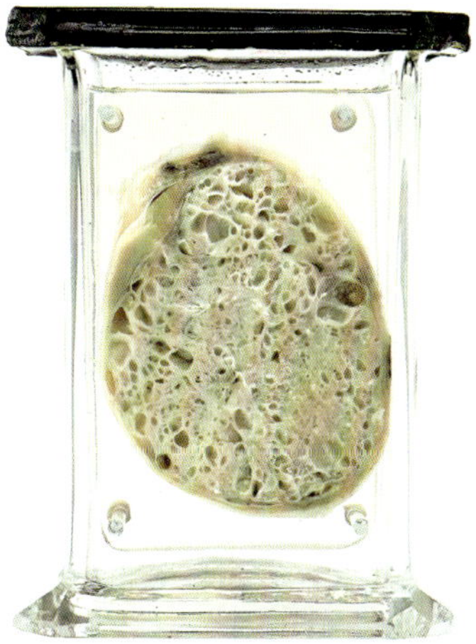

141}

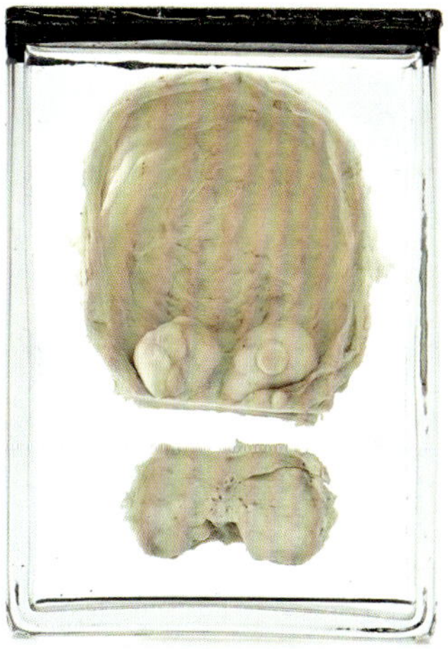

142}

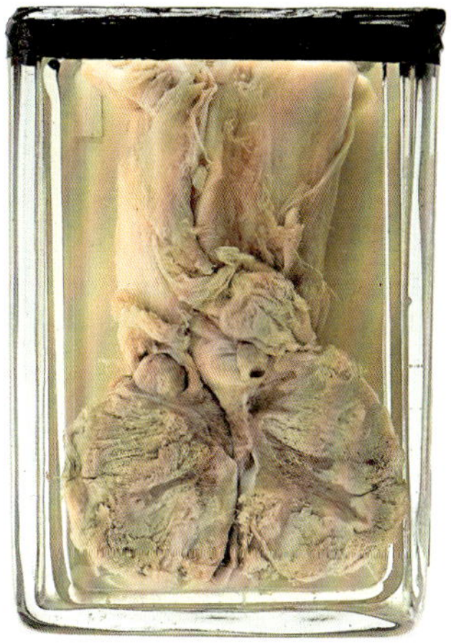

143}

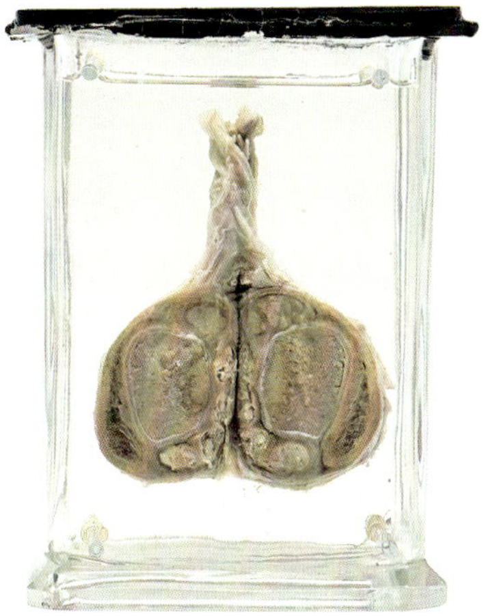

144}

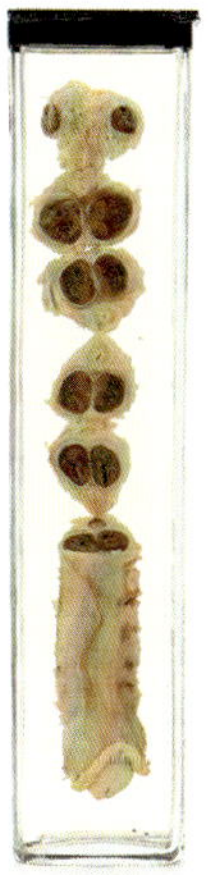

139} Doppelseitiges Hodendermoid (Gutartiger Tumor in den männlichen Keimdrüsen mit Haaren, Zähnen, Knorpel-, Knochen- und Nervengewebe)
1954 | Feuchtpräparat | 83 Jahre | ♂ | BMM | Inv.-Nr. 898/1954

140} Zystisches Teratom des Hodens (Gekammerter Keimblatttumor der männlichen Keimdrüse, zusammengesetzt aus verschiedenen Geweben)
1888 | Feuchtpräparat | 25 Jahre | ♂ | BMM | Inv.-Nr. A3387/1888

141} Nodöse Prostatahypertrophie (Knotige Vergrößerung der männlichen Vorsteherdrüse)
1958 | Feuchtpräparat | 79 Jahre | ♂ | BMM | Inv.-Nr. 87/1958

142} Abszedierende Orchitis (Hodenentzündung mit eitriger Gewebseinschmelzung)
1963 | Feuchtpräparat | 73 Jahre | ♂ | BMM | Inv.-Nr. 1479/1963

143} Tuberkulöser Hoden (Käsige Gewebseinschmelzungen der männlichen Keimdrüse im Rahmen einer Tuberkulose-Erkrankung)
1894 | Feuchtpräparat | 57 Jahre | ♂ | Lb. | BMM | Inv.-Nr. 10523/1894

144} Thrombose der Corpora cavernosa (Blutgerinnsel im Schwellkörper des männlichen Gliedes)
1953 | Feuchtpräparat | 68 Jahre | ♂ | BMM | Inv.-Nr. 522/1953

Leber | Leberzirrhose

145 }

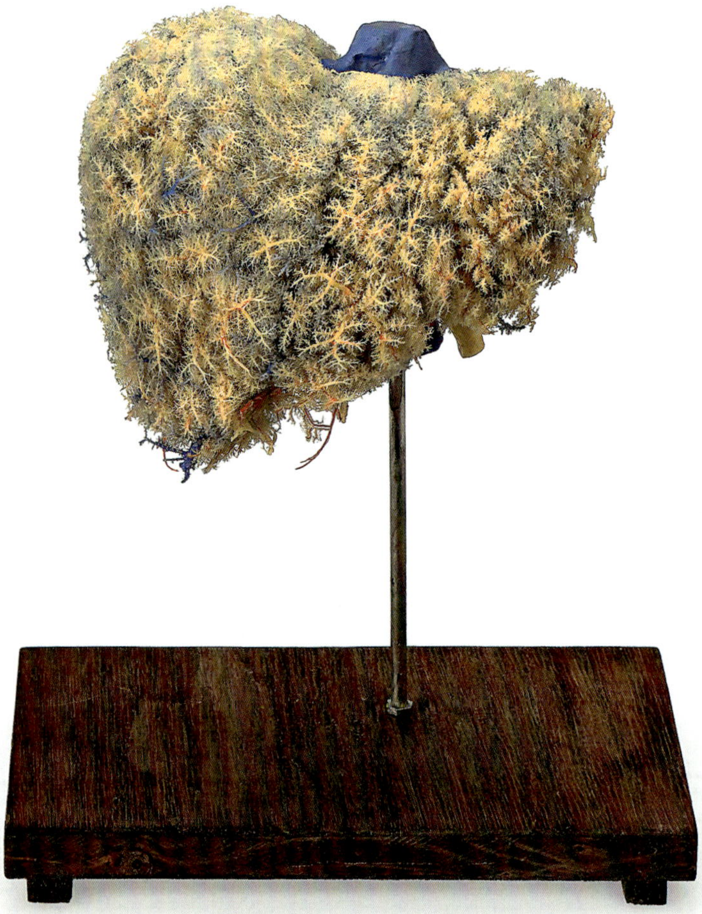

145 } Gefäß- und Gallengangsystem der Leber
nach 1951 | Korrosionspräparat | Centrum für Anatomie, Charité – Universitätsmedizin Berlin | Inv.-Nr. 2006/560

Die Leber liegt im rechten Oberbauch unmittelbar unterhalb des Zwerchfells. Vom rechten Rippenbogen wird sie fast ganz bedeckt. Ein- und Austrittsstelle von Blutgefäßen, Nerven und Gallengang ist die Leberpforte, der sich das Gallenblasenbett anschließt. Als zentrales Stoffwechselorgan hat die Leber zahlreiche Aufgaben: In ihr erfolgen der Um- und Abbau sowie die Speicherung von Zuckermolekülen, Eiweißen und Fettstoffen. Sie entgiftet den Körper, entzieht dem Blutkreislauf überalterte und defekte rote Blutkörperchen und baut diese ab. Weiterhin produziert die Leber Gallenflüssigkeit und leitet diese in die Gallenblase, einen dünnwandigen, mit glatten Muskelfasern durchsetzten Schleimhautsack, weiter. Dort wird der Gallensaft gespeichert, eingedickt und zur Verdauung von Fettsäuren über die ableitenden Gallenwege dem Dünndarm zugeführt.

146}

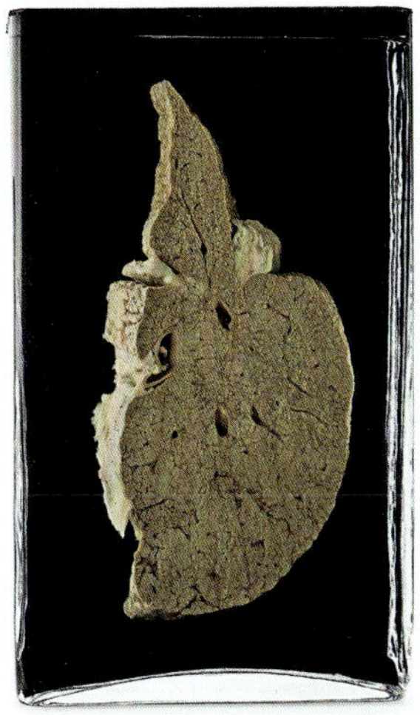

147}

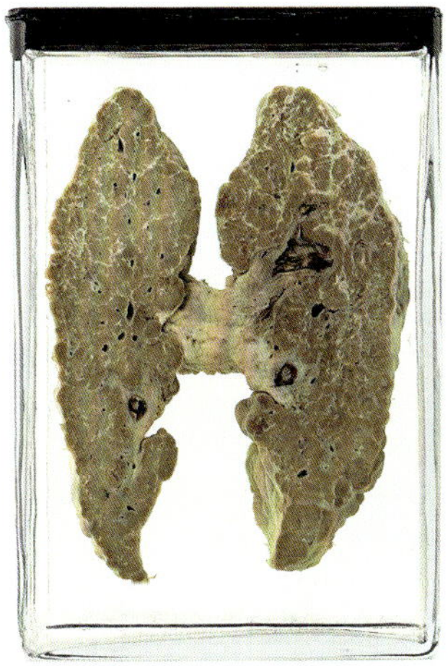

148}

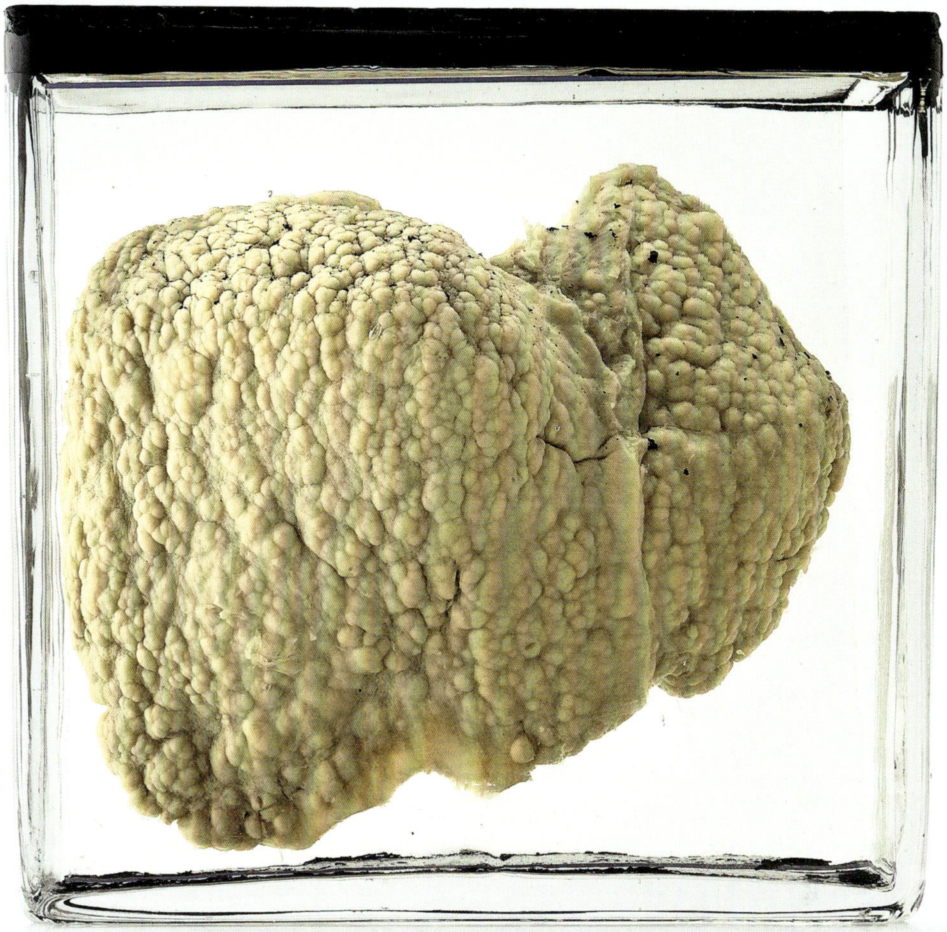

146} Alkoholisch bedingte Leberverfettung und Leberzirrhose
1981 | Feuchtpräparat | 60 Jahre | ♂ | BMM | Inv.-Nr. 513/1981

147} Thorotrast-Leberzirrhose (Bindegewebiger Umbau der Leber infolge der Speicherung des Röntgen-Kontrastmittels Thorotrast)
1956 | Feuchtpräparat | 55 Jahre | ♂ | BMM | Inv.-Nr. A11/1956

148} Atrophische Leberzirrhose
1955 | Feuchtpräparat | 450 g | 62 Jahre | ♂ | BMM | Inv.-Nr. 1143/1955

Bei einer Leberzirrhose, auch Leberschrumpfung genannt, wandelt sich das leistungsfähige Funktionsgewebe des Organs in narbiges Bindegewebe um. Dadurch kann die Leber ihre Aufgaben nicht mehr erfüllen. Das Ersatzgewebe schädigt zudem die Struktur; es versperrt und verhindert den Blutfluss durch das Organ. Nährstoffe, Medikamente, Hormone und Gifte werden nur noch langsam in der Leber verarbeitet, beziehungsweise abgebaut. Eine Leberzirrhose entsteht beispielsweise durch langjährigen Alkoholmissbrauch, als Folge einer Leberentzündung (Hepatitis B und C), aufgrund der Einwirkung bestimmter chemischer Stoffe und Medikamente, durch angeborene Erkrankungen im Bereich des Eisen-, Kupfer- und Fettstoffwechsels oder infolge von Tropenkrankheiten.

149

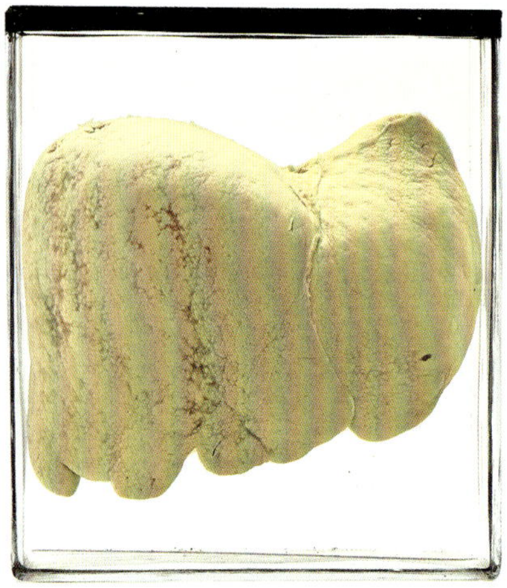

150

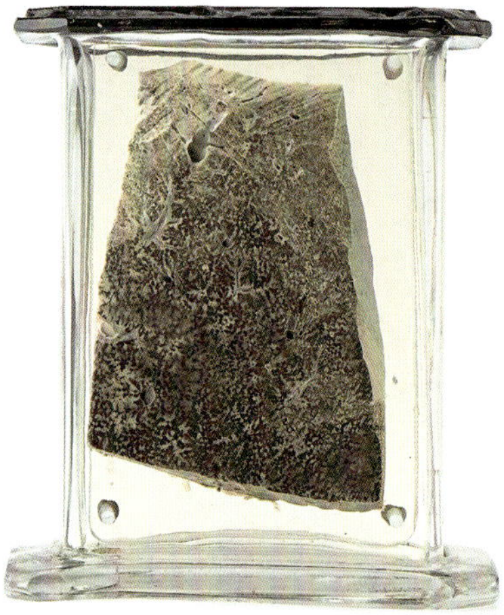

151

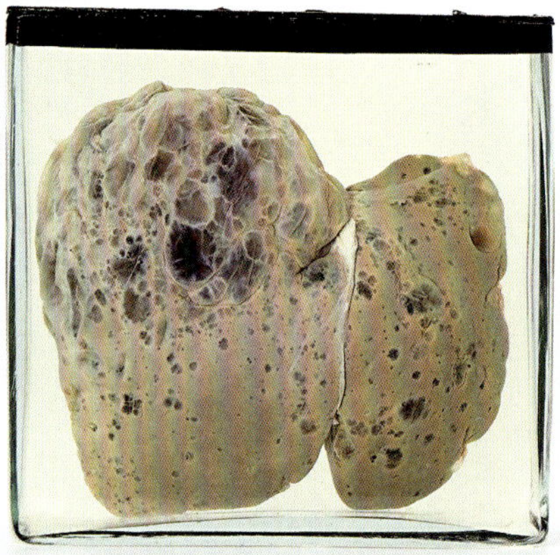

152

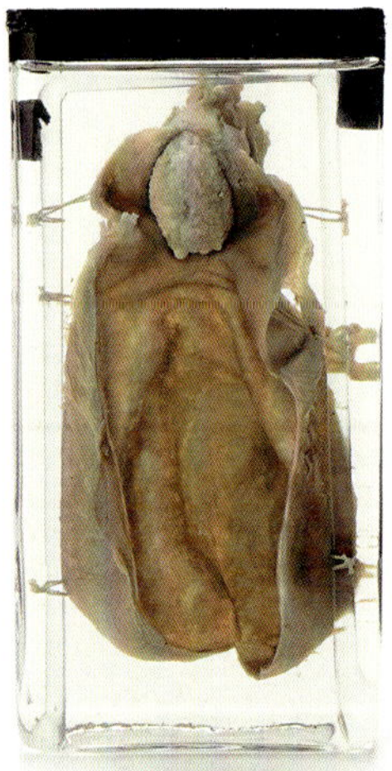

153

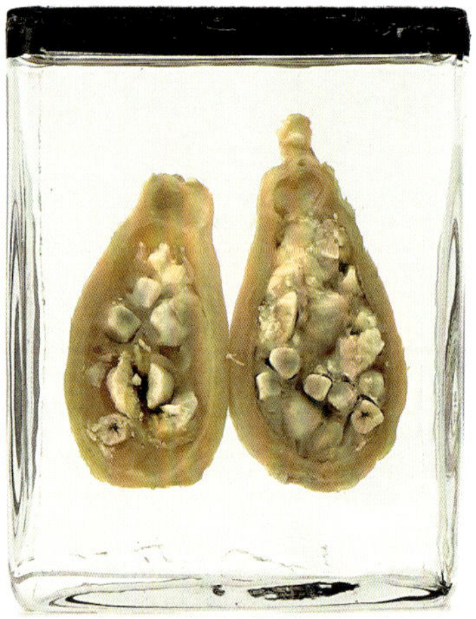

154

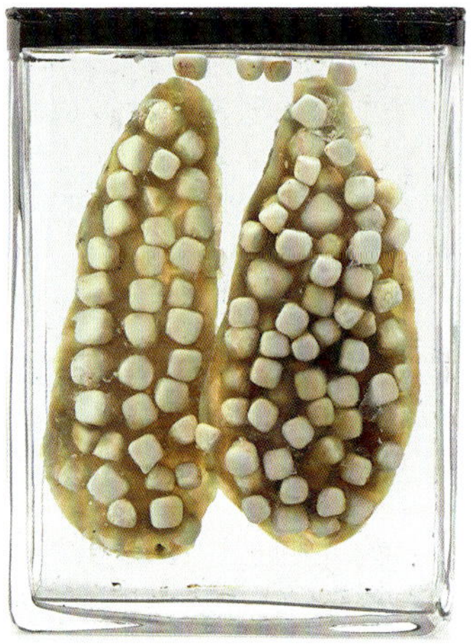

149 Hochgradige Fettleber (Verstärkte Ablagerung von Fettsäuren im Lebergewebe mit Organvergrößerung)
1956 | Feuchtpräparat | 3.615 g | 43 Jahre | ♂ | BMM | Inv.-Nr. 1449/1958

150 Sogenannte Muskatnussleber (Blutstau im Lebergewebe infolge einer Herzerkrankung)
1898 | Feuchtpräparat | 38 Jahre | ♀ | Lb. | BMM | Inv.-Nr. 11513/1898

151 Zystenleber (Angeborene Fehlbildung der Leber mit Ausbildung flüssigkeitsgefüllter Hohlräume)
1963 | Feuchtpräparat | 45 Jahre | ♀ | BMM | Inv.-Nr. 1571/1963

152 Hydrops der Gallenblase (Flüssigkeitsansammlung und Erweiterung der Gallenblase infolge eines verkeilten Steins im Gallenblasenausgang)
vor 1885 | Feuchtpräparat | M. A. | BMM | Inv.-Nr. 6235/-

153 Porzellangallenblase bei Cholelithiasis (Verdickte und verhärtete Gallenblasenwand hervorgerufen durch ein chronisches Gallensteinleiden)
1956 | Feuchtpräparat | 54 Jahre | ♂ | BMM | Inv.-Nr. 06511/1956

154 Cholelithiasis (Gallensteinleiden mit Bildung sogenannter Facettencholesterinpigmentsteine)
1955 | Feuchtpräparat | 48 Jahre | ♂ | BMM | Inv.-Nr. 277/1955

155}

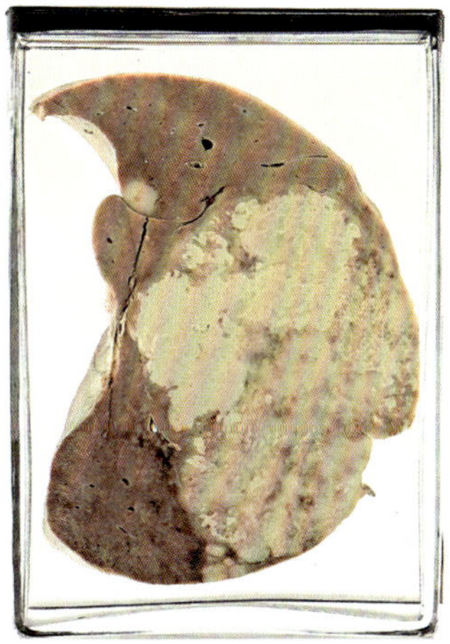

156}

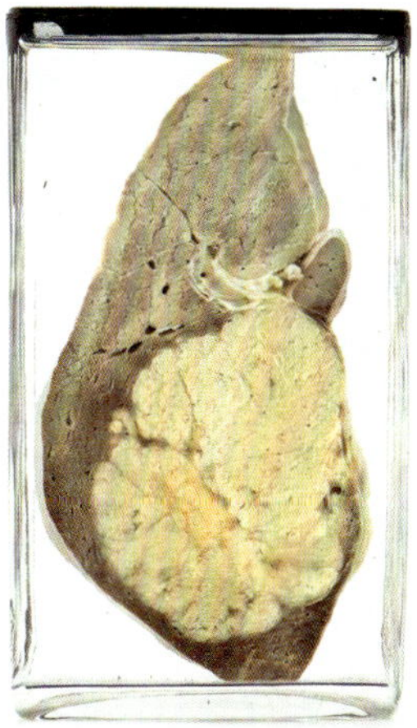

157}

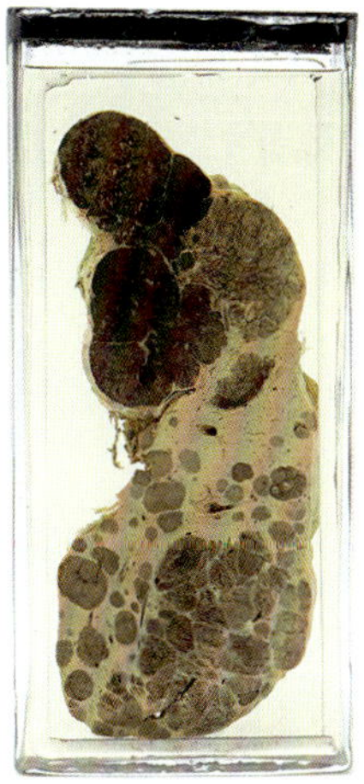

158}

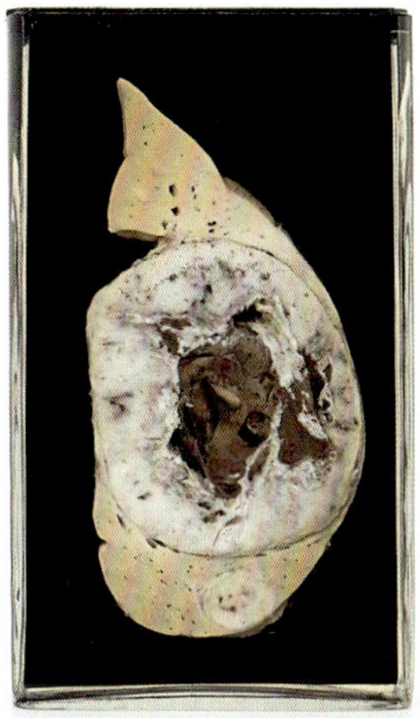

159}

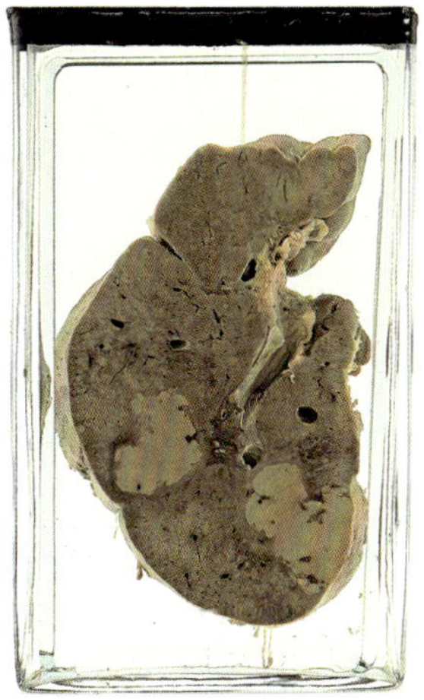

160}

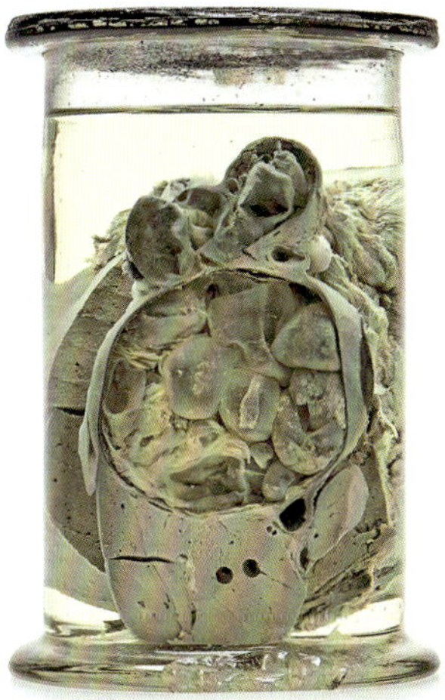

155} Primäres Leberkarzinom (Bösartiger Tumor des Lebergewebes)
1961 | Feuchtpräparat | 52 Jahre | ♂ | BMM | Inv.-Nr. 374/1961

156} Lebermetastasen eines Darmkrebses (Absiedelung eines polypartig wachsenden bösartigen Darmtumors im Lebergewebe)
1982 | Feuchtpräparat | 50 Jahre | ♂ | BMM | Inv.-Nr. 942/1982

157} Melanosarkom der Leber (Absiedelung eines Melanoms im Lebergewebe)
1905 | Feuchtpräparat | 57 Jahre | ♀ | BMM | Inv.-Nr. 362/1905

158} Im Rahmen einer Transplantation entnommene Leber mit unklarem Tumor
1980 | Feuchtpräparat | Operationspräparat | BMM | Inv.-Nr. C4362/1980

159} Gummata und syphilitische Narben (Syphilis-bedingte Knoten- und Narbenbildung im Lebergewebe)
1941 | Feuchtpräparat | 41 Jahre | ♀ | BMM | Inv.-Nr. 46/1941

160} Echinokokkus-Hepatitis (Leberentzündung bei abgekapseltem Befall des Organs durch Finnen des Hundebandwurms)
1895 | Feuchtpräparat | 38 Jahre | ♀ | Lb. | BMM | Inv.-Nr. 10777a/83/1895

Verdauungssystem | Magengeschwür

161 }

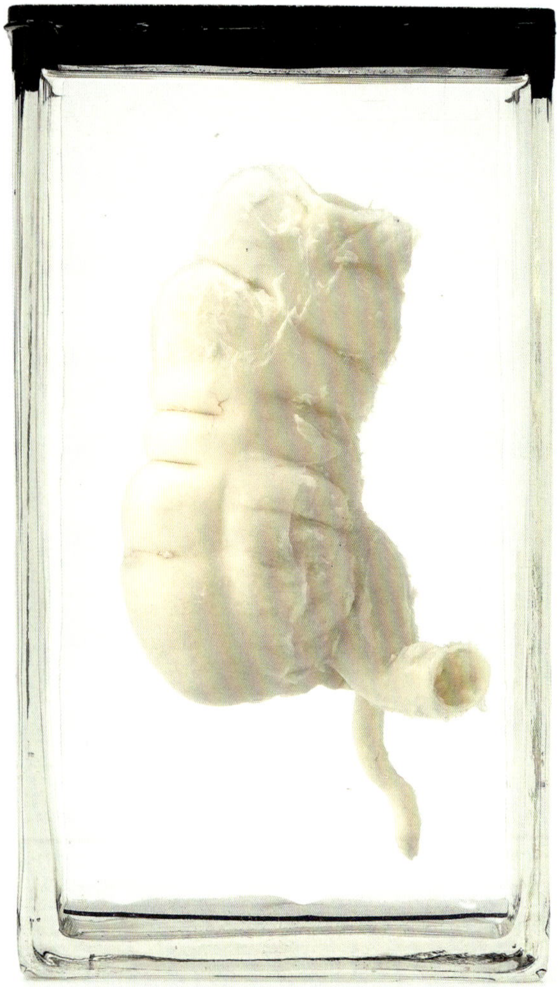

161 } Blinddarm mit Wurmfortsatz
1936 | Feuchtpräparat | 2 Jahre | ♂ | BMM | Inv.-Nr. 33/1936

Mit jedem Schluck gelangt der in der Mundhöhle geformte Speisebrei in die Speiseröhre, einen etwa 25 Zentimeter langen Muskelschlauch, der mit Schleimhaut ausgekleidet ist. Eine nach unten gerichtete Bewegungswelle, die Peristaltik, befördert die Nahrung in den Magen. Hier wird die Nahrung gespeichert, mit saurem Magensaft vermischt und dadurch noch mehr zerkleinert. Die Peristaltik der Magenwand transportiert den Speisebrei weiter in den Darm. Der Darm erstreckt sich vom Magenausgang bis zum After. Er gliedert sich in den etwa vier Meter langen Dünndarm, den zirka eineinhalb Meter messenden Dickdarm und den nur 20 Zentimeter langen Mastdarm. Im Dünndarm wird die Nahrung bis in die kleinsten Moleküle und Molekülverbände aufgespalten, über die buchtenreiche Schleimhaut in die Darmwand aufgenommen und der Blutbahn zugeführt. Die unverdaulichen Nahrungsreste gelangen in den Dickdarm und werden dort durch Wasserentzug verfestigt. Über den Mastdarm erreicht der Stuhl schließlich den After, um dort ausgeschieden zu werden.

162}

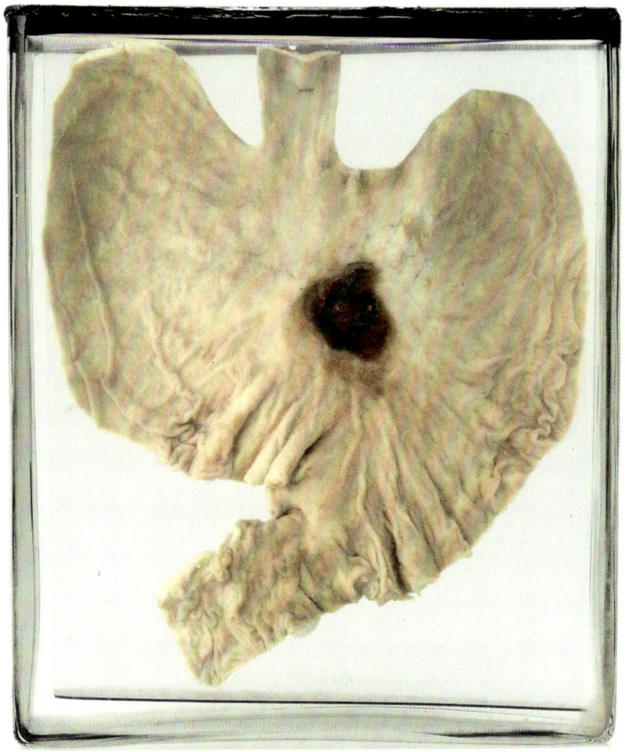

163}

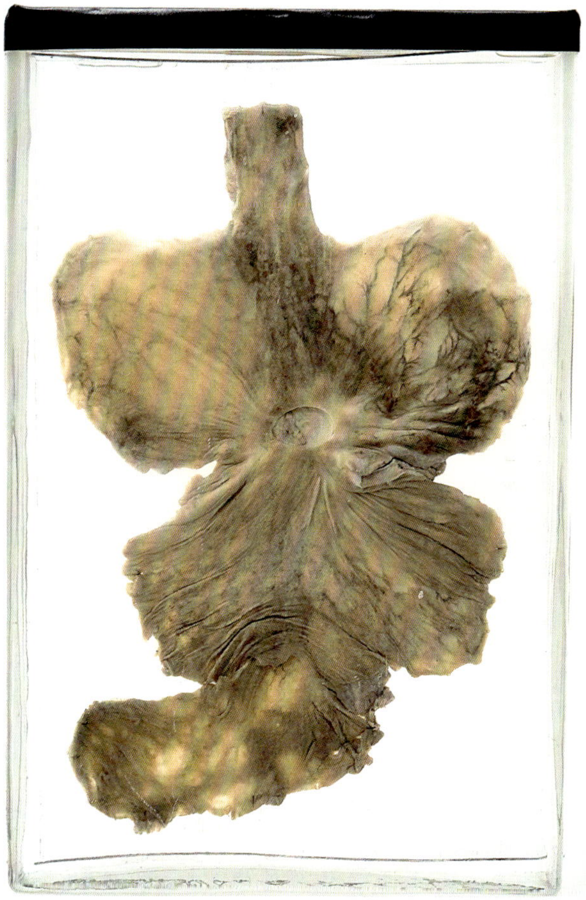

162} Penetrierendes kallöses Ulcus ventriculi mit Gefäßarrosion (Durchbrechendes, schwieliges Magengeschwür, das die Gefäßwände angegriffen hat)
1961 | Feuchtpräparat | 65 Jahre | ♂ | BMM | Inv.-Nr. 521/1961

163} Ulcus ventriculi, sogenannter Sanduhrmagen (Magengeschwür mit narbiger Ausheilung)
1964 | Feuchtpräparat | 80 Jahre | ♂ | BMM | Inv.-Nr. 613/1964

Ein Magengeschwür beginnt als eine herdförmige Entzündung der Magenschleimhaut, welche normalerweise durch eine Reihe körpereigener Faktoren gegen die aggressive Magensäure geschützt ist. Gerät das Gleichgewicht, etwa durch die Einnahme bestimmter Medikamente oder Stress, vor allem aber durch eine Infektion mit dem Bakterium Helicobacter pylori, aus der Balance, kann das Geschwür auf immer tiefere Wandschichten des Magens übergreifen. Die Gefahr wächst, dass Gefäße in Mitleidenschaft gezogen werden und es zu Blutungen kommt. Schließlich droht sogar ein Durchbruch der Magenwand. Die Folge ist dann eine lebensbedrohliche Entzündung des Bauchfells, eine Peritonitis. Heilt ein Magengeschwür aus, bleibt eine Narbe zurück, die durch die einhergehende Schrumpfung des Gewebes Störungen der Magenbewegung und Verdauungsbeschwerden hervorrufen kann.

164 }

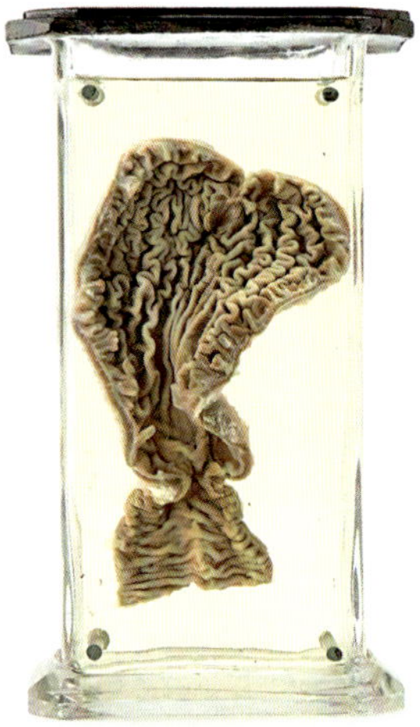

165 }

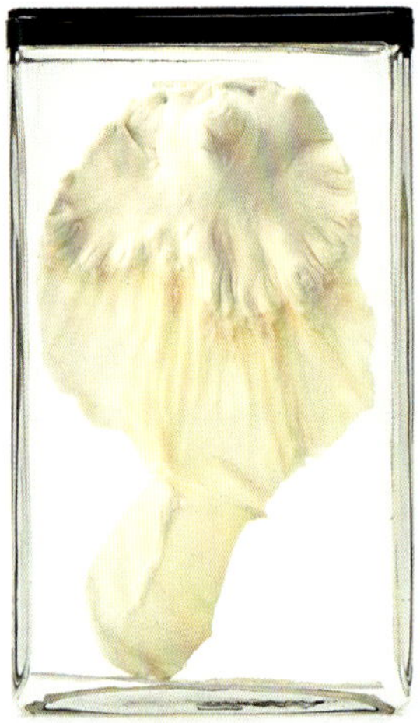

166 }

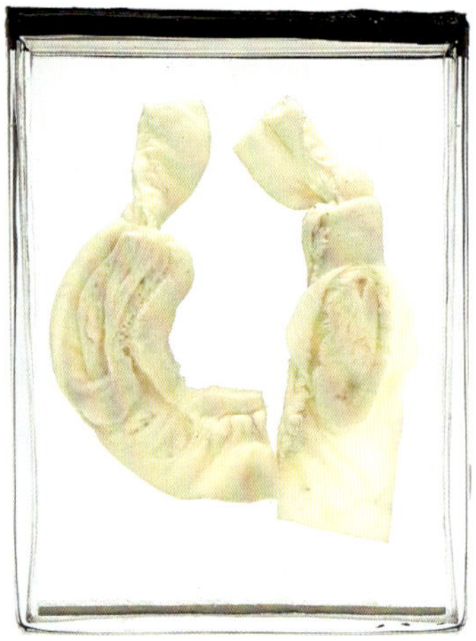

167 }

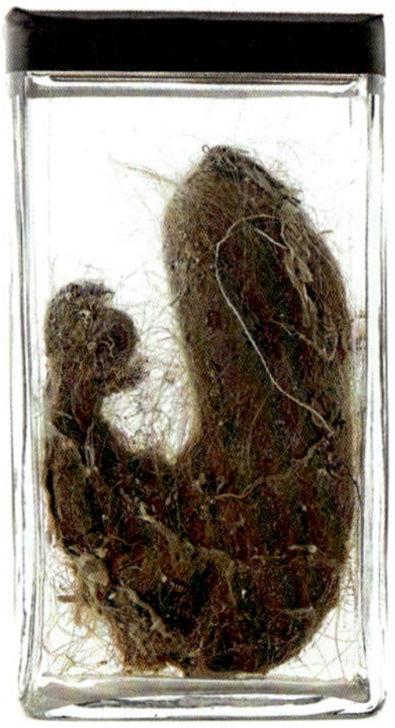

168 }

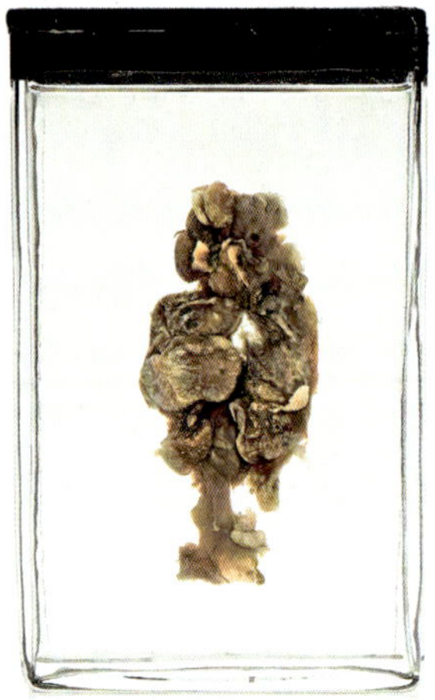

169 }

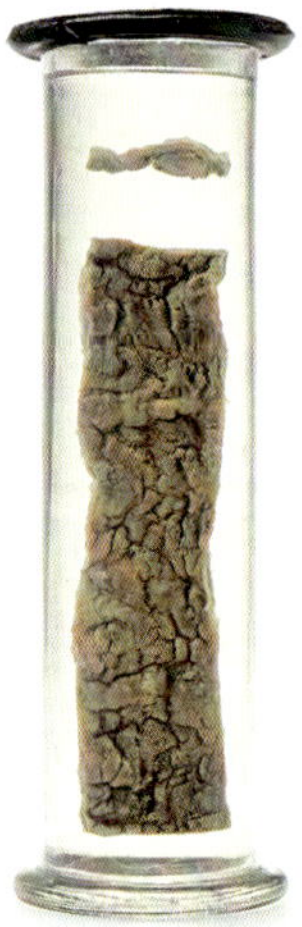

164 } Kontrahierter (stark zusammengezogener) Magen mit Darstellung des Schleimhautreliefs
vor 1885 | Feuchtpräparat | M. A. | BMM | Inv.-Nr. 3421/-

165 } Meckel'sches Divertikel im Ileum (Angeborene Ausstülpung im Endbereich des Dünndarms)
1956 | Feuchtpräparat | 61 Jahre | ♂ | BMM | Inv.-Nr. 179/1956

166 } Ileum-Invagination (Einstülpung eines Teils des Dünndarm-Endabschnitts in ein anderes Darmsegment)
1980 | Feuchtpräparat | 60 Jahre | ♂ | BMM | Inv.-Nr. 534/1980

167 } Trichobezoar des Magens (Konvolut verschluckter Haare aus einem Magen)
1912 | Feuchtpräparat | Operationspräparat | 16 Jahre | ♀ | BMM | Inv.-Nr. 2010N/N5

168 } Nekrotisch ulzeröse Appendizitis mit Perforation (Mit Gewebeuntergang, Geschwürbildung und Wanddurchbruch einhergehende Entzündung des Wurmfortsatzes)
1925 | Feuchtpräparat | 53 Jahre | ♂ | BMM | Inv.-Nr. 74/1925

169 } Ulzerös-nekrotisierende Kolitis mit Schleimhautödem (Mit Geschwürbildung, Gewebsuntergang und Anschwellung der Schleimhaut einhergehende Dickdarmentzündung)
vor 1885 | Feuchtpräparat | M. A. | BMM | Inv.-Nr. 2856/-

170

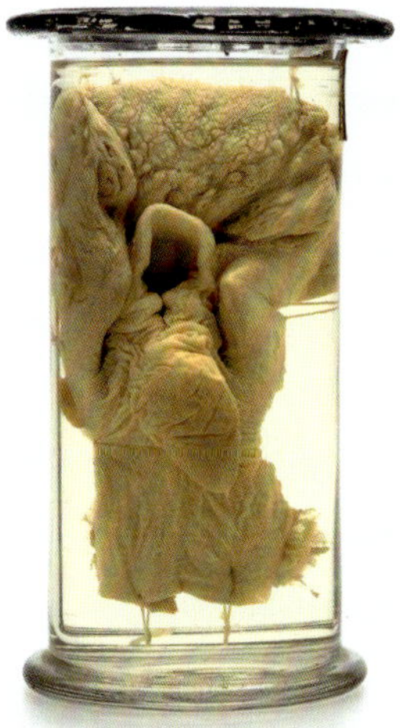

171

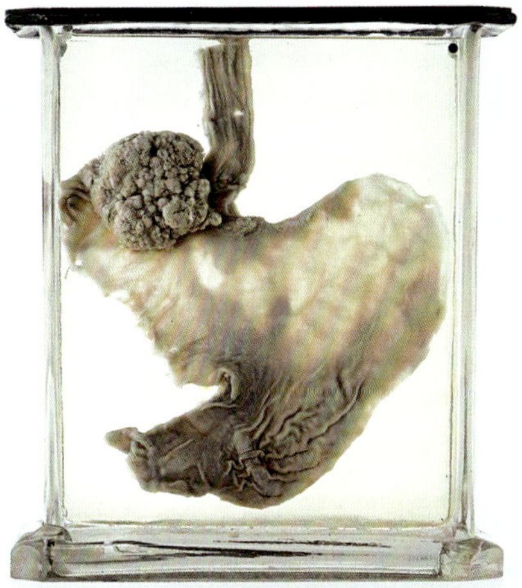

172

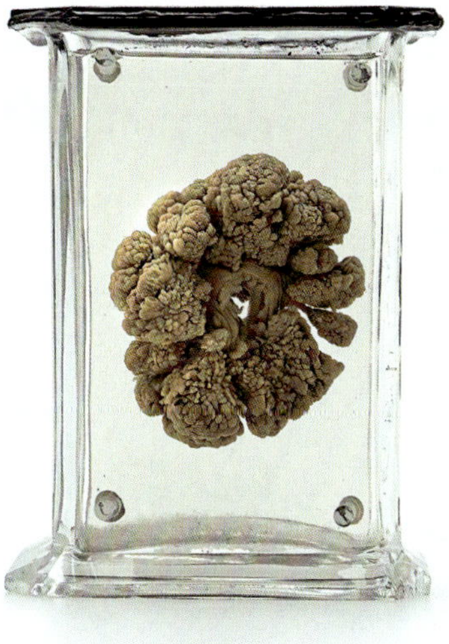

173

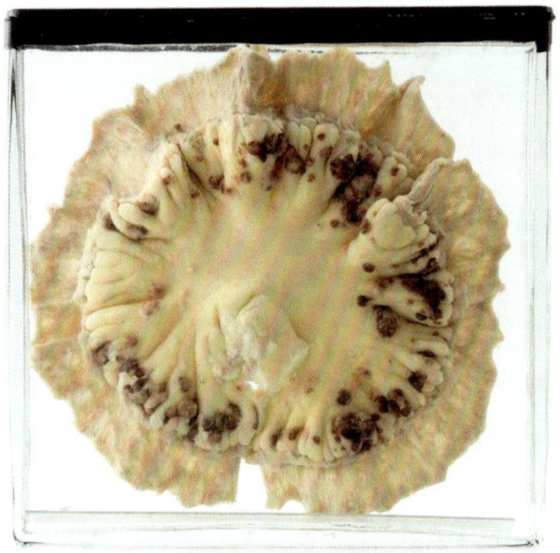

174

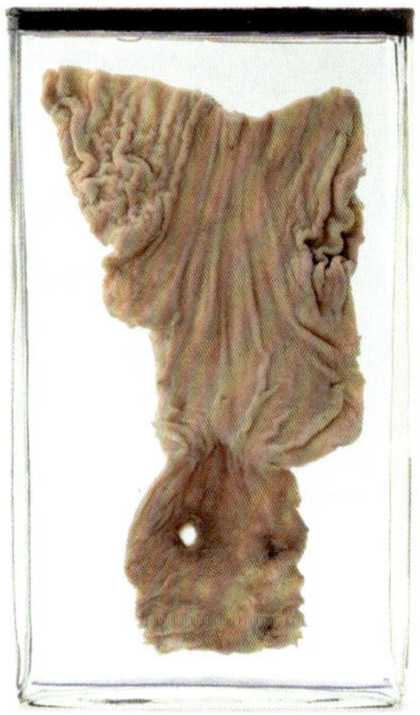

175

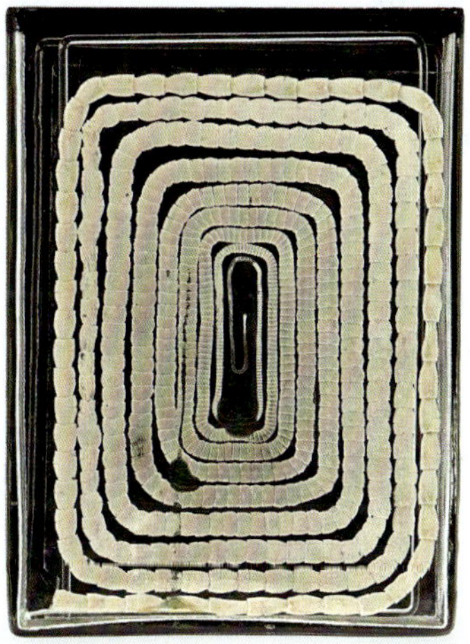

170 Gefäßreicher Ösophaguspolyp (Schleimhautvorwölbung in der Speiseröhre)
1881 | Feuchtpräparat | BMM | Inv.-Nr. 171/1881

171 Magenkarzinom (Bösartiger Tumor am Mageneingang)
vor 1885 | Feuchtpräparat | M. A. | BMM | Inv.-Nr. 5952/-

172 Papillome des Afters (Meist gutartige Schleimhaut- und Bindegewebswucherungen des Darmausgangs)
vor 1885 | Trockenpräparat | 18 Jahre | ♀ | M. A. | BMM | Inv.-Nr. 2010N/N4

173 Multiple hämorrhagische Metastasen eines Leberkarzinoms (Zahlreiche blutende Absiedelungen eines Lebertumors in der gefäßführenden Aufhängung des Darms)
1971 | Feuchtpräparat | 62 Jahre | ♀ | BMM | Inv.-Nr. 452/1971

174 Akut perforiertes Ulcus duodeni (Durchgebrochenes Geschwür des Zwölffingerdarms unmittelbar nach dem Magenausgang)
1956 | Feuchtpräparat | 62 Jahre | ♀ | BMM | Inv.-Nr. 180/1956

175 Bandwurm
Trockenpräparat | BMM | Inv.-Nr. 2010N/N3

Skelett | Rachitis

176}

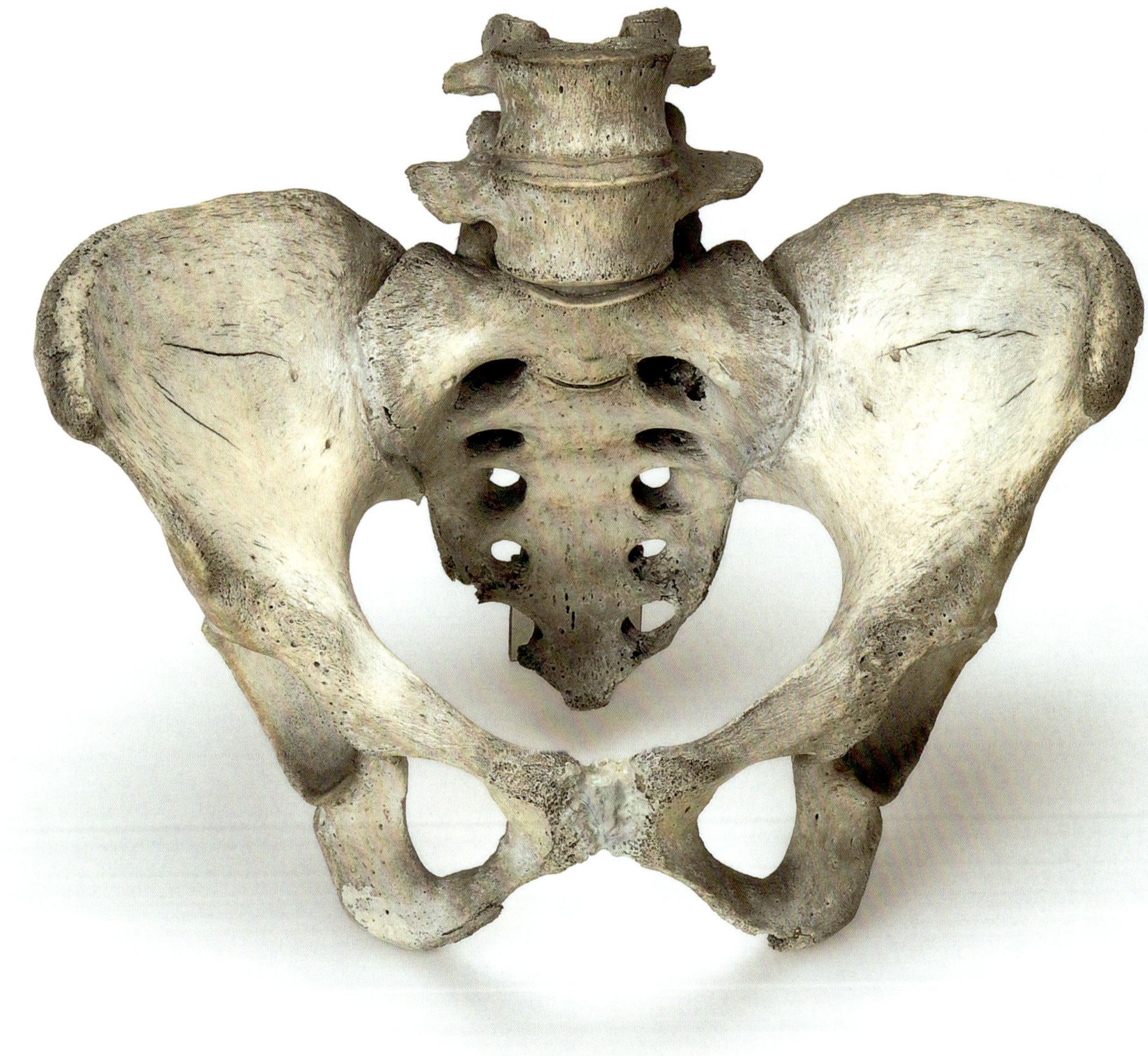

176} Becken einer Frau
1937 | Trockenpräparat | 16 Jahre | ♀ | BMM | Inv.-Nr. 563/1937

Das menschliche Skelett besteht aus über 220 Knochen, die untereinander zumeist durch Bänder und Gelenke beweglich miteinander verbunden sind. Die Knochen bilden das Grundgerüst des Halte- und Bewegungsapparats. An bestimmten Stellen ihrer Oberfläche setzen die Muskeln an. Entsprechend ihrer Form werden lange Röhrenknochen, etwa Oberarm- oder Schienbeinknochen, von kurzen würfel- oder zylinderartigen Knochen unterschieden, wie sie sich in der Hand- oder Fußwurzel finden. Hinzu kommen – beispielsweise am Schädeldach – die platten Knochen. Außen sind die Knochen von einer stark durchbluteten Knochenhaut umgeben, die nicht nur eine wichtige Rolle in der Knochenbildung, sondern auch in der Verheilung von Knochenbrüchen spielt. Das Knocheninnere wird bei den langen Röhrenknochen zumeist durch gelbliches, fettreiches Mark ausgefüllt. Im roten Knochenmark der platten Knochen findet vor allem die Bildung der roten Blutkörperchen statt.

177 }

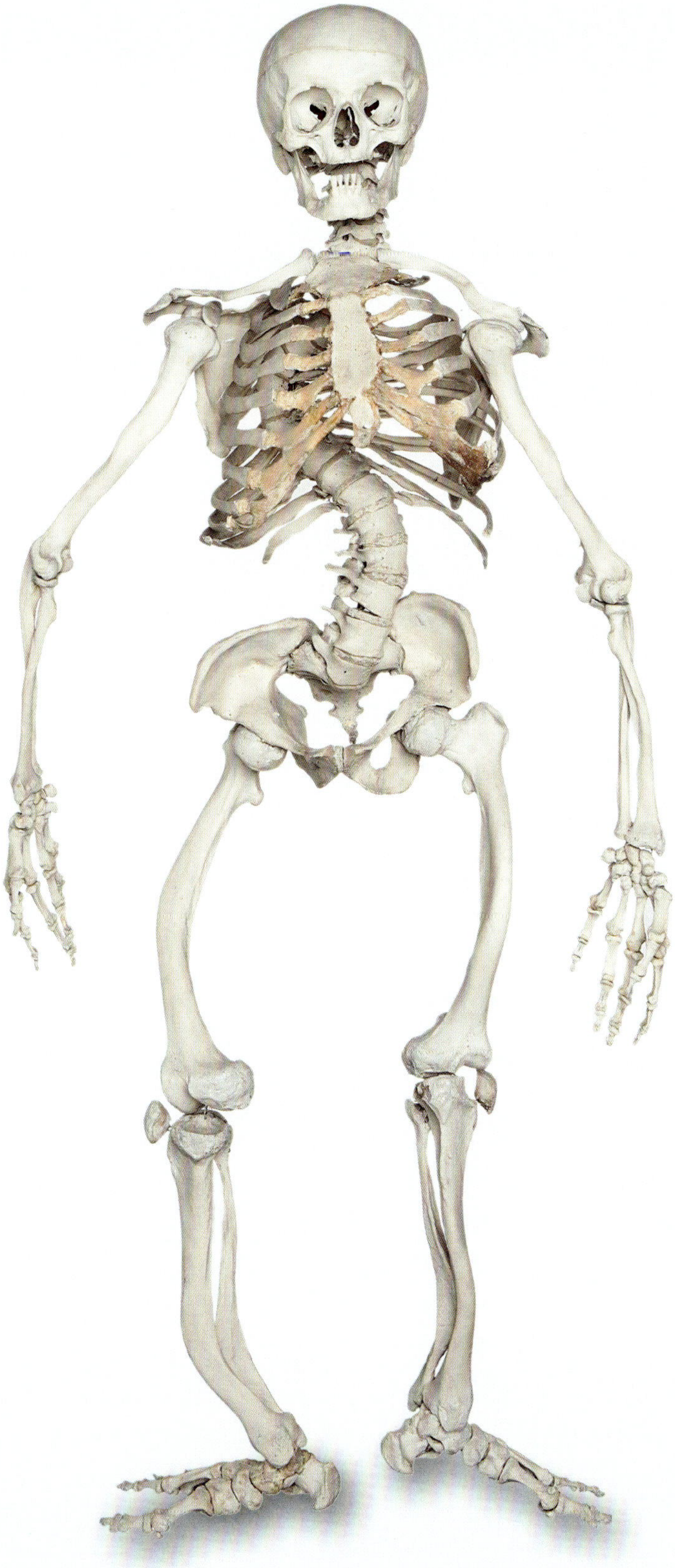

177 } Rachitisches Skelett
vor 1900 | Trockenpräparat | BMM | Inv.-Nr. 2010N/N1

Bei der Rachitis handelt es sich um eine meist durch Vitamin-D-Mangel bedingte Störung des Knochenaufbaus. Vitamin D3, das aus Vitamin D unter Einfluss von UV-Strahlen in Leber und Niere gebildet wird, fördert die Aufnahme von Kalzium und Phosphat aus der Nahrung und den Einbau dieser Stoffe in die Knochen. Leidet ein Kind unter Vitamin-D-Mangel, ist sein Körper mit Kalzium und Phosphaten unterversorgt. Am heranwachsenden Skelett kann es zu erheblichen Deformationen kommen, weil die Knochen nicht richtig aufgebaut werden können. Weitere Folgen sind eine schwache Muskulatur sowie eine schlechte Zahnbildung.

178

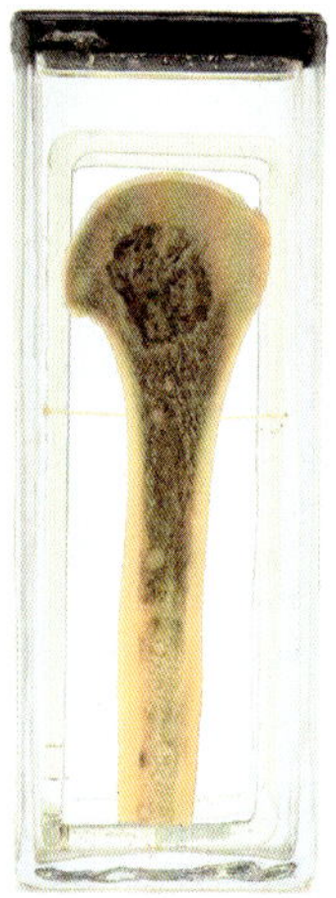

179

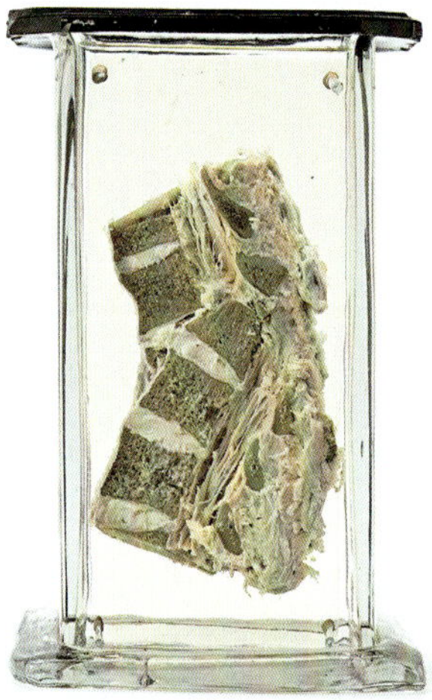

180

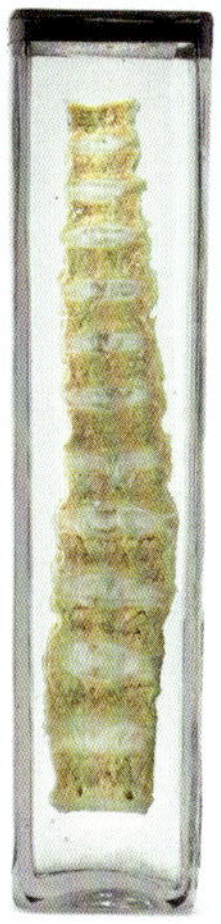

181

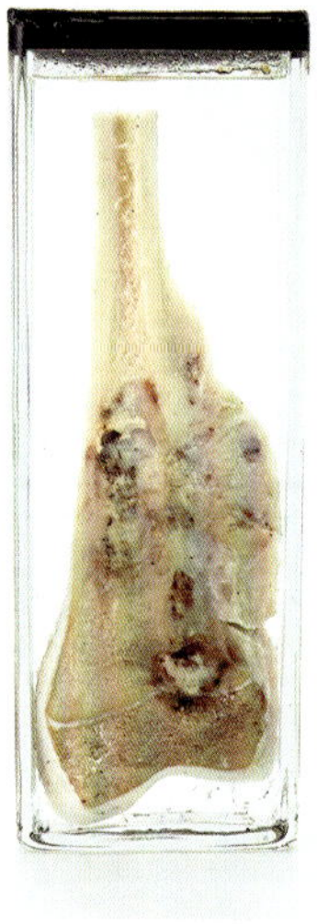

182

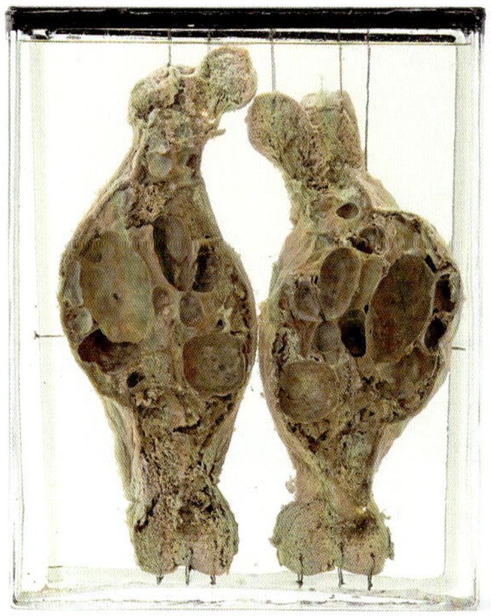

183

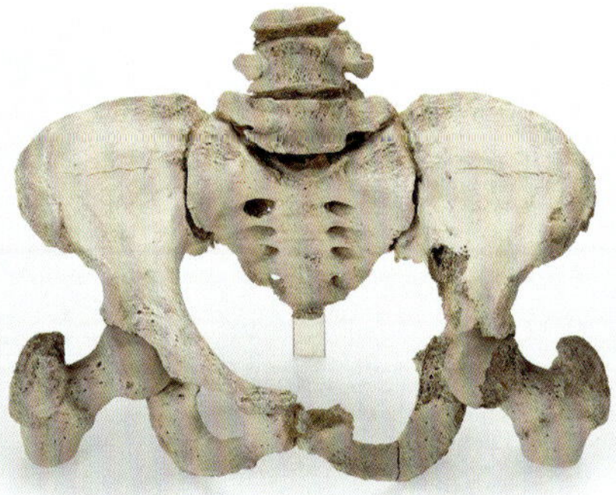

178 Oberarmknochenmark bei Lymphogranulomatose (Bösartige Tumorerkrankung des lymphatischen Gewebes)
1900 | Feuchtpräparat | 27 Jahre | ♂ | Lb. | BMM | Inv.-Nr. 121165c/1900

179 Fraktur der Wirbelsäule (Wirbelsäulenbruch mit Querschnitt des Rückenmarks)
1879 | Feuchtpräparat | BMM | Inv.-Nr. 233/1879

180 Osteoporose der Wirbelsäule mit Wirbelkompression (Knochenschwund mit Quetschung der Wirbelkörper)
1958 | Feuchtpräparat | 18 Jahre | ♂ | BMM | Inv.-Nr. 745/1958

181 Enchondrom des Femur (Gutartiger Knorpeltumor im Bereich des Oberschenkelknochens)
1954 | Feuchtpräparat | Operationspräparat | 42 Jahre | ♀ | BMM | Inv.-Nr. 2638E/1954

182 Morbus Recklinghausen (Hohlraumbildung in den Oberschenkelknochen infolge einer Überfunktion der Nebenschilddrüsen mit Störung des Calcium-Phosphat-Stoffwechsels)
vor 1885 | Feuchtpräparat | M. A. | BMM | Inv.-Nr. 95/-

183 Becken mit Strahlenschäden infolge der Behandlung eines bösartigen Scheidentumors
1966 | Trockenpräparat | 86 Jahre | ♀ | BMM | Inv.-Nr 1352/1966

184

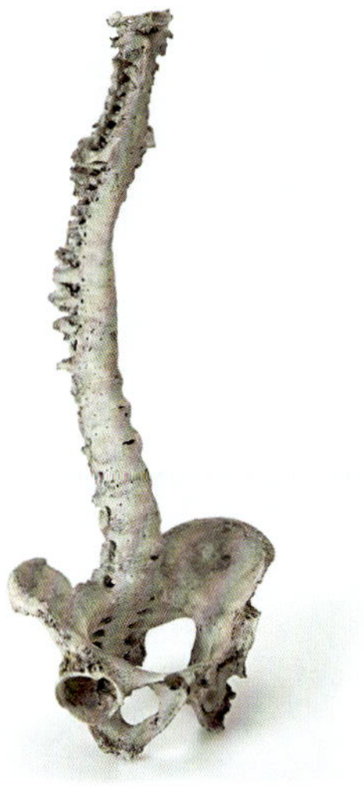

185

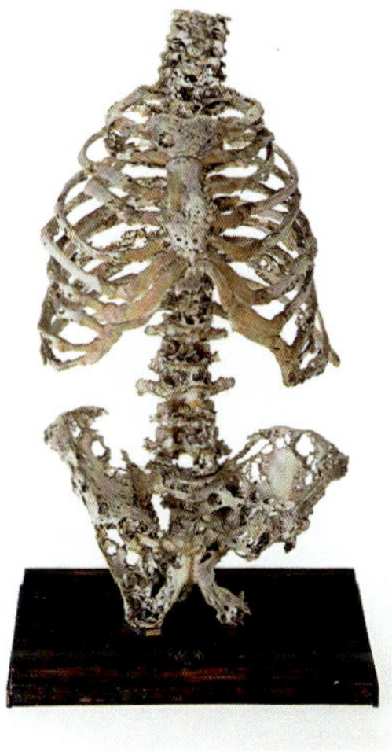

186

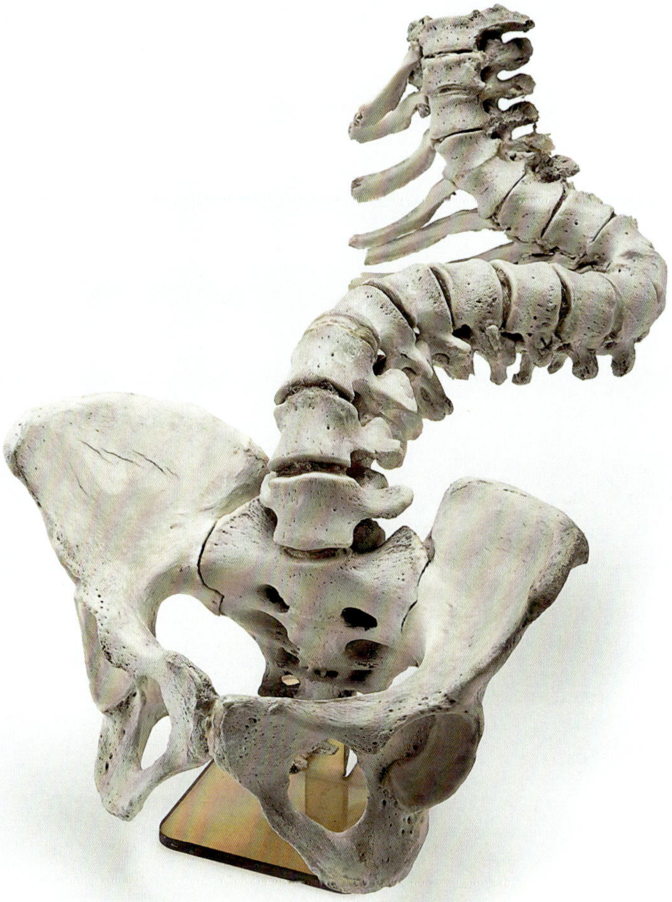

184 Morbus Bechterew (Chronische entzündlich-rheumatische Erkrankung mit Einsteifung der Wirbensäulengelenke)
vor 1885 | Trockenpräparat | M. A. | BMM | Inv.-Nr. 00106/-

185 Gamma-Plasmozytom (Bösartiger Lymphzellentumor des Knochenmarks)
1956 | Trockenpräparat | 49 Jahre | ♂ | BMM | Inv.-Nr. 1518/1956

186 Stark ausgeprägte Skoliose und Rippenknorpelfraktur
1894 | Trockenpräparat | Lb. | BMM | Inv.-Nr. 106410a/59/1894

Seitliche Verbiegung der Wirbelsäule mit Drehung einzelner Wirbelkörper und Versteifung des Rückgrats in diesen Abschnitten. Zudem weist die Wirbelsäule einen Bruch der Rippenknorpel auf.

187 }

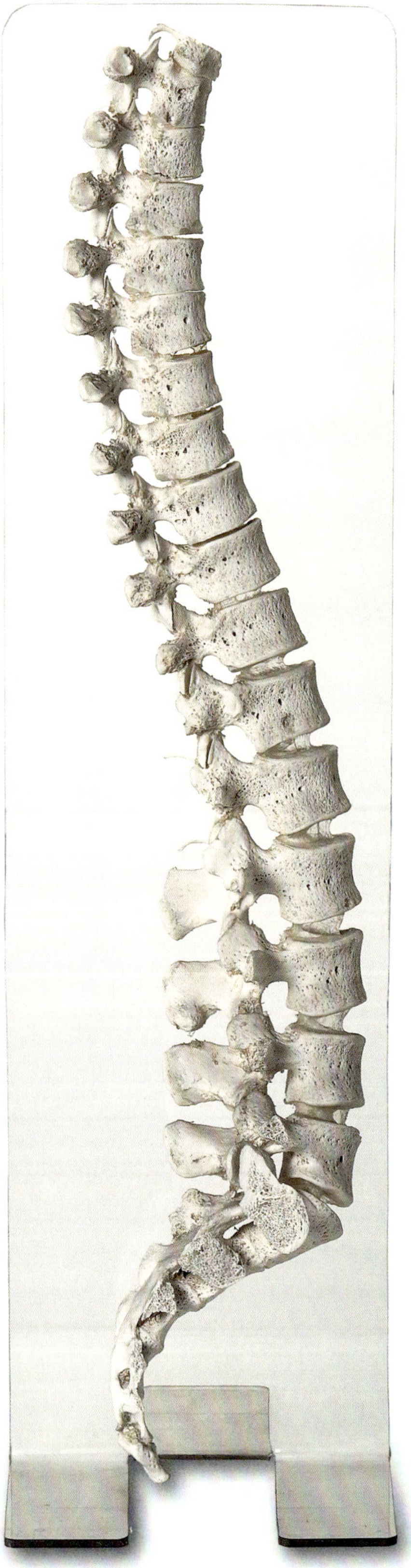

187 } Wirbelsäule eines Erwachsenen
1957 | Trockenpräparat | 19 Jahre | ♂ | BMM | Inv.-Nr. 1398/1957

Der menschliche Körper erhält seine Bewegungsfreiheit auf anatomischer Ebene durch ein fein abgestuftes System miteinander in Verbindung stehender Knochen, Gelenke, Bänder, Muskeln und Sehnen. Die Gelenke sind die zentralen Bewegungselemente. Sie vermitteln eine bewegliche Verbindung zwischen zwei oder mehreren Knochen. Zu einem Gelenk gehören typischerweise die Gelenkflächen der beteiligten Knochenpartner. Sie sind mit Knorpel überzogen, der wie ein Wasserkissen den mechanischen Druck dämpft. Im Gelenkspalt findet sich außerdem zur Verminderung der Reibung eine schleimhaltige Flüssigkeit. Eine bindegewebige Kapsel schließt das Gelenk nach außen hin ab. Die Bänder verstärken die Kapsel und dienen der Führung und Hemmung von Bewegungen. Die Muskeln werden von einer weißlichen Hülle, der bindegewebigen Faszie, umfasst und sind über die sehr reißfesten Sehnen an den Knochen befestigt.

188 }

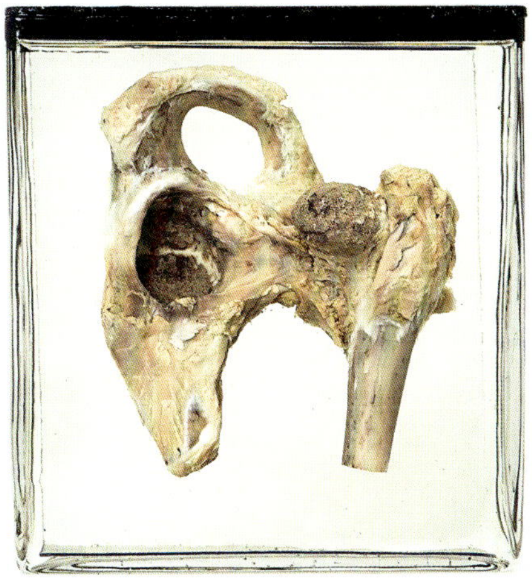

189 }

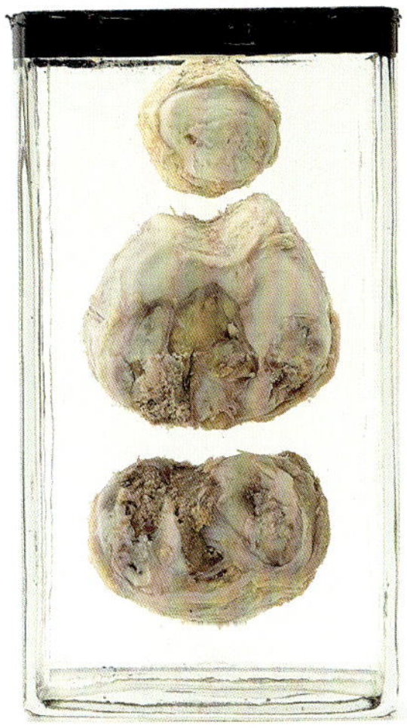

190 }

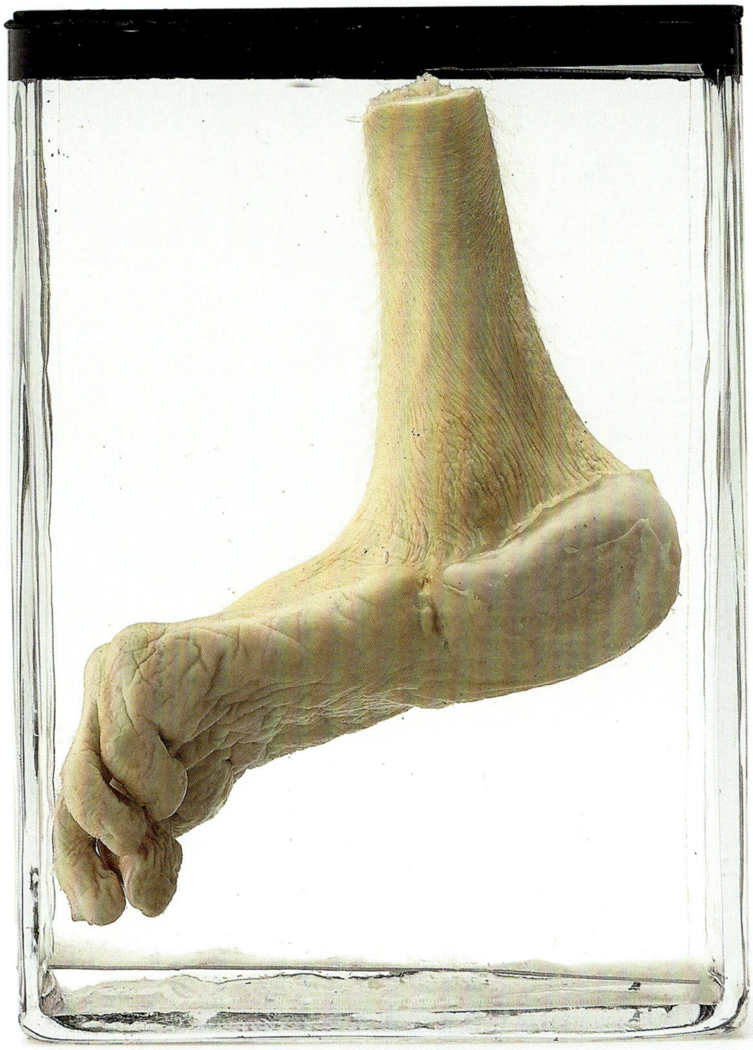

188 } Infektiöse Arthritis des Hüftgelenks (Entzündung des linken Hüftgelenks aufgrund einer Infektion)
1939 | Feuchtpräparat | BMM | Inv.-Nr. 1293/1939

189 } Chronisch-eitrige Arthritis bei Osteomyelitis (Kniegelenk- und Knochenmarkentzündung)
1961 | Feuchtpräparat | 13 Jahre | ♀ | BMM | Inv.-Nr. K242/1961

190 } Juvenile chronische Arthritis (Rheumatische Gelenkentzündung im Kindes- und Jugendalter)
1948 | Feuchtpräparat | 26 Jahre | ♂ | BMM | Inv.-Nr. 106/1948

Bei einer Arthritis leiden die Kranken unter einer Gelenkentzündung. Ort des Entzündungsgeschehens ist die Gelenkinnenhaut, eine zarte hautartige Struktur, welche den Gelenkknorpel ernährt. Je nach Ursache, Krankheitsverlauf und Anzahl der betroffenen Gelenke lassen sich verschiedene Arthritisformen unterscheiden. So kann das Leiden etwa infolge von Gelenkinfektionen, allgemeinen Entzündungen im Körper oder in Verbindung mit Stoffwechselkrankheiten wie etwa Gicht auftreten. Eine Sonderform stellt die sogenannte rheumatoide Arthritis dar. Dabei reagiert das Immunsystem der Betroffenen aufgrund einer Störung gegen körpereigenes Binde- und Stützgewebe.

191

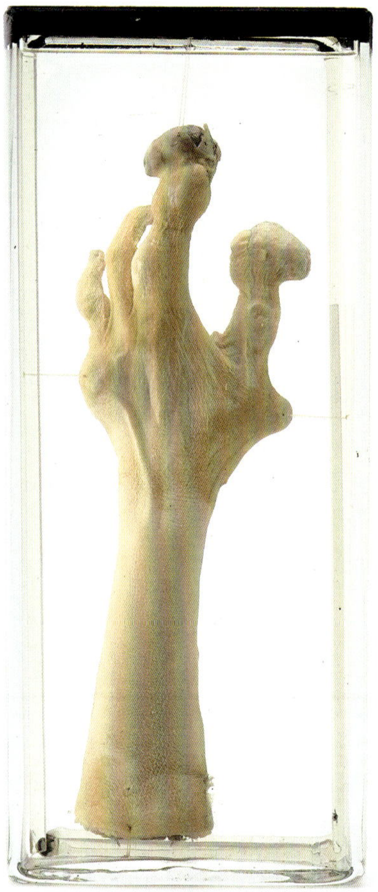

192

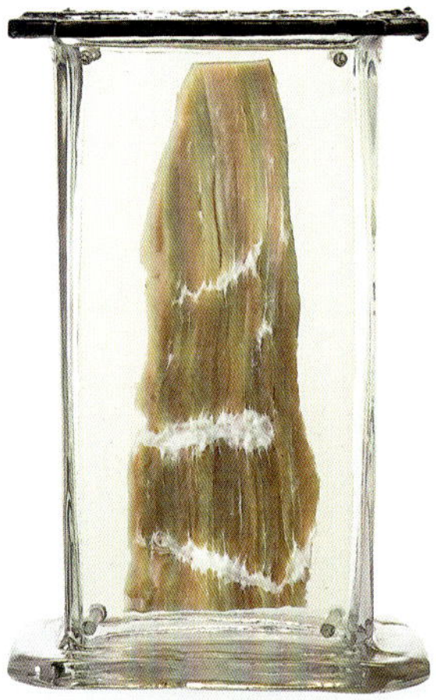

193

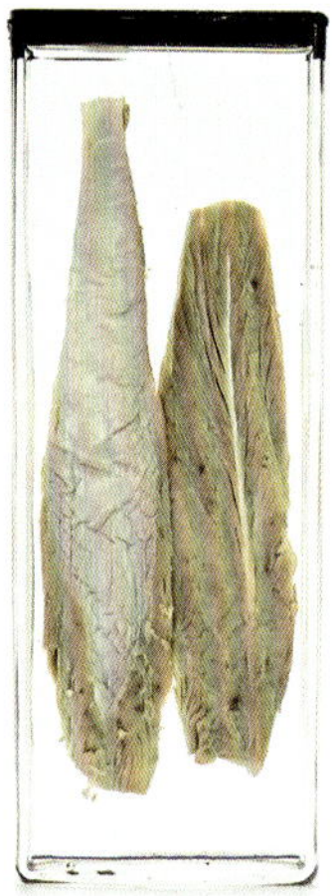

194

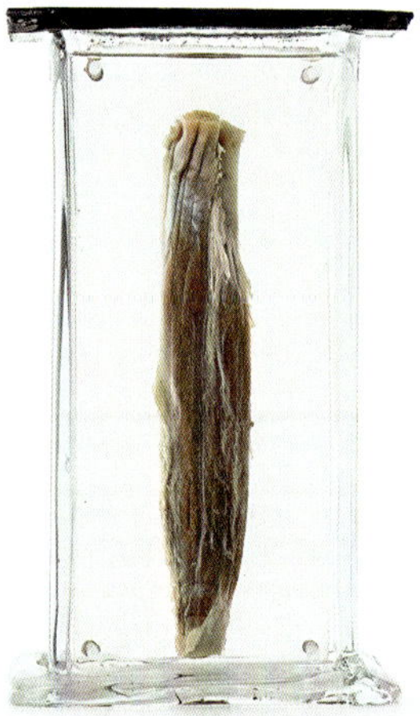

195

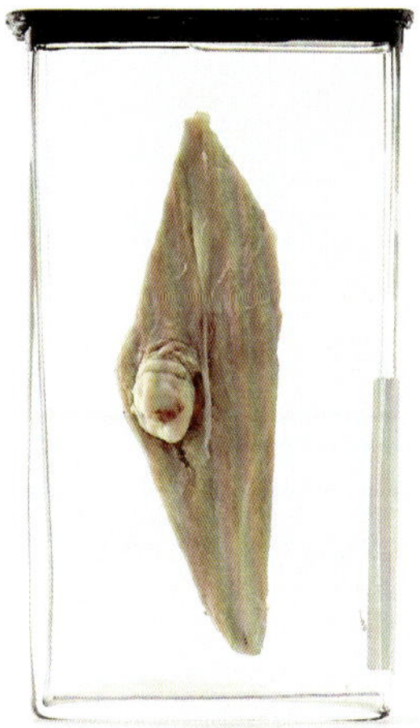

191 Gichttophi der linken Hand
1923 | Feuchtpräparat | 60 Jahre | ♂ | BMM | Inv.-Nr. 666/1923

Gelenknahe Ablagerung von Harnsäurekristallen. Die chronische Stoffwechselerkrankung geht meist mit starken Schmerzen und Funktionseinbußen an den betroffenen Händen und Füßen einher.

192 Wachsartige Degeneration der Bauchmuskulatur bei Tetanus
vor 1885 | Feuchtpräparat | M. A. | BMM | Inv.-Nr. 3109/-

193 Trizeps mit Dermatomyositis (Entzündung von Haut- und Muskelfasern des dreiköpfigen Oberarmstreckers)
1930 | Feuchtpräparat | 58 Jahre | ♂ | BMM | Inv.-Nr. 809/1930

194 Muskel mit Trichinen (Fadenwürmern)
1900 | Feuchtpräparat | 78 Jahre | ♀ | Lb. | BMM | Inv.-Nr. 12209a/28/1900

195 Metastase eines Bronchialkarzinoms im Musculus psoas major (Absiedelung eines bösartigen Lungentumors im großen Lendenmuskel)
1955 | Feuchtpräparat | 49 Jahre | ♂ | BMM | Inv.-Nr. 190/1955

196

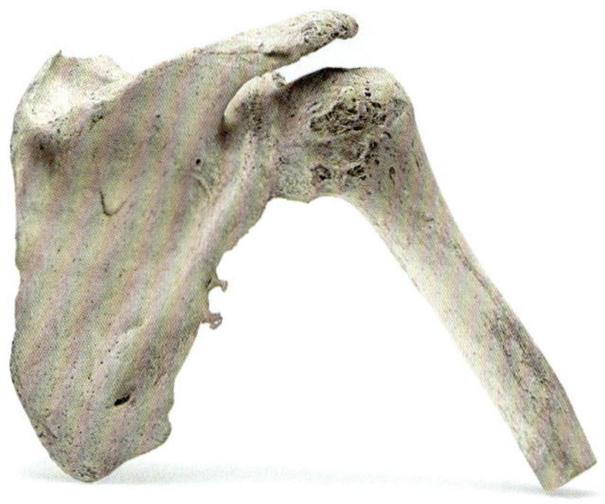

197

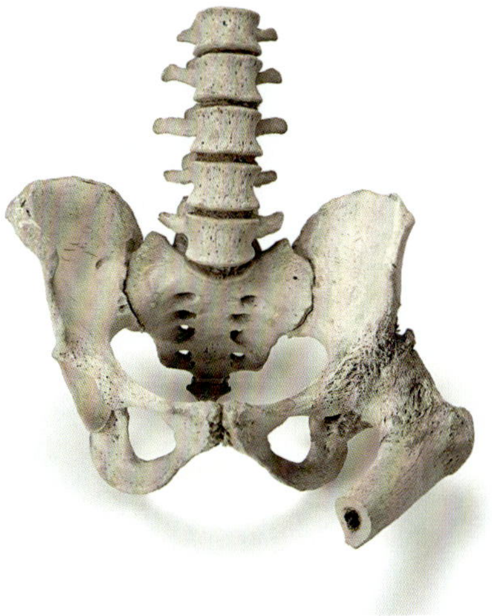

200

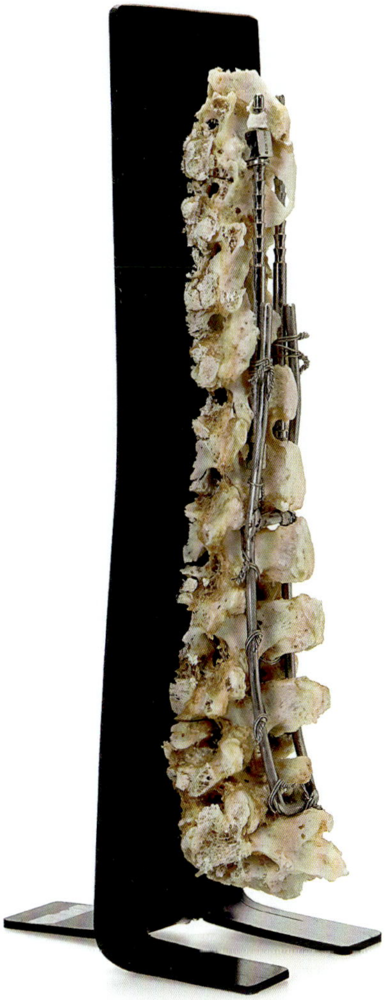

198

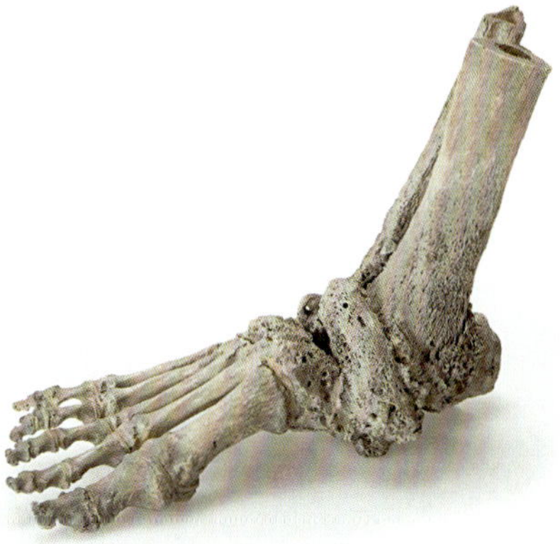

199

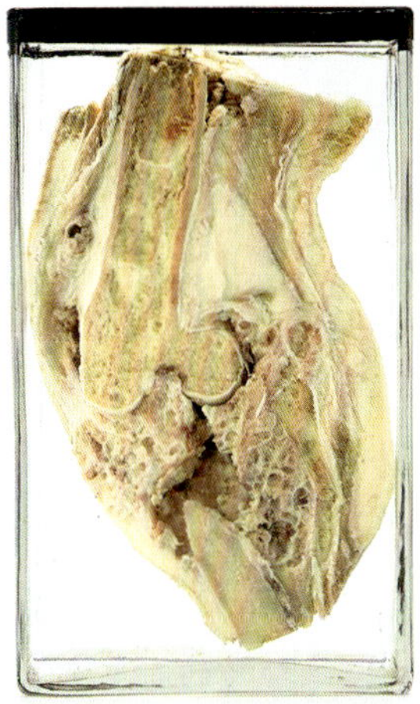

196 Ankylose (Knöcherne Versteifung) des rechten Schultergelenks
vor 1849 | Trockenpräparat | vermutl. P. A. C. | BMM | Inv.-Nr. 1872/-

197 Ankylose (Knöcherne Versteifung) des linken Hüftgelenks nach chronischer Entzündung
vor 1885 | Trockenpräparat | M. A. | BMM | Inv.-Nr. 0079/-

200 Stabilisierung einer durch ein Plasmozytom stark geschädigten Wirbelsäule
1988 | Trockenpräparat | BMM | Inv.-Nr. 33/1988

Der bösartige, von lymphatischem Gewebe im Knochenmark ausgehende Tumor hat die Wirbelsäule stark geschädigt. Die operative Stabilisierung erfolgte über zehn Wirbelkörper hinweg durch Schienen und Schrauben.

198 Arthropathia tabica (Syphilitische Gelenkerkrankung) des rechten Fußes
1912 | Trockenpräparat | 52 Jahre | ♂ | BMM | Inv.-Nr. 288a/1912

199 Chondromyxosarkom im Kniegelenk (Bösartiger gallertartiger Tumor, dessen Zellen Knorpel bilden)
1962 | Feuchtpräparat | BMM | Inv.-Nr. 548/1962

Zum Gedenken

In seinem Rudolf-Virchow-Saal stellt das Berliner Medizinhistorische Museum der Charité eine große Zahl von pathologisch-anatomischen Feucht- und Trockenpräparaten aus. Die konservierten Gewebestrukturen weisen zumeist deutliche Zeichen von Krankheit und Verletzung auf. Im Unterschied zu heute war es in früherer Zeit im Allgemeinen nicht üblich, von den Kranken, die sich in der Charité behandeln ließen, für den Fall ihres Todes eine dokumentierte Zustimmung für die Entnahme und Aufbewahrung von Geweben und Organen zu Zwecken der Forschung und Lehre zu erbitten. Auch wurden die Patienten nicht ausdrücklich gefragt, ob sie in eine öffentliche Präsentation der Präparate im Museum einwilligen würden. Unter den gesellschaftlichen Bedingungen des 19. und 20. Jahrhunderts entwickelte sich an der Charité eine eigene medizinische Sammlungs- und Ausstellungskultur. Diese wirkte auch über die Grenzen dieses Krankenhauses hinaus und blieb, soweit bekannt, in aller Regel unwidersprochen. Der zur damaligen Zeit am Institut für Pathologie der Charité übliche und dort auch während der Zeit des Nationalsozialismus sowie der DDR praktizierte Umgang mit Präparaten menschlicher Herkunft fußte nach gegenwärtigen Erkenntnissen nicht auf menschenverachtenden oder gar kriminellen Praktiken. Dieser Sachverhalt lässt es uns gerechtfertigt erscheinen, aus besagter Sammlungstradition erhalten gebliebene, konservierte menschliche Organe und Gewebestrukturen auch heute öffentlich zu zeigen und zu publizieren. Mit der unbeabsichtigten Überlassung eines ‚Stücks von sich' erweisen die Verstorbenen der Nachwelt über den Tod hinaus einen großen Dienst. Wir verneigen uns vor allen Menschen, die durch die Präparate im Ausstellungsaum sowie im vorliegenden Werk versammelt sind. Wir gedenken ihrer in Dankbarkeit.

201 } Einblick in eine Präparatevitrine des Berliner Medizinhistorischen Museums der Charité
2010

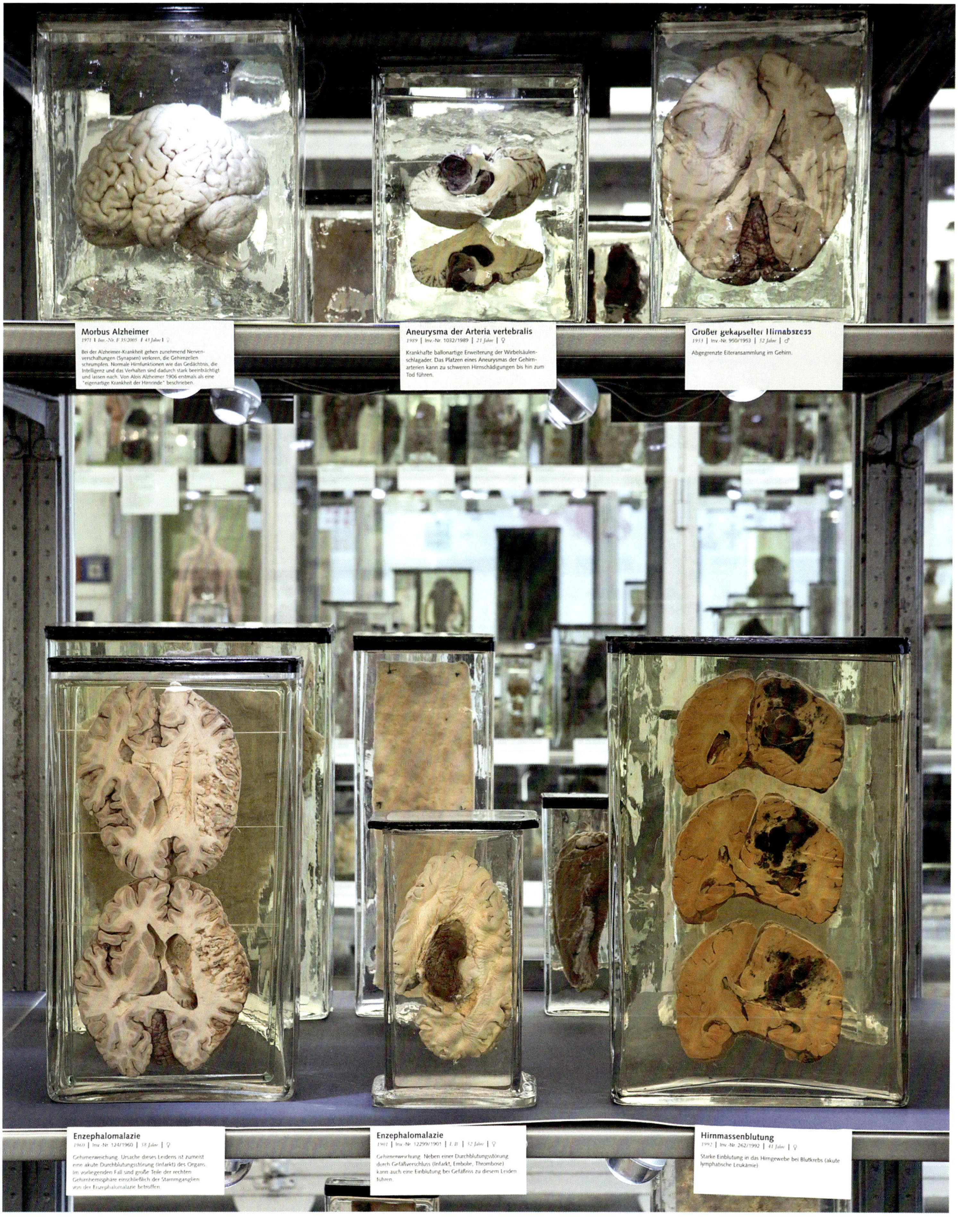
Morbus Alzheimer
1971 | Inv.-Nr. F 35/2005 | 43 Jahre | ♀
Bei der Alzheimer-Krankheit gehen zunehmend Nervenverschaltungen (Synapsen) verloren, die Gehirnzellen schrumpfen. Normale Hirnfunktionen wie das Gedächtnis, die Intelligenz und das Verhalten sind dadurch stark beeinträchtigt und lassen nach. Von Alois Alzheimer 1906 erstmals als eine "eigenartige Krankheit der Hirnrinde" beschrieben.
Aneurysma der Arteria vertebralis
1989 | Inv.-Nr. 1032/1989 | 21 Jahre | ♀
Krankhafte ballonartige Erweiterung der Wirbelsäulenschlagader. Das Platzen eines Aneurysmas der Gehirnarterien kann zu schweren Hirnschädigungen bis hin zum Tod führen.
Großer gekapselter Hirnabszess
1953 | Inv.-Nr. 950/1953 | 52 Jahre | ♂
Abgegrenzte Eiteransammlung im Gehirn.
Enzephalomalazie
1960 | Inv.-Nr. 124/1960 | 58 Jahre | ♀
Gehirnerweichung. Ursache dieses Leidens ist zumeist eine akute Durchblutungsstörung (Infarkt) des Organs. Im vorliegenden Fall sind große Teile der rechten Gehirnhemisphäre einschließlich der Stammganglien von der Enzephalomalazie betroffen.
Enzephalomalazie
1901 | Inv.-Nr. 12299/1901 | L.B. | 52 Jahre | ♀
Gehirnerweichung. Neben einer Durchblutungsstörung durch Gefäßverschluss (Infarkt, Embolie, Thrombose) kann auch eine Einblutung bei Gefäßriss zu diesem Leiden führen.
Hirnmassenblutung
1992 | Inv.-Nr. 262/1992 | 41 Jahre | ♀
Starke Einblutung in das Hirngewebe bei Blutkrebs (akute lymphatische Leukämie)

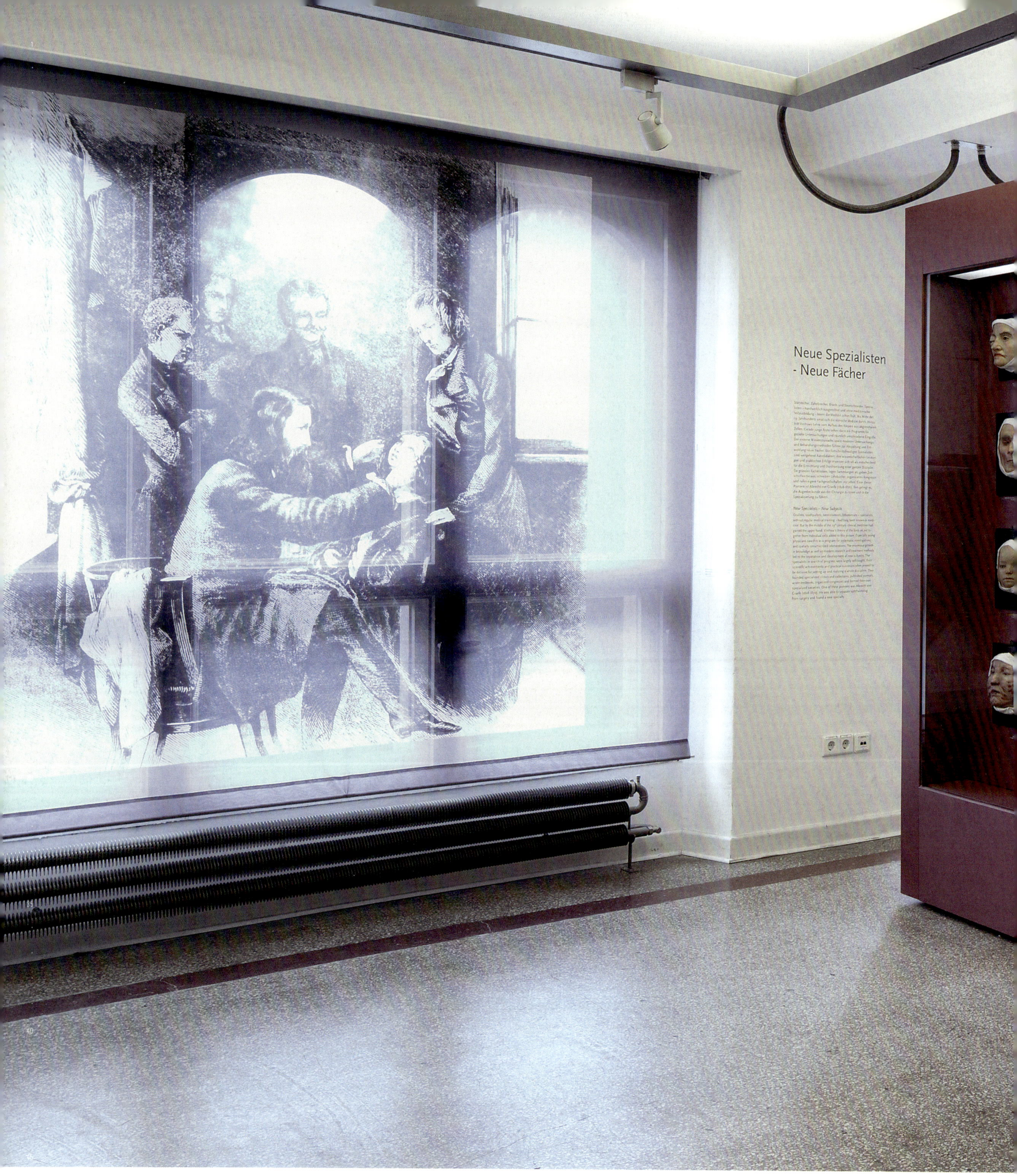
Neue Spezialisten
- Neue Fächer

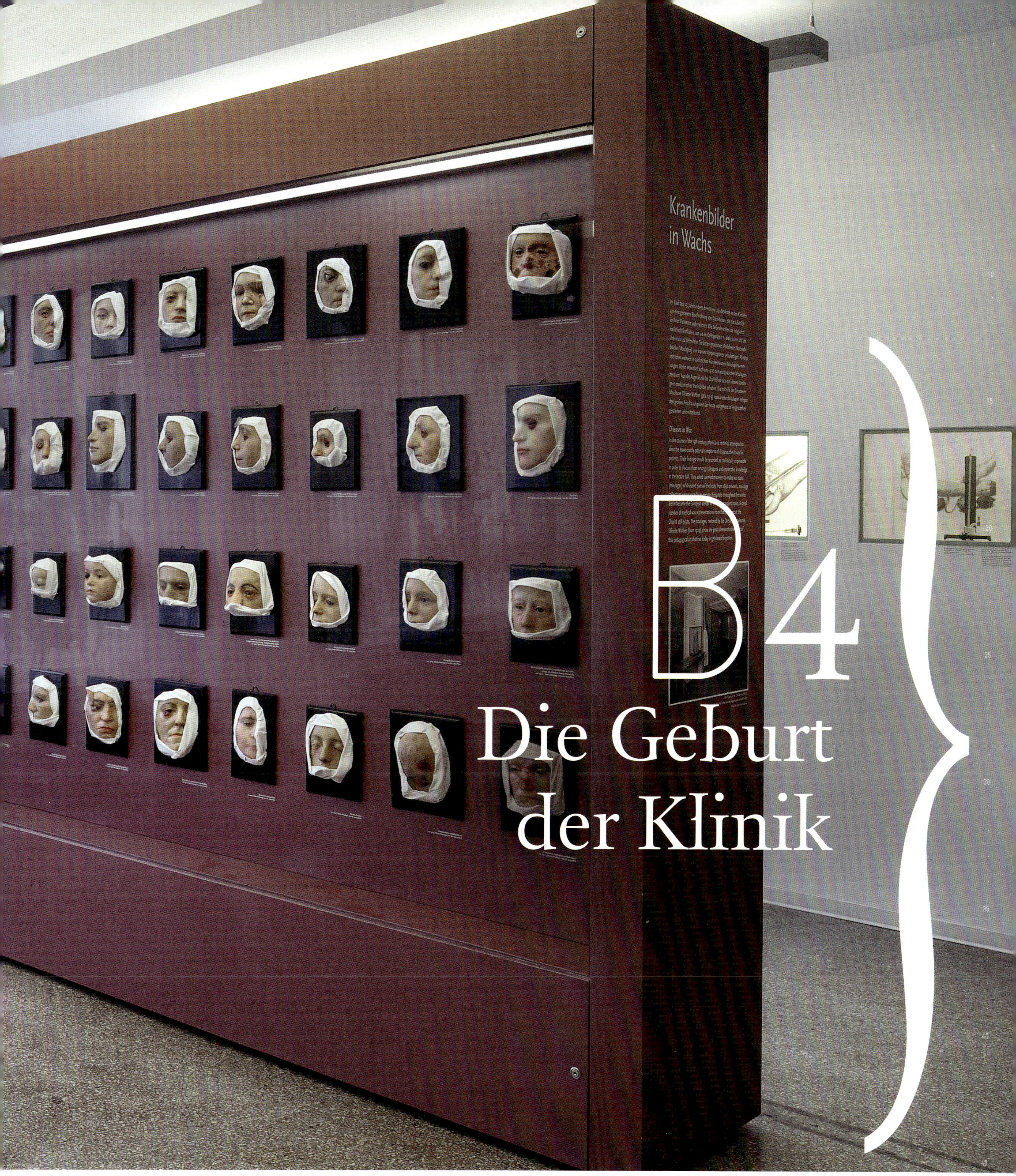

B4 Die Geburt der Klinik

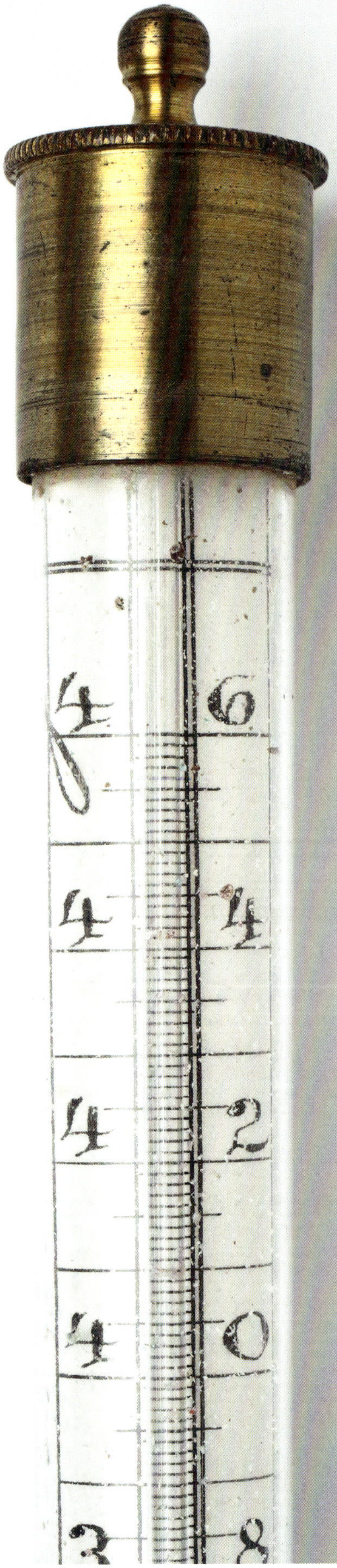

1} Fieberthermometer

um 1870 | Deutsches Medizinhistorisches Museum Ingolstadt | Inv.-Nr. 97/43

1}

B4 Die Geburt der Klinik

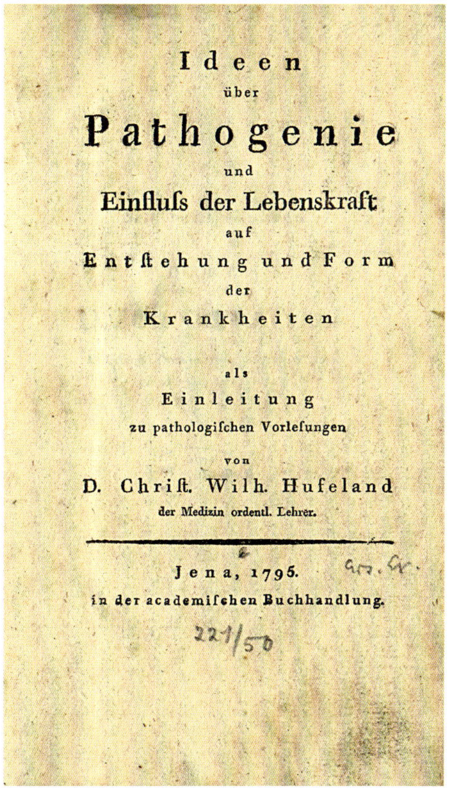
Ideen
über
Pathogenie
und
Einfluſs der Lebenskraft
auf
Entſtehung und Form
der
Krankheiten
als
Einleitung
zu pathologiſchen Vorleſungen
von
D. Chriſt. Wilh. Hufeland
der Medizin ordentl. Lehrer.

Jena, 1795.
in der academiſchen Buchhandlung.
221/50

2

Zwischen 1800 und 1830 bemühen sich zahlreiche deutsche Mediziner in besonderer Weise um eine ganzheitliche Sicht des Menschen. Unter dem Eindruck der zeitgenössischen Naturphilosophie entwickeln sie theoretische Konzepte, mit welchen sie die Einheit von Natur und Geist erklären und den Menschen in ein universelles System der Natur einordnen wollen. Anweisungen für die ärztliche Praxis lassen sich aus den spekulativen Modellen jedoch nur schwer gewinnen. Populär wird darum die Reiztheorie des Schotten John Brown (1735–1788). Sie gibt dem Arzt einfache therapeutische Mittel an die Hand, die auf eine Dämpfung oder Beförderung des körperlichen Erregungszustands abzielen. Andere, wie etwa Christoph Wilhelm Hufeland (1762–1836), rücken eine vermeintliche, körpereigene Lebenskraft und die Heilkraft der Natur in den Mittelpunkt ihrer Lehre. Vertreter der sogenannten naturhistorischen Schule wie der Kliniker Johann Lucas Schönlein (1793–1864) richten dagegen ihr Interesse stärker auf genauere Untersuchungen einzelner Körperfunktionen. Damit bereiten sie das Zeitalter der naturwissenschaftlichen Medizin vor, die sich in ihrem Körperverständnis, aber auch in therapeutischer Hinsicht erklärtermaßen nicht nur gegen eine immateriell gedachte Lebenskraft, sondern vor allem auch gegen die überkommene Säftelehre wendet. Die sogenannte Humoralpathologie war schon im ausgehenden 5. Jahrhundert v. Chr. aus der griechischen Naturphilosophie abgeleitet worden. Ausformuliert in den hippokratischen Schriften und in ein festes System gefügt durch die Werke des in Rom wirkenden Arztes Galen von Pergamon (129–216), hielt sich das Konzept an den arabischen Medizinschulen, den mittelalterlichen Klöstern und frühmodernen Universitäten bis in das frühe 19. Jahrhundert hinein. Grundlegend ist darin die Vorstellung, dass vier quasi elementare Körpersäfte – Blut, Schleim, gelbe und schwarze Galle – in ihrer individuellen Zusammensetzung den Körper eines jeden Menschen formieren und über die Qualitätengegensätze feucht/trocken und kalt/warm in seinen Lebensäußerungen bedingen. Befinden sich diese Säfte (lat. humores) in einem ausgewogenen Mischungsverhältnis, ist man gesund, geraten sie aus dem Gleich-

2 Christoph Wilhelm Hufeland: Ideen über Pathogenie und Einfluß der Lebenskraft auf Entstchung und Form der Krankheiten
Titelblatt. 1795

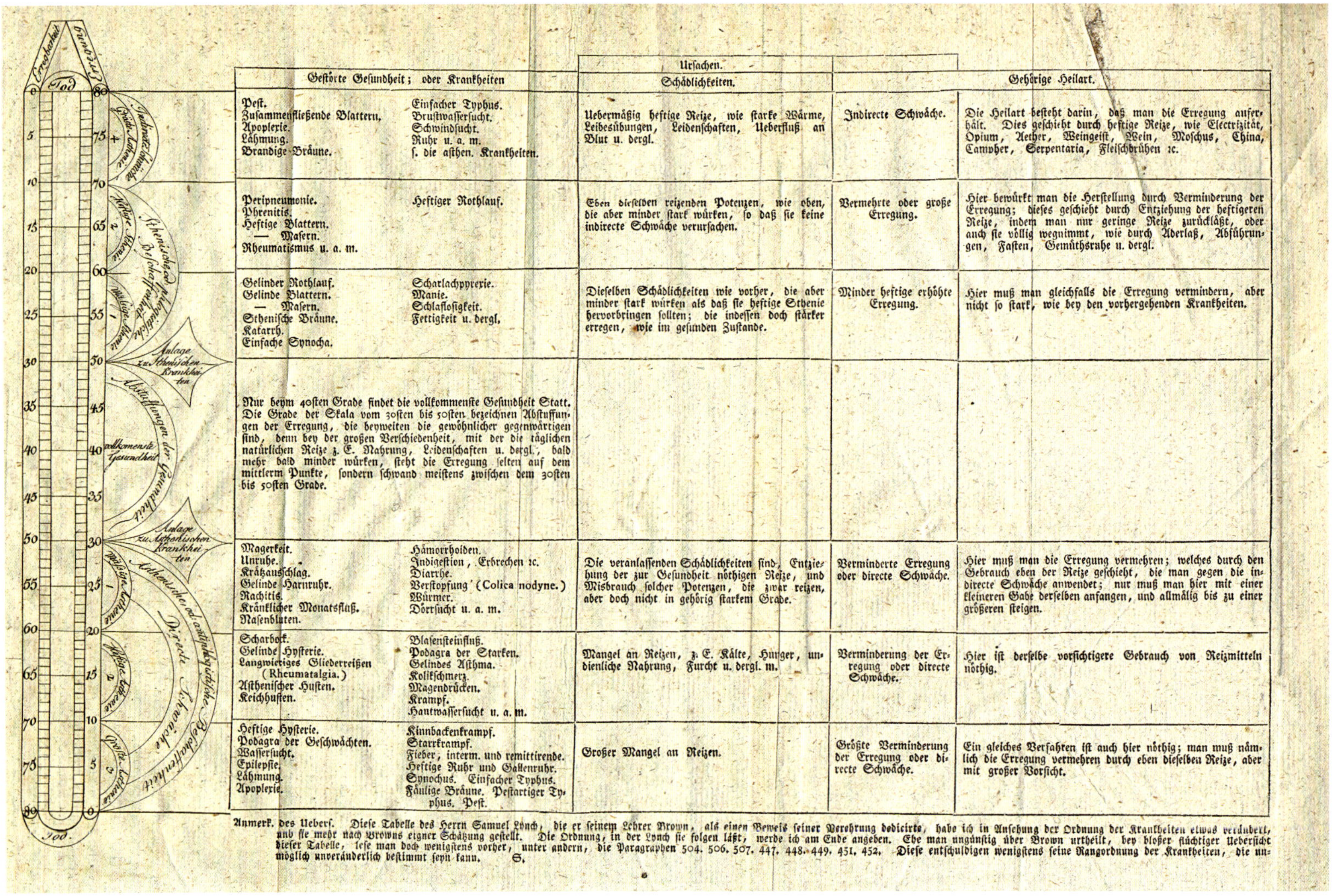

Gestörte Gesundheit; oder Krankheiten		Ursachen. Schädlichkeiten.		Gehörige Heilart.
Pest. Zusammenfließende Blattern. Apoplexie. Lähmung. Brandige Bräune.	Einfacher Typhus. Brustwassersucht. Schwindsucht. Ruhr u. a. m. s. die asthen. Krankheiten.	Uebermäßig heftige Reize, wie starke Wärme, Leibesübungen, Leidenschaften, Ueberfluß an Blut u. dergl.	Indirecte Schwäche.	Die Heilart besteht darin, daß man die Erregung aufer-hält. Dies geschieht durch heftige Reize, wie Electrizität, Opium, Aether, Weingeist, Wein, Moschus, China, Campher, Serpentaria, Fleischbrühen ꝛc.
Peripneumonie. Phrenitis. Heftige Blattern. — Masern. Rheumatismus u. a. m.	Heftiger Rothlauf.	Eben dieselben reizenden Potenzen, wie oben, die aber minder stark würken, so daß sie keine indirecte Schwäche verursachen.	Vermehrte oder große Erregung.	Hier bewürkt man die Herstellung durch Verminderung der Erregung; dieses geschieht durch Entziehung der heftigeren Reize, indem man nur geringe Reize zurückläßt, oder auch sie völlig wegnimmt, wie durch Aderlaß, Abführungen, Fasten, Gemüthsruhe u. dergl.
Gelinder Rothlauf. Gelinde Blattern. — Masern. Sthenische Bräune. Katarrh. Einfache Synocha.	Scharlachpyrexie. Manie. Schlaflosigkeit. Fettigkeit u. dergl.	Dieselben Schädlichkeiten wie vorher, die aber minder stark würken als daß sie heftige Sthenie hervorbringen sollten; die indessen doch stärker erregen, wie im gesunden Zustande.	Minder heftige erhöhte Erregung.	Hier muß man gleichfalls die Erregung vermindern, aber nicht so stark, wie bey den vorhergehenden Krankheiten.
Nur beym 40sten Grade findet die vollkommenste Gesundheit Statt. Die Grade der Skala vom 30sten bis 50sten bezeichnen Abstuffungen der Erregung, die beyweiten die gewöhnlicher gegenwärtigen sind, denn bey der großen Verschiedenheit, mit der die täglichen natürlichen Reize z. E. Nahrung, Leidenschaften u. dergl., bald mehr bald minder würken, steht die Erregung selten auf dem mittlerm Punkte, sondern schwand meistens zwischen dem 30sten bis 50sten Grade.				
Magerkeit. Unruhe. Krätzausschlag. Gelinde Harnruhr. Rachitis. Kränklicher Monatsfluß. Nasenbluten.	Hämorrhoiden. Indigestion, Erbrechen ꝛc. Diarrhe. Verstopfung (Colica nodyne.) Würmer. Dörrsucht u. a. m.	Die veranlassenden Schädlichkeiten sind, Entziehung der zur Gesundheit nöthigen Reize, und Misbrauch solcher Potenzen, die zwar reizen, aber doch nicht in gehörig starkem Grade.	Verminderte Erregung oder directe Schwäche.	Hier muß man die Erregung vermehren; welches durch den Gebrauch eben der Reize geschieht, die man gegen die indirecte Schwäche anwendet; nur muß man hier mit einer kleineren Gabe derselben anfangen, und allmälig bis zu einer größeren steigen.
Scharbock. Gelinde Hysterie. Langwieriges Gliederreißen (Rheumatalgia.) Asthenischer Husten. Keichhusten.	Blasensteinfluß. Podagra der Starken. Gelindes Asthma. Kolikschmerz. Magendrücken. Krampf. Hautwassersucht u. a. m.	Mangel an Reizen, z. E. Kälte, Hunger, undienliche Nahrung, Furcht u. dergl. m.	Verminderung der Erregung oder directe Schwäche.	Hier ist derselbe vorsichtigere Gebrauch von Reizmitteln nöthig.
Heftige Hysterie. Podagra der Geschwächten. Wassersucht. Epilepsie. Lähmung. Apoplexie.	Kinnbackenkrampf. Starrkrampf. Fieber, interm. und remittirende. Heftige Ruhr und Gallenruhr. Synochus. Einfacher Typhus. Fäulige Bräune. Pestartiger Typhus. Pest.	Großer Mangel an Reizen.	Größte Verminderung der Erregung oder directe Schwäche.	Ein gleiches Verfahren ist auch hier nöthig; man muß nämlich die Erregung vermehren durch eben dieselben Reize, aber mit großer Vorsicht.

Anmerk. des Uebers. Diese Tabelle des Herrn Samuel Lynch, die er seinem Lehrer Brown, als einen Beweis seiner Verehrung dedicirte, habe ich in Ansehung der Ordnung der Krankheiten etwas verändert, und sie mehr nach Browns eigner Schätzung gestellt. Die Ordnung, in der Lynch sie folgen läßt, werde ich am Ende angeben. Ehe man ungünstig über Brown urtheilt, bey bloßer flüchtiger Uebersicht dieser Tabelle, lese man doch wenigstens vorher, unter andern, die Paragraphen 504. 506. 507. 447. 448. 449. 451. 452. Diese entschuldigen wenigstens seine Rangordnung der Krankheiten, die unmöglich unveränderlich bestimmt seyn kann. S.

3

gewicht, wird man krank. Die Therapie richtet sich danach, welcher Saft etwa im Überschuss vorhanden ist, sich verborgen im Körperinneren oder äußerlich sichtbar in der Haut – etwa als schmerzhafte Schwellung – ablagert. Ziel einer jeden Behandlung ist daher der Säfteausgleich, vorgenommen in aller Regel durch ausleitende Verfahren wie Aderlass, Abführen, blutiges Schröpfen, Schwitzen, Erbrechen oder Verstärkung der Speichelproduktion.

Als sich im frühen 19. Jahrhundert die theoretischen Konzepte der Medizin ändern, wandelt sich auch der Charakter des Krankenhauses in Europa von Grund auf. Bis dahin diente das Hospital in erster Linie als Auffang- und Absonderungsstation für arme Kranke, Alte und sozial auffällige Menschen. Diagnostik und Therapie waren darin auf das Notwendigste beschränkt. Mit der beginnenden Industrialisierung und der daraus resultierenden Zunahme der Stadtbevölkerung wächst vor allem in Ballungszentren der Bedarf an ausreichender medizinischer Versorgung. Das einflussreicher werdende staatliche Gesundheitswesen strebt mit der Errichtung neuer, modernisierter und erweiterter Krankenanstalten eine flächendeckende Behandlung an. In den Kliniken erkennen die Ärzte den wissenschaftlichen Wert größerer Patientenzahlen. An den Krankenbetten grenzen sie durch genaue Beobachtung und neue physikalische Untersuchungsmethoden immer differenzierter Krankheitsbilder voneinander ab. Sie entwickeln einen eigenen ‚klinischen Blick'.

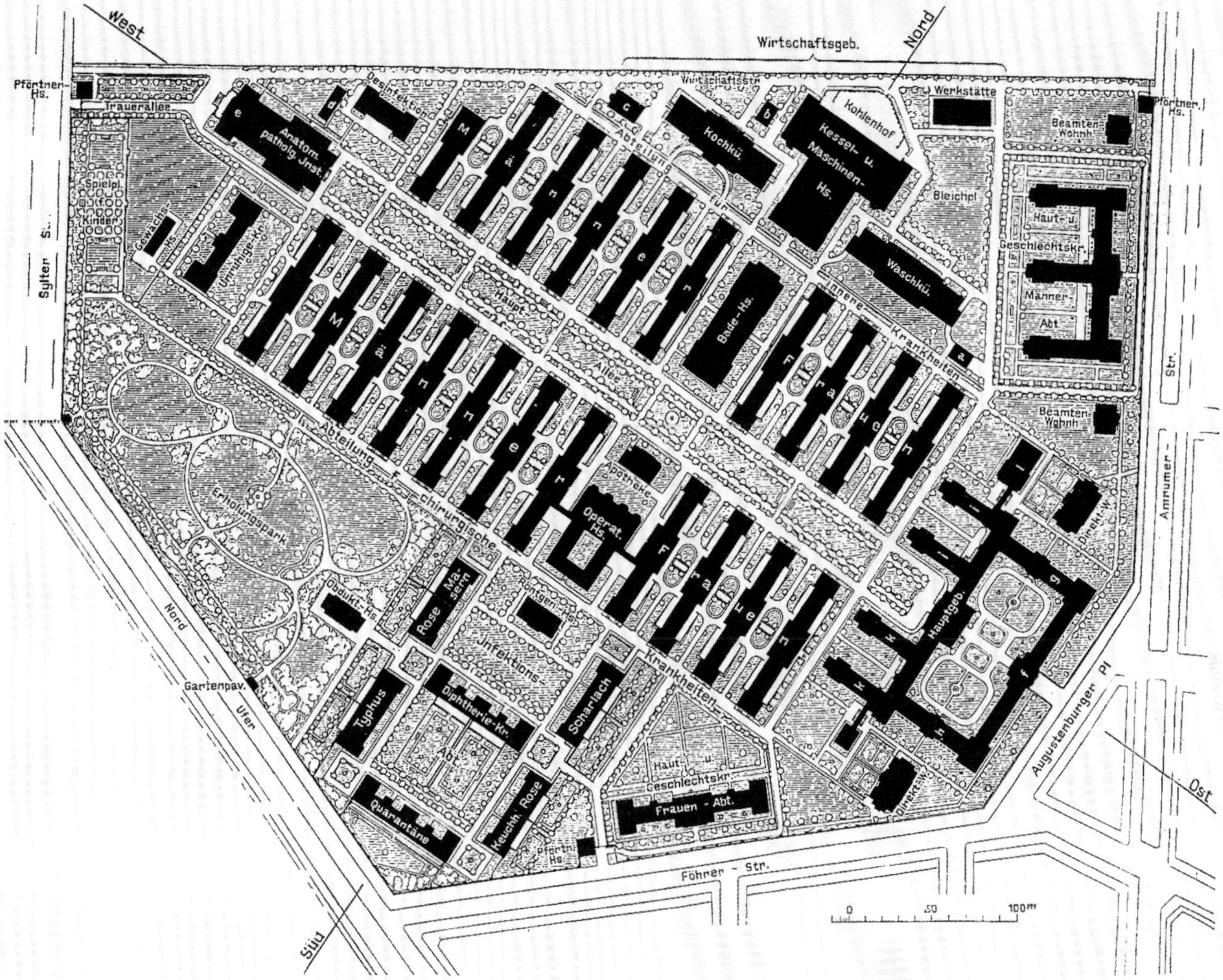

4}

3} Tabellarische Übersicht der Reiztheorie John Browns
aus: John Brown, *System der Heilkunde*, 1796

4} Grundriss des städtischen Rudolf-Virchow-Krankenhauses im Berliner Stadtteil Wedding
1907

a Remise für Wäschewagen
b Remise für Drangfässer
c Remise für Speisewagen
d Stall für Versuchstiere
e Kapelle
f Aufnahme, Verwaltung
g Ärztehaus
h Pflegerinnenhaus
i Gynäkologische Abteilung
k Entbindungsabteilung
l Ärztekasino

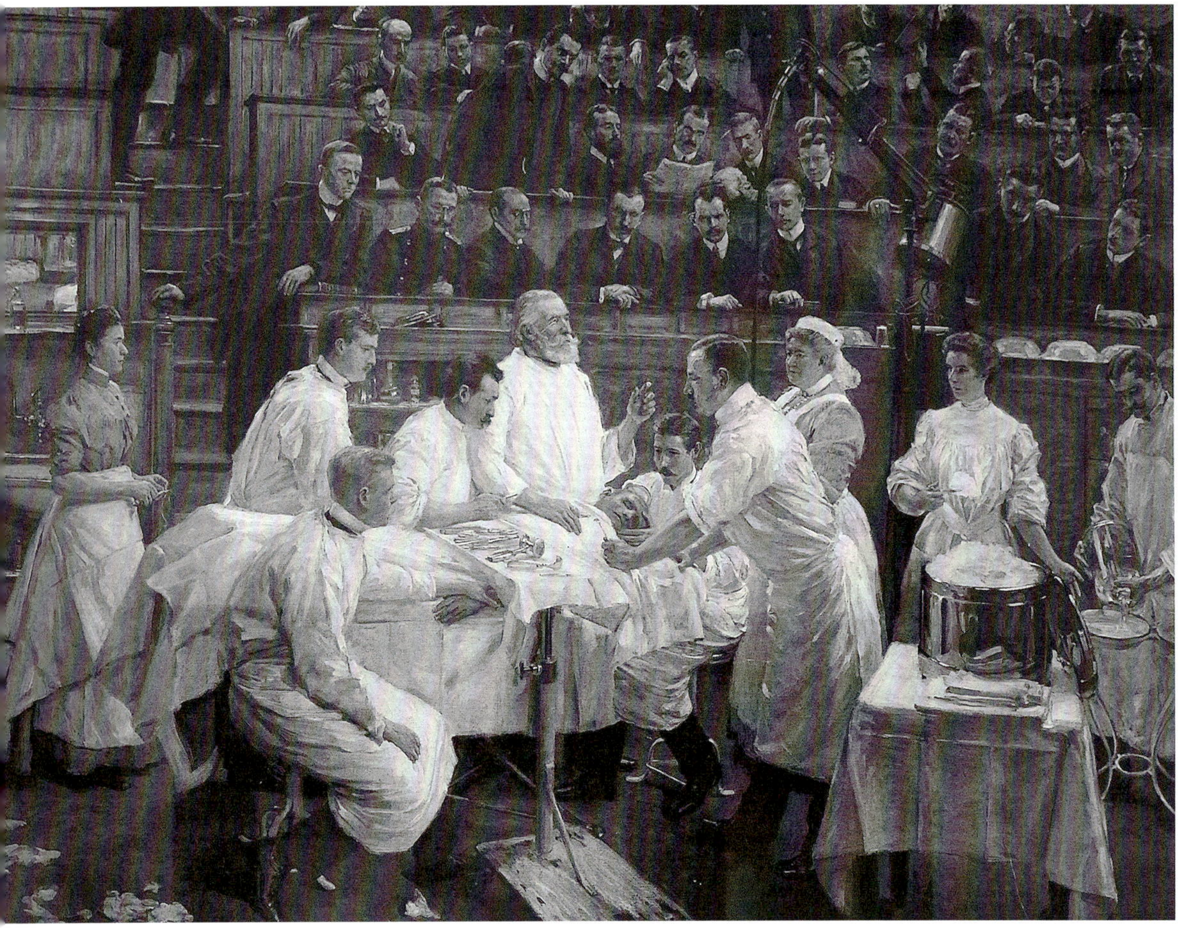

5

Im Abgleich mit den pathologischen Befunden im Seziersaal versuchen sie, eine strenge Klassifizierung der Krankheiten zu erstellen.

In Berlin zeigt der Aufstieg der Stadt zur Metropole auch Wirkung auf das Krankenhauswesen. Im 19. Jahrhundert verdoppelt sich die Zahl der Einwohner alle 30 Jahre. In den 1870er-Jahren reichen in der Millionenstadt die Betten weder in der Charité, noch den Universitätskliniken oder den gemeinnützigen und konfessionellen Krankenanstalten für die Versorgung der Bevölkerung aus. Vier große städtische Kliniken entstehen zwischen 1868 und 1906: das Krankenhaus im Friedrichshain, das Krankenhaus Am Urban, das Krankenhaus Moabit sowie das Rudolf-Virchow-Krankenhaus im Wedding. Sie eint ein gemeinsames bauliches Prinzip: Ihr Pavillonstil folgt der Idee, dass in voneinander getrennten, licht- und luftdurchfluteten Gebäuden der Verbreitung von ansteckenden Krankheiten durch die verunreinigte Luft entgegengewirkt werden könne.

In der modernen Klinik bildet sich in der ersten Hälfte des 19. Jahrhunderts die Innere Medizin zu einem medizinischen Kernfach heraus. Bei der Untersuchung der Patienten am Krankenbett konzentrieren sich die Ärzte auf eine genaue Wahrnehmung der Organleistungen. Sie klopfen den Brustkorb ab und deuten den reflektierten Schall (Perkussion), horchen mit dem Stethoskop auf Herz und Lunge (Auskultation) oder lernen, mithilfe des Thermometers das Fieber zu messen. Diese physikalischen Techniken liefern Daten, aus welchen sich Normen für verschiedenste Körperfunktionen ableiten lassen. Die Hoffnung, aus den neuen, objektiven Diagnoseverfahren erfolgreichere Behandlungen ableiten zu können, erfüllt sich jedoch zunächst nicht.

5 Ernst von Bergmann bei einer Lehroperation in der Chirurgischen Universitätsklinik Berlin
1907

6 Abhorchung eines Brustkranken durch den Pariser Arzt René Théophile Hyacinthe Laënnec im Hôpital Necker
nach einem Ölgemälde, um 1890

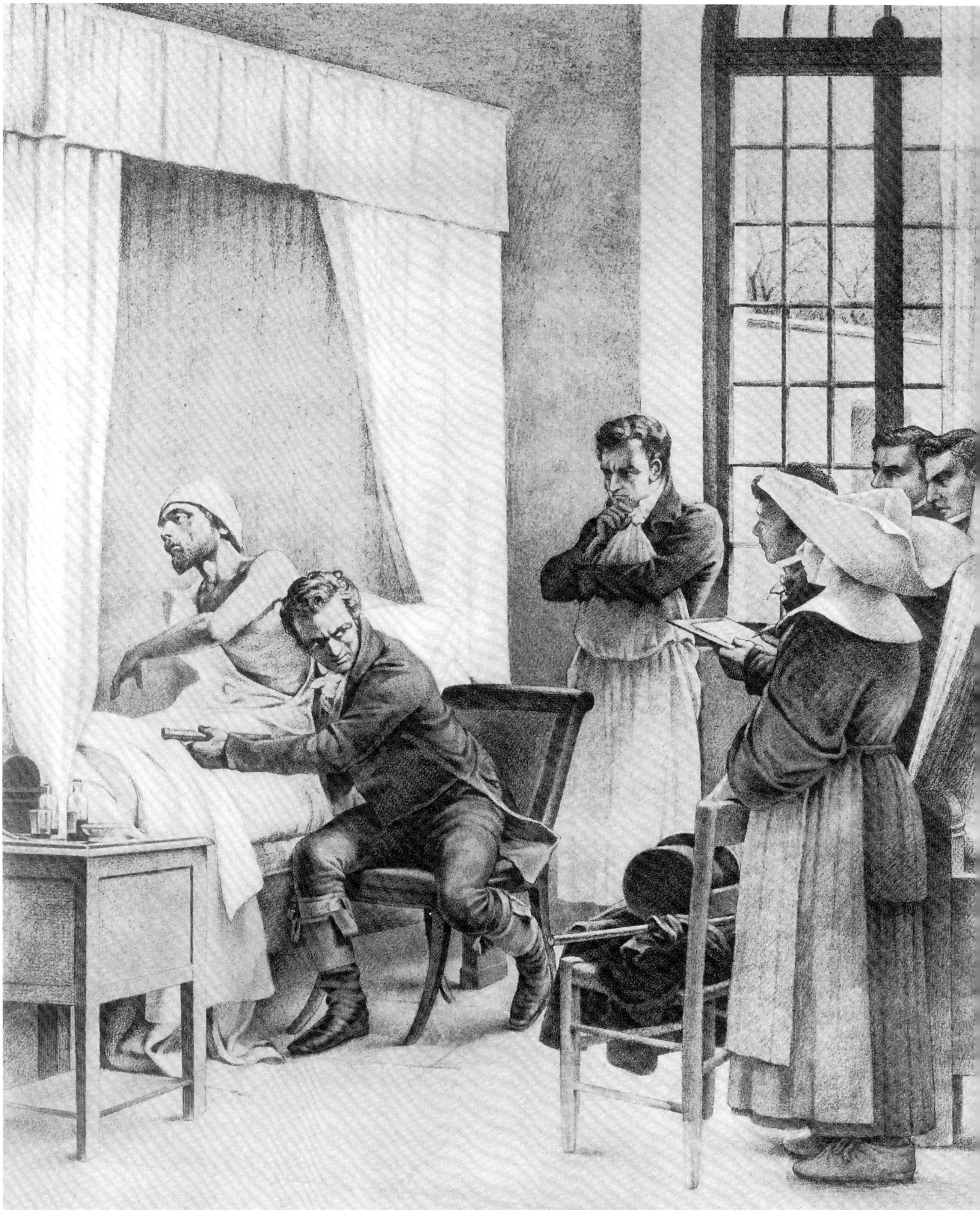

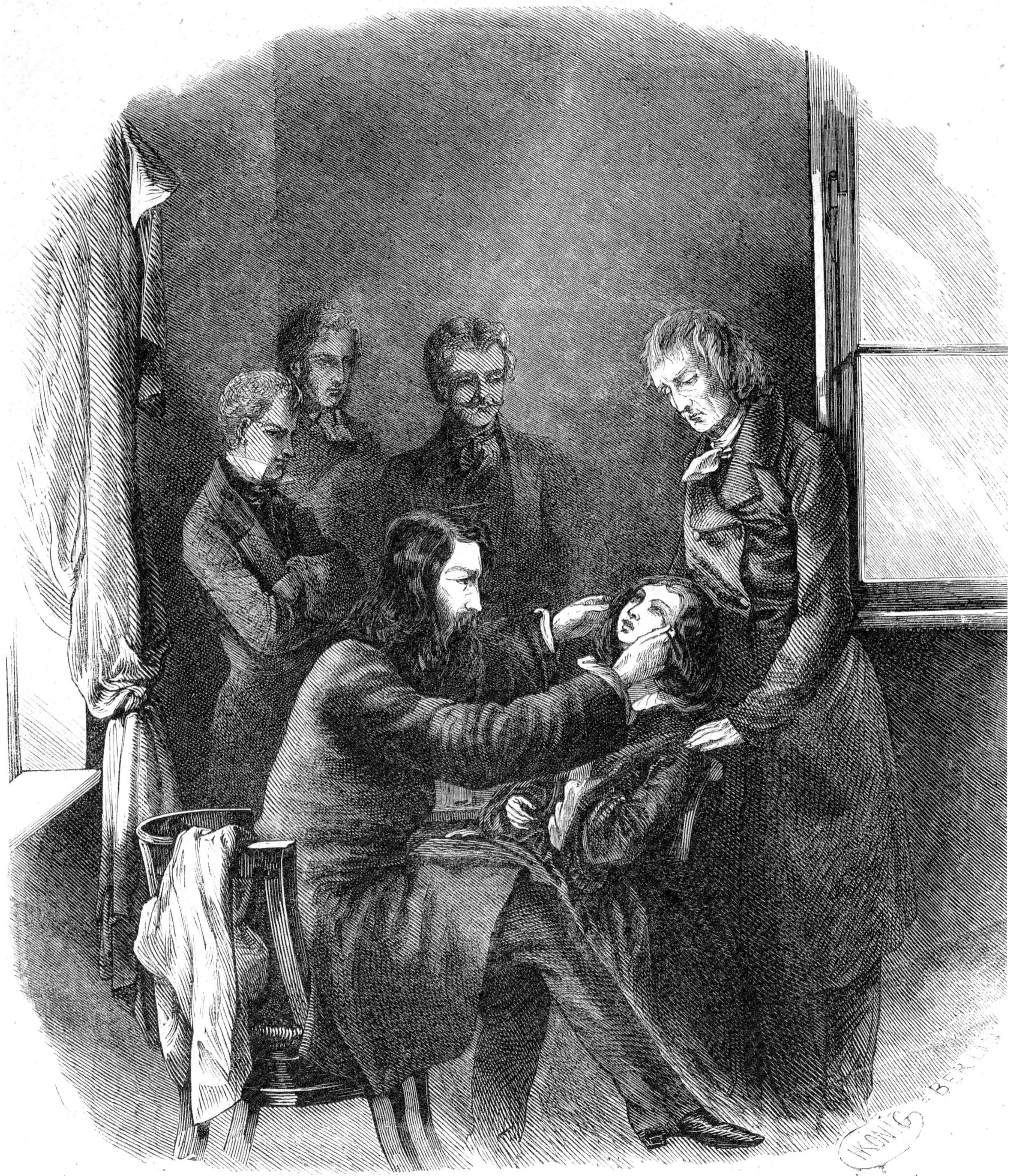

Dr. Gräfe.

1857

7} Albrecht von Graefe bei einer Staroperation

1857

Die ‚äußerliche Medizin' liegt um 1800 noch weitgehend in den Händen handwerklich geschulter Wundärzte. Ohne Narkose operieren sie am wachen Patienten. Opium, Schlafschwämme oder Alkohol ermöglichen allenfalls eine leichte und nur schlecht dosierbare Bewusstseinsdämpfung. Der Kranke wird von Helfern festgehalten. Geschickt und vor allem schnell müssen die Chirurgen mit ihren Händen und Instrumenten sein. Nur wenige Minuten sollte ein Eingriff dauern. Sicher ist die Heilung nicht. Häufig kommt es zu Infektionen, die nicht selten das Leben des Patienten bedrohen. Eingriffe, bei welchen die Brust- oder Bauchhöhle eröffnet werden müsste, sind daher undenkbar. Die große Bedeutung der Hygiene ist noch nicht erkannt.

Das Jahr 1846 markiert einen Wendepunkt in der Medizin: Die Narkose wird eingeführt. Mit Hilfe von Äther und Chloroform gelingt es, Patienten für die begrenzte Zeit einer Operation den Schmerz zu nehmen und in den Schlaf zu versetzen. Die Eingriffe werden nun gewagter, dauern länger und werden auf alle Körperregionen ausgedehnt. Zunehmend spezielle Instrumente stehen dem Operateur zur Verfügung. In den folgenden Jahrzehnten werden hygienische Grundstandards – Entkeimung (Desinfektion und Antisepsis) und Keimfreiheit (Asepsis) – eingeführt. Wundinfektionen bleiben immer öfter aus. Im Verbund mit Anästhesie und Hygiene gibt die Chirurgie Ende des 19. Jahrhunderts für die gesamte behandelnde Medizin Ton und Richtung vor.

Das naturwissenschaftliche Denken in der Medizin, der enorme Wissenszuwachs sowie moderne Untersuchungs- und Behandlungsmethoden führen zur Abspaltung und Herausbildung neuer Fächer. Häufig sind es Ärzte in privater Praxis, die neue Methoden entwickeln und sich auf bestimmte Patientengruppen konzentrieren. Ihre diagnostischen und therapeutischen Erfolge erweisen sich oft als entscheidend für die Einrichtung und Durchsetzung einer ganzen Disziplin. Sie gründen Fachkliniken, legen Sammlungen an, geben Zeitschriften heraus, schreiben Lehrbücher, organisieren Kongresse und rufen eigene Fachgesellschaften ins Leben.

Einer dieser Pioniere ist Albrecht von Graefe (1828–1870). Er trägt entscheidend dazu bei, die Augenheilkunde aus der Chirurgie zu lösen und in die Spezialisierung zu führen. Unweit der Charité, an der Unterbaumbrücke, eröffnet von Graefe 1852 eine private Klinik, die in den folgenden Jahren eine Pilgerstätte für Augenkranke wird. Von Graefe führt dort neue Operationsverfahren ein und bedient sich als Erster des von Hermann von Helmholtz (1821–1894) im Jahr 1850 entwickelten Augenspiegels im praktischen Alltag bei seinen Untersuchungen. Sein wissenschaftliches Interesse gilt vor allem der Linsentrübung (Grauer Star) und dem erhöhten Augeninnendruck (Grüner Star, Glaukom). Er organisiert Fachtagungen, gründet mit der Ophthalmologischen Gesellschaft die erste Fachvereinigung auf seinem Gebiet und ruft mit dem *Archiv für Ophthalmologie*

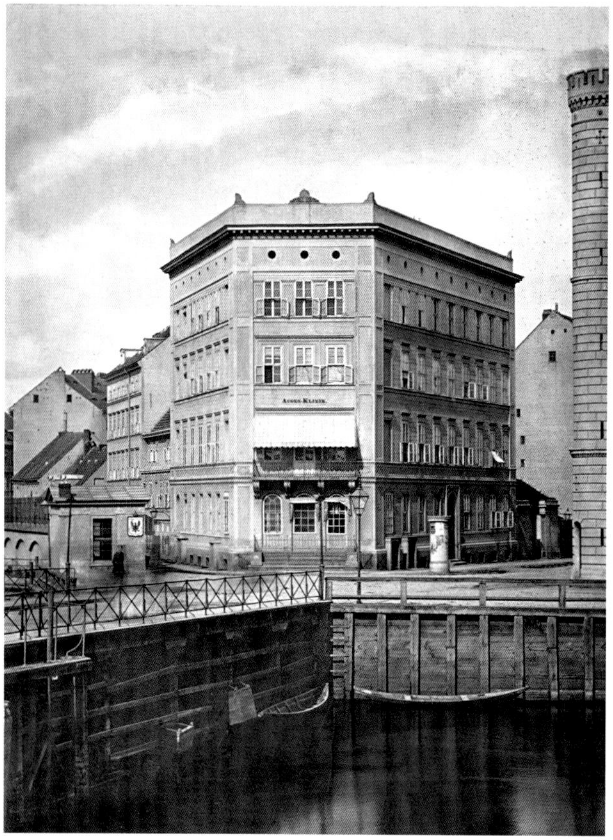

83

eine bedeutende augenärztliche Fachzeitschrift ins Leben. Ab 1868 leitet er für kurze Zeit bis zu seinem Tode auch die Augenklinik der Charité. Für eine ganze Generation von Augenärzten ist von Graefe die zentrale Lehrerfigur. Ab den 1860er-Jahren werden an 19 deutschsprachigen Universitäten Lehrstühle für Ophthalmologie eingerichtet. 18 davon erhalten ehemalige Schüler und Mitarbeiter Albrecht von Graefes, die ihrerseits die Augenheilkunde weiter voranbringen.

Im Lauf des 19. Jahrhunderts bemühen sich die Ärzte in den Kliniken insgesamt um eine genauere Beschreibung von Krankheiten, die sie äußerlich an ihren Patienten wahrnehmen. Die Befunde wollen sie möglichst realistisch festhalten, um sie im Kollegenkreis zu diskutieren und im Unterricht zu vermitteln. Sie bitten geschickte Modelleure, Wachsabdrücke (Moulagen) von kranken Körperregionen anzufertigen. Ab 1850 entstehen weltweit in zahlreichen Krankenhäusern Moulagensammlungen. Berlin entwickelt sich um 1900 zum europäischen Moulagenzentrum. Aus der Augenklinik der Charité hat sich ein kleines Kontingent medizinischer Wachsbilder erhalten. Sie belegen den großen Anschauungswert der heute weitgehend in Vergessenheit geratenen Lehrmittelkunst. Technische Entwicklungen spielen in der Spezialisierung der Medizin des 19. Jahrhunderts eine zentrale Rolle. Leistungsfähigere Mikroskope und neu eingeführte Instrumente wie Pulsschreiber, Handkraft- oder Blutdruckmesser stellen die Diagnostik auf eine rationalere Grundlage. Körpervorgänge lassen sich nun unmittelbar am Patienten registrieren, messen, aufzeichnen und dokumentieren. Bis dahin noch undenkbare Perspektiven eröffnet zudem die direkte Einsichtnahme in den lebenden Organismus: Über Augen-, Blasen-, Nasen-, Hals-, Kehlkopf- und Ohrenspiegel kann der Arzt dem Körper des Kranken beim Leben zusehen und zugleich Krankheiten an den inneren Organen entdecken. Bisweilen bilden diese Instrumente regelrechte Kristallisationskeime, um die sich neue medizinische Fächer formieren.

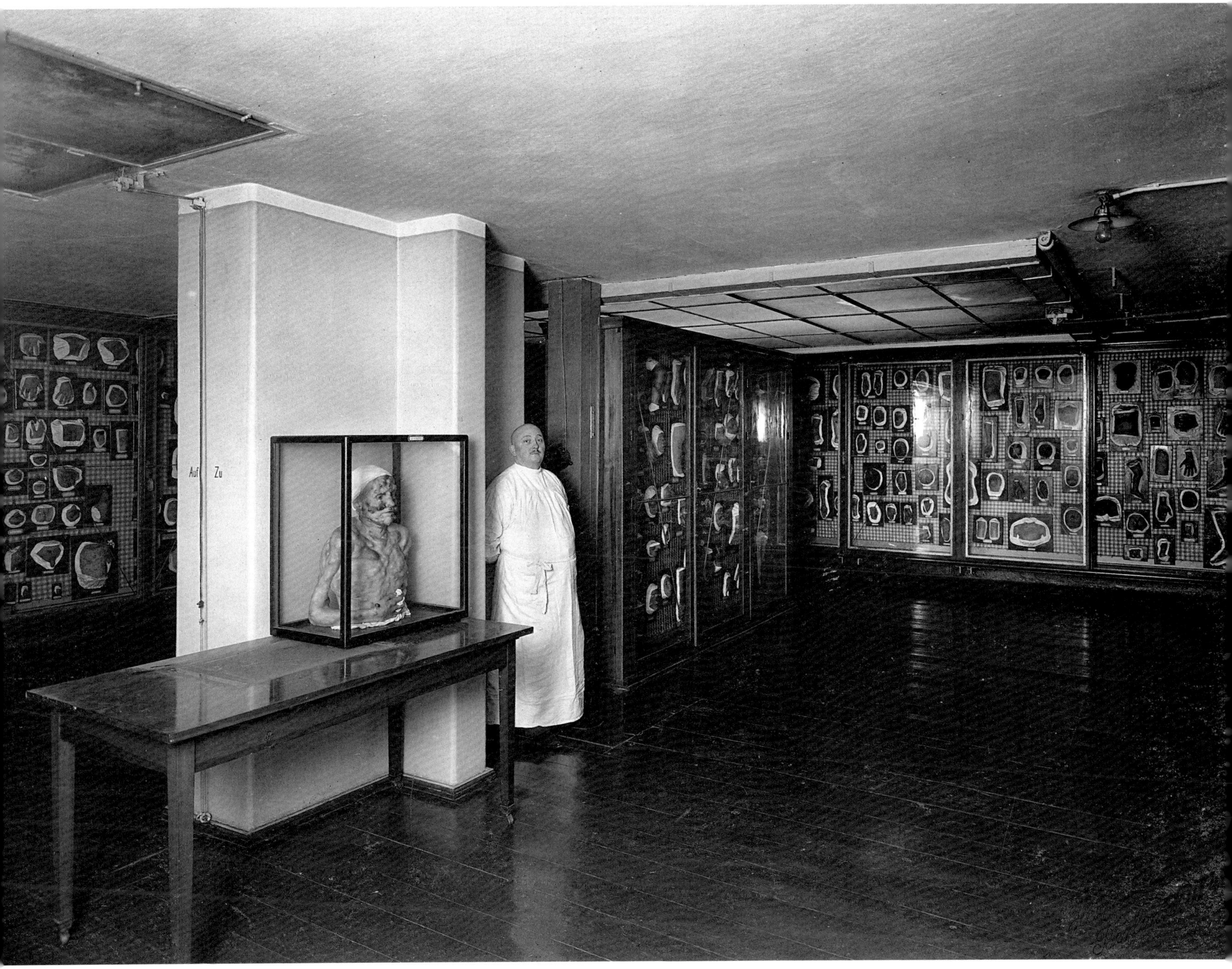

9}

8} Die private Augenklinik Albrecht von Graefes an der Berliner Unterbaumbrücke
vor 1870

9} Moulagensaal der Charité-Hautklinik
1910

10

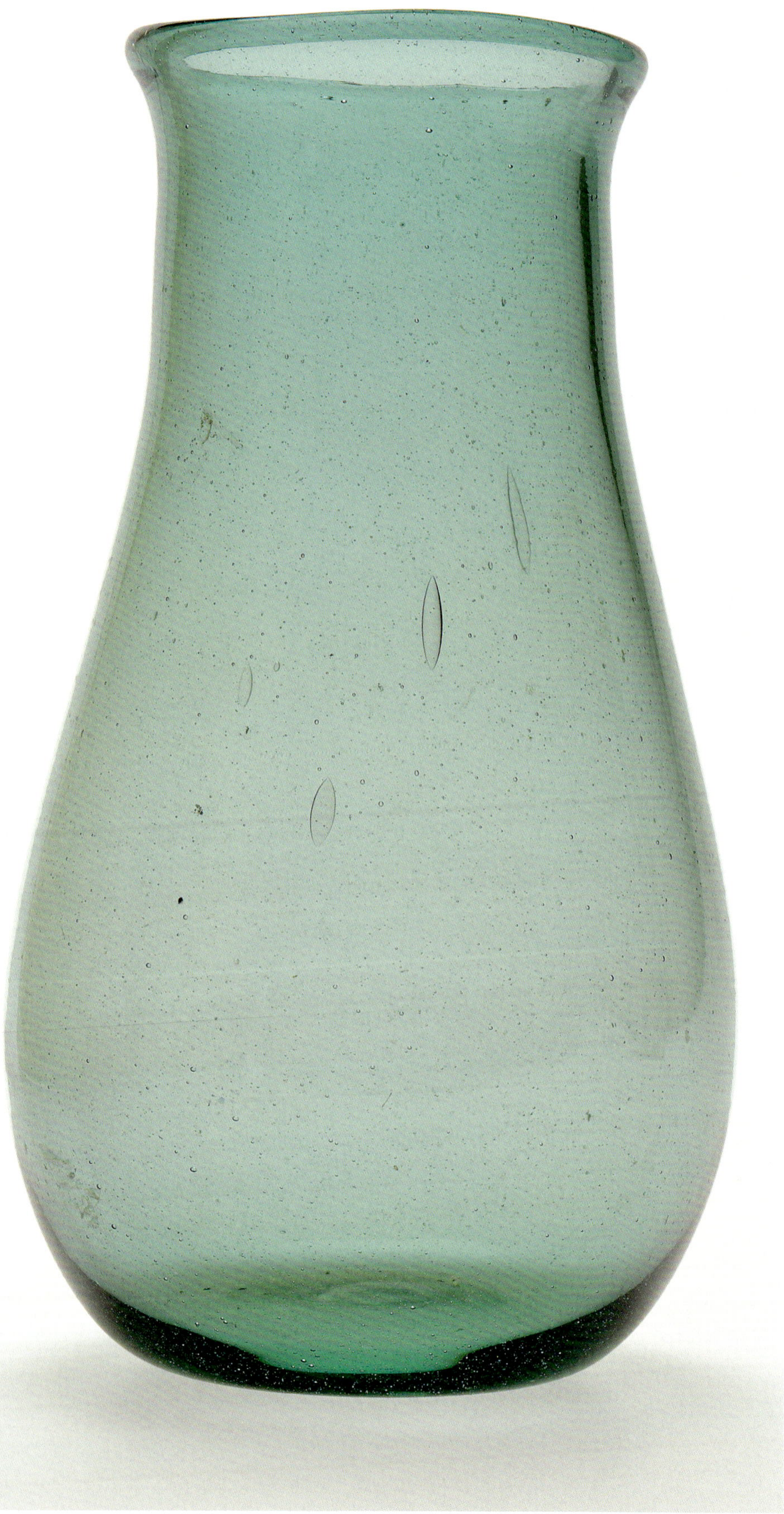

10 Harnschauglas (Matula)

Alois Wienand, Freudenberg | Reproduktion 2007 | BMM | Inv.-Nr. 2007/223

Bei der Harnschau wurde von der Antike bis in die frühe Neuzeit der erste, morgendliche Urin in einem durchsichtigen, bauchigen Gefäß gesammelt und anschließend vom Arzt auf Dichte, Farbe, Geruch, Geschmack und Ablagerungen geprüft. Der Zustand des Urins, der Aufschluss über die Krankheit geben sollte, wurde je nach der körperlichen Verfassung des Kranken, seines Temperaments, seines Geschlechts und Alters, aber auch nach der Witterung und der Jahreszeit bewertet.

11 Schröpfköpfe

18. Jh. | Germanisches Nationalmuseum Nürnberg | Inv.-Nr. WI 2072-74

Schröpfköpfe werden vor dem Aufbringen erhitzt und ziehen durch das so entstandene Vakuum Blut an die Oberfläche der Haut, das nach einem Einschnitt abfließen kann.

12 Schröpf-Schnepper (Skarifikator)

18. Jh. | Deutsches Medizinhistorisches Museum Ingolstadt | Inv.-Nr. 97/107

Das auch Stichelmesser genannte Instrument ist mit mehreren Schlitzen versehen, aus denen nach Betätigen des Abzugshahns scharfe Klingen schnellen, die die Haut anritzen, bevor ein Schröpfkopf aufgesetzt wird. Neben dem unblutigen war dieses blutige Schröpfen bis ins 19. Jahrhundert weit verbreitet.

11}

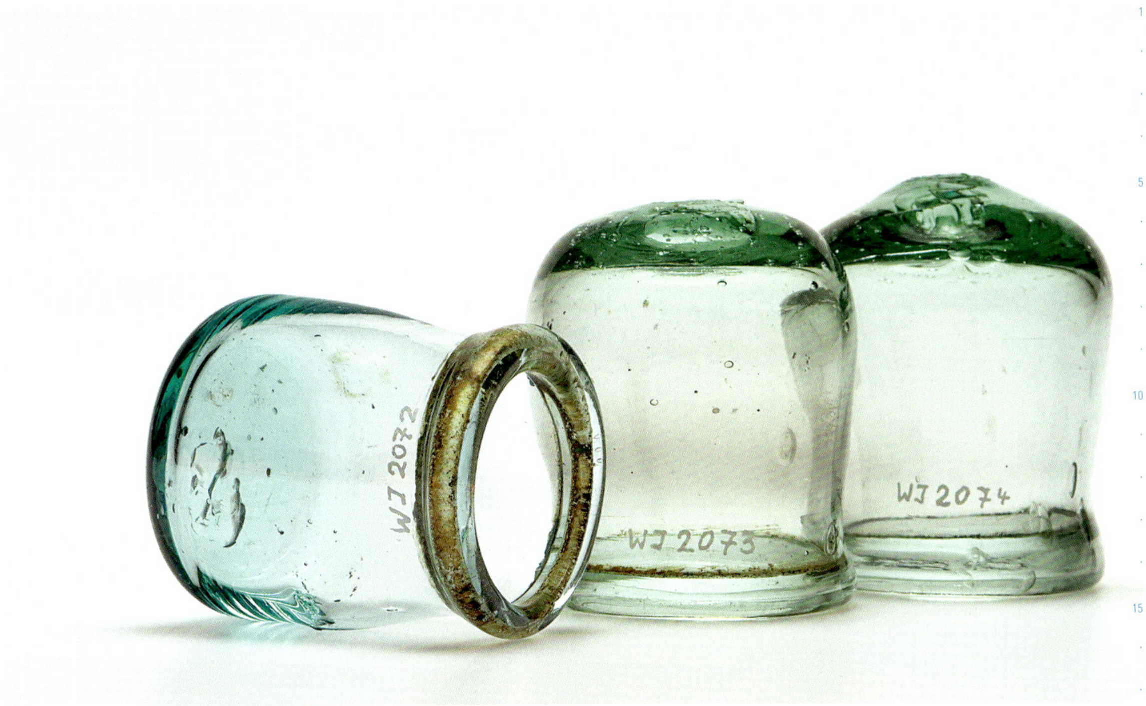

12}

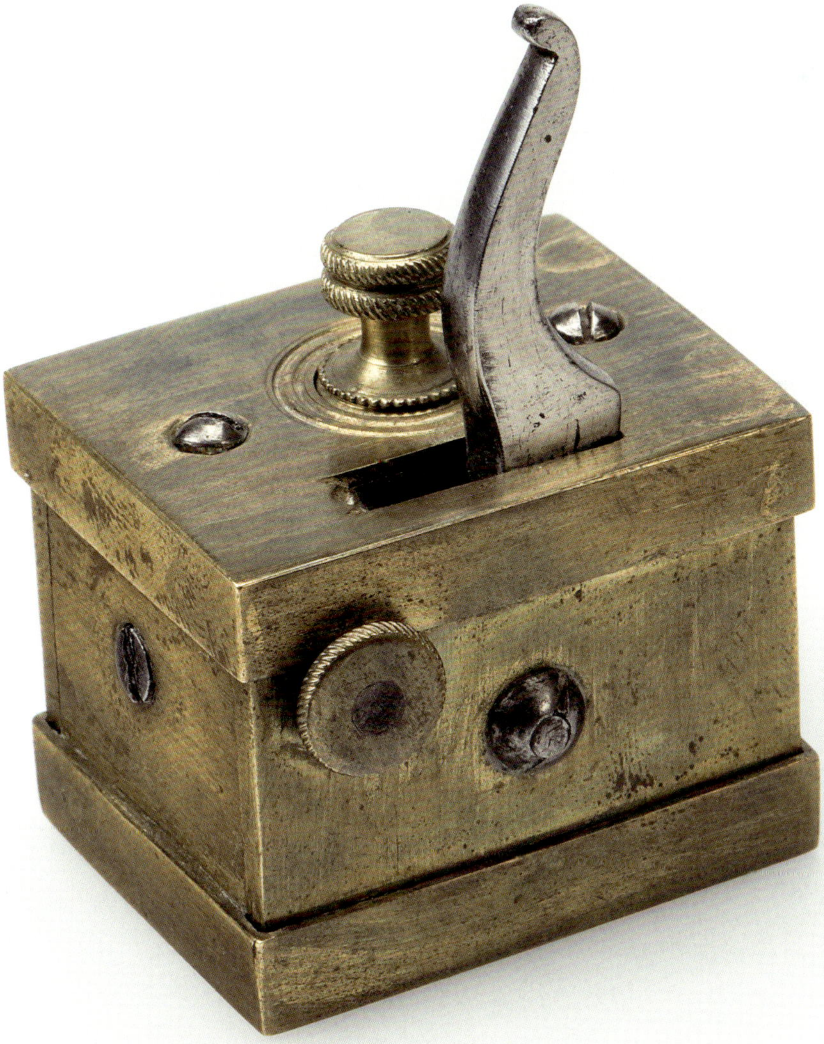

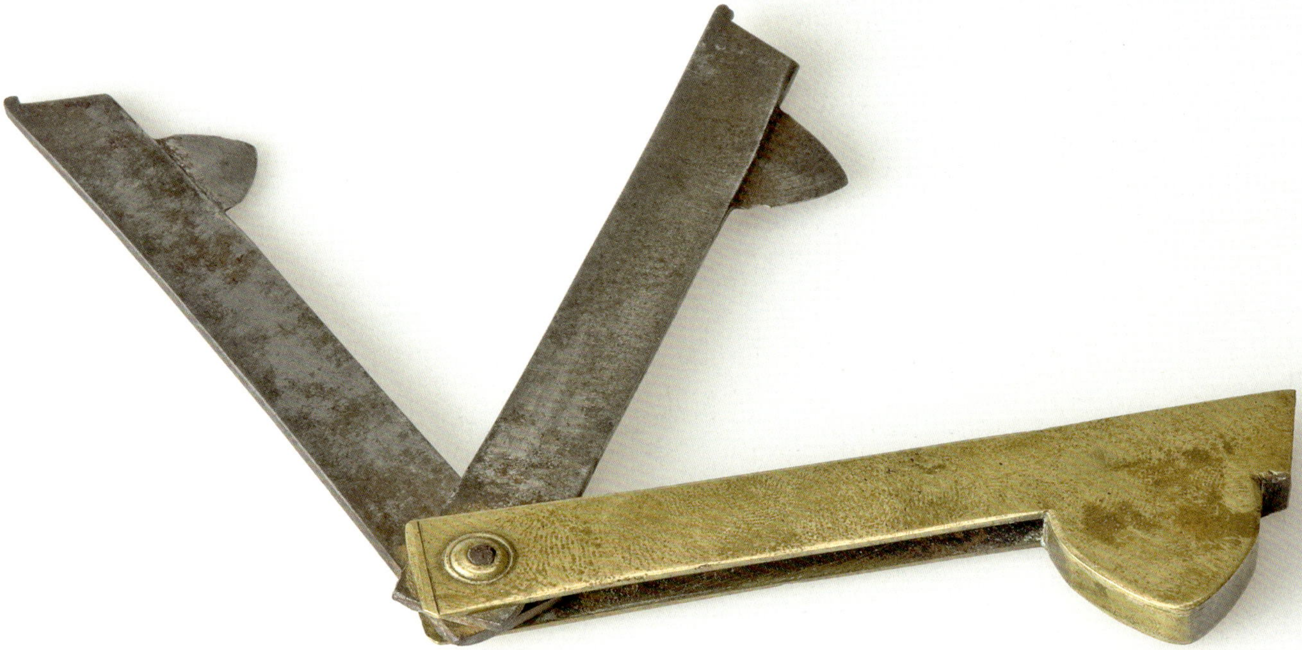

13}

13} Aderlass-Messer mit zwei Klingen
1813 | BMM | Inv.-Nr. 2006/97

14} Aderlass-Schale
19. Jh. | Messing | Medizin- und Pharmaziehistorische Sammlung der Christian-Albrechts-Universität Kiel | Inv.-Nr. 200-066

Die Schale weist eine Einbuchtung für das Anlegen des Armes auf, an dem zur Ader gelassen werden sollte. Häufig diente die Aderlass-Schale als ‚Aushängeschild' für einen Bader oder Barbier.

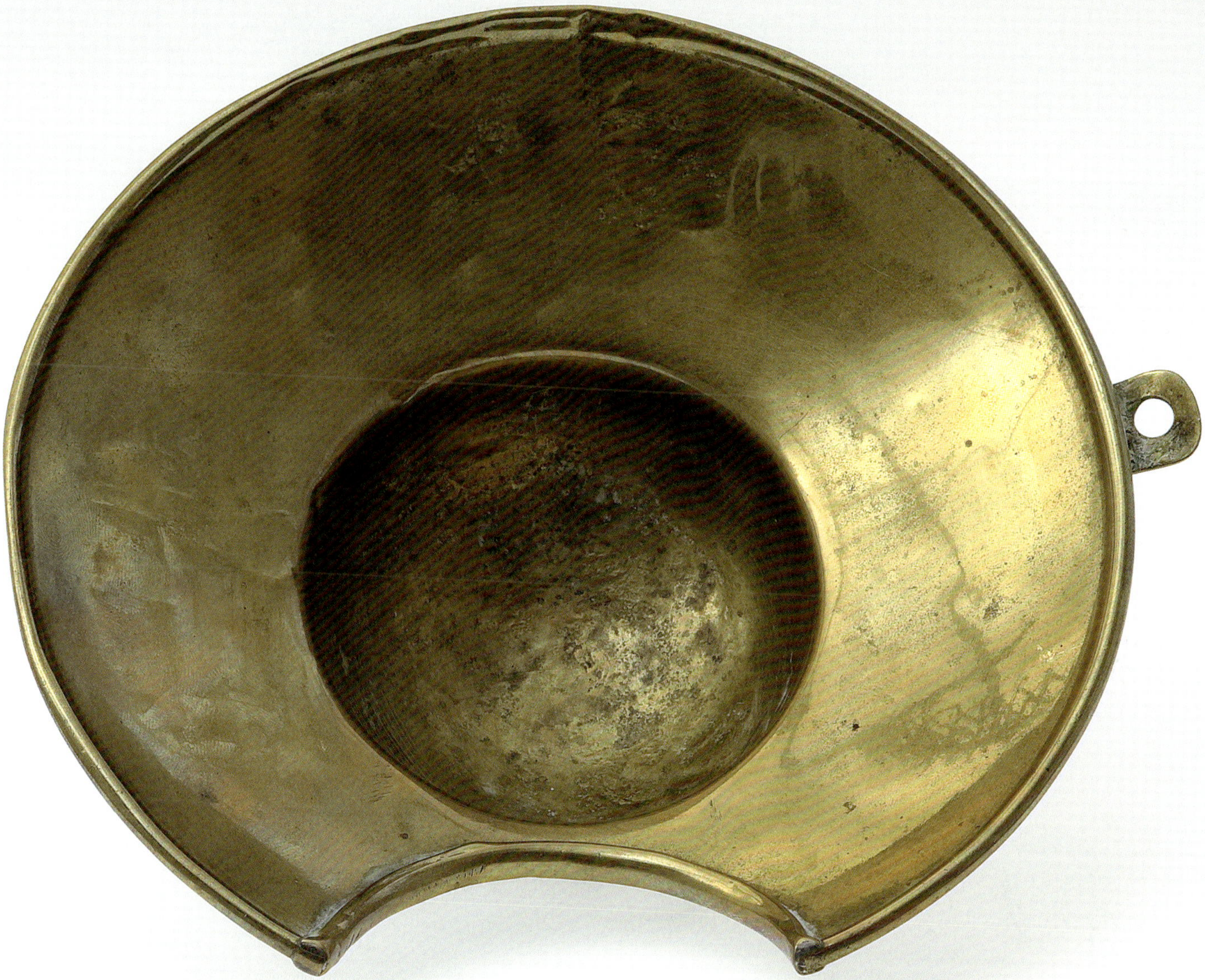

14

15 }

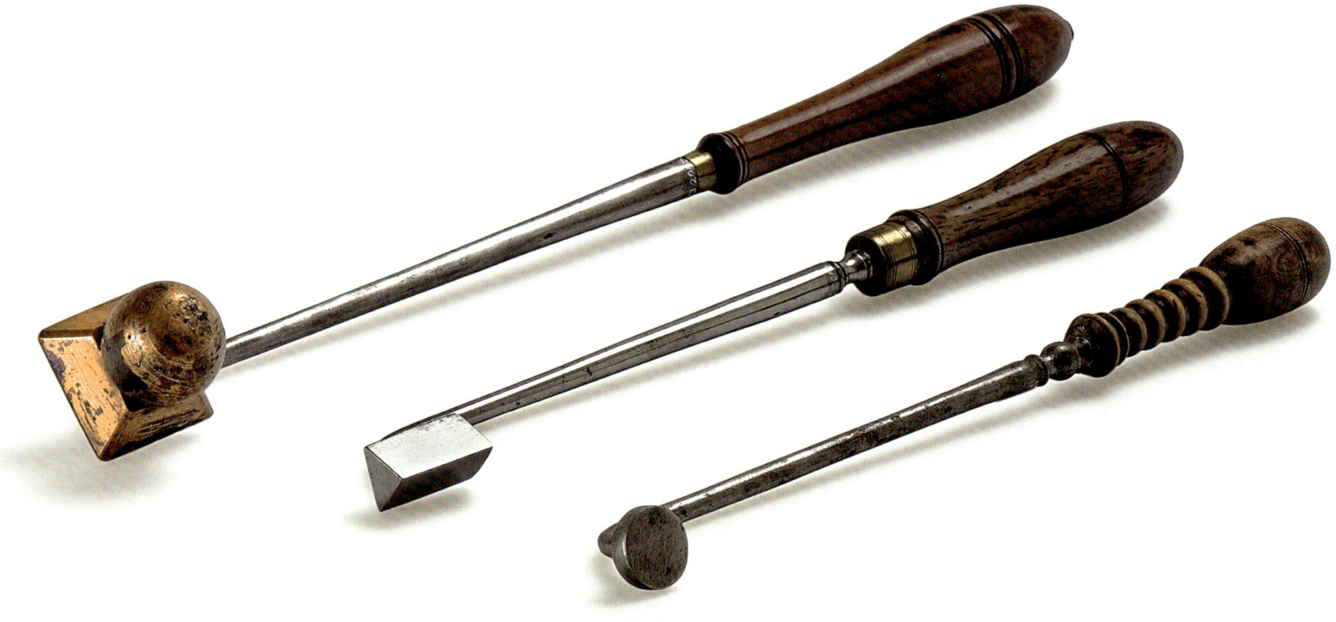

16 }

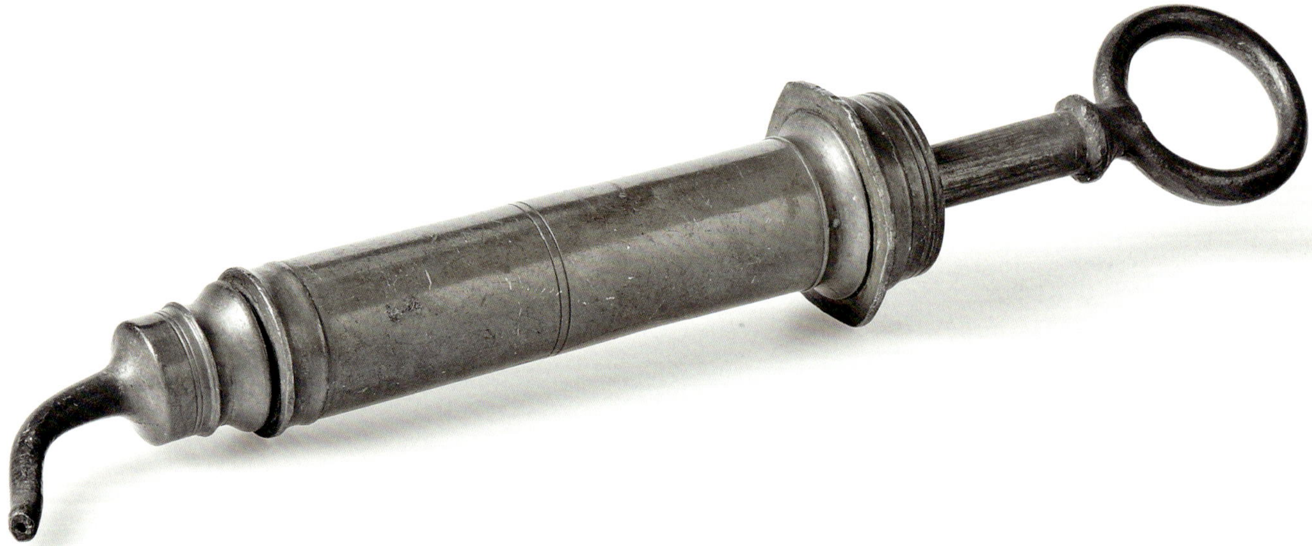

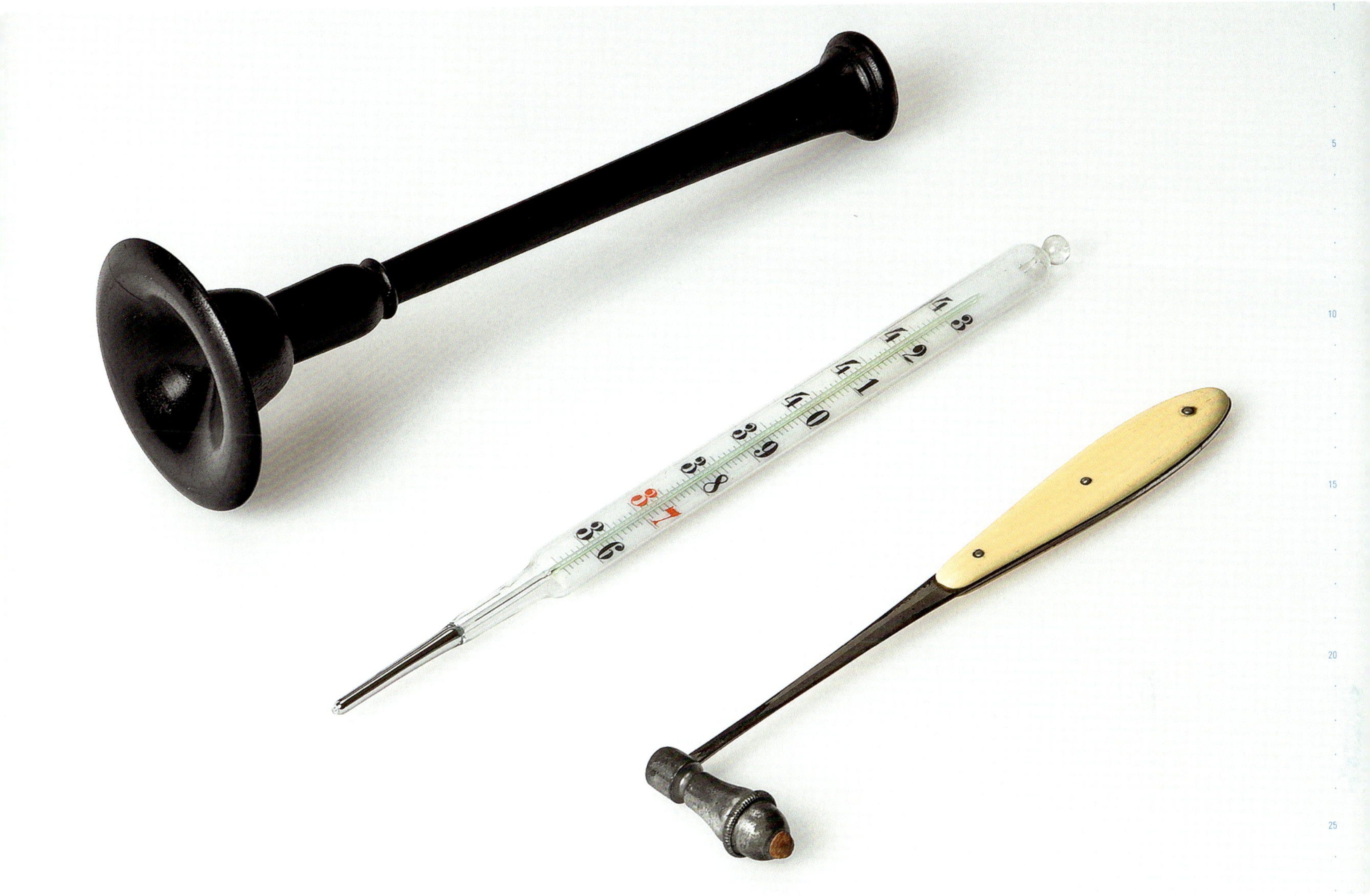

17}

15} **Brenneisen**
18. Jh. | Centrum für Anatomie der Charité - Universitätsmedizin Berlin | Inv.-Nr. ANAB3-3 | Germanisches Nationalmuseum Nürnberg | Inv.-Nr. WI 2064; WJ2066

Die bis zum Rotglühen erhitzten Brenneisen wurden seit dem Mittelalter zur Blutstillung genutzt. Darüber hinaus galten sie bis ins frühe 19. Jahrhundert als Universalmittel gegen Fallsucht, Zahn- und Kopfschmerzen, Hämorrhoiden, Melancholie und vieles andere mehr.

16} **Klistierspritze**
18. Jh. | Zinn | BMM | Inv.-Nr. 2005/18

17} **Stethoskop**
19. Jh. | Holz | BMM | Inv.-Nr. 2007/180

Thermometer
um 1900 | Sammlung Dünschel | o. Inv.-Nr.

Perkussionshammer
19. Jh. | BMM | Inv.-Nr. 2007/97

18}

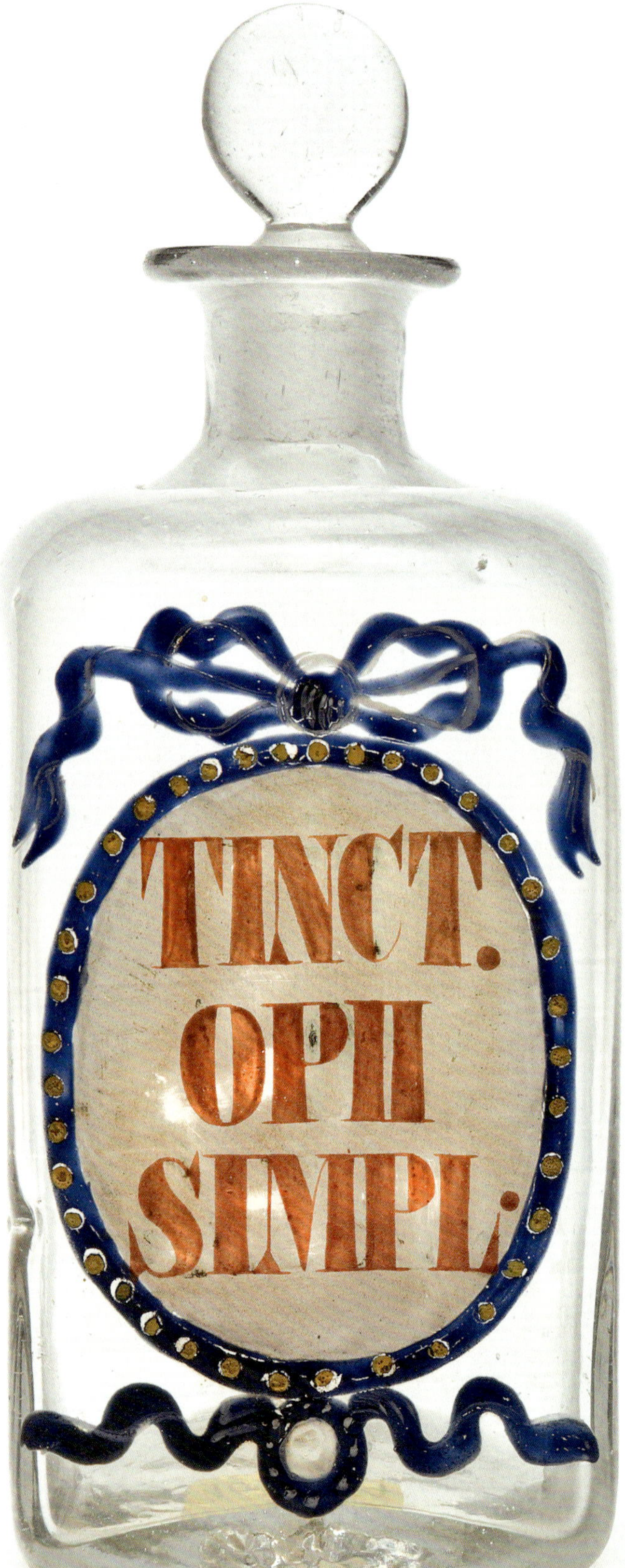

18} **Tinctura opii simplex (Opium)**
19. Jh. | Deutsches Apothekenmuseum Heidelberg | Inv.-Nr. IIA1034

19} **Bogentrepan**
19. Jh. | BMM | Inv.-Nr. 2007/129

Mit einem Trepan läßt sich die menschliche Schädeldecke eröffnen oder ein eingedrücktes Bruchstück in das Niveau des Schädelknochens heben. Kam die Trepanation zu Beginn im Rahmen der Versorgung schwerer Kopfverletzungen und der Bekämpfung starker Kopfschmerzen zum Einsatz, weitete sich das Spektrum später insbesondere auf die Entlastung von oberflächlichen Hirnblutungen aus.

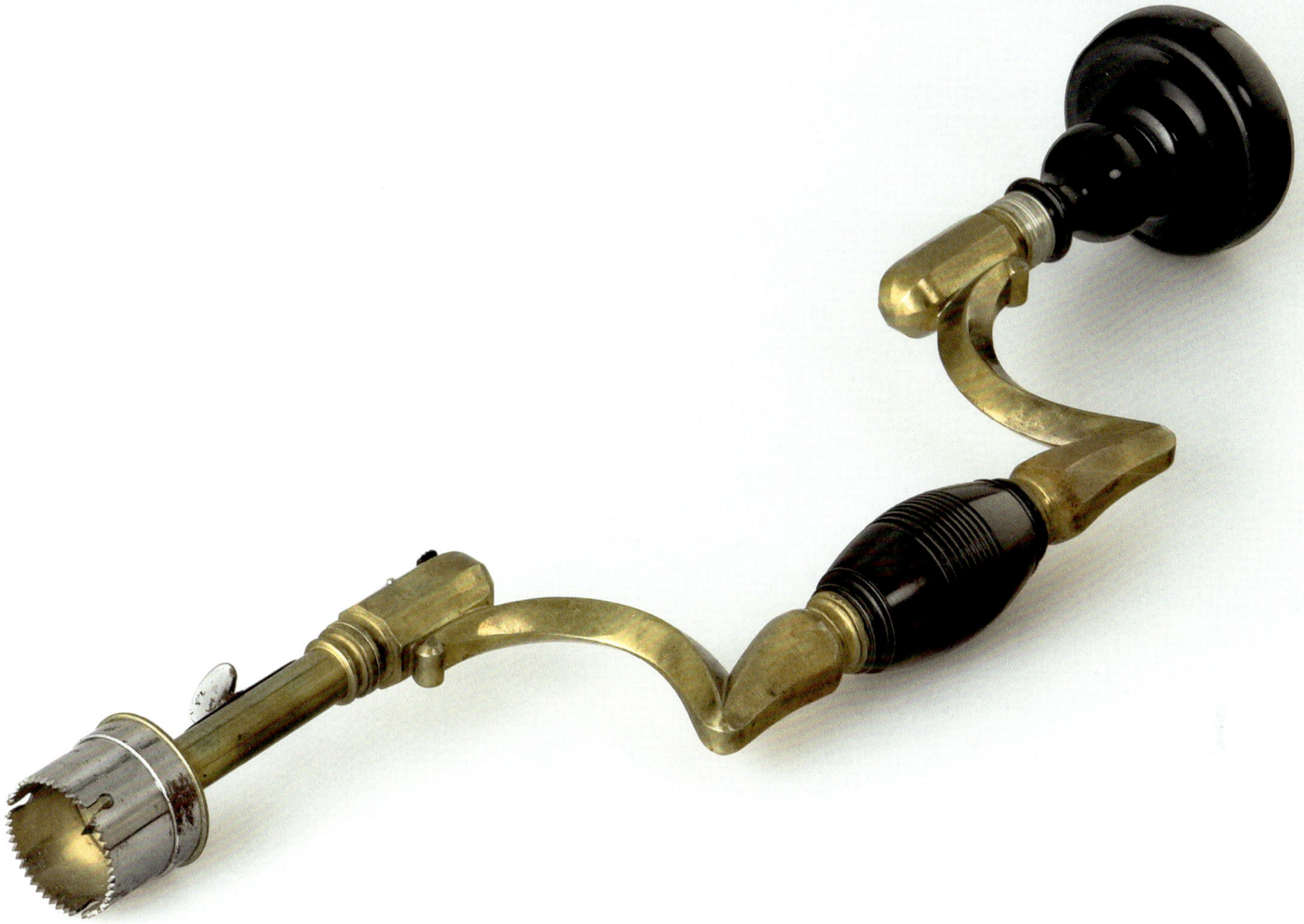

19

20}

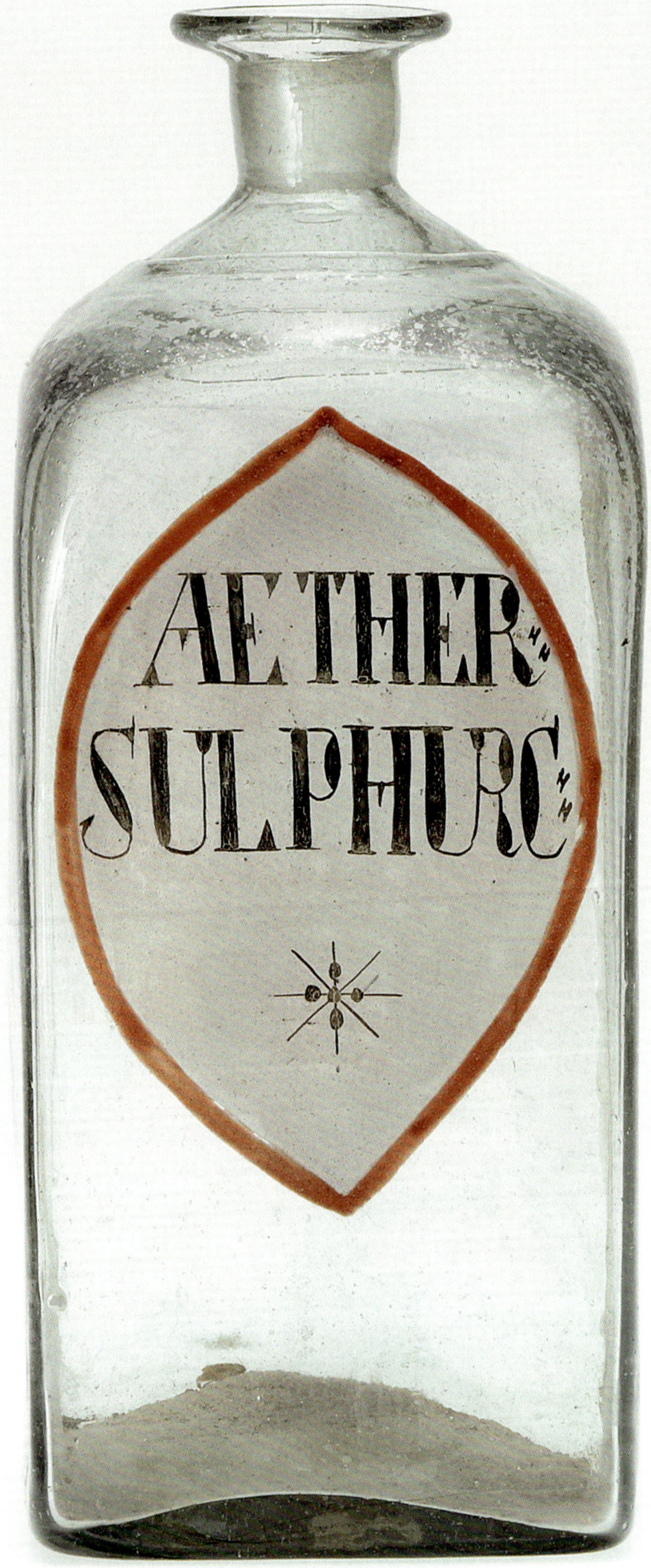

20} **Aether sulfuricum (Schwefeläther)**
19. Jh. | Deutsches Apothekenmuseum Heidelberg | Inv.-Nr. IIA0083

Am 16. Oktober 1846 fand die erste erfolgreiche Operation unter Narkose statt. Mit einem eigens konstruierten Inhalationsapparat verabreichte der Bostoner Zahnarzt William Thomas Green Morton (1819–1868) einem Patienten Dämpfe von Schwefeläther, während der Chirurg John Collins Warren (1778–1856) diesen schmerzfrei von einem Tumor am Hals befreite.

21} **Narkosemaske nach Julliard**
Genf | nach 1887 | Metall, Textil, Wachs | BMM | Inv.-Nr. 2007/220

Bei der von Gustave Julliard (1836–1911) entwickelten Maske wird eine Flanellrosette im Inneren mit Äther beträufelt, ehe man sie dem Patienten vor das Gesicht hielt. Das nach außen hin undurchlässige Wachstuch verhindert eine Narkotisierung des Arztes.

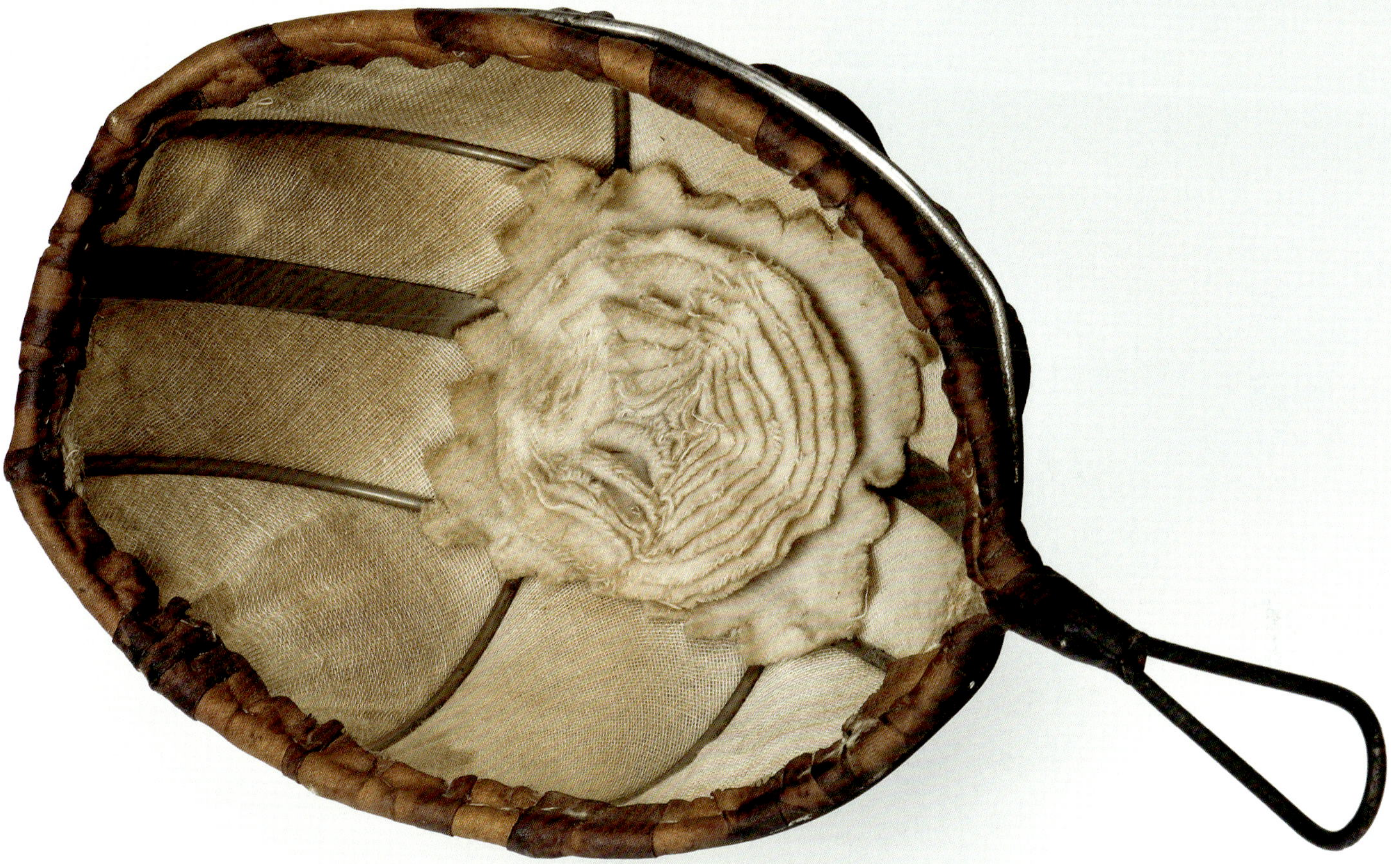

21 }

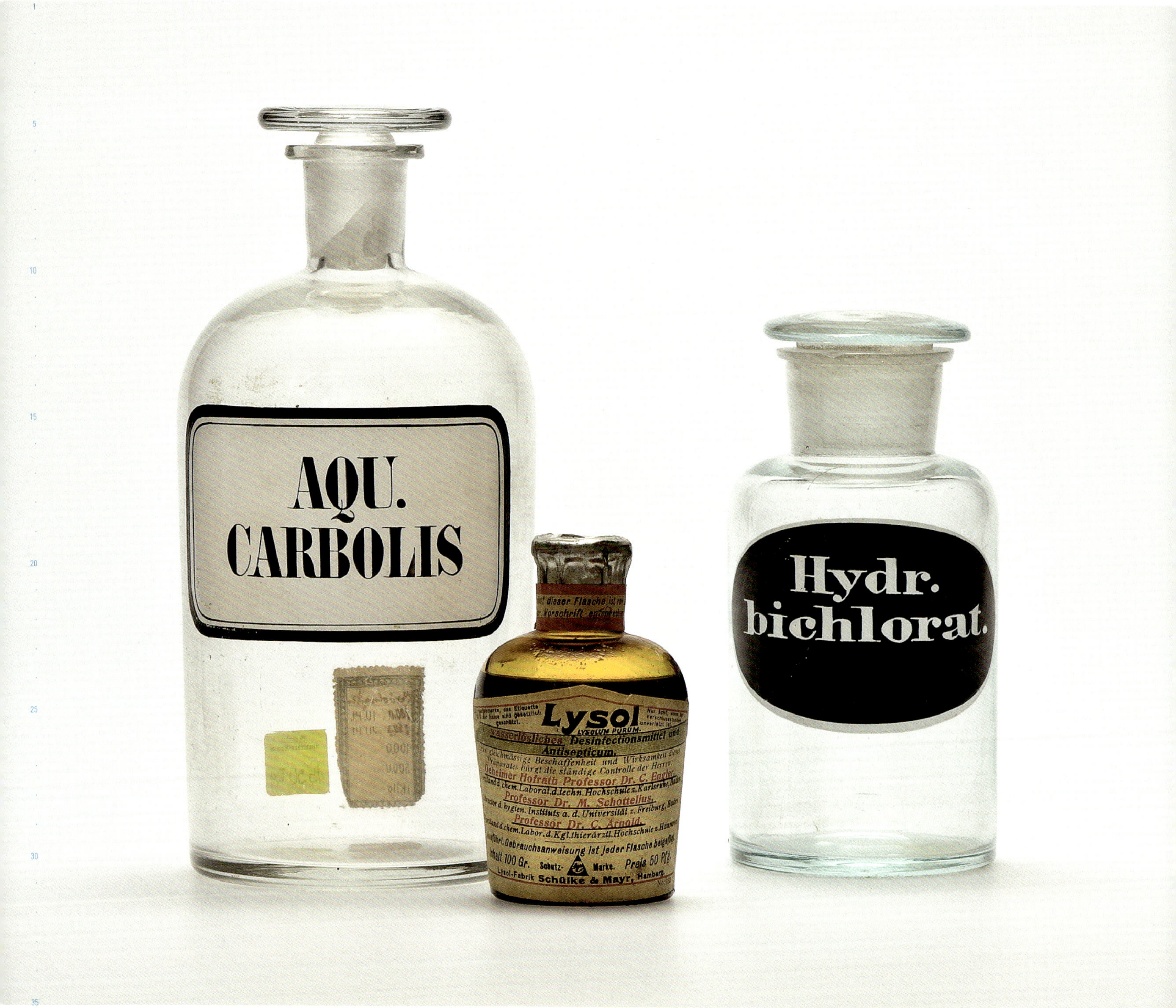
AQU.
CARBOLIS
Lysol
LYSOLUM PURUM.
Wasserlösliches Desinfectionsmittel und
Antisepticum.
Geheimer Hofrath Professor Dr. C. Engler
Professor Dr. M. Schottelius
Professor Dr. C. Arnold
Inhalt 100 Gr.
Preis 50 Pfg.
Lysol-Fabrik Schülke & Mayr, Hamburg.
Hydr.
bichlorat.

22}

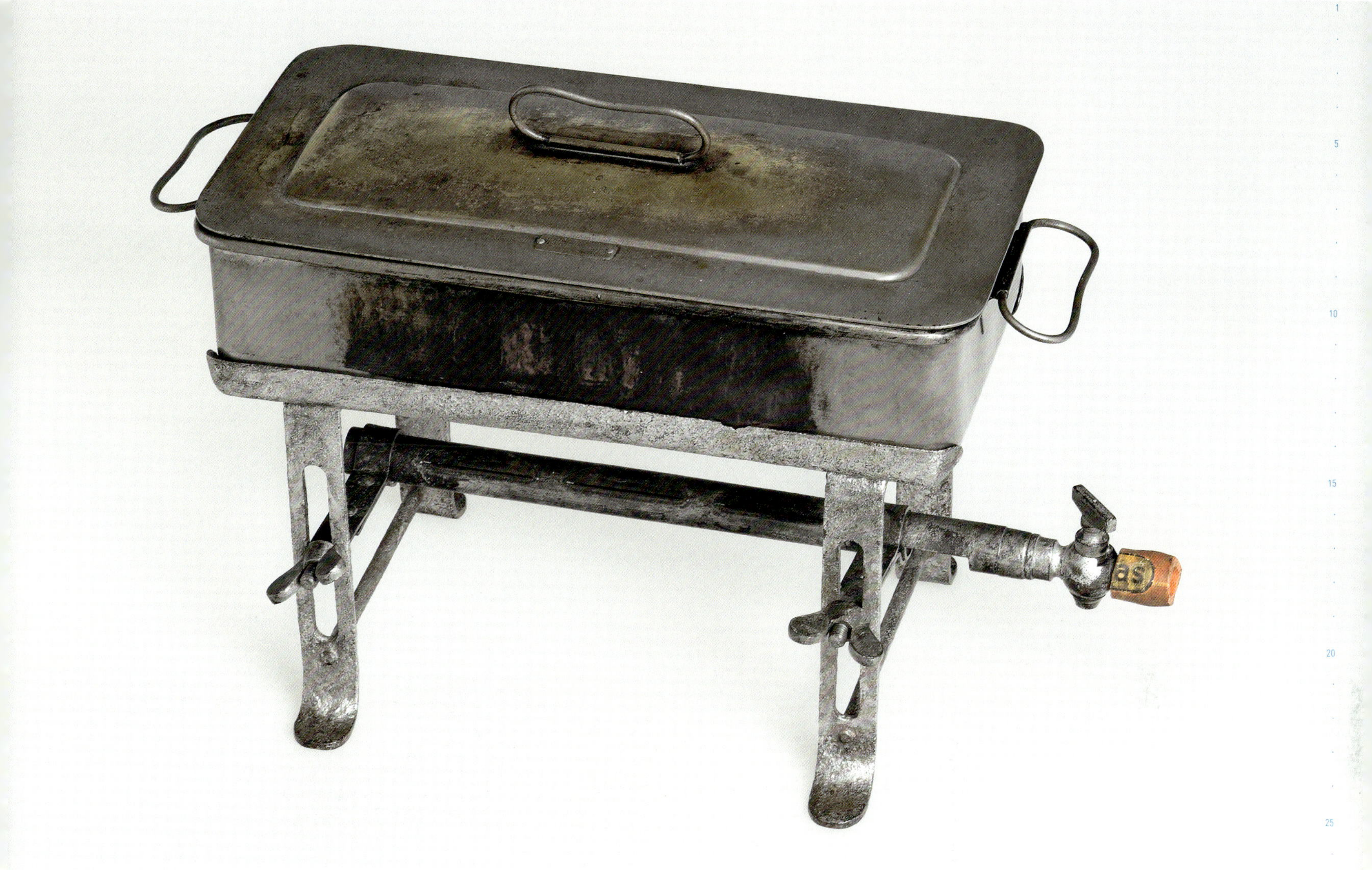

23}

22} Aqua carbolis (Karbolwasser)
um 1900 | Deutsches Apothekenmuseum Heidelberg | Inv.-Nr. IIA1550

Lysol
Schülke & Mayr, Hamburg | um 1900 | Robert Koch-Institut, Berlin | o. Inv.-Nr.

Hydrargyrum bichloratum (Sublimat)
um 1900 | Deutsches Apothekenmuseum Heidelberg | Inv.-Nr. IIA1481

Vor allem Karbol und Lysol wurden ab den 1870er-Jahren in den medizinischen Praxen und Krankenhäusern in zunehmendem Maße zur Desinfektion eingesetzt.

23} Sterilisator für Instrumente
Lautenschläger, Berlin | um 1900 | Robert Koch-Institut, Berlin | o. Inv.-Nr.

Zusammen mit der Desinfektion von Körper- und Raumoberflächen bildete die Sterilisation von Instrumenten und Verbandmaterial die Grundlage der modernen Hygiene im Krankenhaus.

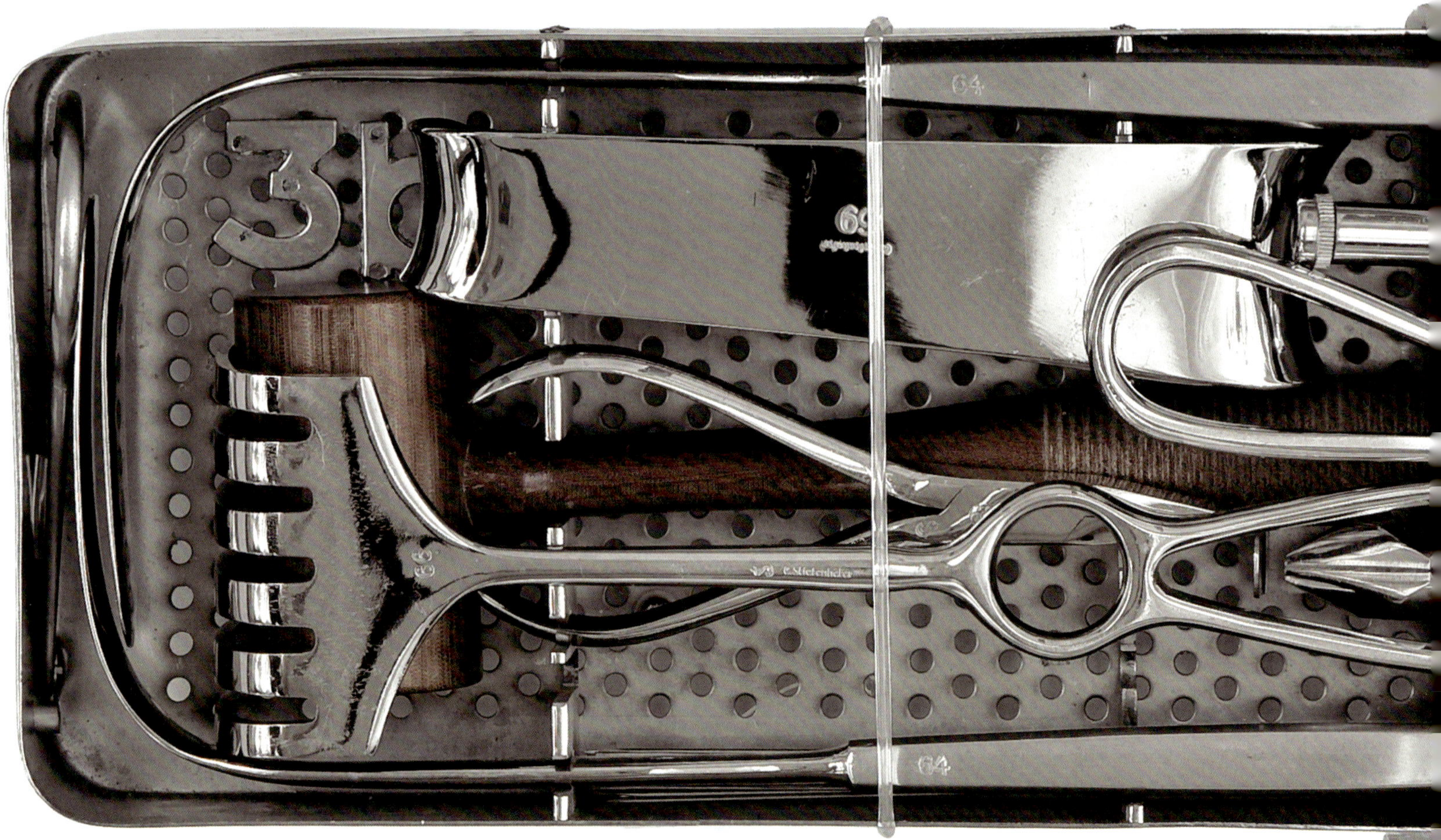
3b
64
69
64

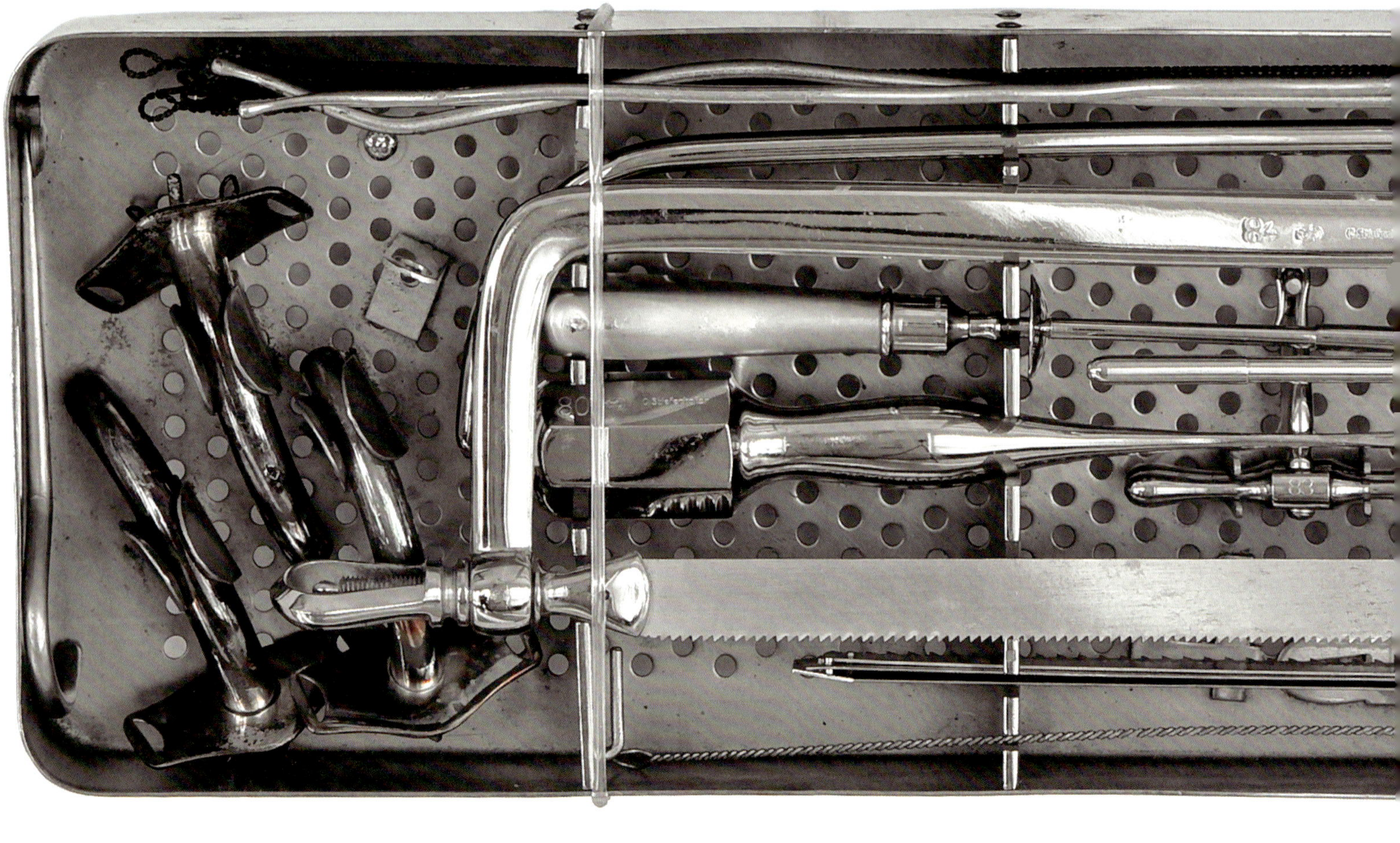

24

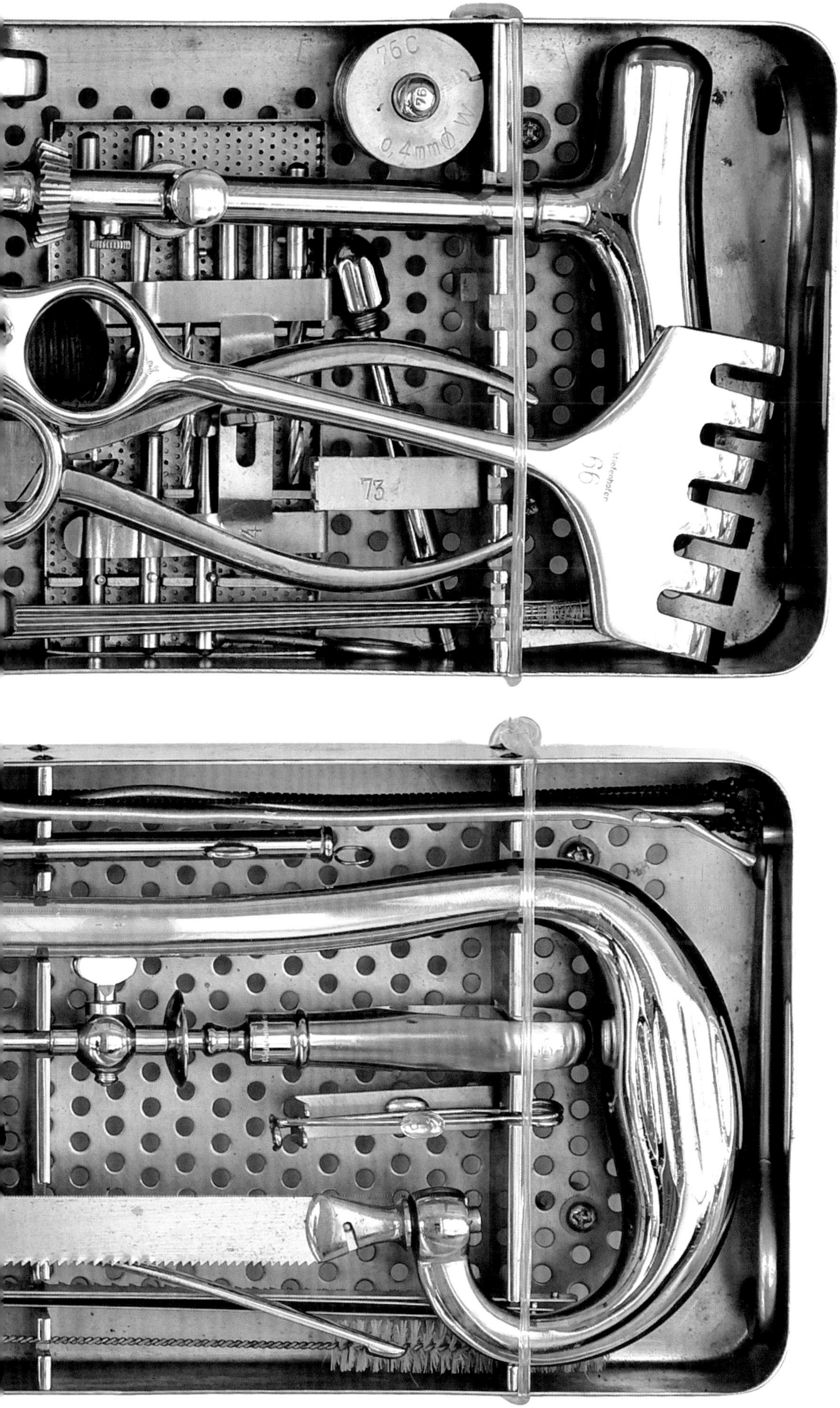

24 **Militärärztliches Besteck**
C. Stiefenhofer, München | 1940 | BMM | Inv.-Nr. 2006/224

Die ärztlichen Instrumente des 20. Jahrhunderts sind aufgrund ihres Materials und ihrer Fertigung leicht zu desinfizieren. Damit reduziert sich das Risiko einer Wundinfektion nach der Operation.

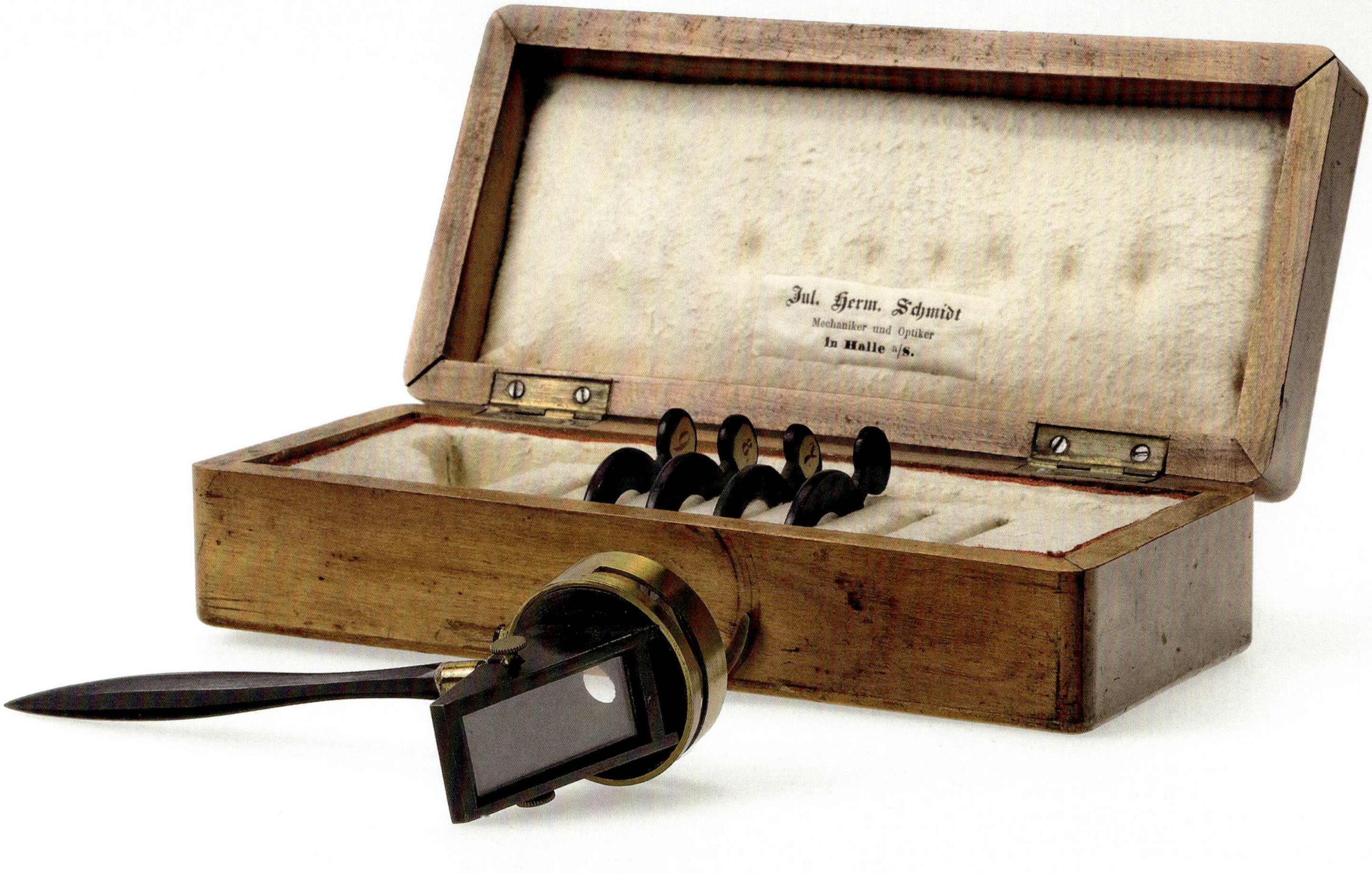

25}

25} Augenspiegel nach Helmholtz
Julius Hermann Schmidt, Halle/S. | nach 1850 | Graefe-Sammlung der Deutschen Ophthalmologischen Gesellschaft | Inv.-Nr. GSIb3

Der von Hermann von Helmholtz (1821–1894) 1850 entwickelte Augenspiegel machte erstmals den Augenhintergrund sichtbar. Durch den Blick auf die Retina (Netzhaut) konnten die Ärzte völlig neue Krankheitsbilder erkennen.

26} Knapps Ophthalmotrop
nach 1861 | BMM | Inv.-Nr. 2002/57

An diesem Modell können der Verlauf der 12 Augenmuskeln und deren Einfluss auf die Stellung des Augapfels erlernt werden. Eine Skala auf der Rückseite zeigt die Muskellänge in Millimetern an. Sein ganzes Leben lang interessierte sich Albrecht von Graefe besonders für die Augenmuskelstörungen. 1852 habilitierte er über dieses Thema. Hermann Knapp (1832-1911) war Professor für Augenheilkunde in Heidelberg und New York.

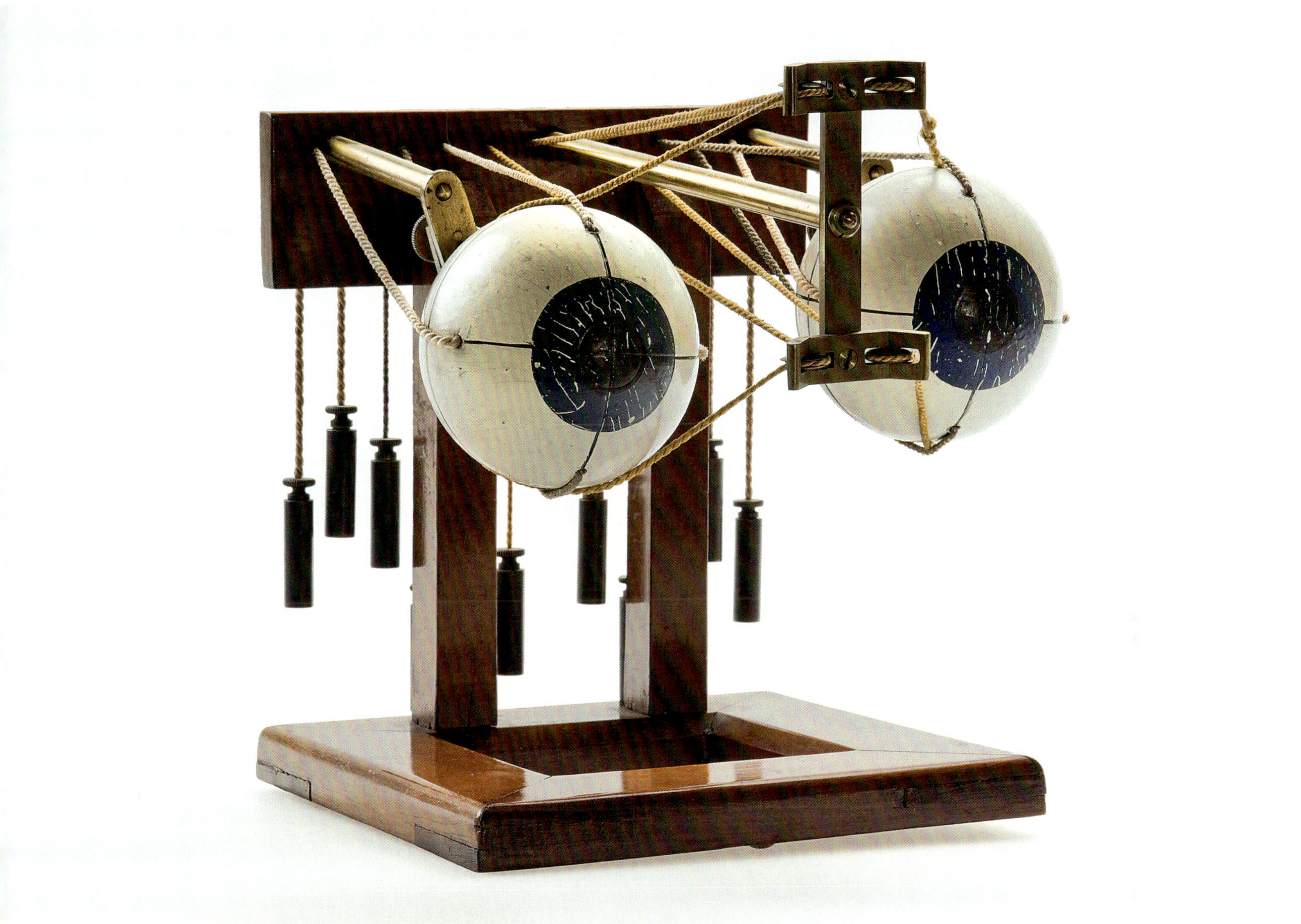

26

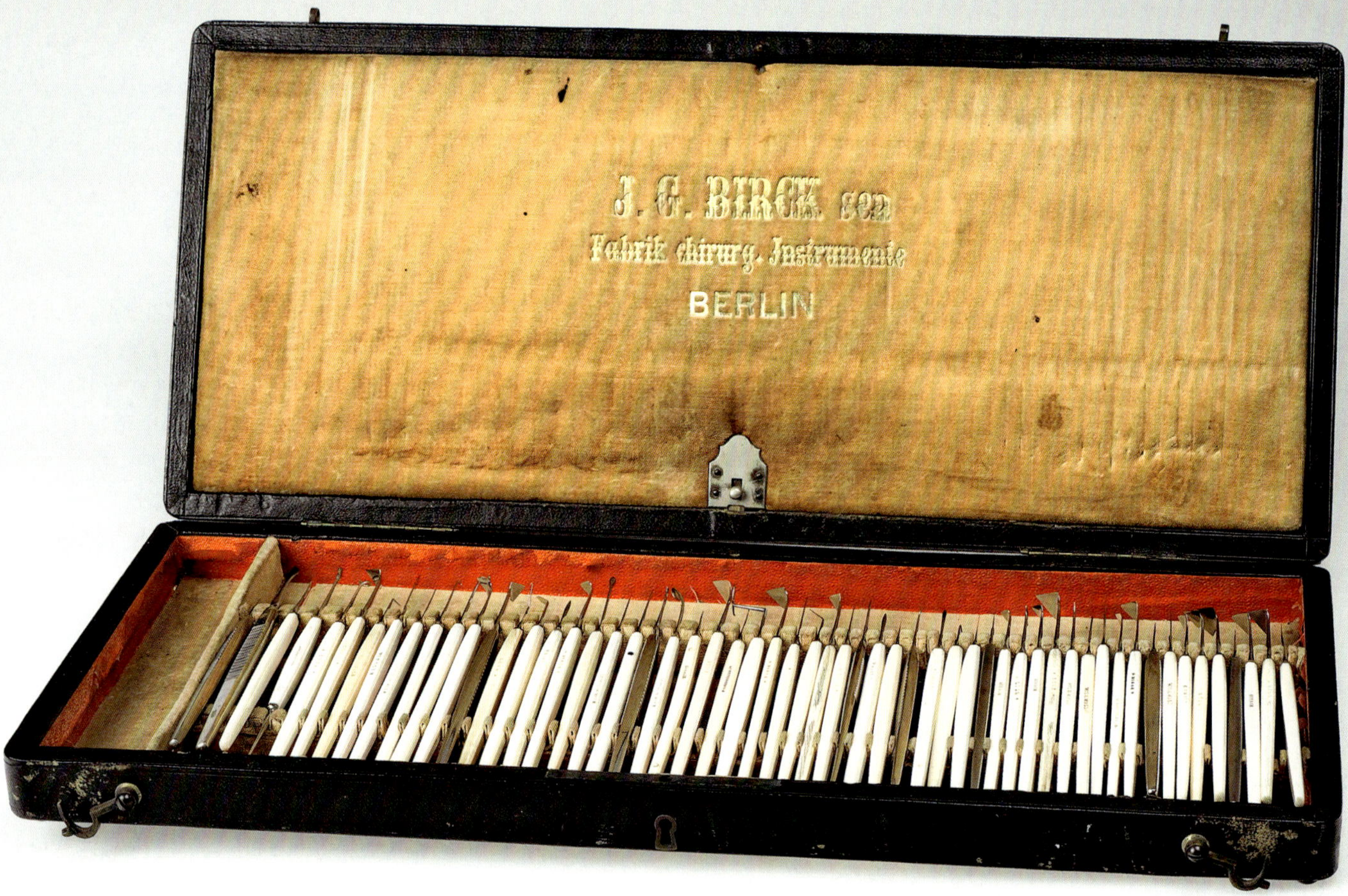

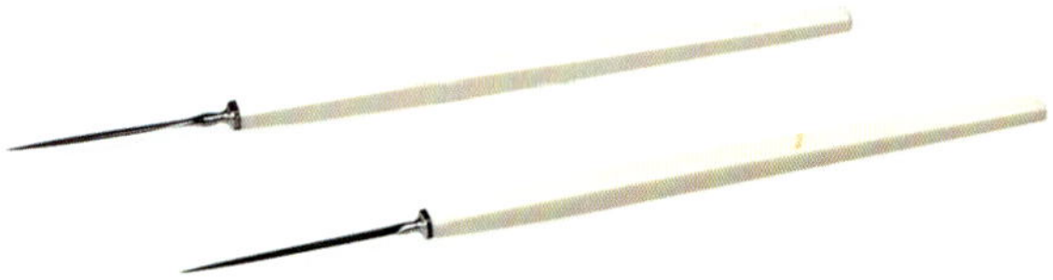

27 }

27 } Operations-Reisebesteck Albrecht von Graefes
Birck, Berlin | um 1860 | Graefe-Sammlung der Deutschen Ophthalmologischen Gesellschaft | Inv.-Nr. GSIa2

28 } Blennorrhoea neonatorum
Fritz Kolbow | um 1900 | Wachsmoulage | BMM | Inv.-Nr. 2007/M25

29 } Silbernitrat-Lösung
vor 1870 | Graefe-Sammlung der Deutschen Ophthalmologischen Gesellschaft | aus Inv.-Nr. GSIa3

Bei der Blennorrhoea neonatalis handelt es sich um eine Bindehautentzündung des Neugeborenen. Unter der Geburt überträgt eine mit dem Bakterium Neisseria gonorrhoea infizierte Mutter den Erreger auf das Kind. Albrecht von Graefe setzte Silbernitrat gegen Bindehautentzündungen ein – eine Substanz, die später jedem Neugeborenen vorbeugend in die Augen geträufelt wurde.

28 }

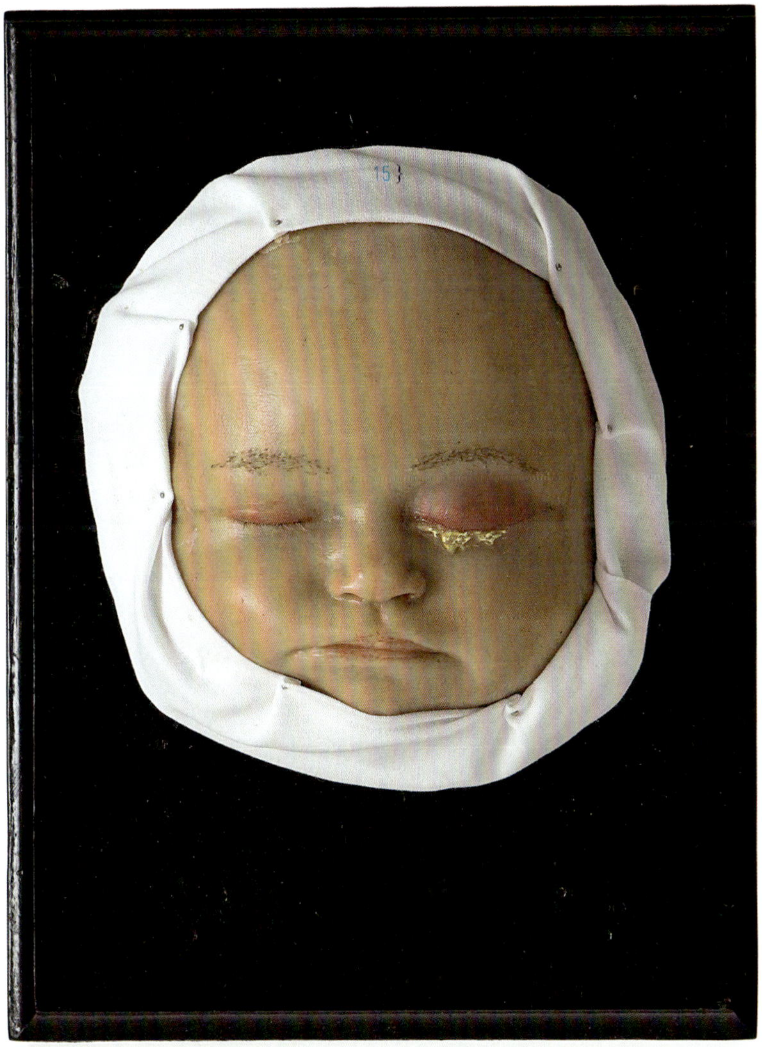

29 }

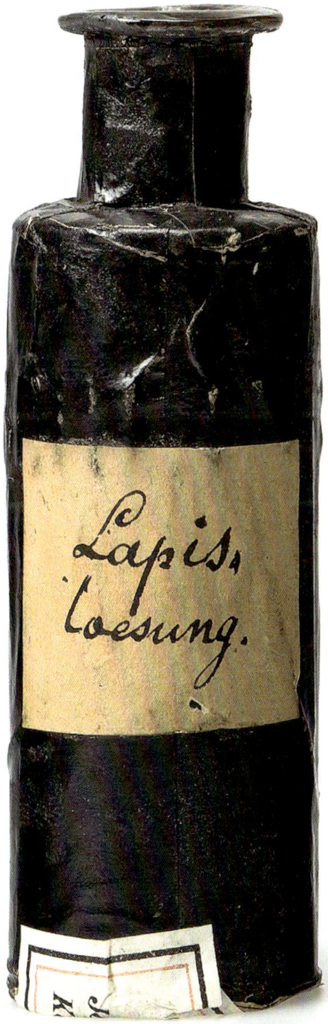

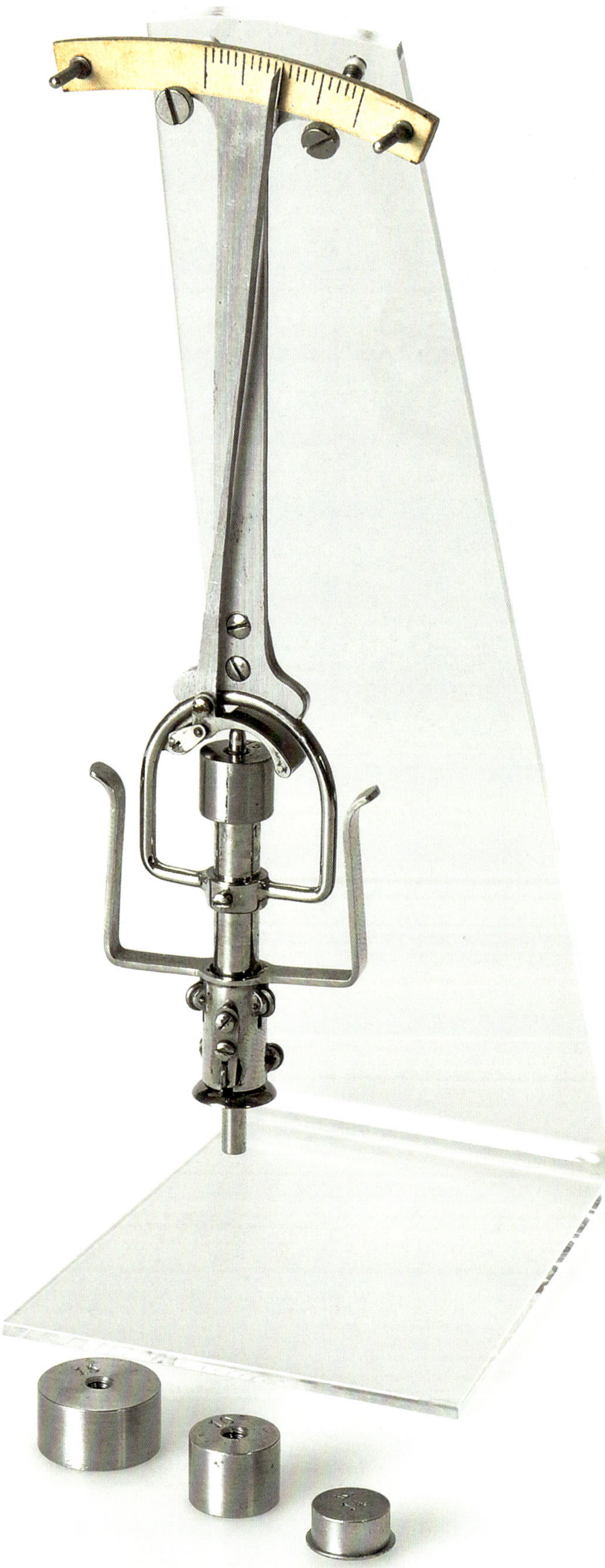

30} Schiötz' Tonometer

N. Jacobsen, Kristiania | nach 1905 | BMM | Inv.-Nr. 2002/8

Der norwegische Augenarzt Hjalmar Schiötz (1850-1927) stellte 1905 sein Impressionstonometer zur Messung des Augeninnendruckes vor. Mit definiertem Gewicht dellt ein Zapfen die Hornhaut ein. Je nach Höhe des Augeninnendrucks wird die Impressionstiefe auf eine Skala übertragen. Das Gerät musste aufwendig geeicht werden; das Grundprinzip der Messung ist aber bis heute unverändert geblieben.

31} Operationsübungsmaske nach Waldau

vor 1910 | Karl-Sudhoff-Institut, Universität Leipzig | Inv.-Nr. 0693

An solchen Masken übten angehende Augenärzte um 1900 Operationen. In die Vertiefungen wurden Rinder- oder Schweineaugen gelegt und von hinten durch eine Klammer gefasst. An den Augen ließen sich die Entfernung der Augenlinse und weitere Eingriffe erlernen. Adolph Emil Ernst Waldau (1822-1895) war Assistent Albrecht von Graefes.

31}

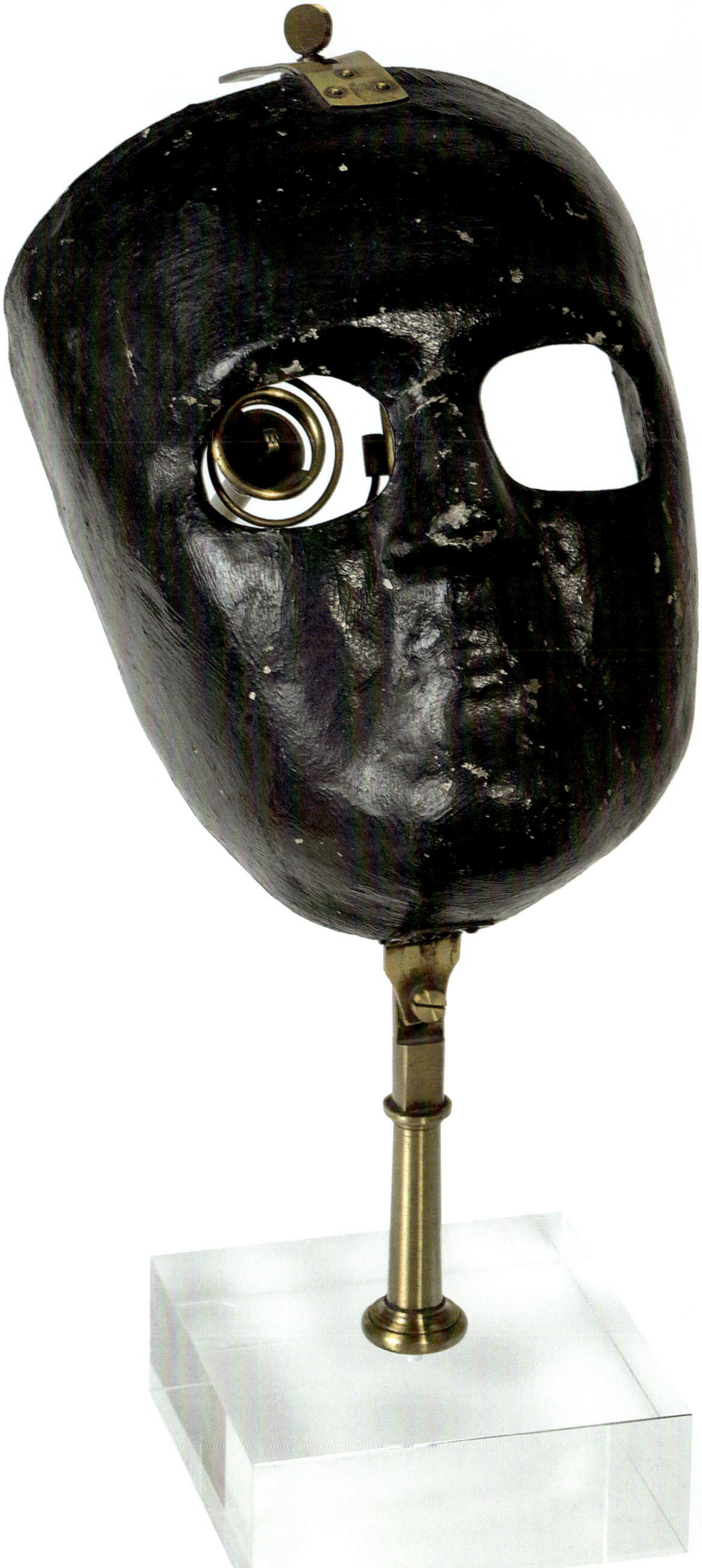

32}

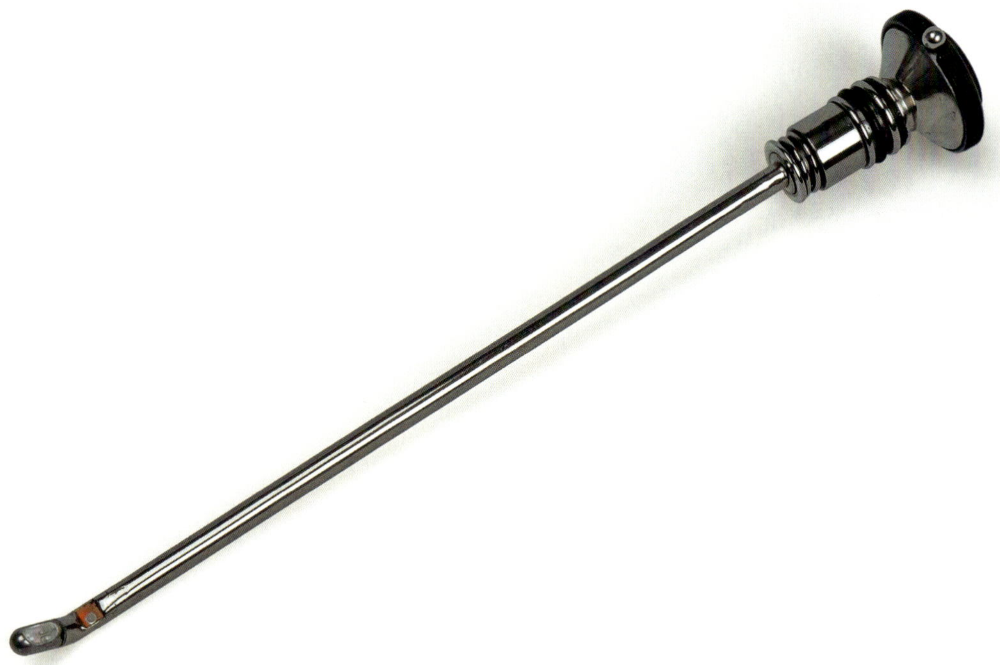

33}

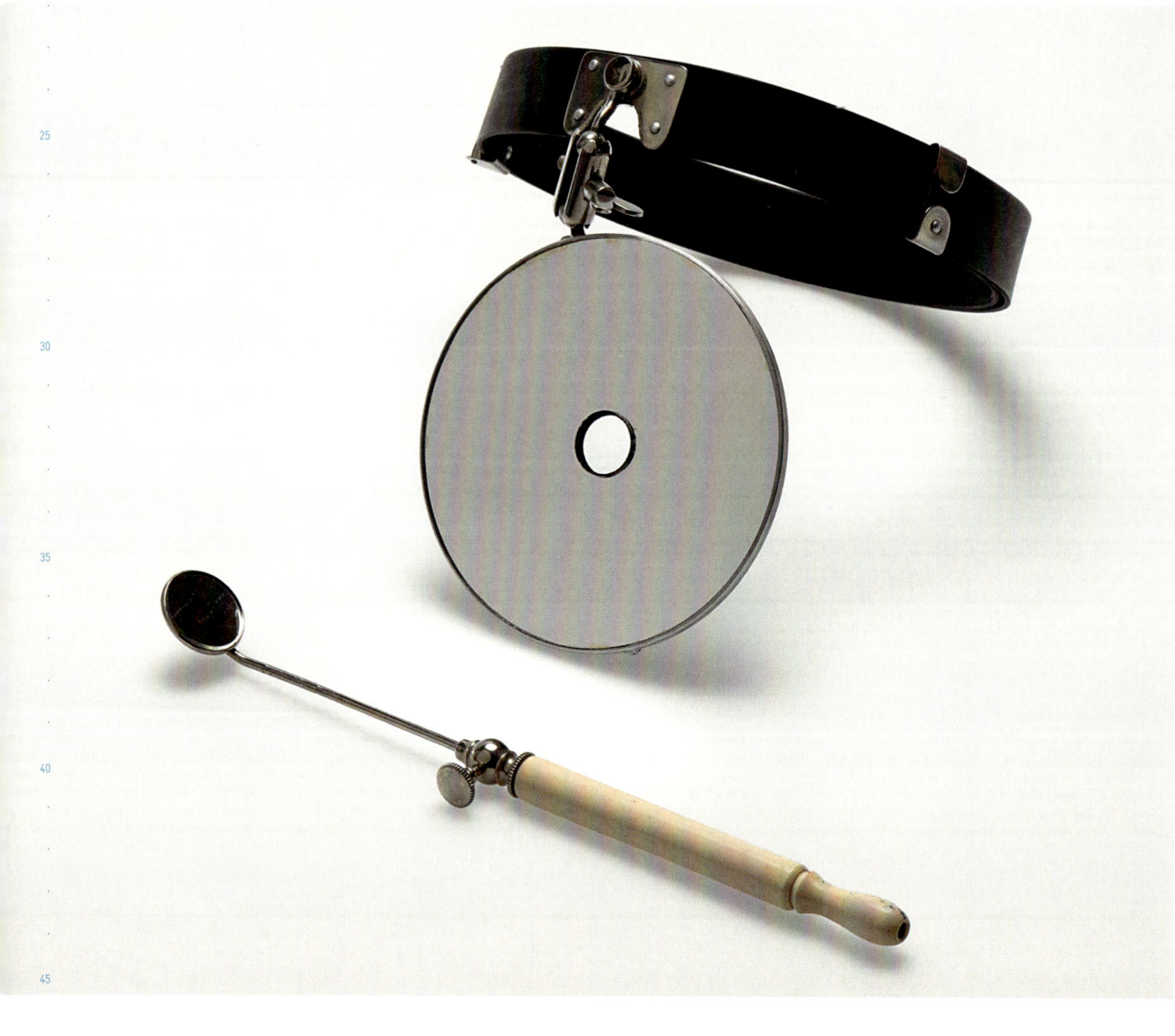

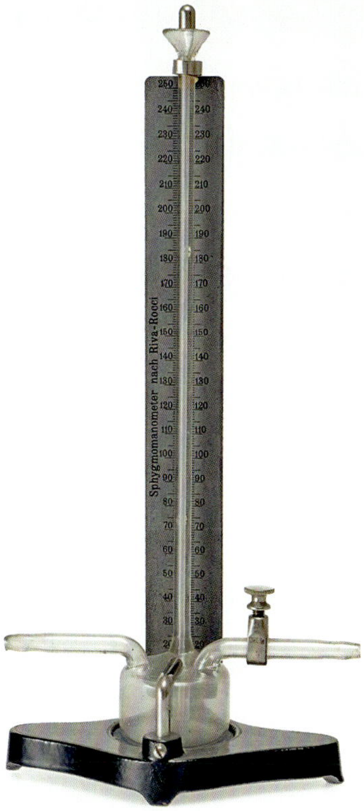

34 }

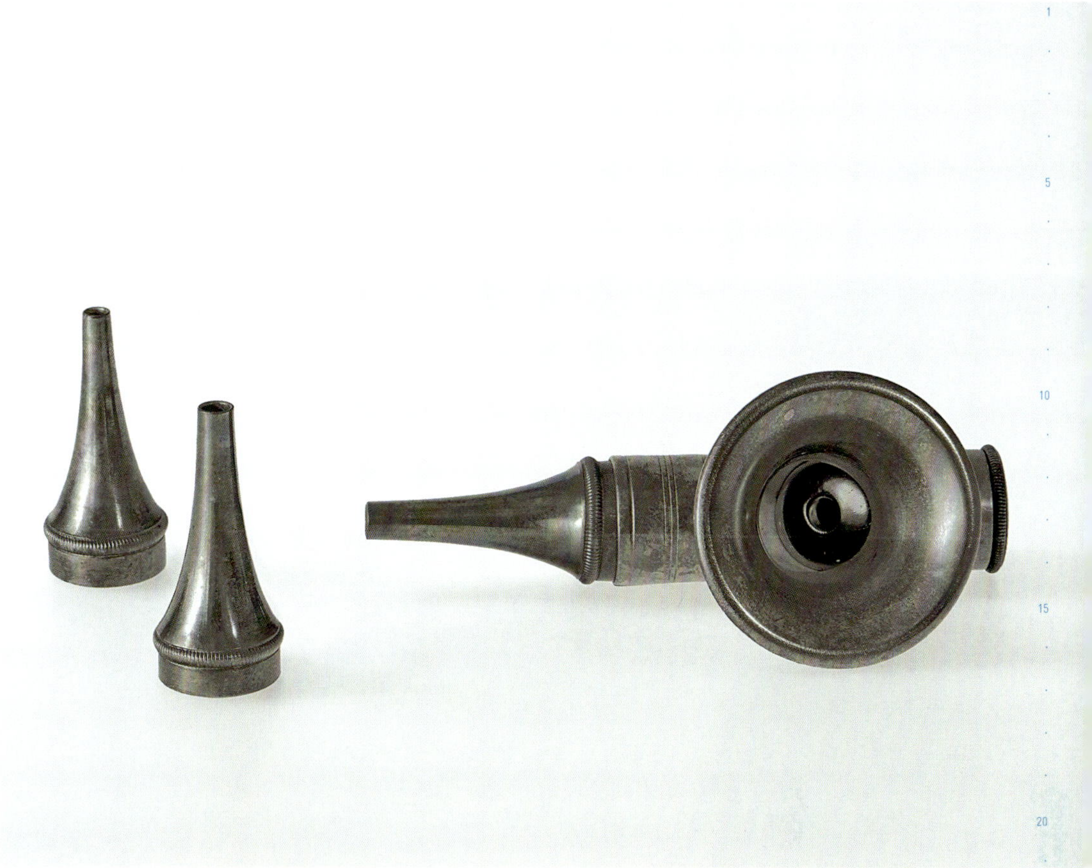

35 }

32 } **Blasenspiegel nach Nitze**
v. A. Hirschmann, Berlin | vor 1896 | BMM | Inv.-Nr. 2007/228

1879 demonstrierte Maximilian Nitze (1848–1906) an einem Patienten seinen neuen Blasenspiegel. Das katheterförmige Instrument mit Optik und Lampe an der Spitze machte erstmals eine zufrieden stellende Betrachtung des Blaseninneren möglich. Das vorliegende Zystoskop stammt wahrscheinlich aus Nitzes Besitz.

33 } **Stirnreflektor**
um 1900 | BMM | Inv.-Nr. 2005/34

Kehlkopfspiegel
19. Jh. | Metall, Elfenbein | BMM | Inv.-Nr. 2007/132

Nach den englischen Ärzten Benjamin Babington (1829) und Robert Liston (1837) war es der spanische Gesangslehrer Manuel Garcia (1805–1906), der im Jahr 1854 erstmals einen kleinen Spiegel zur Beobachtung des eigenen Kehlkopfs während des Singens nutzte. Der Nervenarzt Ludwig Türck (1810–1868) und der Physiologe Johann Nepomuk Czermak (1828–1873) führten das Laryngoskop erfolgreich in die medizinische Praxis ein.

34 } **Sphygmomanometer nach Riva-Rocci**
nach 1896 | BMM | Inv.-Nr. 2007/147

Das Quecksilbersphygmomanometer wurde 1896 durch den italienischen Arzt Scipione Riva-Rocci (1863–1937) entwickelt. Das Sphygmomanometer (griech. sphygmos – Puls; manos – wacklig; metron – Maß) ist ein Vorläufer heutiger Blutdruckmessgeräte.

35 } **Ohrenspiegel nach Brunton**
vor 1910 | Karl-Sudhoff-Institut, Universität Leipzig | Inv.-Nr. 0693

Im Gegensatz zur Untersuchung mit Reflektorspiegel und getrenntem Trichter vereinigt der Ohrenspiegel von John Brunton (1861) beides in einer geschlossenen Form. Austauschbare Ohrtrichter verschiedener Größe passen sich den unterschiedlichen individuellen Gegebenheiten an.

36

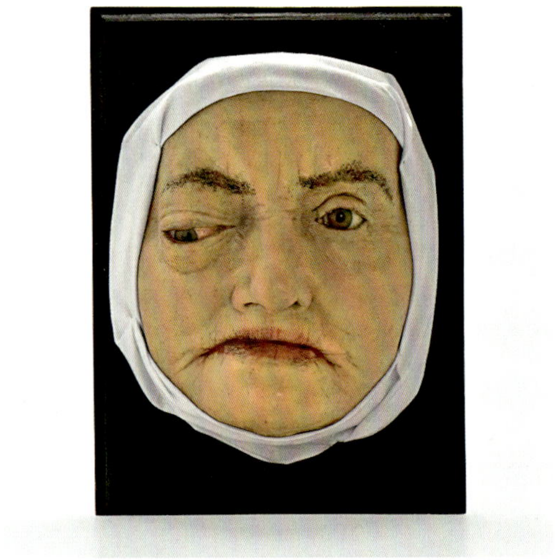

37

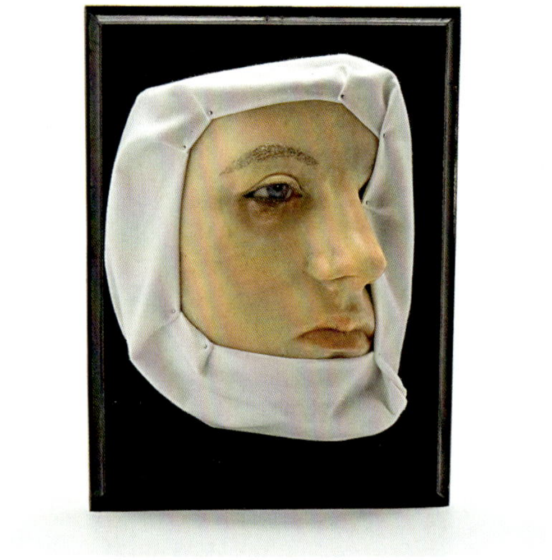

38

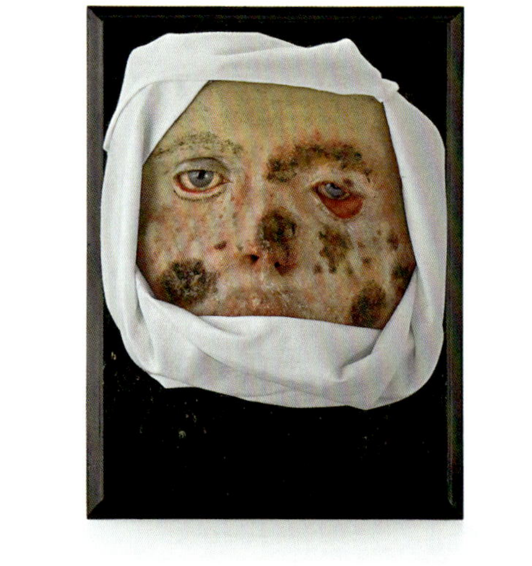

39

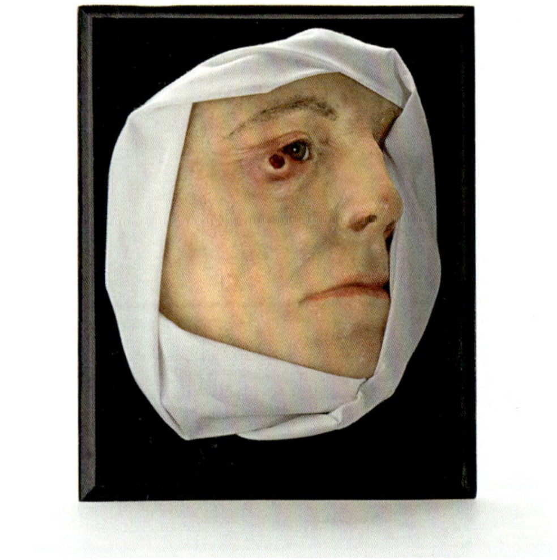

40

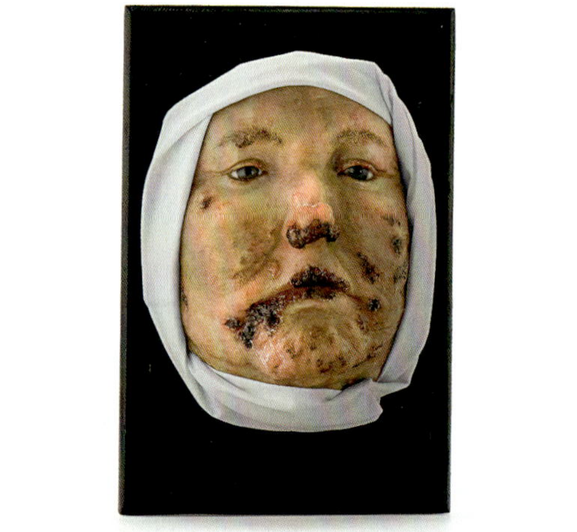

41

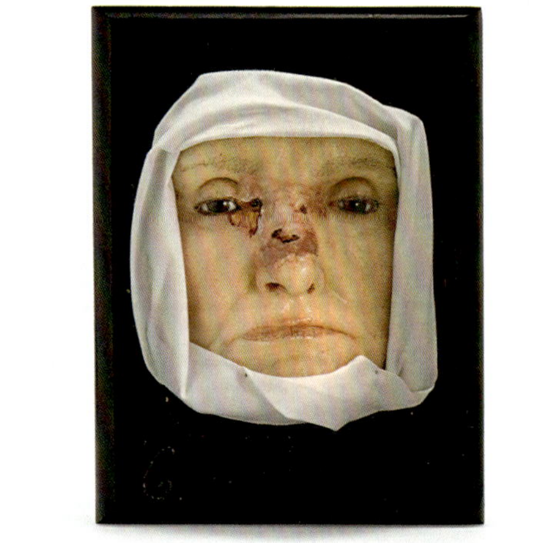

36 **Exophthalmus durch Tumor retrobulbaris**
um 1900 | Wachsmoulage | BMM | Inv.-Nr. 2007/M5
Ein hinter dem rechten Augapfel gelegener Tumor hat das Auge in der Augenhöhle nach außen gedrängt.

37 **Blepharitis marginalis sicca, Chalazion**
um 1900 | Wachsmoulage | BMM | Inv.-Nr. 2007/M28
Sogenanntes Hagelkorn, hervorgerufen durch eine Verstopfung der Talgdrüsen, die in den freien Lidrand münden.

38 **Lupus vulgaris faciei, Narbenectropium**
um 1900 | Wachsmoulage | BMM | Inv.-Nr. 2007/M17
Durch die narbigen Verziehungen, ausgelöst durch eine Hauttuberkulose im Gesicht, ist das linke Augenlid nach außen geklappt. Der Lidschluss ist erschwert oder gar unmöglich.

39 **Ulcus durum (syphilitischer Primäraffekt)**
um 1900 | Wachsmoulage | BMM | Inv.-Nr. 2007/M13
Im Bereich des Unterlids hat sich ein syphilitisches Geschwür gebildet.

40 **Lepra tuberosa, Keratitis puretata**
um 1900 | Wachsmoulage | BMM | Inv.-Nr. 2007/M8
Im Rahmen einer knotigen Lepra hat sich an den Augen eine eitrige Hornhautentzündung entwickelt.

41 **Carcinoma epitheliale palpebrarum**
um 1900 | Wachsmoulage | BMM | Inv.-Nr. 2007/M6
Vom rechten Unterlid ausgehend zeigt sich ein bösartiger Hauttumor, der auch auf den Nasenrücken übergegriffen hat.

42 }

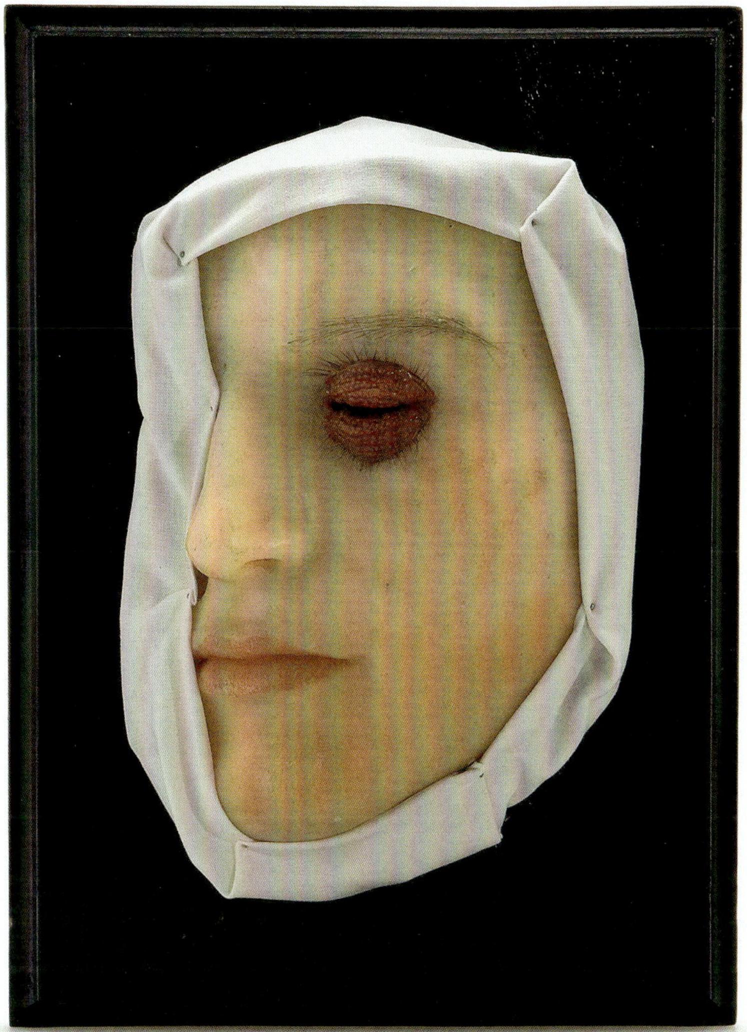

42 } Trachom

Fritz Kolbow | um 1900 | Wachsmoulage | BMM | Inv.-Nr. 2007/M50

Die bakterielle Erkrankung führt typischerweise zu einer himbeerartigen Auftreibung der Bindehäute unter den Augenlidern. Ein Befall der Hornhaut kann zur Erblindung führen.

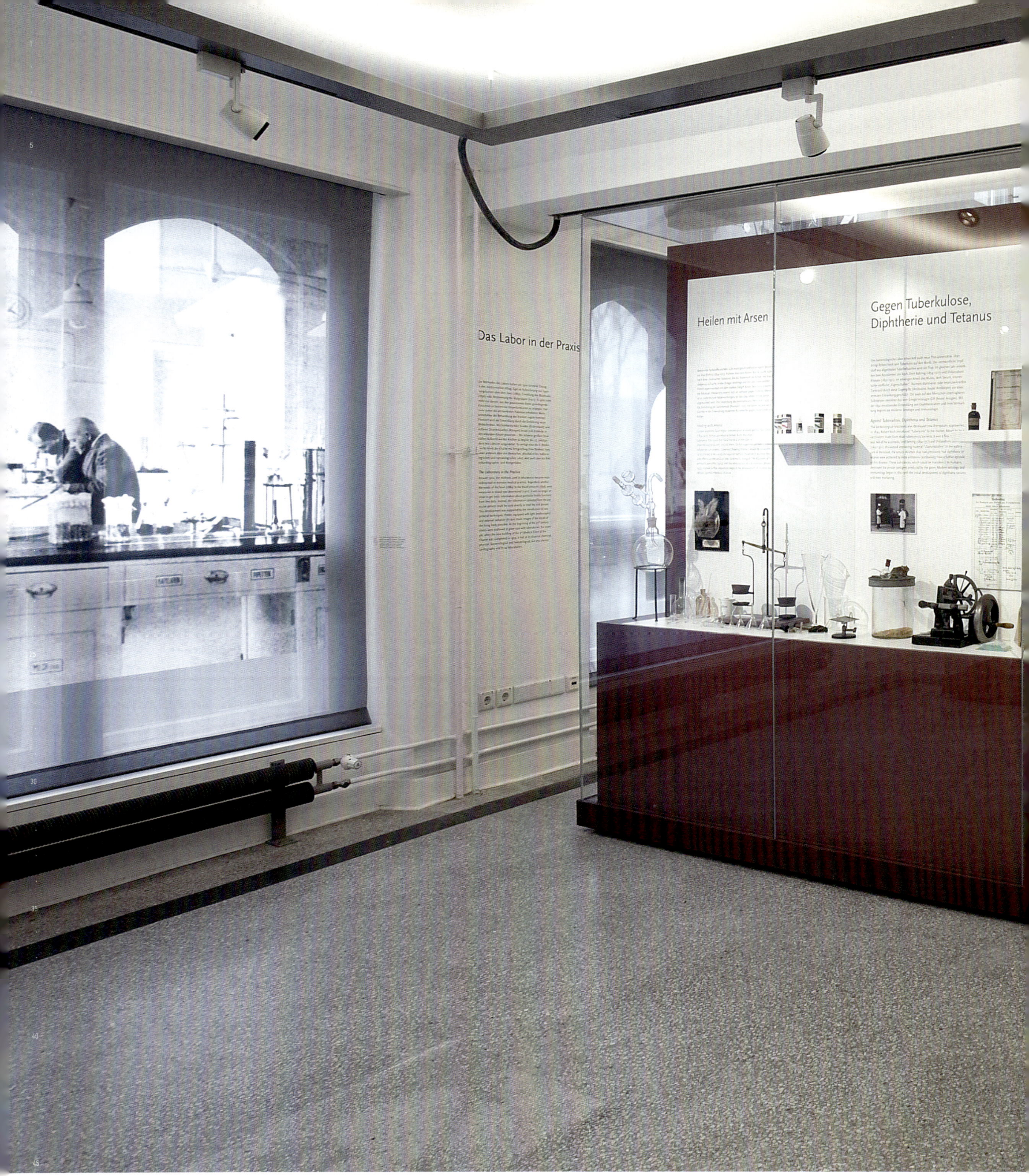
Das Labor in der Praxis
Heilen mit Arsen
Gegen Tuberkulose,
Diphtherie und Tetanus

B5 Vom Kraftwerk zum Genom

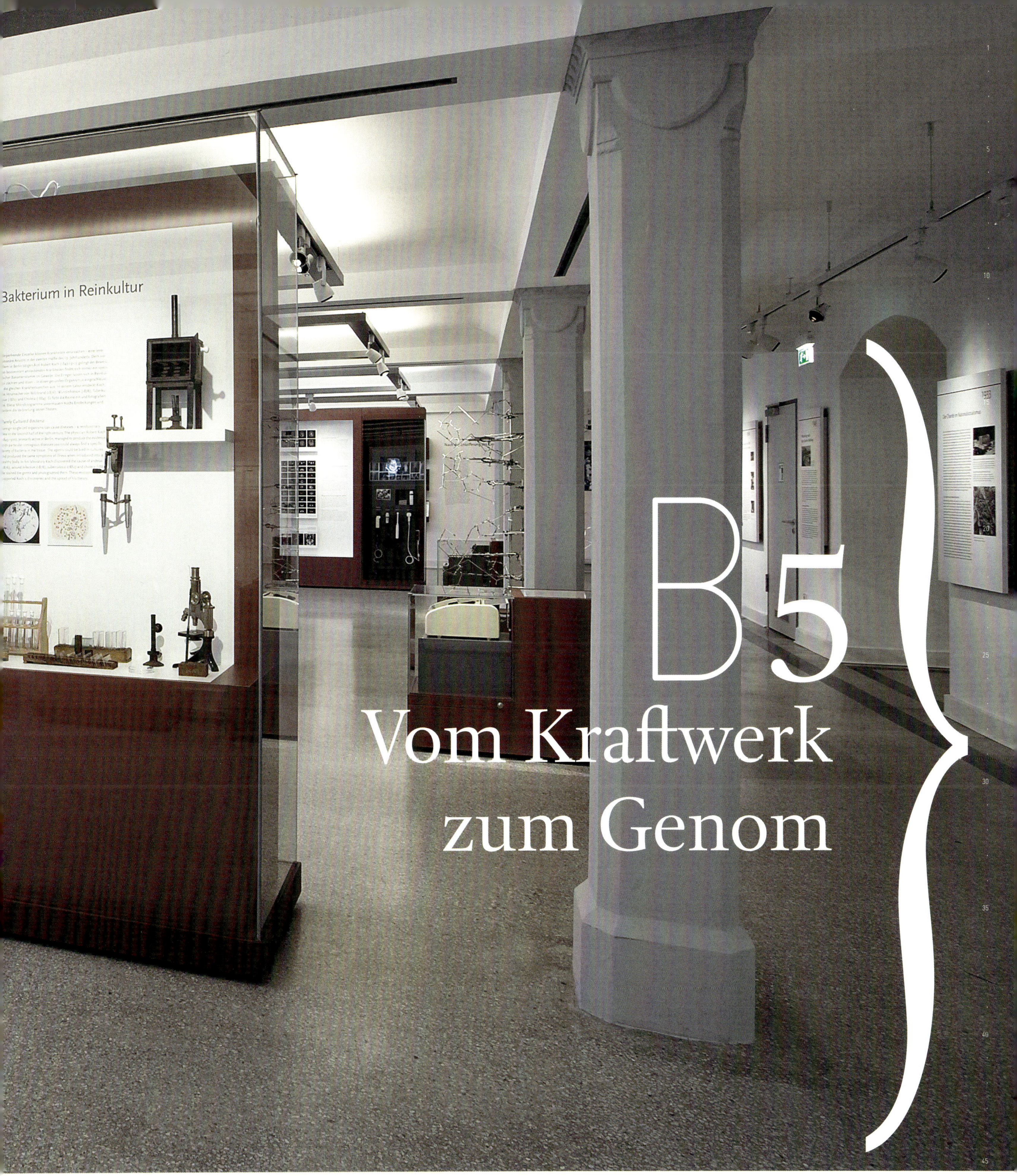

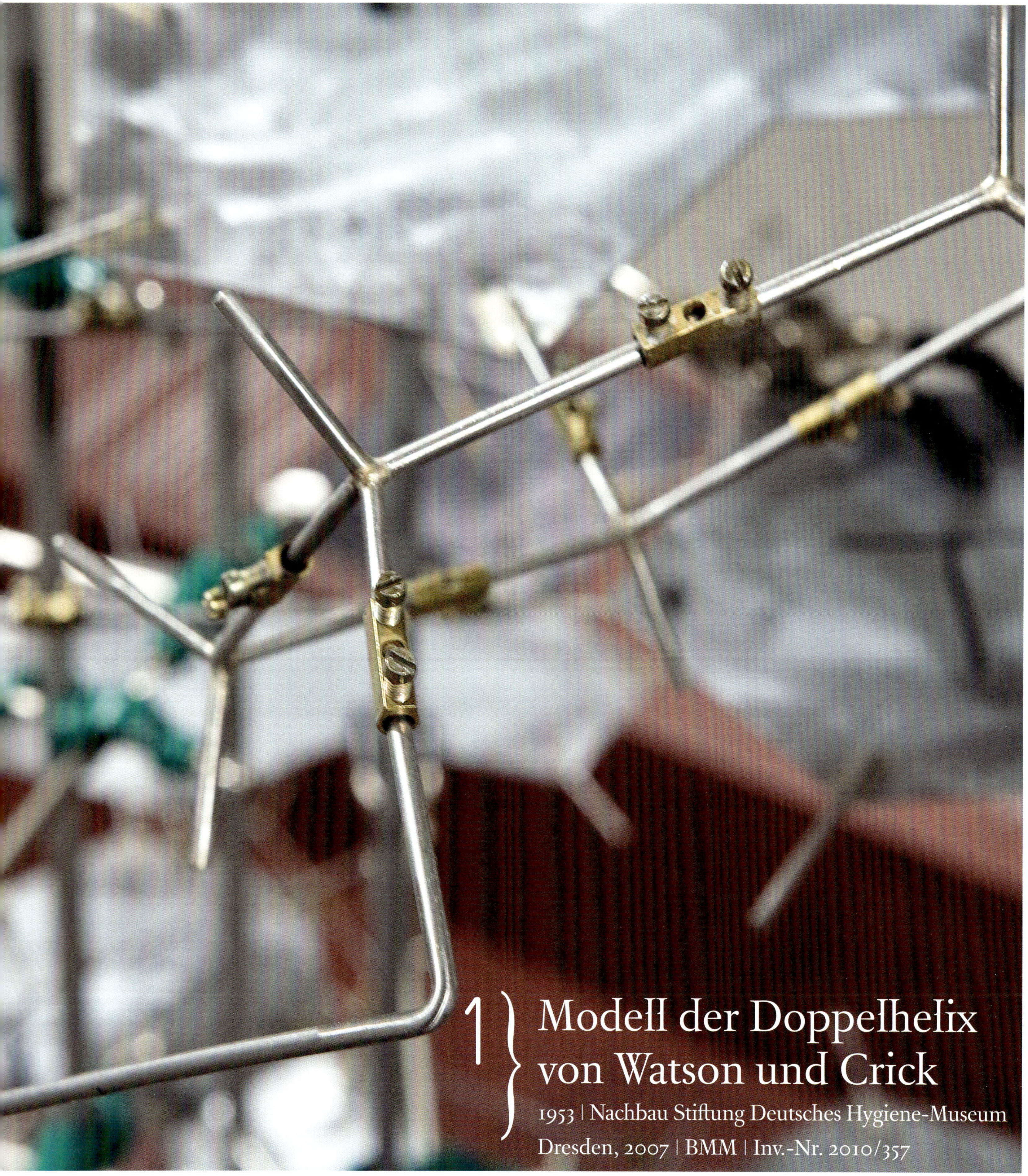

1 } Modell der Doppelhelix von Watson und Crick

1953 | Nachbau Stiftung Deutsches Hygiene-Museum Dresden, 2007 | BMM | Inv.-Nr. 2010/357

B5 Vom Kraftwerk zum Genom

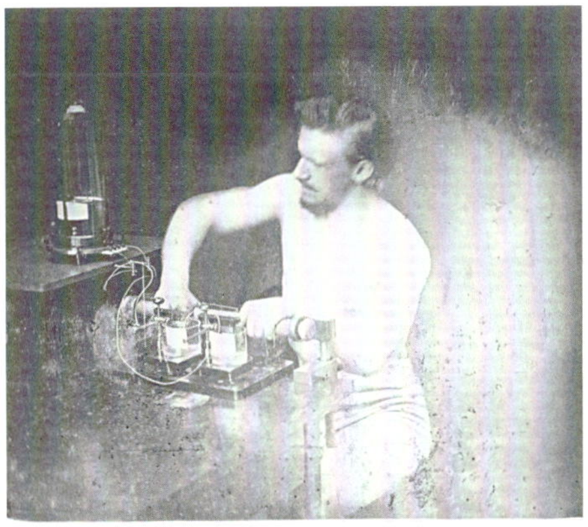

2

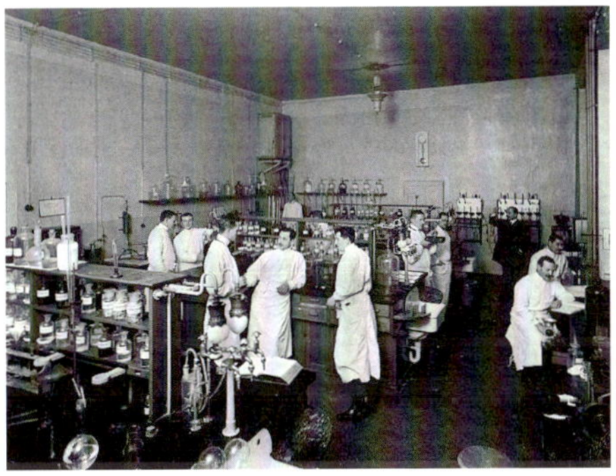

3

Neben dem Sektionssaal des Pathologen wird Mitte des 19. Jahrhunderts das Labor zum zentralen Ort der medizinischen Forschung. Junge Wissenschaftler übertragen hier die neuesten Erkenntnisse aus Biologie, Physik und Chemie auf den Menschen. Ihr Anspruch ist es, reine Naturwissenschaft zu betreiben und sich nicht in philosophischen Spekulationen über Wesen und Sinn des Lebens und einer theoretisch postulierten Lebenskraft zu verlieren. Nach ihrer Auffassung ist das organische Leben untrennbar mit den soliden Strukturen und flüssigen Bestandteilen des Körpers verknüpft. Sie wollen mithilfe spezieller Versuchsapparaturen die sinnlich fassbaren Mechanismen des Lebens – im Gesunden wie im Kranken – auffinden, bestimmen, messen, notieren und bewerten. Kontrolliert sollen die Experimente ablaufen und stets und überall wiederholbar sein. Daran knüpft sich die Erwartung, ‚objektive' Modelle von den Funktionsweisen des menschlichen Körpers zu entwickeln, um daraus tragfähige diagnostische und therapeutische Ansätze abzuleiten.
Das moderne Labor entsteht in der Küche. Der Berliner Arzt und Physiologe Emil du Bois-Reymond (1818–1896) baut 1847 in seiner Privatwohnung nahe der Charité eine einfache Versuchsanordnung auf: Mithilfe eines Strommessgerätes, des sogenannten Multiplikators (Saitengalvanometer), kann er zeigen, dass der Mensch in der Lage ist, durch bloße Muskelanspannung Strom zu erzeugen: der Körper – ein Kraftwerk!
Elektrische Phänomene in Nerv und Muskel, Muskelspannung und Muskelkraft, Schallaufnahme, -weiterleitung und -verarbeitung, Struktur und Sehvermögen des Auges – dies sind einige der Kernthemen einer sich rasch entwickelnden Erforschung der Körperfunktionen in der zweiten Hälfte des 19. Jahrhunderts. Mit sinnvoll erdachten und kunstvoll von genialen Mechanikern gefertigten Versuchsinstrumenten zielen die Physiologen vor allem im Tierversuch darauf, die biologischen Gesetzmäßigkeiten des Lebens zu ergründen. Die Handhabung der Apparaturen im Experiment erfordert Geschick, Training und wiederholte Übung. Erst die meisterliche Beherrschung des Geräts fördert das isolierte Naturphänomen zu-

2} Kraftwerk Mensch. Multiplikator-Versuch von Emil du Bois-Reymond
1847

3} Chemisches Labor der II. Medizinischen Klinik der Charité
1910

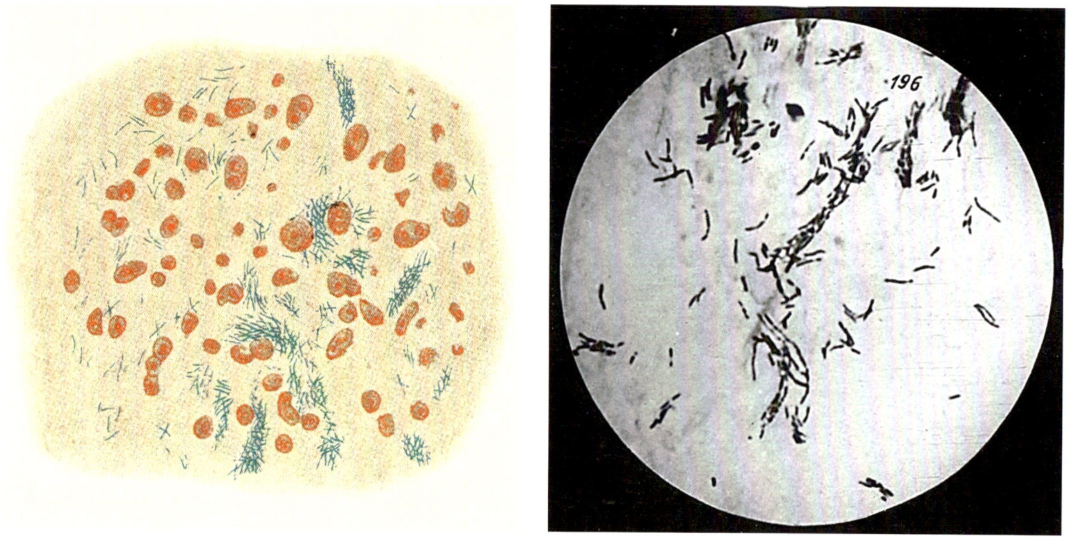

4}

tage und lässt, für andere nachvollziehbar, die gewonnene Erkenntnis deutlich werden.

Das Labor entwickelt sich in vielen Facetten. Ansätze hierfür kommen vor allem auch aus der medizinischen Praxis. So verdichten sich in den 1860er-Jahren die Vermutungen, dass körperfremde Einzeller Krankheiten verursachen können. Dem vor allem in Berlin tätigen Arzt Robert Koch (1843–1910) gelingt der Beweis: Bei bestimmten ansteckenden Krankheiten findet sich immer ein spezifischer Bakterienstamm im Gewebe. Die Erreger lassen sich in Reinkultur züchten und bringen – in einen gesunden Organismus eingeschleust – die gleichen Krankheitszeichen hervor. In seinem Labor entdeckt Koch die Verursacher von Milzbrand (1876), Wundinfektion (1878), Tuberkulose (1882) und – auf einer Forschungsreise in Indien – Cholera (1884). Er färbt die Keime ein und fotografiert sie. Diese Mikrofotogramme untermauern Kochs Entdeckungen und fördern die Verbreitung seiner Thesen. Der Grundlagenforscher zielt mit seinen Studien im Labor letztlich auch auf neue Therapieansätze. 1890 bringt Robert Koch sein *Tuberkulin* auf den Markt. Allerdings wird der vermeintliche Impfstoff aus abgetöteten Tuberkelbazillen ein Flop. Im gleichen Jahr entdecken zwei Assistenten von Koch, Emil Behring (1854–1917) und Shibasaburo Kitasato (1852–1931), im wässrigen Anteil des Bluts, dem Serum, interessante stoffliche „Eigenschaften“ (Behring und Kitasato 1890, S. 1113). Vormals diphtherie- oder tetanuserkrankte Tiere sind durch diese Gegengifte (Antitoxine, heute: Antikörper) vor einer erneuten Erkrankung geschützt. Die auch auf den Menschen übertragbaren Substanzen zerstören das vom Erreger erzeugte Gift (Toxin, heute: Antigen). Mit der 1892 einsetzenden Entwicklung von Diphtherieseren und ihrer Vermarktung beginnt die moderne Serologie, die sich mit den wässrigen Blutbestandteilen beschäftigt. Zeitgleich wendet sich Paul Ehrlich (1854–1915), ein weiterer Assistent Robert Kochs, der grundsätzlichen Klärung der Frage zu, wie es im Körper zu den von Behring und Kitasato beobachteten Phänomenen kommt. Mit seiner 1897 publizierten Seitenkettentheo-

4} Konkurrenz der Medien

Links: Lungengewebe mit Tuberkelbazillen (blau)
Tafel XX aus: Robert Koch, *Gesammelte Werke*, 1912

Rechts: Mikrofotografie von Tuberkulosebazillen
um 1900

5} Impfung eines Pferdes im Rahmen der Serumproduktion
Königliches Institut für Infektionskrankheiten Berlin, o. J.

5}

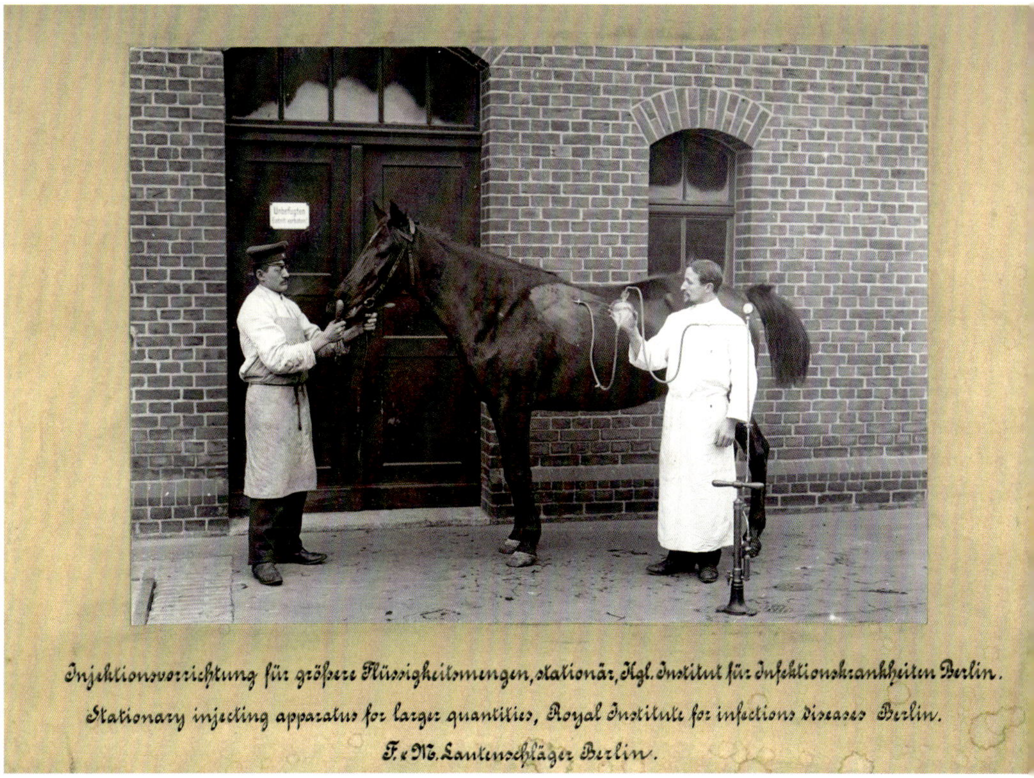

rie, wonach körpereigene Zellen in der Lage sind, Abwehrmoleküle zu produzieren, die als Rezeptoren nach dem Schlüssel-Schloss-Prinzip körperfremde Substanzen binden und unschädlich machen können, setzt die breite Forschung auf dem Gebiet der Immunologie an. Eine weitere Beobachtung lässt Paul Ehrlich nicht los: Bestimmte Farbstoffe reichern sich in einigen Krankheitserregern bevorzugt an. Ehrlich macht sich daher auf die Suche nach einer chemischen Substanz, die das Bakterium im Körper des Kranken zielgenau aufsucht, in den Erreger eindringt und von innen abtötet. Er stellt sich das Medikament als eine Art ‚Zauberkugel' vor, die den menschlichen Organismus nicht in Mitleidenschaft zieht. Ehrlich experimentiert mit dem starken Zellgift Arsen. Sein 1910 präsentiertes Salvarsan (Heil-arsen) erweist sich als wirksam gegen Syphilis. Allerdings ist es nicht frei von Nebenwirkungen, sodass das Mittel immer weiter abgewandelt wird. Die später durch Alexander Fleming (1881–1955) gemachte Entdeckung des Antibiotikums Penicillin (1929) und die Einführung der gleichfalls gegen Bakterien gerichteten Sulfonamide (Prontosil, 1935), Ergebnis der Forschungen von Gerhard Domagk (1895–1964), markieren weitere wichtige Schritte in der Entwicklung moderner Arzneimittel gegen Infektionskrankheiten. Mittlerweile ist die medizinische Grundlagenforschung dem Kernprogramm des Lebens auf der Spur. Seit den 1940er-Jahren fesseln die Desoxyribonukleinsäuren (DNS), riesige Moleküle im Zellkern, die Aufmerksamkeit zahlreicher Forscher. Sie sollen die Erbinformation enthalten. 1953 wird ihre Struktur vor allem durch die Arbeiten von James Dewey Watson (*1928) und Francis Crick (1916–2004) aufgeklärt. Zwei lange Molekülketten, bestehend aus einem Zucker-Phosphat-Rückgrat und vier verschiedenen Basen, verbinden sich zu einer gedrehten Strickleiter – der Doppelhelix. Zwei Basen stehen sich jeweils gegenüber: Adenin und Thymin sowie Guanin und Cytosin. Über zehn Jahre später weiß man, wie die genetische Information in der Zelle verarbeitet wird: DNS wird abschnittsweise in Botenmoleküle, Ribonukleinsäure (RNS), ‚übersetzt' und die Basenfolge im Zellplasma an den Ribosomen ‚abgelesen'. Es entstehen Eiweiße (Proteine), die ‚Bausteine des Lebens'. Der *genetische Code* ist geknackt. 1973 gelingt es, fremde DNS in ein Bakterium einzuschleusen. Mit der sich entwickelnden Gentechnik hoffen Wissenschaftler und Laien auf ganz neue Möglichkeiten in der Bekämpfung von Krankheiten. Der direkte Eingriff ins Erbgut schürt aber auch Befürchtungen und Ängste.

Seit April 2003 gilt das menschliche Genom als entziffert. Nun geht es um eine Interpretation der gewonnenen Datenflut. Welche Funktionen haben die einzelnen Gene, wie wird ihre Aktivität gesteuert? Wie entsteht die Vielfalt der Proteine? Lassen sich verschiedene Gene kombinieren und in das Genom einschleusen, um damit etwa zielgerichtet den Krebs zu bekämpfen oder dieser Krankheit vorzubeugen? An das relativ neue Forschungsgebiet der Medizin knüpfen sich viele medizinisch-therapeutische aber auch große kommerzielle Erwartungen. Mit gentechnischen Verfahren ist es schon heute möglich, bestimmte Medikamente in hohem Reinheitsgrad zu produzieren. In Zukunft erhofft man sich auch Erfolge bei Erbguttests, mit welchen sich Anfälligkeiten für bestimmte Krankheiten diagnostizieren und Therapien auf den einzelnen Kranken zuschneiden lassen. Ganze Organe sollen mit Hilfe von Stammzellen in sogenannten Bioreaktoren gezüchtet werden. Grundsätzlich wird unter dem Stichwort *Medizinische Systembiologie* versucht, mithilfe mathematischer Methoden und theoretischer Überlegungen die vielen Einzelbefunde in einem neuen, integralen Modell vom organischen Leben zusammenzuführen. Im Jahr 2010 formiert sich vor diesem Hintergrund ein neues Fach: die *Synthetische Biologie*. Sie versucht im Sinne eines Baukastenprinzips aus den unterschiedlichsten Genen im Labor komplette niedere Lebensformen hervorzubringen, die in verschiedenen Lebensbereichen (Umwelt, Energie) zum Einsatz kommen. Ob sich daraus auch für die Medizin neue Perspektiven eröffnen, wird die weitere Entwicklung zeigen. Generell bleibt das Forschen am oder der direkte Eingriff in das menschliche Genom riskant und verlangt ein besonders hohes Maß an Verantwortung und ethischer Sensibilität.

6 } James Watson (*1928), Francis Crick (1916-2004) und ihr DNS-Modell
1953

7 } Buch des Lebens, Referenzsequenz für das komplette Gen des Proteins Erythropoetin (ein Hormon, das die Bildung roter Blutkörperchen anregt)
1999

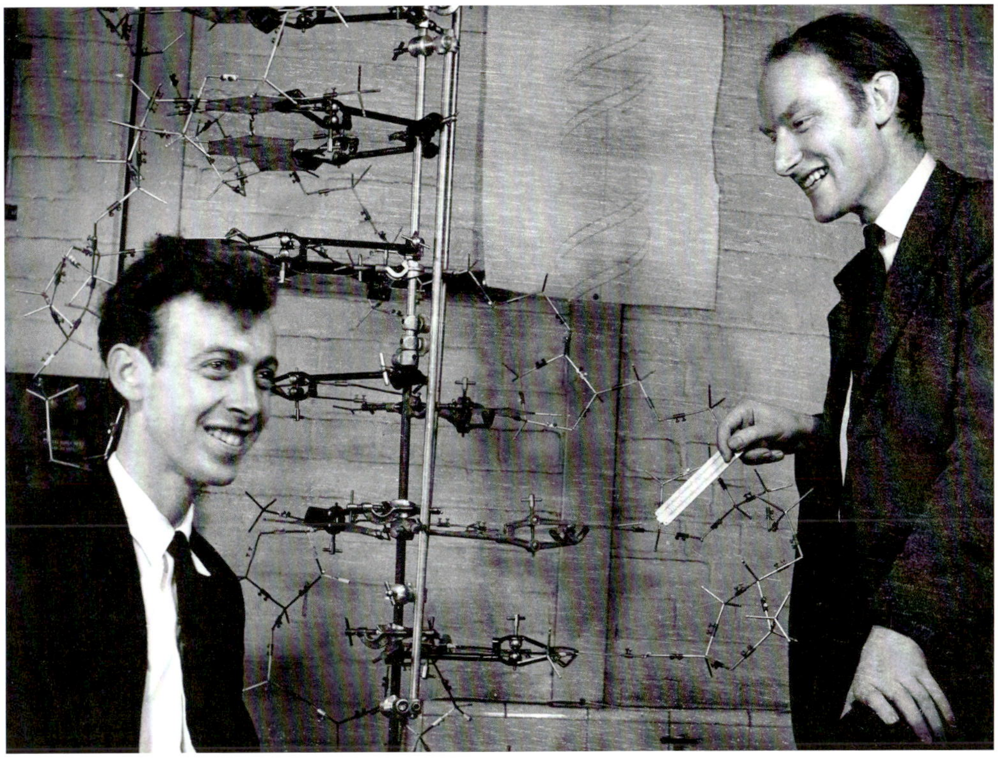

6}

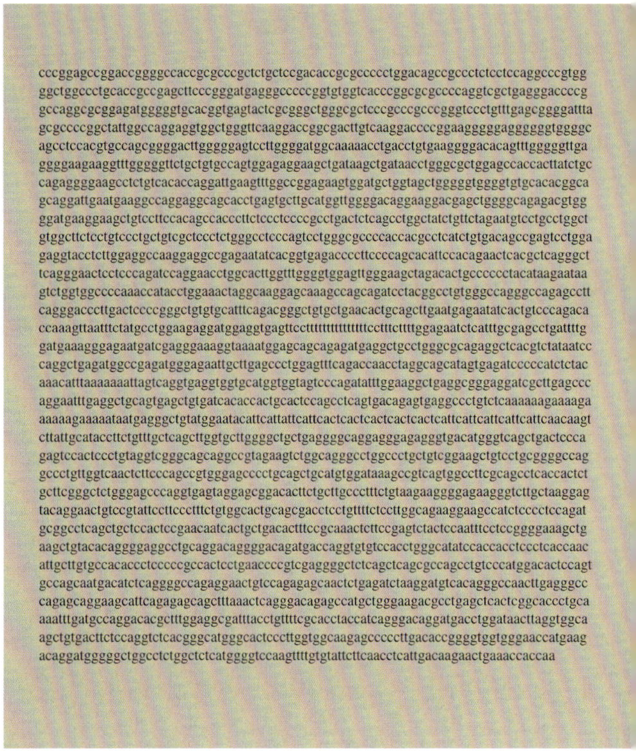

7}

Bis heute ist das Labor in seinen vielfältigen Spielarten für die Medizin der zentrale Ort der Wissenschaft. Vor allem mit molekularbiologischen Methoden versuchen Forscher in der ganzen Welt, zentrale Fragen des Lebens zu beantworten. Im fachlichen Wettbewerb und heftigen Ringen um Forschungsgelder wollen sie etwa klären, wie sich aus dem Genom einer befruchteten Eizelle der menschliche Körper entwickelt. Weiter gefasst: wie aus den biologischen Erbanlagen ein denkendes, fühlendes, sozial eingebundenes und kulturell aktives Individuum entsteht. In etlichen neurowissenschaftlichen Laboren wird derzeit – gestützt auf moderne bildgebende Verfahren und zellbiologische Techniken – der letzte weiße Fleck der menschlichen Anatomie, das Gehirn, erforscht. Zwar lässt sich die Landkarte des Gehirns mit seinen Leistungszentren und Informationswegen immer detaillierter zeichnen. Doch ein genaueres Verständnis des Denkens und Empfindens, jener Tätigkeiten des Organs, die den Mensch zum Menschen machen, bereitet Schwierigkeiten. Wie greifen Geist und Gefühl, Bewusstsein, Lernen und Erinnern, Kreativität, Individualität und zielgerichtetes Handeln ineinander? Milliarden von Gehirnzellen sind höchst komplex miteinander verschaltet. Als gigantisches Netzwerk organisiert sich das zentrale Nervensystem in Rückkopplung mit dem Körper und – über die Sinnesorgane – mit der Umwelt stets von Neuem. Um den Leistungen des Gehirns auf die Spur zu kommen und seine Erkrankungen genauer zu ermitteln, haben sich in den letzten Jahren unter dem Dach der Neurowissenschaften eine ganze Reihe von Disziplinen – so etwa Neurologie, Psychologie, Psychiatrie, Anatomie, Pathologie, Biologie, Philosophie und Linguistik – zusammengeschlossen.

Die Neurowissenschaftler sehen inzwischen dem Menschen nicht nur genauer beim Denken zu, sondern manche meinen auch, rationale Entscheidungen vorhersagen zu können. Hier stellt sich die Frage: Ist das menschliche Leben biologisch absolut festgelegt und in all seinen Ausprägungen gänzlich vorbestimmt? Und damit auch: Verfügt der Mensch tatsächlich über einen freien Willen? Falls ja: Wo sitzt er und was ist seine Natur?

8}

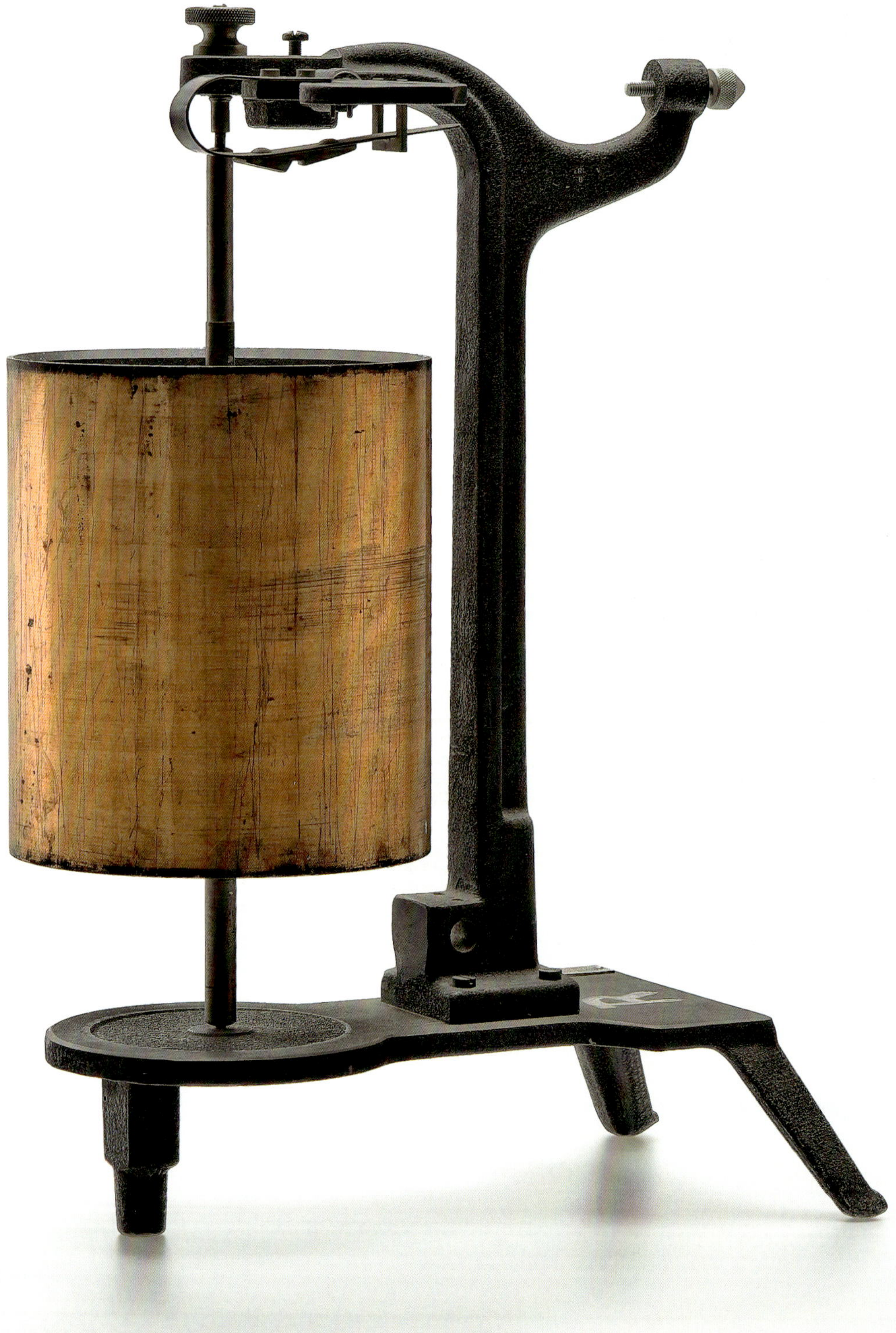

8} Schleuderkymographion

um 1900 | Johannes-Müller-Institut für Physiologie, Charité – Universitätsmedizin Berlin | Kat.-Nr. 6.2

Mit dem Kymographion (Wellenschreiber), 1846 durch den Leipziger Physiologen Carl Ludwig (1816–1895) entwickelt, lassen sich regelmäßig im Körper wiederkehrende Bewegungen als Kurven aufzeichnen. Der große Zylinder erhält eine Bespannung mit Rußpapier und wird durch ein Uhrwerk oder – wie im hier gezeigten Instrument – über eine gespannte Blattfeder in gleichmäßige Drehung versetzt. Ein beigestellter Schreibzeiger (nicht im Bild) greift die Bewegung etwa eines sich rhythmisch zusammenziehenden Froschmuskels auf und überträgt den Impuls durch entsprechende Ausschläge auf die Trommel.

9} Myographion

F. Sauerwald, Berlin | um 1860 | BMM | Inv.-Nr. 2007/210

Das Sauerwald-Myographion (Muskelschreiber) ermöglicht es, bestimmte Bewegungsmuster von einem isolierten Muskel abzugreifen und über einen Schreibzeiger auf einem kleinen Trommelzylinder aufzuzeichnen. Damit integriert dieses Instrument alle notwendigen, ursprünglich getrennt aufgestellten Apparaturelemente: Muskelhalter, Schreibzeiger und Wellenschreiber.

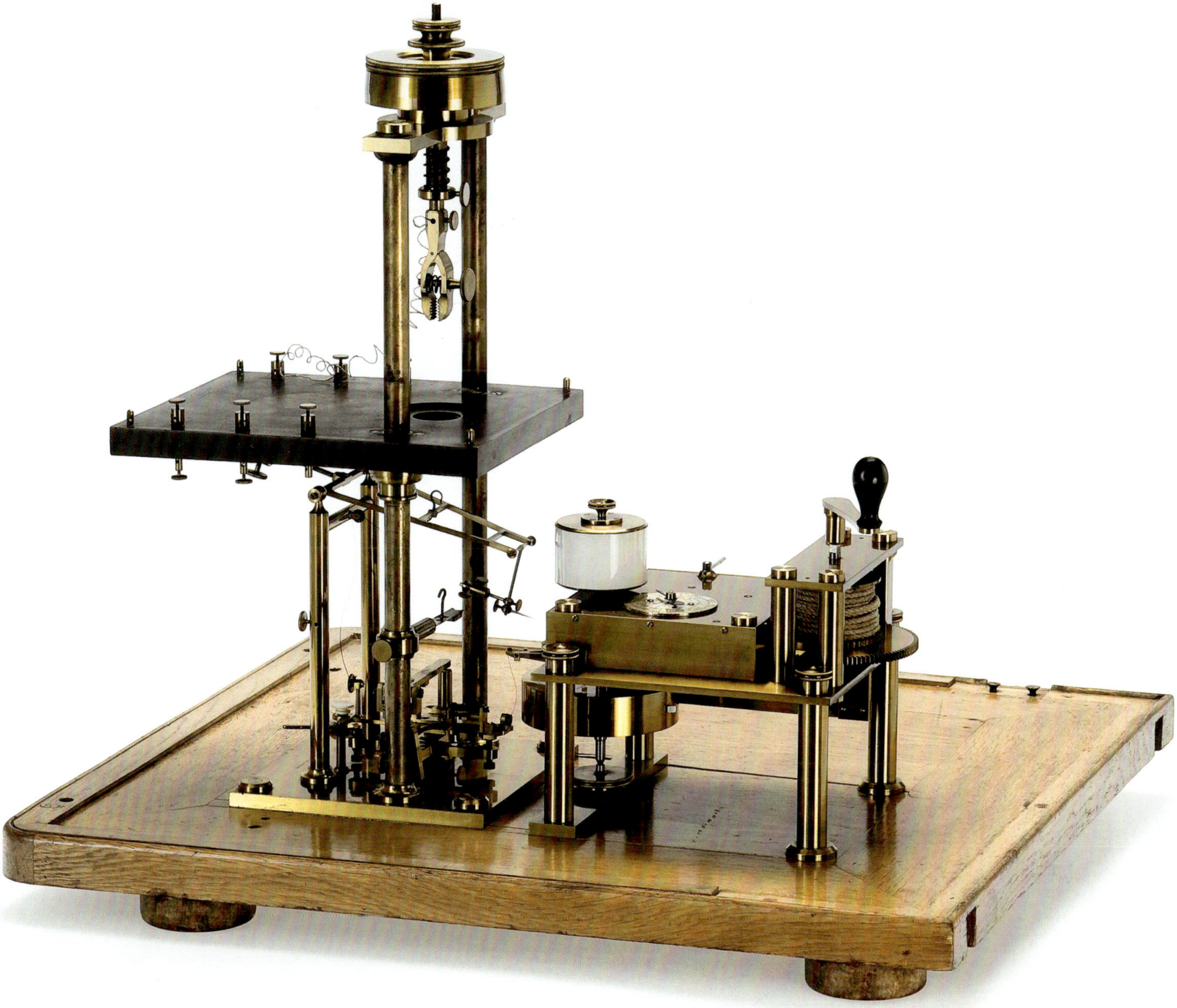

9}

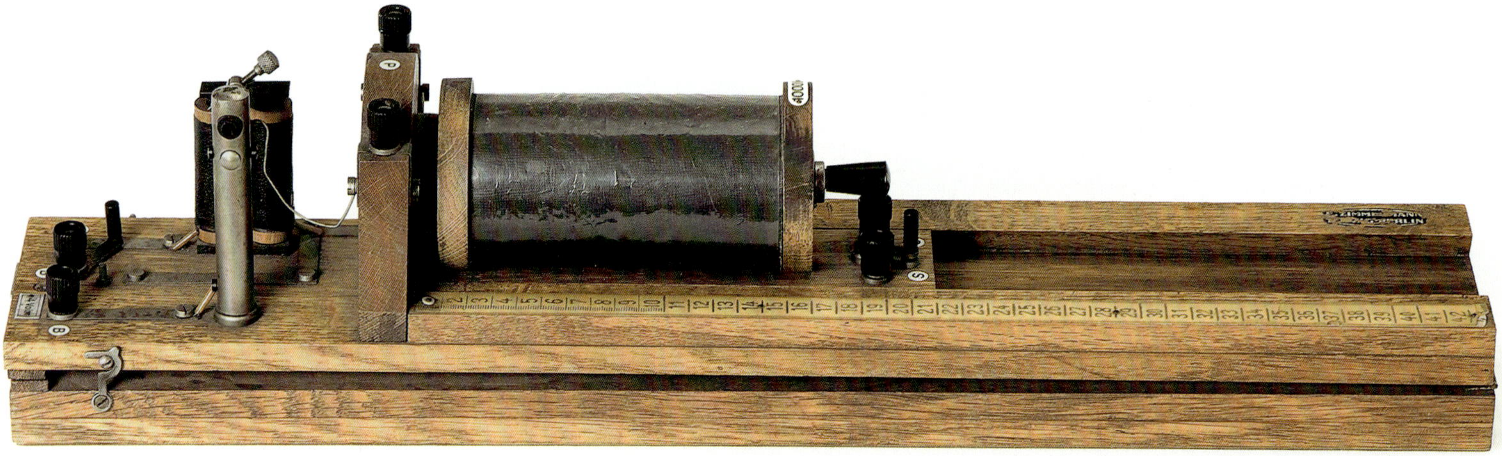

10

10 Schlitteninduktorium nach du Bois-Reymond und Halske

nach 1862 | Johannes-Müller-Institut für Physiologie, Charité – Universitätsmedizin Berlin | Kat.-Nr. 5.3

Der Berliner Physiologe Emil du Bois-Reymond (1818–1896) entwickelte in enger Kooperation mit dem Berliner Instrumentenmacher Johann Georg Halske (1814–1890) das Schlitteninduktorium für Reizversuche an Nerven und Muskeln. Dadurch war es ihm möglich, einzelne elektrische Impulse mit variabler Reizstromstärke zu erzeugen.

11 Kleines Pendel

Johannes-Müller-Institut für Physiologie, Charité – Universitätsmedizin Berlin | Kat.-Nr. 7.2

Reizversuche am Froschmuskel zeigen, dass eine wirksame Verkürzung des Muskels durch Mehrfachimpulse des Nerven ausgelöst werden. Der in Berlin ausgebildete Physiker und Physiologe Hermann von Helmholtz (1821–1894) konstruierte eine Pendel-Apparatur, die es erlaubte, diesen Reizvorgang im Experiment nachzustellen. In der hier gezeigten Weiterentwicklung hält und löst eine elektromagnetische Sperre einen großen Hammer. Beim Durchschwingen öffnet das Pendel eine Reihe gegeneinander verschoben aufgesetzter Schalter. Dadurch wird über sekundär angeschlossene Schlitteninduktorien eine zeitlich definierbar getaktete Impulssalve ausgelöst und auf den Muskel übertragen.

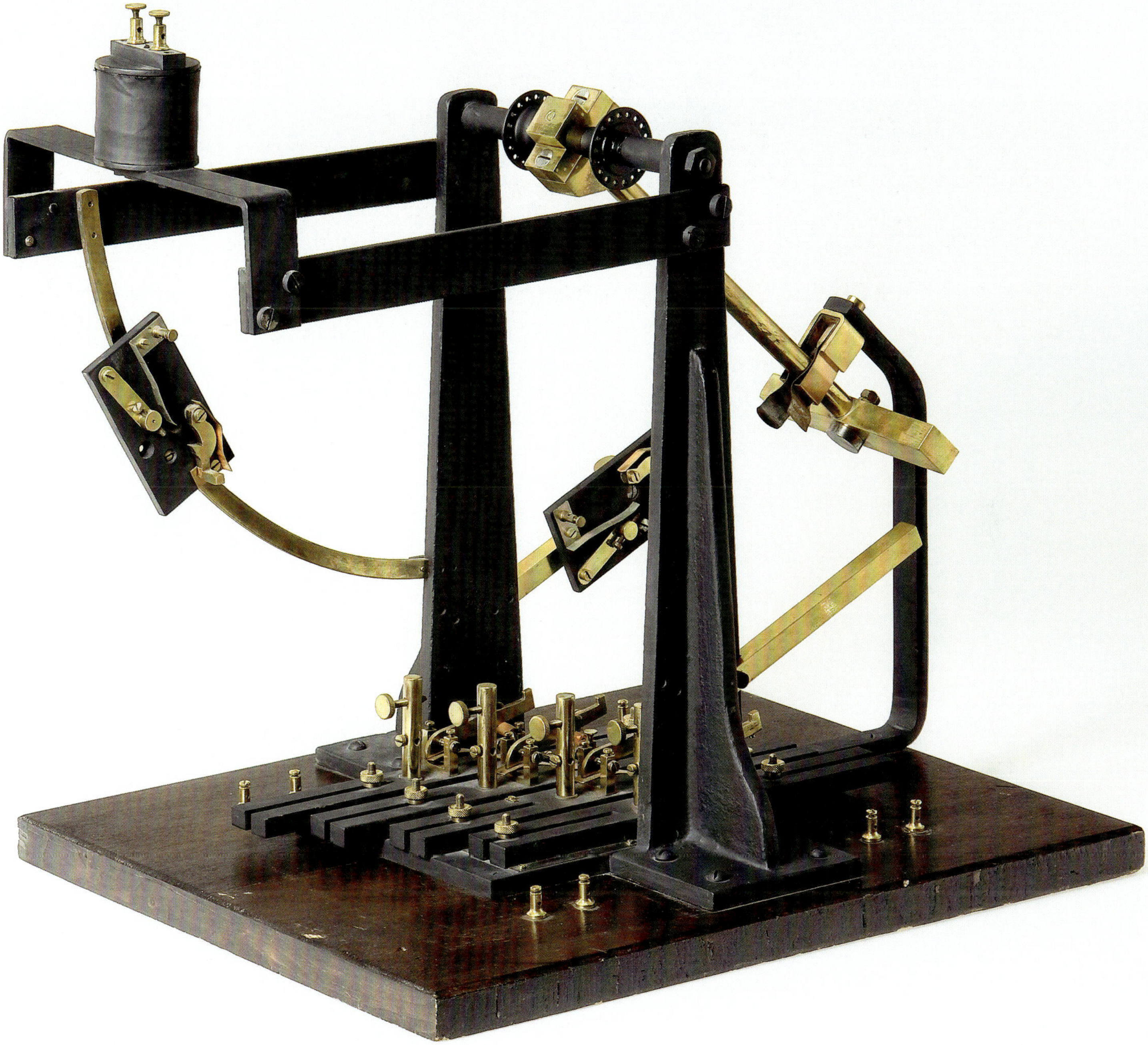

11 }

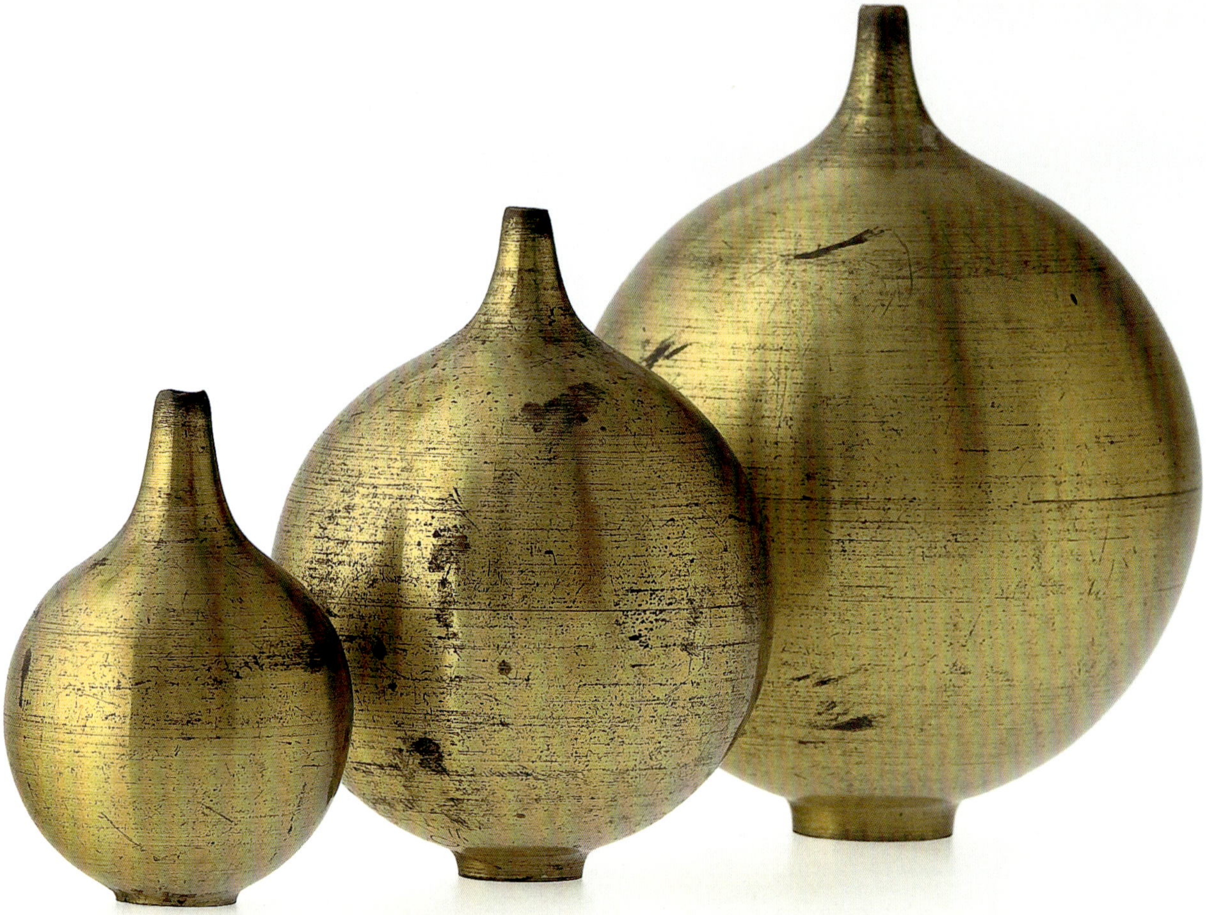

12 }

12 } Kugelresonatoren nach von Helmholtz

Rudolf Koenig, Paris | vor 1863 | Johannes-Müller-Institut für Physiologie, Charité – Universitätsmedizin Berlin | Kat.-Nr. 3.1

Mithilfe dieser Resonatoren gelang es Hermann von Helmholtz, aus einem zusammengesetzten Schall jene Frequenzen herauszufiltern, die das menschliche Ohr durch Schallleitung hören kann. Die enge Mündung (oben) wird ins Ohr gehalten, die weite Öffnung zur Schallquelle hin ausgerichtet.

13 } Elektrisierapparat

19. Jh. | BMM | Inv.-Nr. 2007/210

Über Drehspulen war es mit dieser Apparatur möglich, Reizströme für verschiedene Versuche im Labor zu erzeugen. Gleichzeitig kam das Gerät im 19. Jahrhundert als Elektrisiermaschine bei zahlreichen Patienten mit chronischen Leiden therapeutisch zum Einsatz. Der erzeugte Strom wird durch Messingelektroden über die Haut der Kranken abgeleitet.

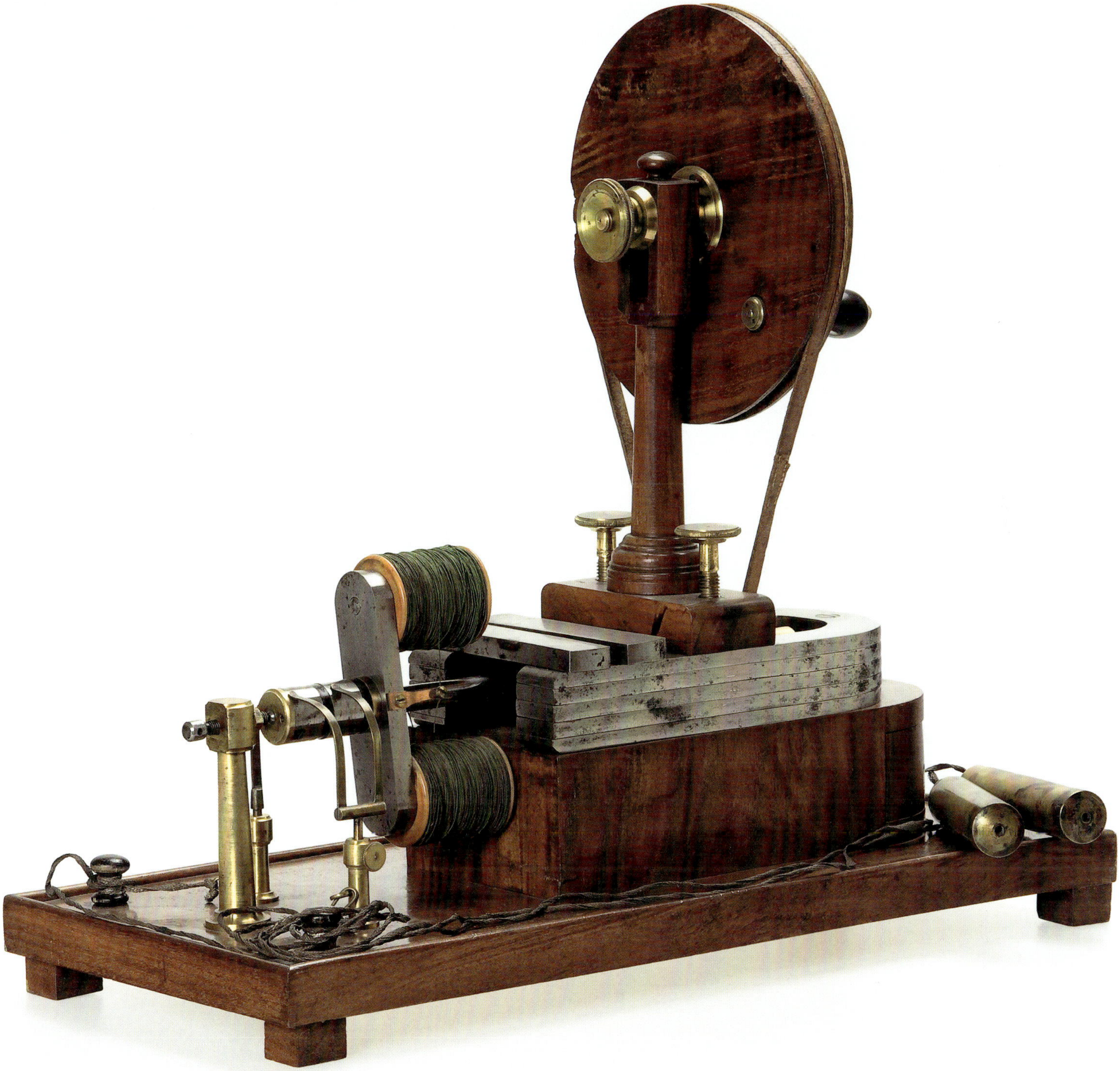

13

14}

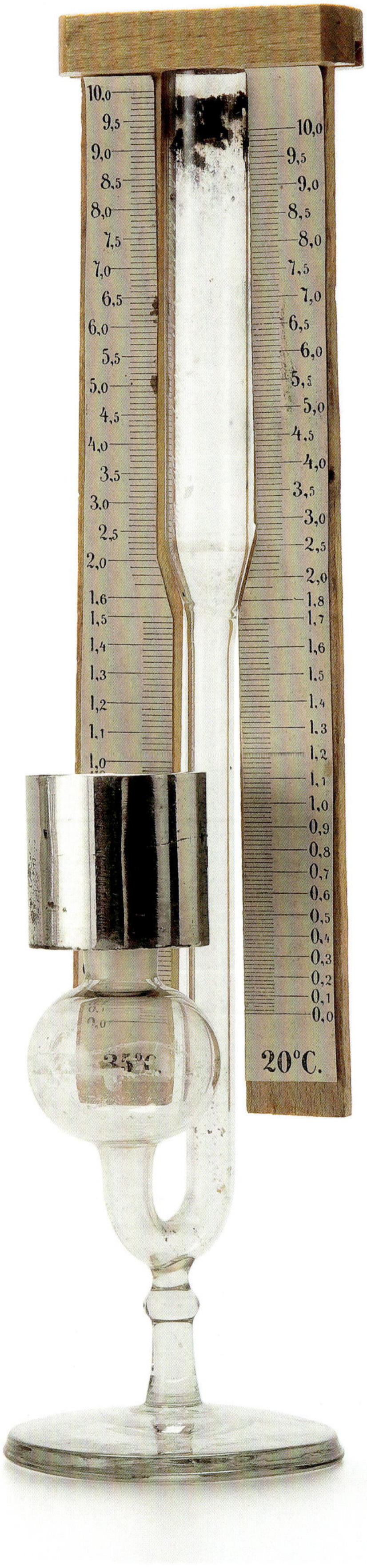

14} Präzisions-Gärungs-Saccharometer

1899 | BMM | Inv.-Nr. 2005/15

Mit der Apparatur ist es möglich, bei Verdacht auf Diabetes mellitus den Gehalt an Zucker (Saccharose) im unverdünnten Urin zu bestimmen.

15} Handkraftmesser

um 1910 | BMM | Inv.-Nr. 2006/158

Der Patient nimmt den Kraftmesser in die Hand und drückt die zueinander beweglich gelagerten geschwungenen Bügel zusammen. Beim Nachlassen des Drucks kehrt ein Zeiger wieder in die Ausgangslage zurück, der andere bleibt auf dem erzielten Kraftwert stehen.

16} Experimentiergasuhr

Julius Pintsch, Berlin | 1892 | Johannes-Müller-Institut für Physiologie, Charité – Universitätsmedizin Berlin | Kat.-Nr. 2.1

Gasuhren gestatten die Messung von Gasmengen in definierten Systemen. Wichtig werden sie insbesondere bei Untersuchungen des Energiestoffwechsels auf der Grundlage des Sauerstoffverbrauchs zulasten der Kohlendioxidproduktion.

15}

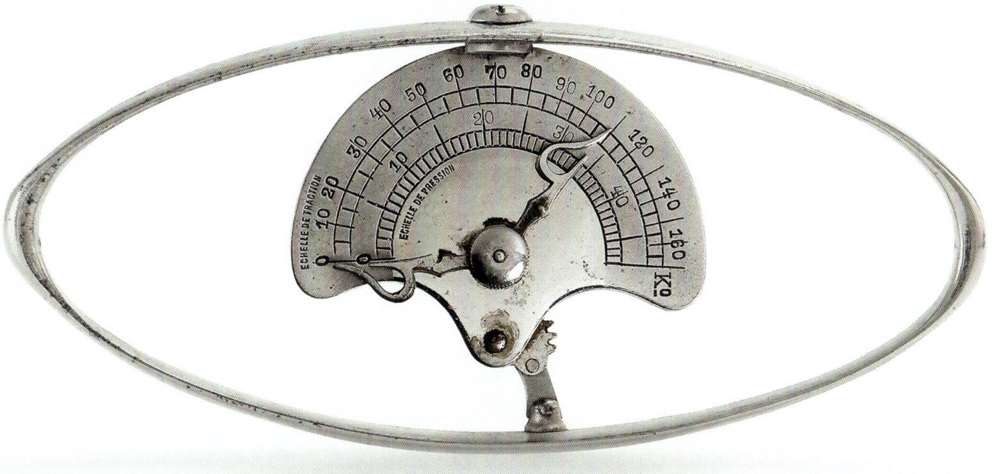
ECHELLE DE TRACTION
ECHELLE DE PRESSION
Kg

16}

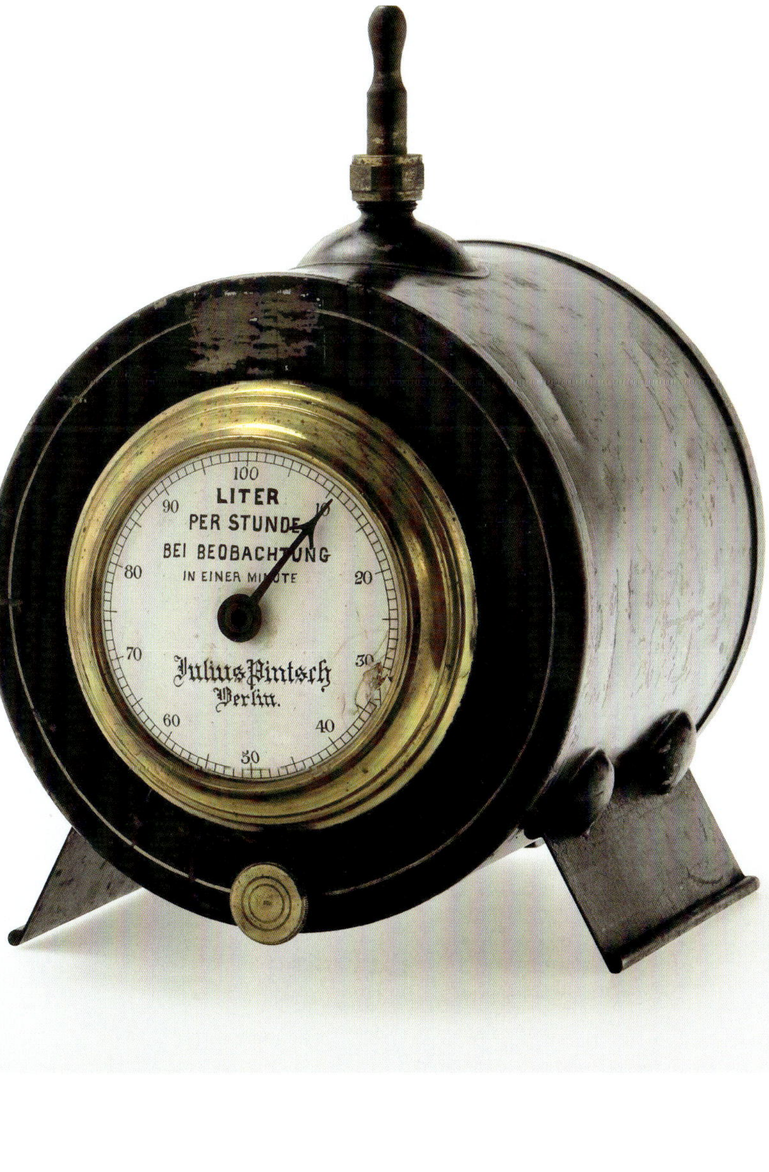
LITER
PER STUNDE
BEI BEOBACHTUNG
IN EINER MINUTE
Julius Pintsch
Berlin.

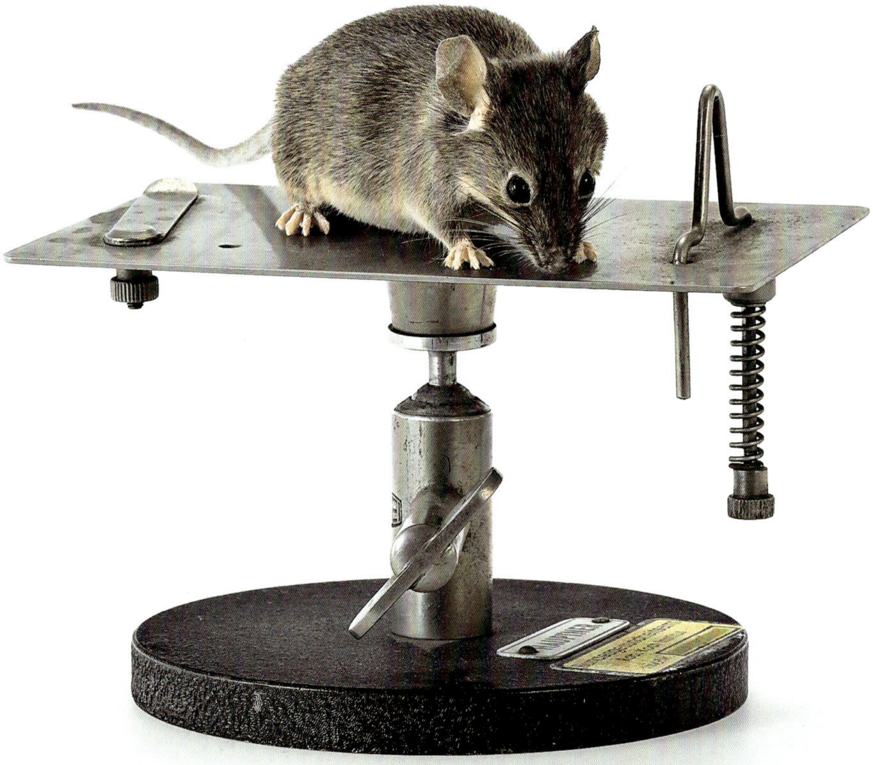

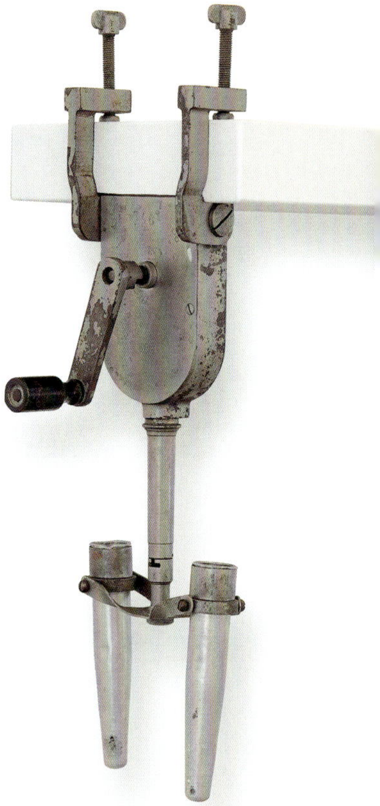

17} 18}

17} Operationstisch für Mäuse

Hans Hauptner, Berlin | Robert Koch-Institut, Berlin | o. Inv.-Nr.

Das Versuchstier wurde am Schwanz über eine plane Feder und am Kopf durch eine gebogene, über eine Schraubfeder zu öffnende Drahtschlinge auf dem Tisch fixiert.

18} Handzentrifuge

Robert Koch-Institut, Berlin | o. Inv.-Nr.

Mithilfe der Zentrifuge ließen sich Flüssigkeitsgemische über eine einfache Kurbelmechanik in verschiedenen experimentellen Ansätzen voneinander trennen.

19} Wärmeschrank

Hermann Rohrbeck, Berlin | vor 1910 | BMM | Inv.-Nr. 2007/127

Der kleine Wärmeschrank, gedacht etwa zur Anzüchtung von Zellkulturen, wurde durch einen untergestellten Bunsenbrenner erhitzt.

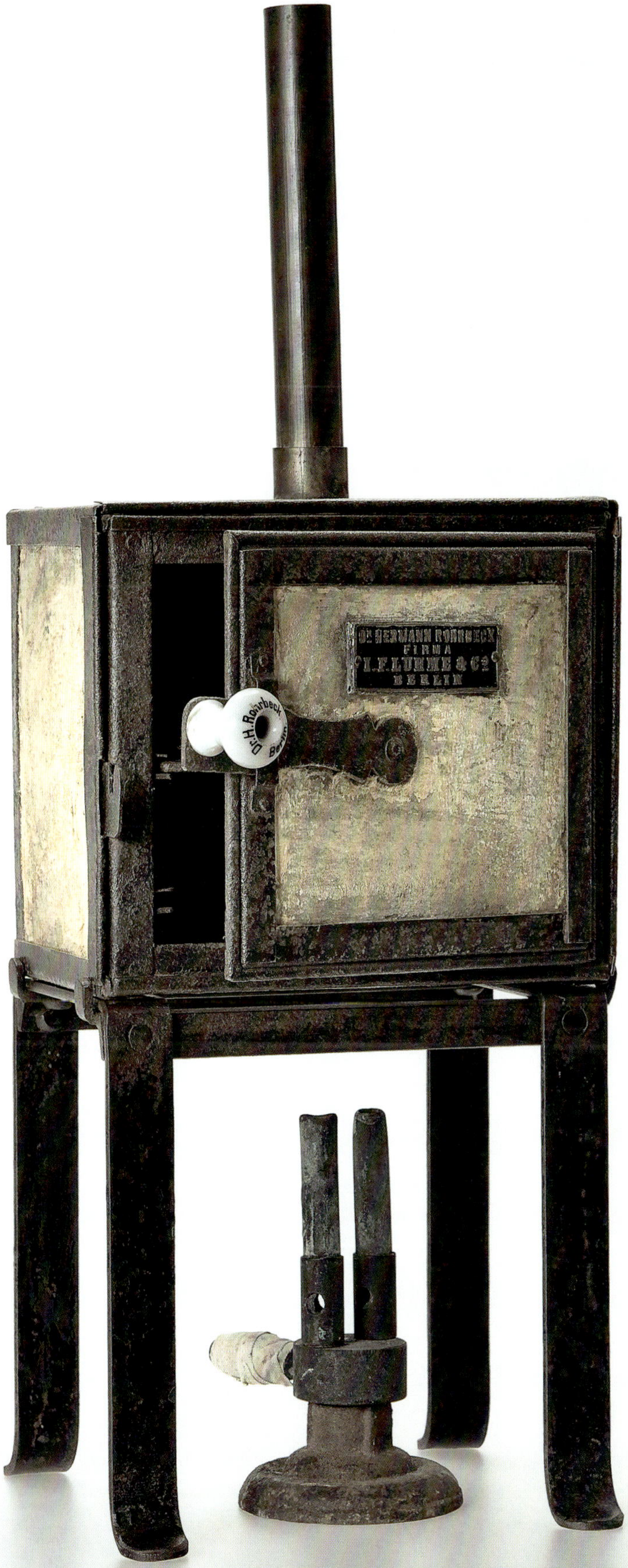
Dr. HERMANN ROHRBECK
FIRMA
I.F. LUHME & Co
BERLIN
Dr. H. Rohrbeck

20 }

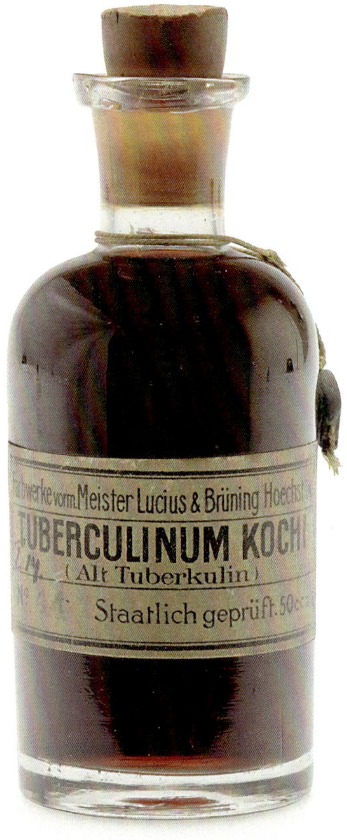

21 }

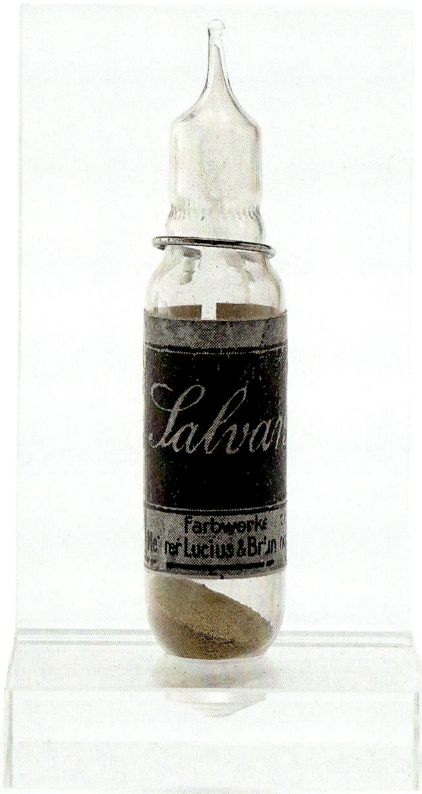

22 }

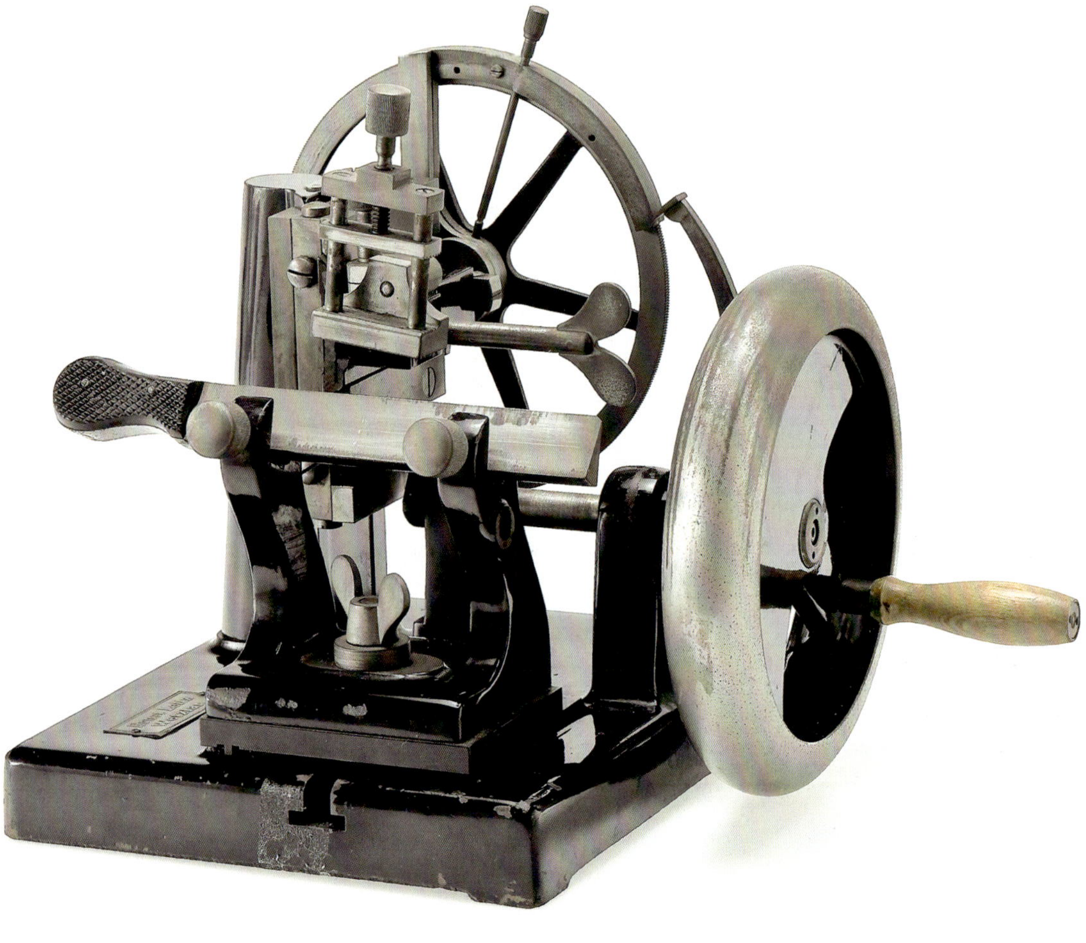

20 Tuberkulin

Farbwerke vormals Meister Lucius & Brüning | Hoechst a. M. | um 1900 | Institut für Mikrobiologie und Hygiene, Charité – Universitätsmedizin Berlin | o. Inv.-Nr.

1890 stellte der Berliner Bakteriologe Robert Koch (1843-1910) das von ihm entwickelte Tuberkulin vor. Als Medikament gegen die Volkskrankheit Tuberkulose gedacht, zeigte es jedoch keine therapeutische Wirkung. Die Substanz diente aber noch bis weit in das 20. Jahrhundert hinein dazu, die Krankheit zu diagnostizieren.

21 Salvarsan

Farbwerke vormals Meister Lucius & Brüning | Hoechst a. M. | vor 1925 | Histocom GmbH, Frankfurt a. M. | o. Inv.-Nr.

Seit 1910 war mit dem von Paul Ehrlich (1854-1915) entwickelten Salvarsan das erste antibakteriell wirksame Medikament auf dem Markt. Es enthielt auch in seinen Weiterentwicklungen (Neosalvarsan) Arsen und wurde in der ersten Hälfte des 20. Jahrhunderts bei Syphilis verabreicht.

22 Mikrotom nach Minot

Ernst Leitz, Wetzlar | um 1910 | BMM | Inv.-Nr. 2006/66

Mithilfe eines Mikrotoms lassen sich feinste Gewebeschnitte herstellen, die – nach einer entsprechenden Färbung – unter dem Mikroskop ausgewertet werden können.

23 Syphilis bei einem jungen Kaninchen

A. Tempelhoff, Berlin | Wachsmoulage mit Kaninchenhaar | BMM | Inv.-Nr. 2005/F29

Das Kaninchen wurde mit dem Syphilis-Erreger Treponema pallidum infiziert. Unterhalb der rechten Ohrwurzel zeigt sich die typische Hautveränderung bei einer generalisierten, den ganzen Organismus befallenden Syphilis-Infektion.

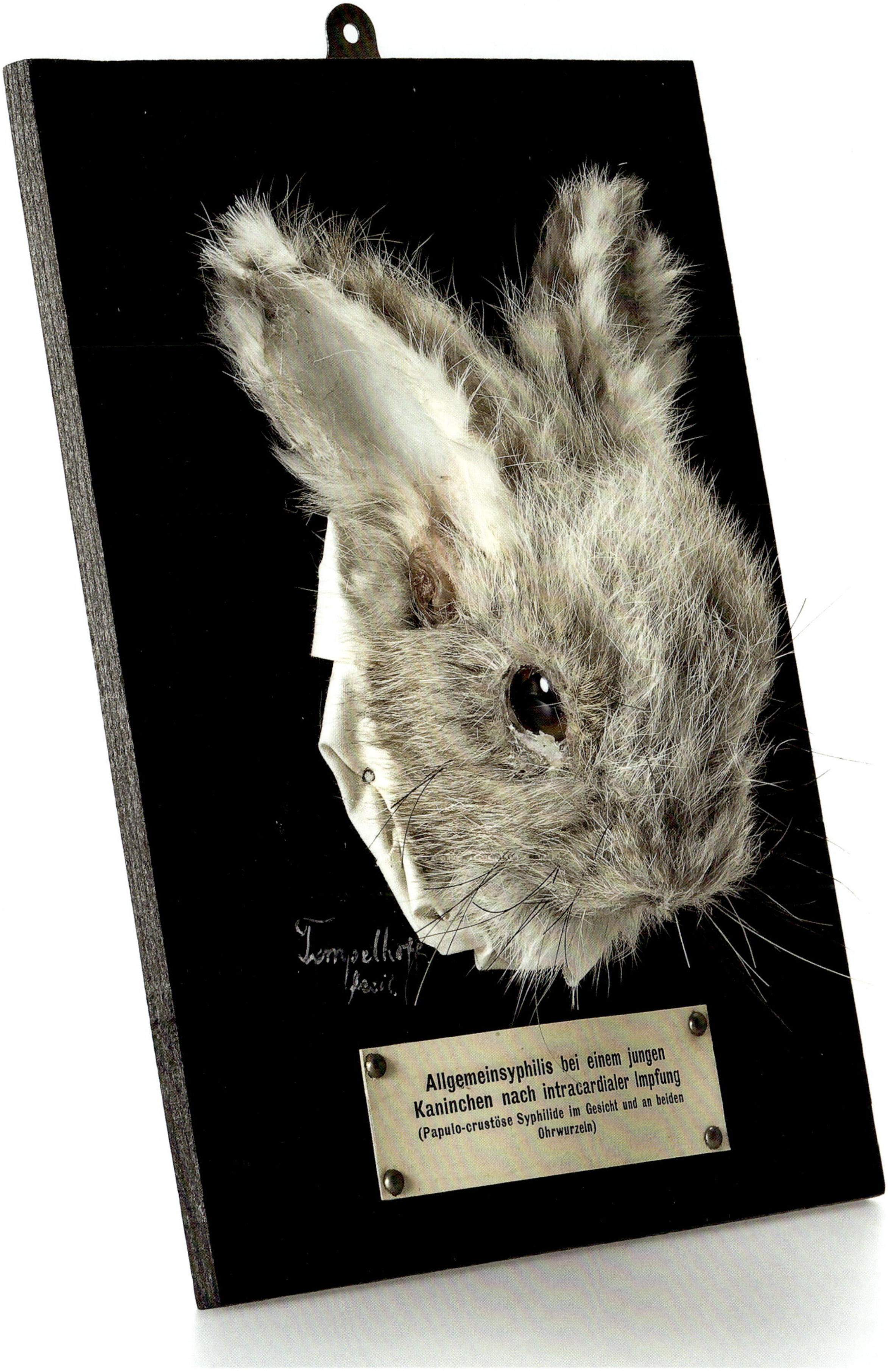
Tempelhoff
fecit
Allgemeinsyphilis bei einem jungen
Kaninchen nach intracardialer Impfung
(Papulo-crustöse Syphilide im Gesicht und an beiden
Ohrwurzeln)

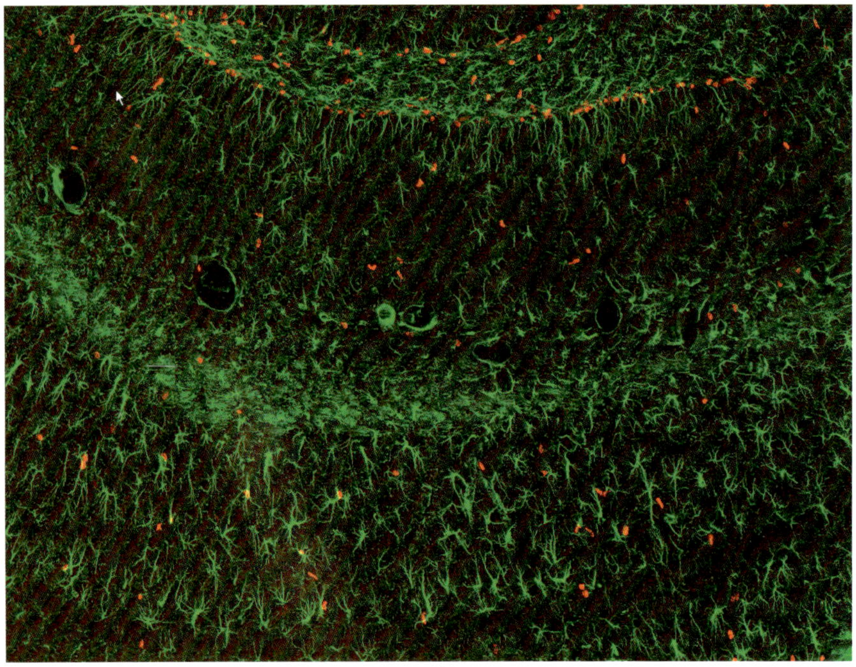

24

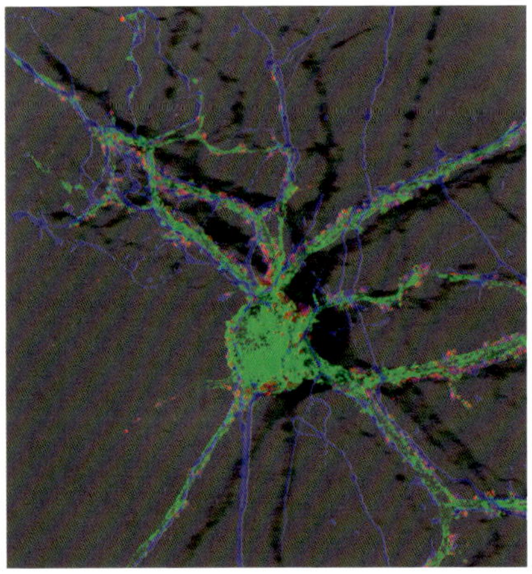

25

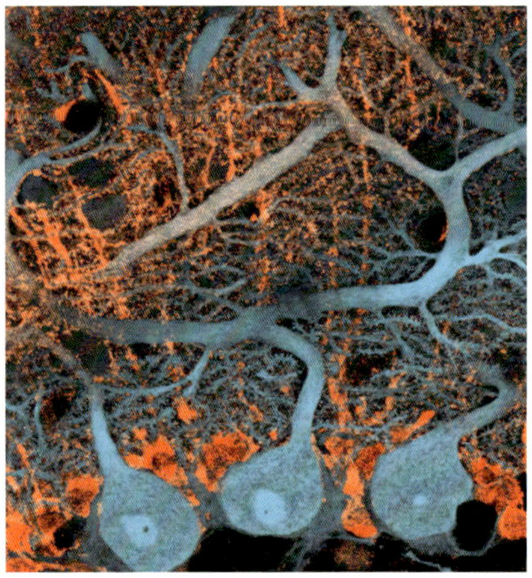

26

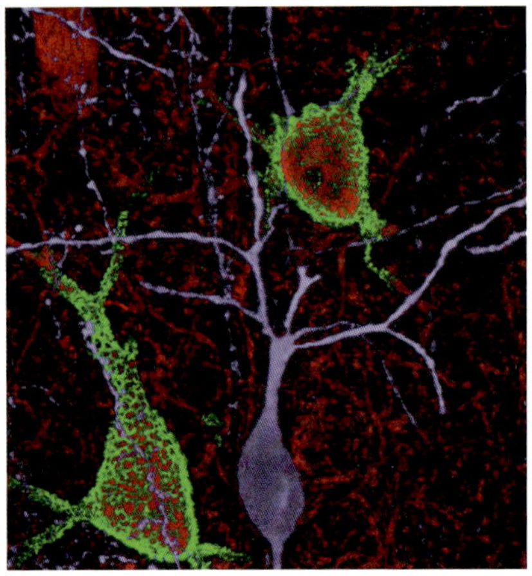

27

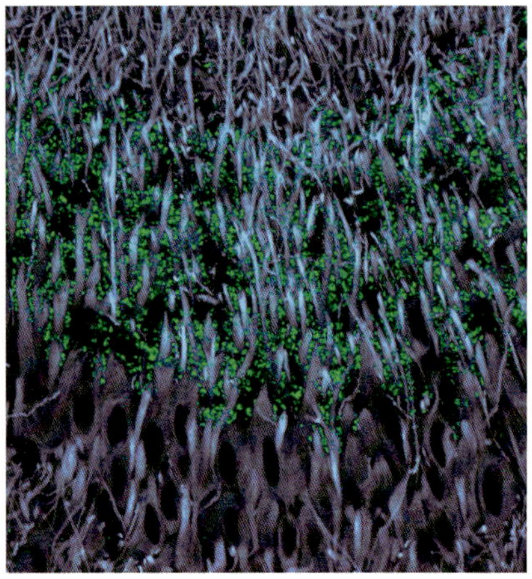

28

Nervennetze

Gehirn, Rückenmark und periphere Nerven bilden ein netzwerkartig verschaltetes Gewebe. Zellbiologen versuchen vor allem seit dem ausgehenden 20. Jahrhundert mittels unterschiedlicher Färbetechniken die höheren Ordnungen im Nervensystem zu ermitteln.

24 Hirngewebe der Ratte

Werner Zuschratter | 2007 | Leibniz-Institut für Neurobiologie, Magdeburg

Während in diesem Bild die Zellen des Hirnstützgewebes grün markiert sind, handelt es sich bei den rot gekennzeichneten Strukturen um neu gebildete Hirnzellen.

25 Nervenzelle der Ratte

Werner Zuschratter | 2007 | Leibniz-Institut für Neurobiologie, Magdeburg

Typisch für die Nervenzelle ist die starke Verzweigung ihrer langgezogenen Fortsätze.

26 In der Großhirnrinde

Werner Zuschratter | 2007 | Leibniz-Institut für Neurobiologie, Magdeburg

Die blau und rot markierten Nervenzellen sind von netzartigen, grün unterlegten Molekülstrukturen umgeben.

27 In der Kleinhirnrinde

Werner Zuschratter | 2007 | Leibniz-Institut für Neurobiologie, Magdeburg

Die eigentlichen Nervenzellen (Purkinje-Zellen) sind in türkisem Farbton unterlegt, während das Hirnstützgewebe (Bergmann-Gliazellen) rot markiert ist.

28 Im ‚emotionalen' Hirnzentrum

Werner Zuschratter | 2007 | Leibniz-Institut für Neurobiologie, Magdeburg

Wichtig für die Signalweiterleitung sind die Kontaktzonen zwischen den Nervenzellen. Diese sogenannten Synapsen sind in diesem Bild grün markiert, während die Zellen blau aufscheinen.

29

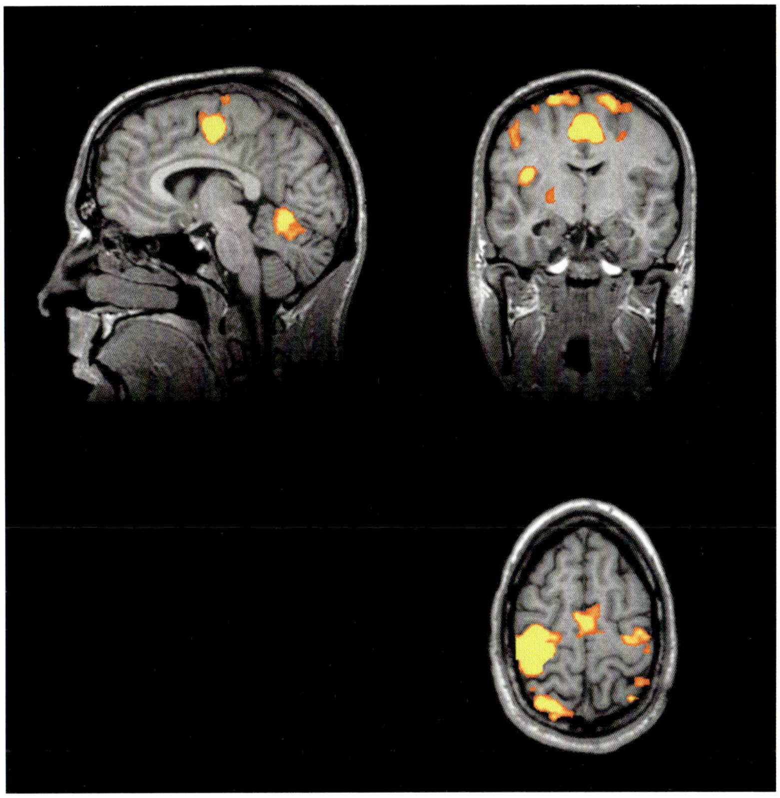

Erforschung einzelner Gehirnregionen

Um die Aktivitäten bestimmter Hirnabschnitte zu messen, erstellen Neurowissenschaftler in ihren Experimenten zu Beginn des 21. Jahrhunderts fMRT-Bilder (funktionelle Magnetresonanztomografien) oder PET-Bilder (Positronenemissionstomografien). In ihnen können Areale mit erhöhter Durchblutung oder gesteigertem Stoffwechsel und somit Zonen gesteigerter Gehirnaktivität markiert werden. Durch Kontrollexperimente, die sich nur in kleinsten Details von dem eigentlichen Experiment unterscheiden, lassen sich im Vergleich Bereiche für spezielle Hirnleistungen einkreisen.

29 **Sehen (fMRT)**
Stephan Brandt | 2007 | Institut für Neurologie, Charité – Universitätsmedizin Berlin

30 **Fühlen (fMRT)**
Anita Tusche, John Dylan Haynes | 2007 | Max Planck Institute for Human Cognitive and Brain Sciences, Leipzig

31 **Erinnern (fMRT)**
Hans Markowitsch | 2006 | Institut für physiologische Psychologie, Bielefeld

32 **Verstehen (fMRT)**
Isabell Wartenburger | 2007 | Neuroimaging Center, Charité – Universitätsmedizin Berlin

33 **Vergessen (PET)**
Hans Markowitsch | 2006 | Institut für physiologische Psychologie, Bielefeld

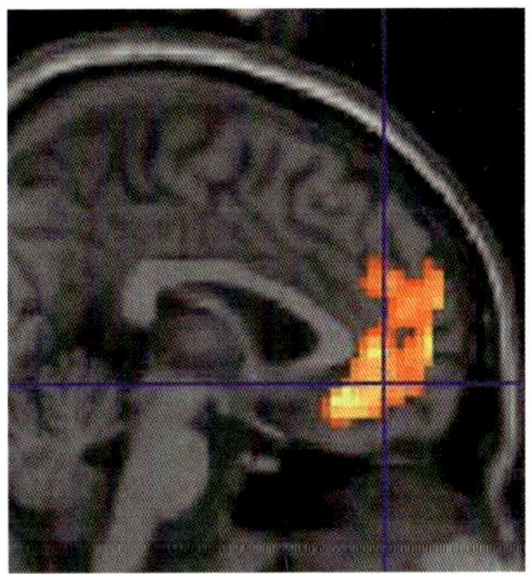

30

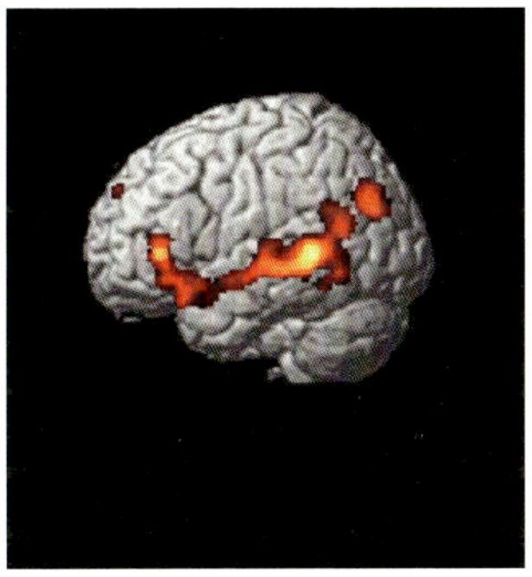

31

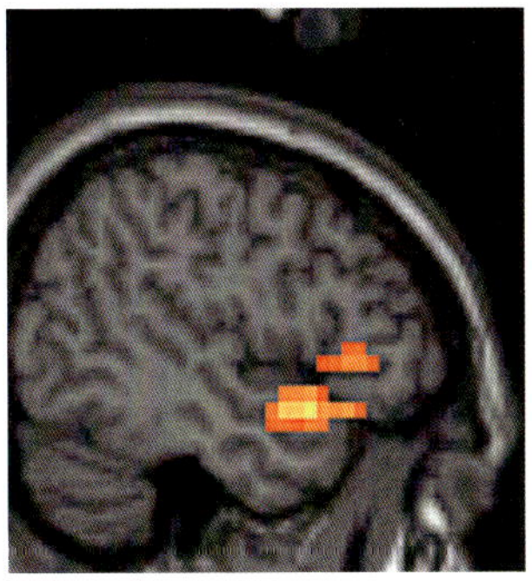

32

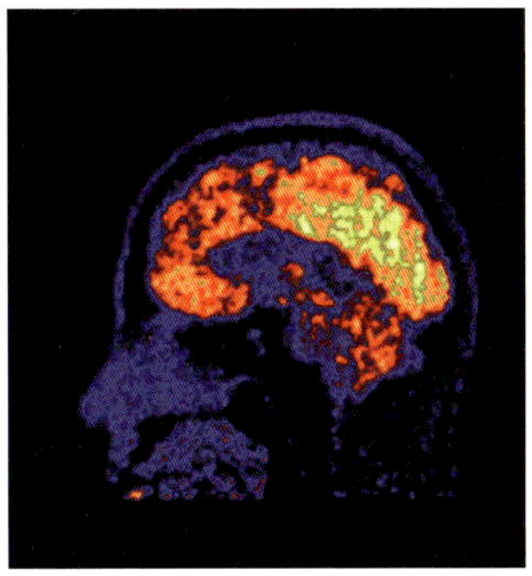

33

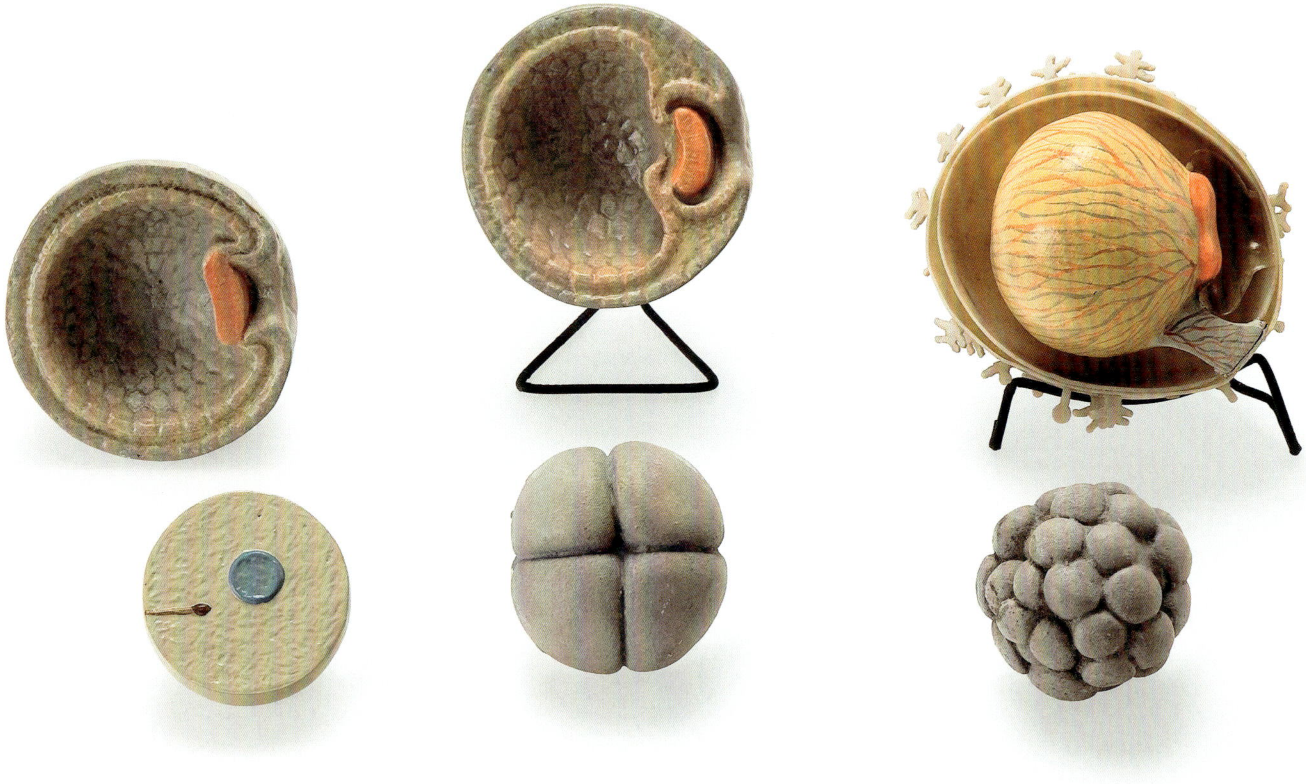

34 }

34 } Gewinnung embryonaler Stammzellen

6 Modelle der frühen embryonalen Entwicklung | Stiftung Deutsches Hygiene-Museum Dresden | Inv.-Nr. DHMD1992/1494, 2000/520

Embryonale Stammzellen können sich unentwegt teilen. Aus ihnen entstehen alle 200 Zelltypen des Menschen. Um sie für die Forschung zu gewinnen, wird beim fünf bis sechs Tage alten Embryo (frühe Blastzyste; das Modell oben links zeigt eine Blastzyste vom 7. Tag) die äußere Zellschicht (Trophoblast) entfernt. Der sogenannte Embryoblast bleibt erhalten.

35 } Maßgeschneiderte Gewebe

Leberzell-Bioreaktor | AG Experimentelle Chirurgie der Charité – Universitätsmedizin Berlin | BMM | Inv.-Nr. 2007/212

Es gibt zu wenige Spenderorgane. Große Hoffnung setzen Forscher daher auf die Gewebezüchtung mittels ‚erwachsener' (adulter) Stammzellen. Diese sind imstande, sich in fast alle Zelltypen des Menschen zu entwickeln. Einem Patienten mit drohendem Organversagen werden solche Vielkönner entnommen und in einem Bioreaktor vermehrt. Durch Zugabe spezifischer Faktoren differenzieren sie sich zu dem gewünschten Zelltyp und bilden Organstrukturen aus.

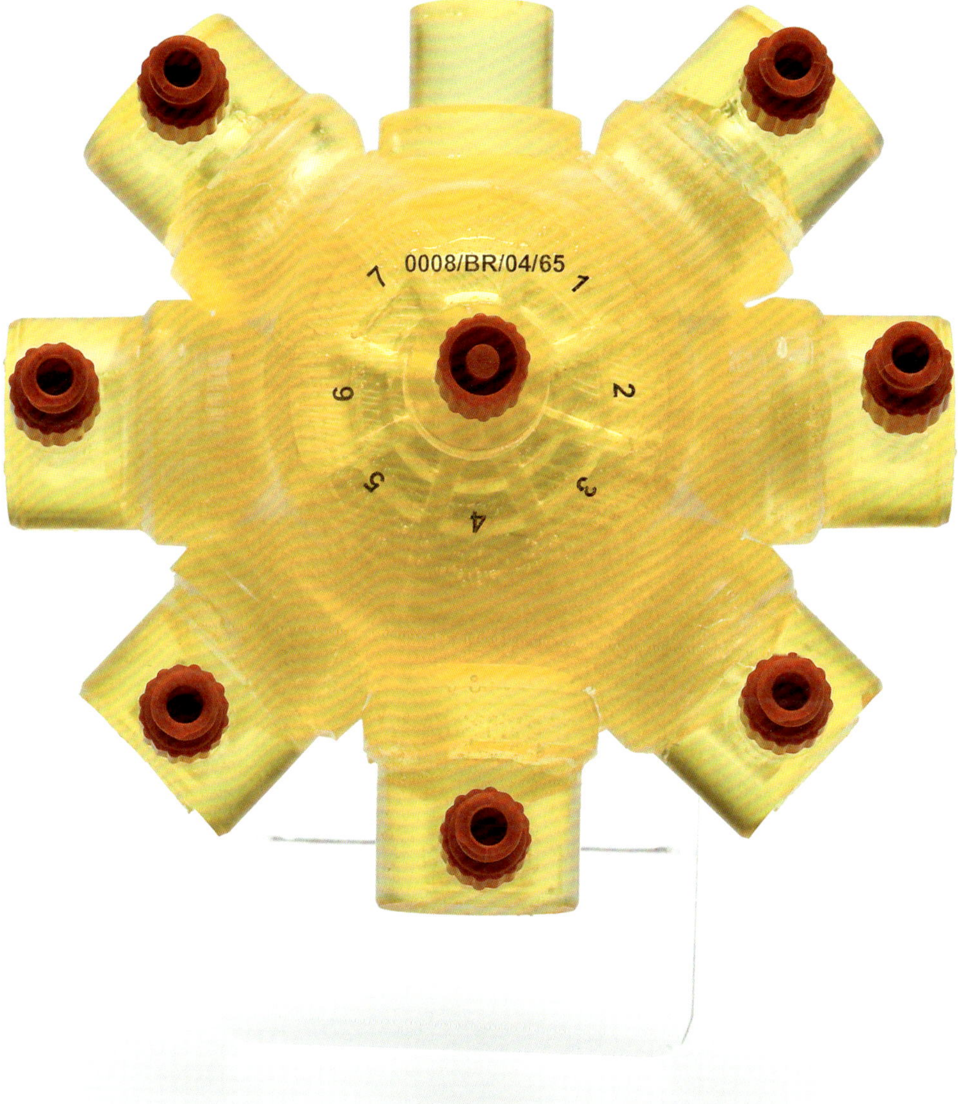
0008/BR/04/65
1
2
3
4
5
6
7

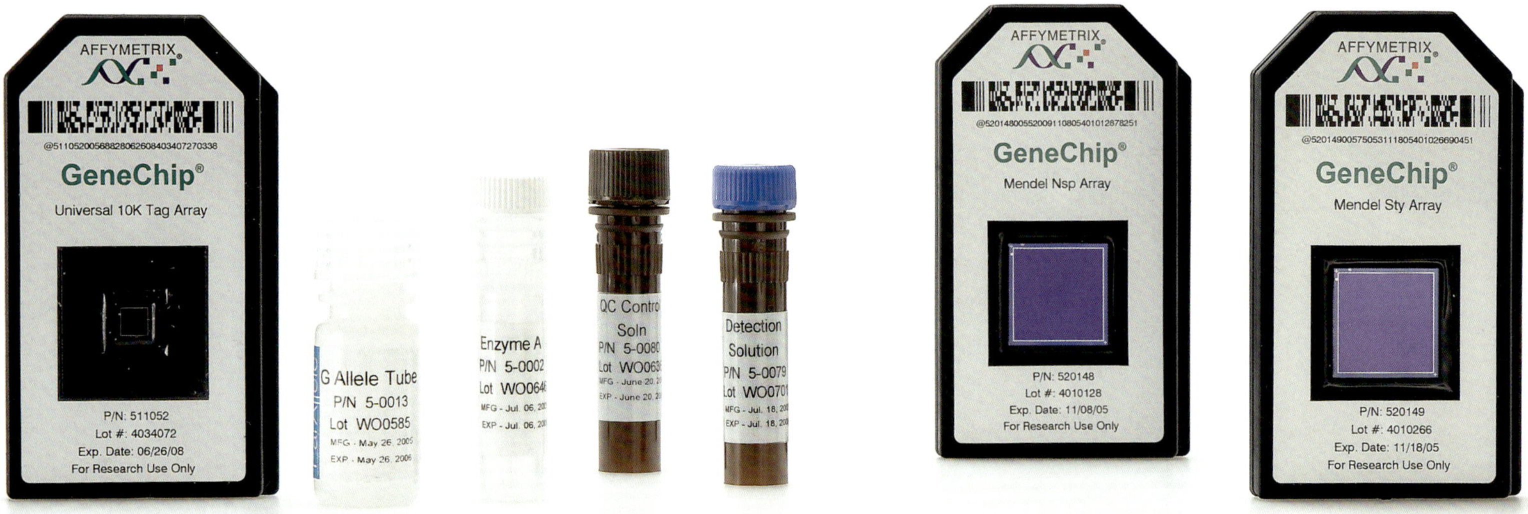

36 }

36 } Detektivarbeit im Mikrochip

Gen-Chips | Max-Delbrück-Centrum für Molekulare Medizin, Berlin-Buch | o. Inv.-Nr.

Einzelne Basenpaare im Genom können von Mensch zu Mensch variieren. Gen-Chips erfassen solche single nucleotide polymorphisms (SNPs), die millionenfach vorkommen. Findet man bei erkrankten Personen vermehrt andere SNPs als bei Gesunden, wird weiter untersucht: Liegen die Mutationen dicht beieinander? Befindet sich ein Gen in unmittelbarer Nähe? Könnte dieses gegebenenfalls mitverantwortlich für die Krankheit sein?

37 } ‚Frühaufsteher'-Protein

2007 | BMM | Inv.-Nr. 2010/369

Manche Menschen sind morgens fit, andere arbeiten bis spät in die Nacht. Für beides gibt es genetische Gründe. Fehlt beispielsweise dem ‚Uhr-Protein' *Period2* eine Phosphatgruppe, wird das Eiweiß nicht nach 24, sondern schon nach 22 Stunden abgebaut. Der Mensch wird früher müde, kommt morgens aber zeitiger aus dem Bett. Aufgrund der äußeren Reize verschiebt sich sein Tagesrhythmus allerdings nicht.

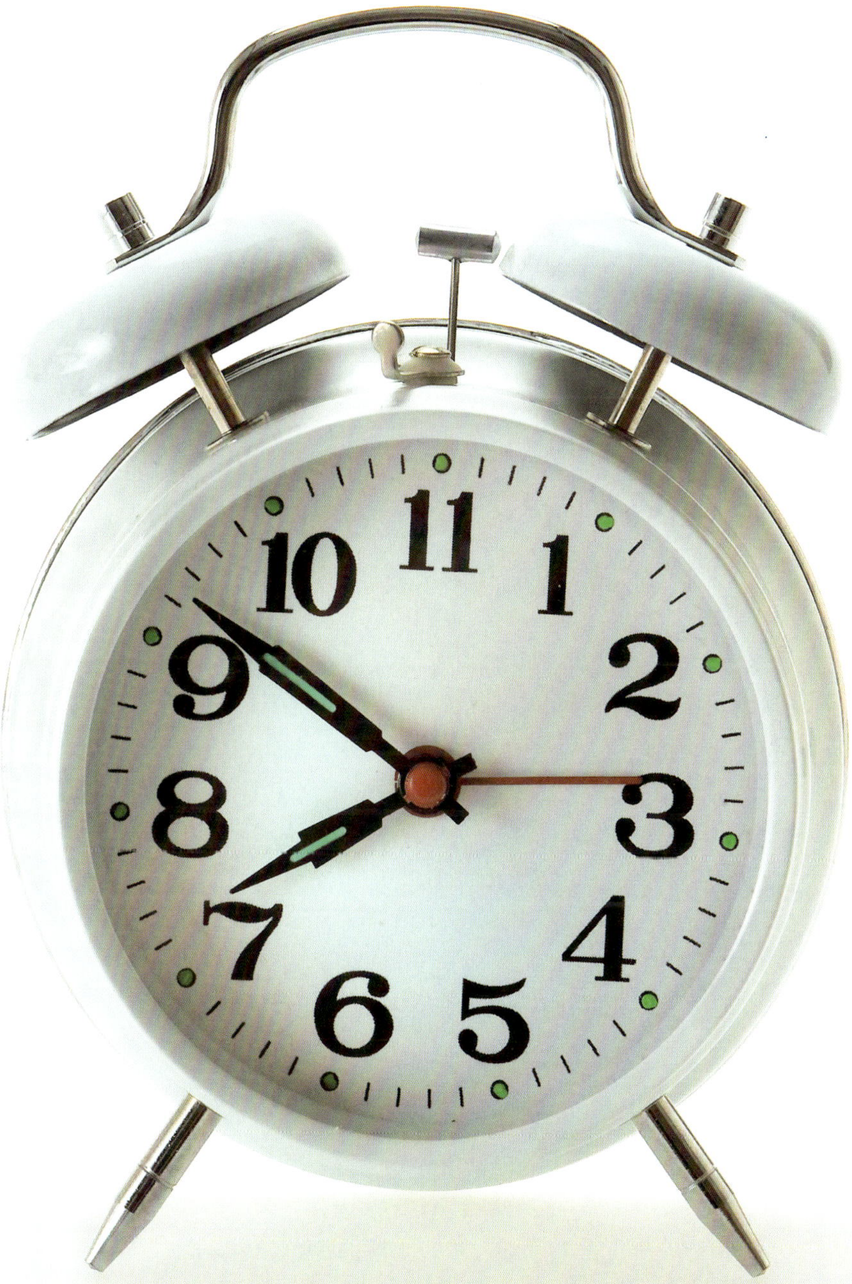

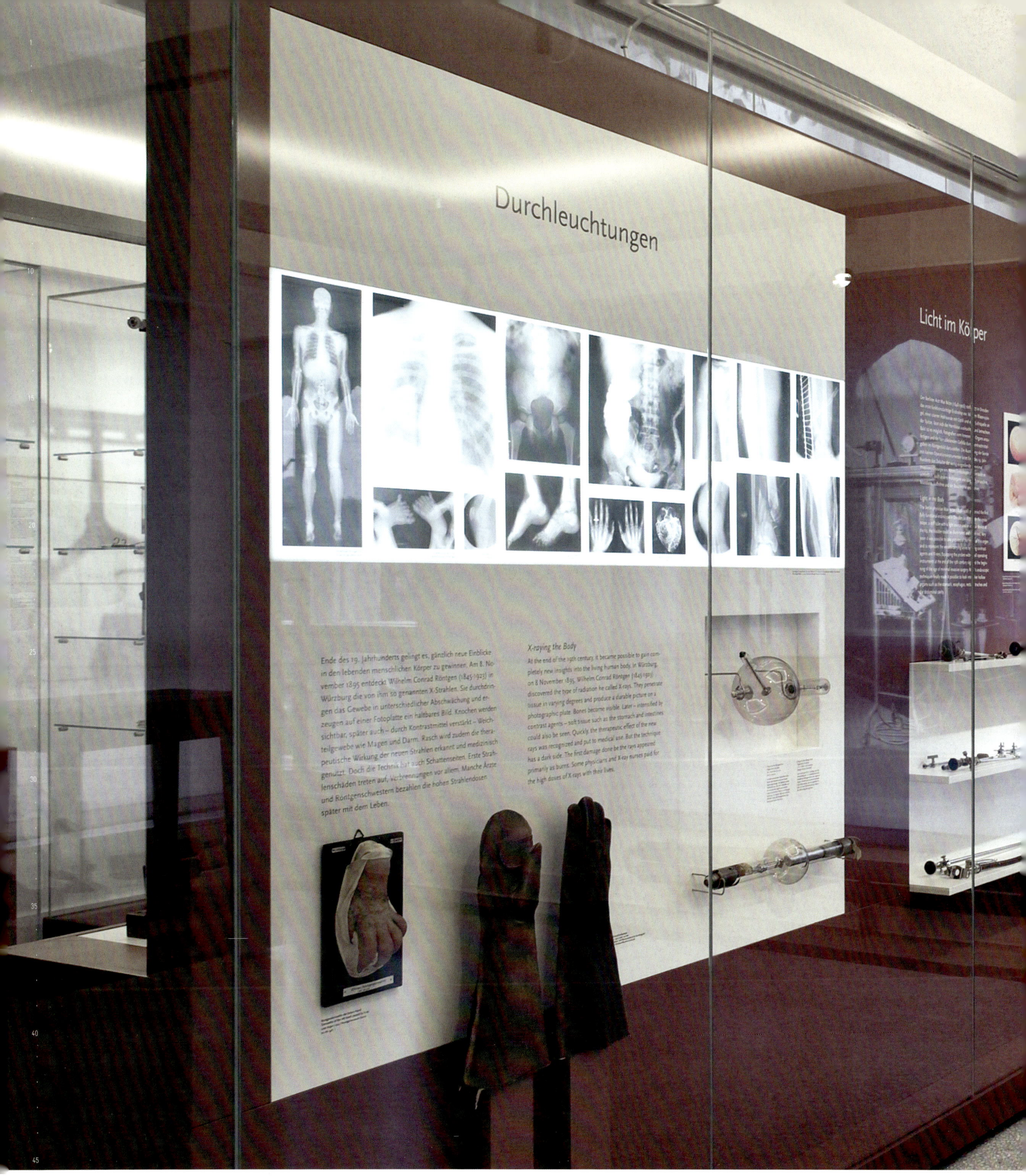
Durchleuchtungen
Ende des 19. Jahrhunderts gelingt es, gänzlich neue Einblicke in den lebenden menschlichen Körper zu gewinnen. Am 8. November 1895 entdeckt Wilhelm Conrad Röntgen (1845–1923) in Würzburg die von ihm so genannten X-Strahlen. Sie durchdringen das Gewebe in unterschiedlicher Abschwächung und erzeugen auf einer Fotoplatte ein haltbares Bild. Knochen werden sichtbar, später auch – durch Kontrastmittel verstärkt – Weichteilgewebe wie Magen und Darm. Rasch wird zudem die therapeutische Wirkung der neuen Strahlen erkannt und medizinisch genutzt. Doch die Technik hat auch Schattenseiten. Erste Strahlenschäden treten auf, Verbrennungen vor allem. Manche Ärzte und Röntgenschwestern bezahlen die hohen Strahlendosen später mit dem Leben.
X-raying the Body
At the end of the 19th century, it became possible to gain completely new insights into the living human body. In Würzburg, on 8 November 1895, Wilhelm Conrad Röntgen (1845–1923) discovered the type of radiation he called X-rays. They penetrate tissue in varying degrees and produce a durable picture on a photographic plate. Bones become visible. Later – intensified by contrast agents – soft tissue such as the stomach and intestines could also be seen. Quickly, the therapeutic effect of the new rays was recognized and put to medical use. But the technique has a dark side. The first damage done be the rays appeared primarily as burns. Some physicians and X-ray nurses paid for the high doses of X-rays with their lives.
Licht im Körper

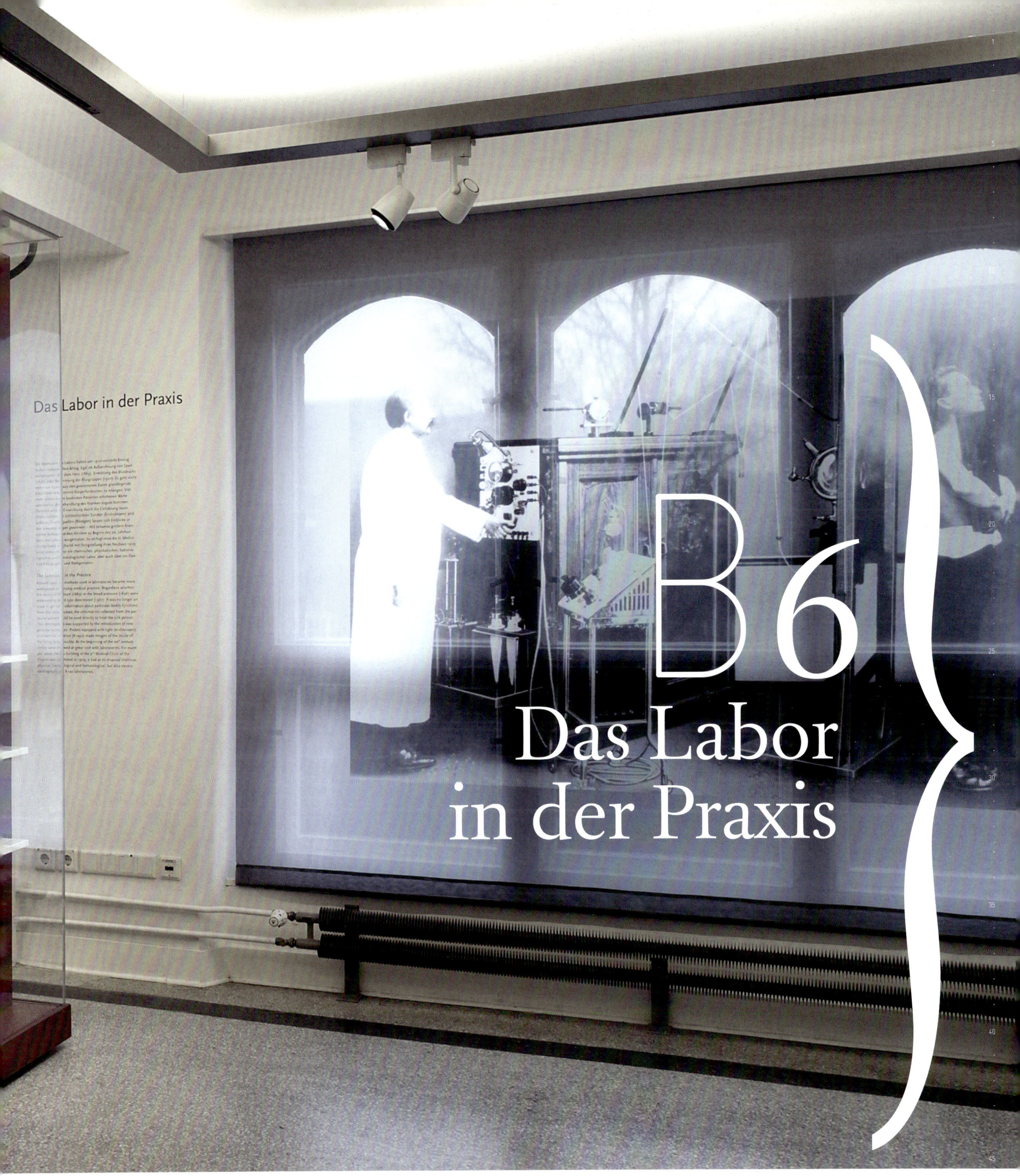

B6 Das Labor in der Praxis

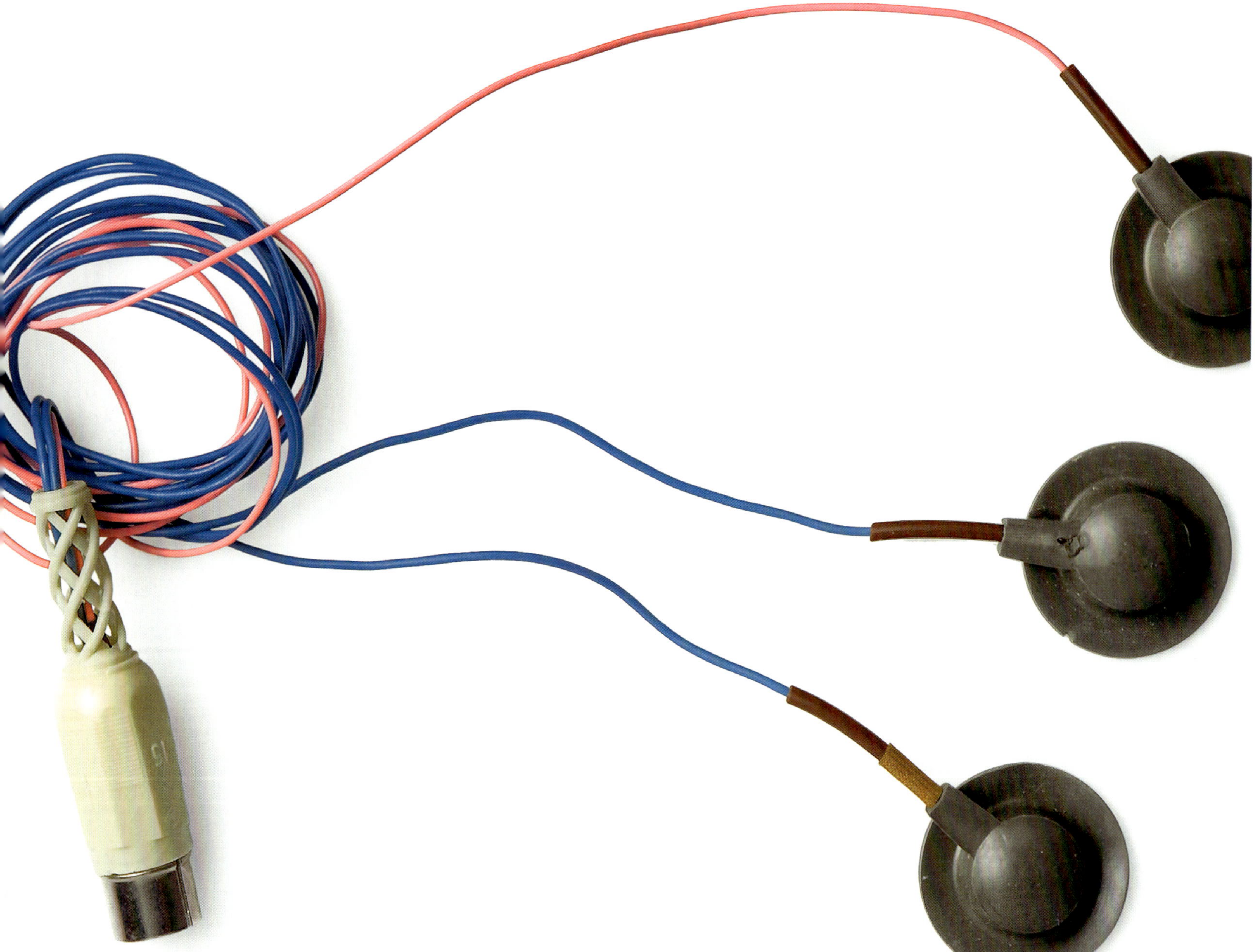

1 } EKG-Elektroden
20. Jh. | BMM | Inv.-Nr. 2006/76

1}

B6} Das Labor in der Praxis

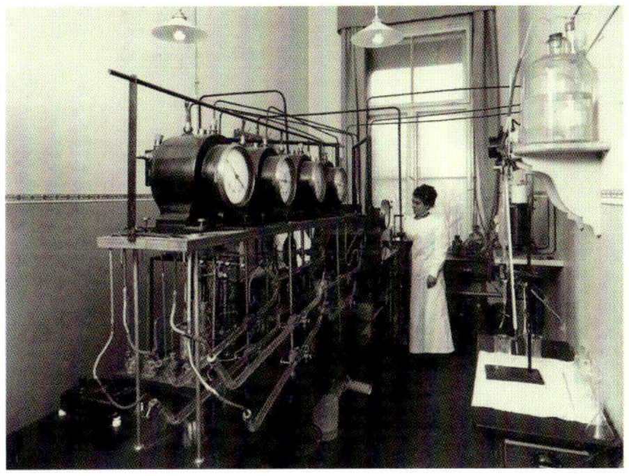

2}

Die Methoden des Labors halten um 1900 verstärkt Einzug in den medizinischen Alltag. Messen, Wiegen und Zählen vermitteln nun nicht mehr nur grundlegende Einsichten in bestimmte Körperfunktionen. Vielmehr werden in immer größerer Zahl und zunehmend differenziert direkt am Patienten konkrete Werte erhoben, die der Behandlung des Kranken unmittelbar zugute kommen sollen. So tritt etwa neben die klassische Temperaturmessung und Pulszählung die Ermittlung des Blutdrucks (1896) und die Bestimmung der Blutgruppen (1901). Um 1900 werden Kliniken mit einem ganzen Arsenal sogenannter Funktionslabors ausgestattet. Die II. Medizinische Klinik der Charité verfügt beispielsweise mit Fertigstellung ihres Neubaus 1909 über zahlreiche Laboratorien: ein chemisches, physikalisches, bakteriologisches, hämatologisches, kalorimetrisches, aber auch über ein elektrokardiografisches und ein röntgenologisches Laboratorium.

Flankiert, teilweise auch angestoßen und getragen wird diese Entwicklung durch die Einführung neuer bildgebender Verfahren und Aufzeichnungstechniken elektrophysiologischer Vorgänge in der klinischen Praxis. Damit wird der Blick frei auf das Innere des Körpers eines lebenden Patienten. Zugleich lassen sich wichtige, aber unsichtbare Körperaktivitäten in charakteristischen Grundmustern über einen längeren Zeitraum hinweg verfolgen, dokumentieren und auf mögliche krankhafte Veränderungen hin analysieren.

War es Albrecht von Graefe (1828-1870) und anderen Augenärzten ab 1850 möglich, mithilfe des von Hermann von Helmholtz (1821-1894) entwickelten Augenspiegels von außen hinter der Regenbogen- die Netzhaut des Patienten einzusehen, so schiebt der Berliner Arzt Maximilian Nitze (1848–1906) eine Generation später sein technisch bewaffnetes Auge bis weit unter die Haut des Patienten vor. 1877 stellt Nitze in Dresden das erste funktionstüchtige Endoskop vor. Mit dem Blasenspiegel, einer starren Hohlsonde mit Optik und einer Lichtquelle an der Spitze, lässt sich die Harnblase ausleuchten und betrachten. Bald ist es möglich, Fotografien vom Inneren des Organs anzufertigen und die harnableitenden Gefäße durch Kontrastmittelgaben im Röntgenbild darzustellen.

2} Das kalorimetrische Labor in der II. Medizinischen Klinik der Charité
1910

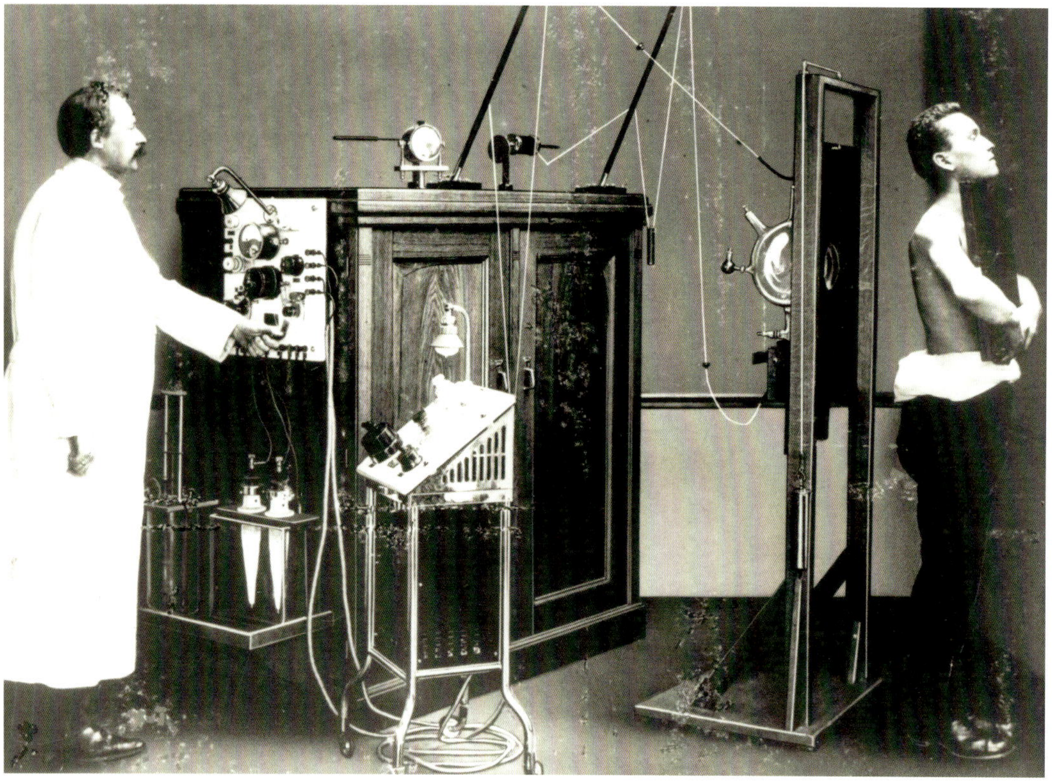

3}

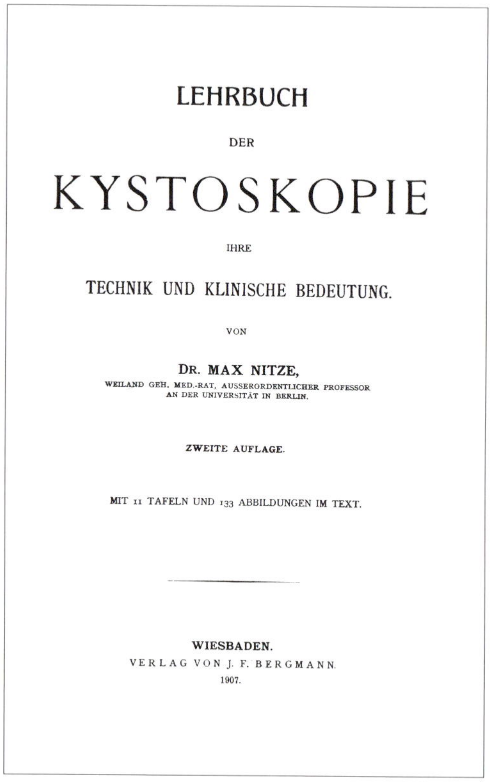

LEHRBUCH
DER
KYSTOSKOPIE
IHRE
TECHNIK UND KLINISCHE BEDEUTUNG.
VON
DR. MAX NITZE,
WEILAND GEH. MED.-RAT, AUSSERORDENTLICHER PROFESSOR AN DER UNIVERSITÄT IN BERLIN.
ZWEITE AUFLAGE.
MIT 11 TAFELN UND 133 ABBILDUNGEN IM TEXT.
WIESBADEN.
VERLAG VON J. F. BERGMANN.
1907.

4}

Die Aufrüstung der Sonde mit kleinen Operationsinstrumenten leitet Ende des 19. Jahrhunderts das Zeitalter der wenig eingreifenden (minimalinvasiven) Chirurgie ein. Nitzes Endoskoptechnik erlaubt es schließlich, auch andere Hohlorgane wie Speiseröhre, Magen, Mastdarm, Luftröhre und die Bauchhöhle einzusehen.

Am 8. November 1895 macht Wilhelm Conrad Röntgen (1845–1923) in seinem Würzburger Labor eine merkwürdige Beobachtung. Der Physiker experimentiert wie etliche seiner Kollegen in jener Zeit mit Kathodenstrahlen. Bei der Durchführung eines Versuchs fällt ihm auf, dass ein Lampenschirm im Labor fluoreszierendes Licht reflektiert. Die Ursache für dieses Phänomen erkennt er in den von ihm so benannten X-Strahlen. Bald stellt Röntgen fest, dass diese Strahlen noch weit mehr können: Sie durchdringen menschliches Gewebe in unterschiedlicher Abschwächung und erzeugen ein auf einer Fotoplatte fixierbares Bild. Knochen werden sichtbar, ja sogar die feineren Knochenstrukturen. Wie ein Lauffeuer breitet sich die Kunde von den neuen Strahlen ab 1896 um den ganzen Globus aus. Immer mehr Einsatzfelder werden für die neue Technik erschlossen. Nicht nur Knochen, sondern auch Weichteilgewebe wie Herz und Lunge, Magen und Darm werden sichtbar. Ab 1896 wird mit ersten Kontrastmitteln (Wismut) experimentiert, die die Hohlorgane des Körpers sichtbar machen sollen. Ab 1924 werden Kontrastmittel intravenös verabreicht und dadurch auch Gefäßverläufe auf den Röntgenbildern sichtbar. Rasch erkennt und nutzt man auch die therapeutische Wirkung der neuen Strahlen. Bestimmte Hauterscheinungen wie behaarte Muttermale oder verschiedene Formen von Hautkrebs bilden sich unter der Bestrahlung zurück, innerliche Tumore lassen sich verkleinern oder gar auflösen. Schließlich setzt man das neue Verfahren auch zur Bekämpfung der Volkskrankheit Nummer eins, der Tuberkulose, ein.

Allerdings zeigt sich schon bald, dass die Röntgentechnik ihre Schattenseiten hat. Erste Strahlenschäden treten auf, vor

3} Röntgenlabor
1906

4} Max Nitze: Lehrbuch der Kystoskopie. Ihre Technik und klinische Bedeutung
1907 (2. Auflage)

5} Elektrokardiografie-Labor der II. Medizinischen Klinik der Charité
1910

53

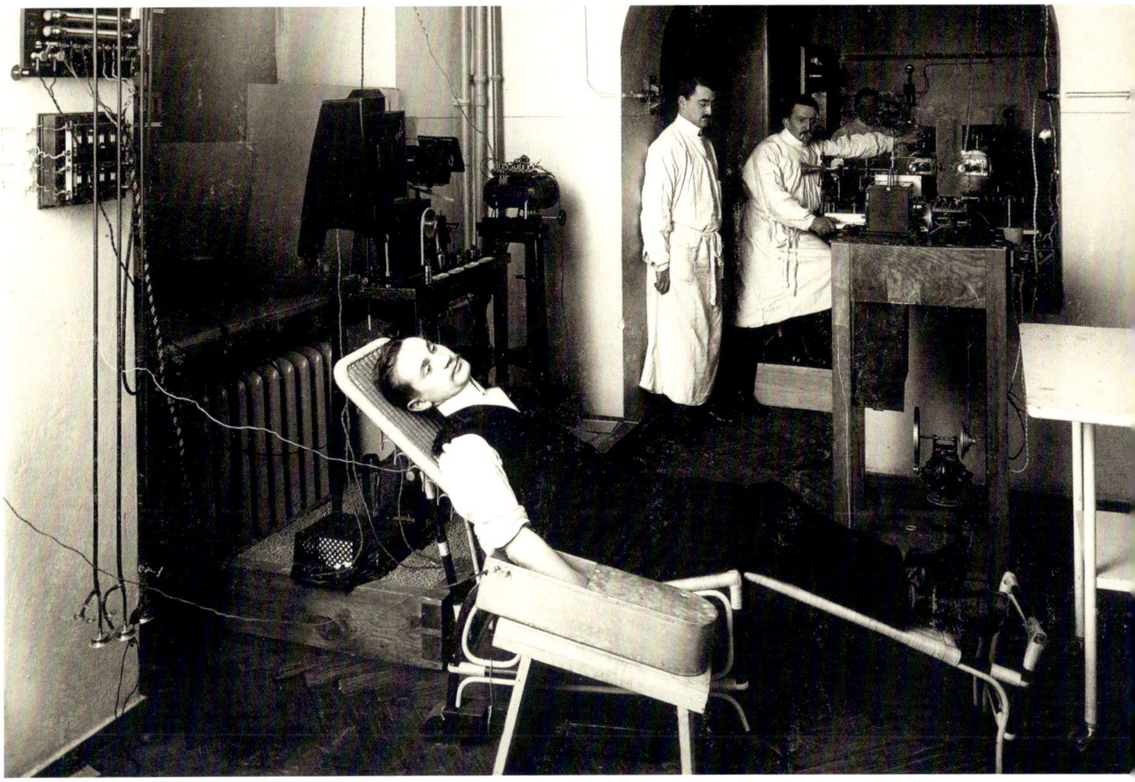

allem Verbrennungen. Krebsgeschwülste bilden sich nach längerer Bestrahlung. Neben etlichen Patienten bezahlen auch manche Ärzte und Röntgenschwestern später die hohen Strahlendosen mit ihrem Leben. Schutzmaßnahmen, angefangen vom Tragen speziell gefertigter Lederhandschuhe bis hin zum Anlegen von Bleischürzen, halten in den Kliniken Einzug. Zudem setzen Bemühungen ein, die Strahlung genau zu messen und die Dosierungen zu reduzieren.

Im Herz fließt Strom. Der niederländische Physiologe Willem Einthoven (1860–1927) entwickelt 1903 das erste klassische Gerät zur Aufzeichnung eines Elektrokardiogramms (EKG). Damit lassen sich an der Körperoberfläche die Stromschwankungen während einer Herzaktion registrieren. Die aufgezeichneten Herzkurven weisen charakteristische P-, Q-, R-, S- und T-Zacken auf. Der Kurvenverlauf gibt vor allem Hinweise auf Herzrhythmus-, Reizbildungs- und Reizleitungsstörungen. Aber auch ein vergrößertes Herz, eine Herzmuskelschwäche oder gar der Herzinfarkt hinterlassen hier ihre Spuren. Zu Beginn überwiegend in der Forschung eingesetzt, wird das EKG mit den Jahren zum wichtigsten Untersuchungsinstrument in der Herz-diagnostik.

Der in Jena tätige Psychiater Hans Berger (1873–1941) versucht in den 1920er-Jahren, mithilfe eines Strommessgeräts die „psychische Energie" (zitiert nach Borck 2005, S. 36) des Menschen aufzuzeichnen und sichtbar zu machen. 1929 stellt er die Elektroenzephalografie (EEG) vor. Mit dieser Technik gelingt es, von der Kopfoberfläche Gehirnströme abzuleiten und in Verlaufskurven festzuhalten. Die Öffentlichkeit reagiert begeistert: Die „Zickzackkurve der Menschenseele" (zitiert nach Borck 2005, S. 128) sei gefunden; Rückschlüsse auf Charakter und Persönlichkeitsmerkmale scheinen möglich. In den USA wird in den 1930er-Jahren die Bedeutung des neuen Verfahrens für die Epilepsie-Diagnostik erkannt. Das EEG entwickelt sich in der Folgezeit zu einer zentralen Untersuchungstechnik in Neurologie und Psychiatrie.

Als moderne bildgebende Verfahren gelten heute in der Medizin computerbasierte Techniken, die einen immer detailgenaueren

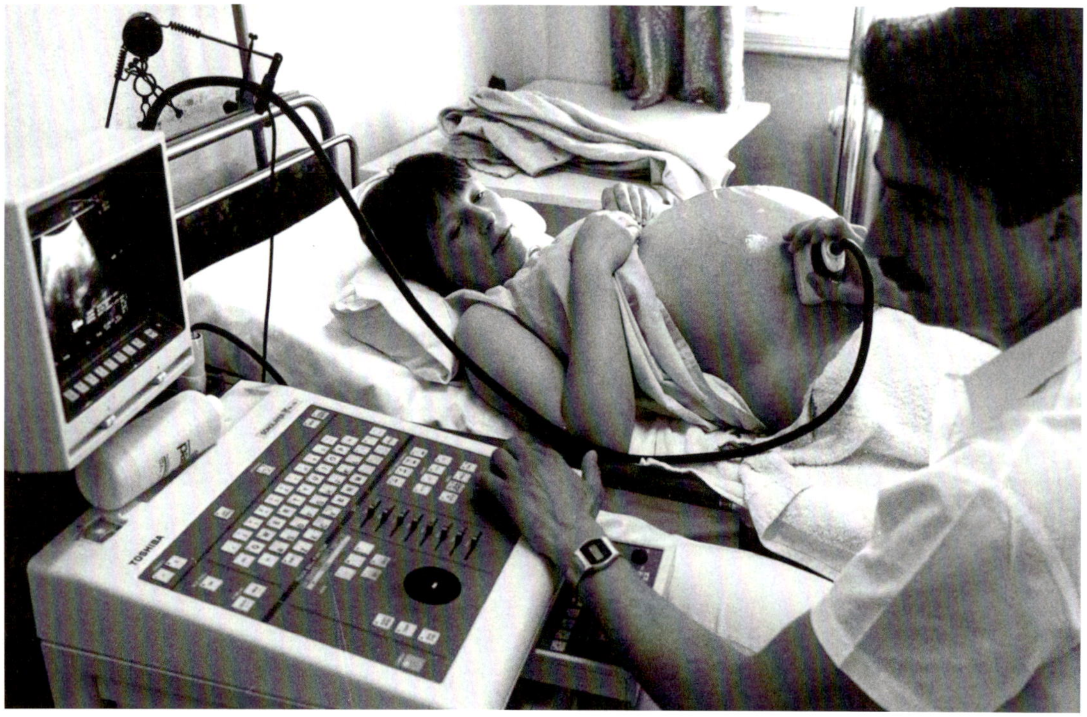

6}

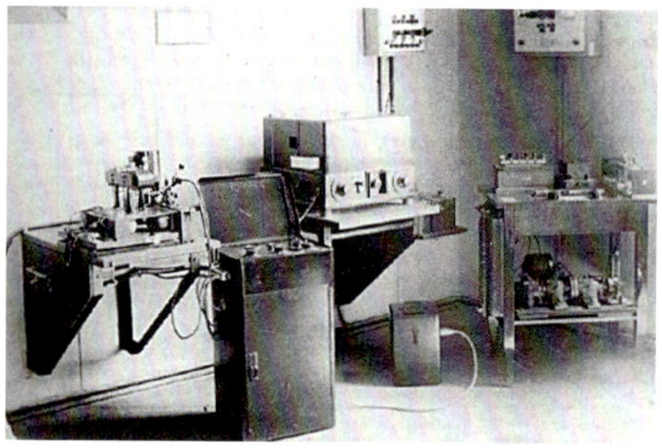

7}

Blick in das Körperinnere erlauben. Sie halten ab den 1950er-Jahren Einzug in die medizinische Diagnostik. Schallbilder machen den Anfang. Akustische Signale weit über dem hörbaren Bereich werden von verschiedenen Geweben unterschiedlich stark reflektiert. Die aufgefangenen Signale lassen sich durch einen Computer in Graustufen umwandeln. Ab 1952 entstehen die ersten Bilder von Gehirn und inneren Organen, ab 1958 kann das in der Mutter heranwachsende Kind sichtbar gemacht werden. Zu Beginn der 1960er-Jahre weitet sich die Anwendung des Verfahrens auf beinahe alle Körperregionen aus. Es ist schnell verfügbar und nebenwirkungsfrei. Mit dem Ultraschall können Produkte krankhafter Veränderungen wie Nieren- und Gallensteine, aber auch krankhafte Vorgänge selbst, etwa Minderdurchblutungen in beengten Gefäßen, festgestellt werden. Schließlich kommt die Technik auch in der Therapie zum Einsatz. 1980 gelingt mit äußerlich erzeugten Schallwellen erstmalig eine Harnsteinzertrümmerung. Ab den 1970er-Jahren weitet sich das Einsatzfeld des Computers im diagnostischen Bereich auf andere Schnittbildverfahren aus. Zunächst wird die konventionelle Röntgentechnik zur Computertomografie (CT) weiterentwickelt. Ab 1982 steht das neuartige Verfahren der Magnetresonanztomografie (MRT oder englisch NMR) zur Verfügung. Kombinationen verschiedener Techniken, Kontrastmittelgaben und neue Geräteentwicklungen erlauben heute auch dynamische Untersuchungen körperlicher Vorgänge. Allen Verfahren gemeinsam ist die typische Ringstruktur des Untersuchungsgeräts. In ihr rotiert eine Strahlungs- oder Impulsquelle um den Patienten. Einander gegenüberliegende und gleichfalls rotierende Detektoren erfassen die Signale und leiten sie an einen Computer weiter, der daraus Querschnittsbilder errechnet. Aus den gewonnenen Bildern lassen sich die untersuchten Körperstrukturen inzwischen auch – etwa zur Vorbereitung schwieriger Operationen, zur zielgenauen Entnahme von Gewebeproben oder für die Fertigung passgenauer Prothesen – dreidimensional rekonstruieren.

Die 1972 eingeführte Computertomografie liefert Querschnittsbilder jeder Körperre-

6} Ultraschall-Untersuchung einer Frau mit Drillingsschwangerschaft
1990

7} Elektroenzephalograph von Hans Berger
1926

8} Magnetresonanztomograf an der Charité
1982

8 }

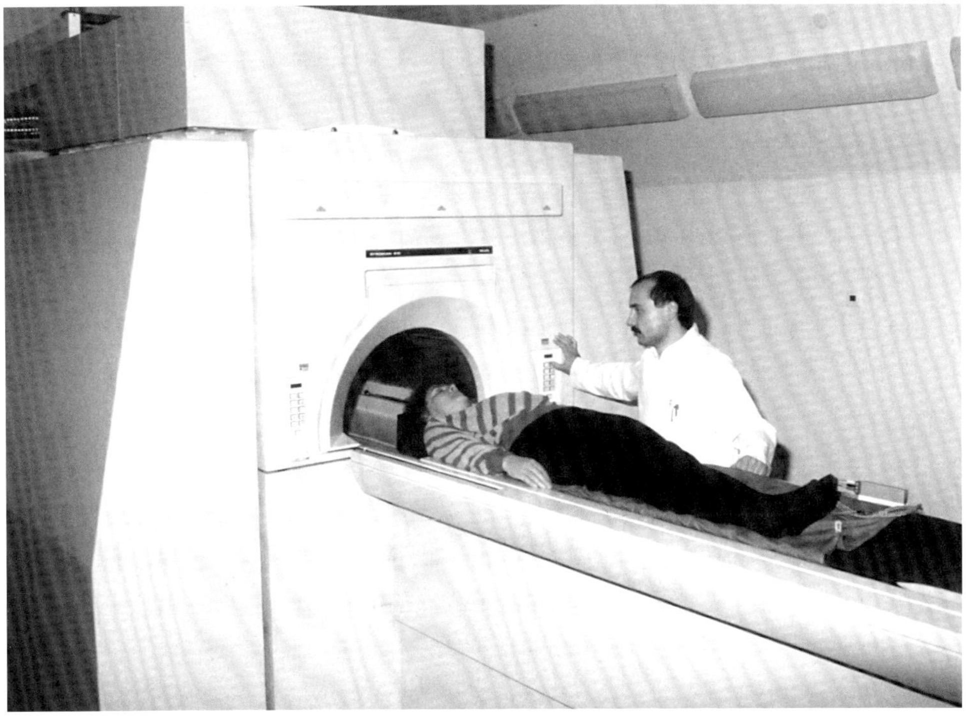

gion in hoher Auflösung. Knochenstrukturen lassen sich darauf wesentlich besser beurteilen. Weichteilgewebe werden voneinander abgrenzbar. In immer kontrastreicheren Aufnahmen ist es heute möglich, selbst kleinere Blutungen, Steine, Flüssigkeitsansammlungen, Verkalkungen und Tumore zu erkennen. Auch das schlagende Herz kann während einer Untersuchung gesehen und gefilmt werden.

Die Positronenemissionstomografie (PET) ist ein nuklearmedizinisches Verfahren, das keine festen Körperstrukturen aufzeichnet, sondern Stoffwechselvorgänge im Körper registriert. Kurzlebige radioaktive Stoffe werden in den Organismus eingebracht und reichern sich etwa in Tumoren an. Die abgegebene Strahlung lässt sich über einen Rechner in farbig unterlegten Dichtezonen festhalten. Um die Aktivität im Körper zu lokalisieren, wird das PET-Verfahren mit einer CT-Untersuchung kombiniert und ein gemeinsames Bild erzeugt (PET-CT). Leuchtende Flecken im Gewebe zeigen somit den genauen Ort des Geschehens an.

Die Magnetresonanztomografie, auch Kernspintomografie genannt, setzt elektromagnetische Phänomene in Bilder um. Die Elektronen der Körperatome werden durch ein homogenes Magnetfeld kurzzeitig in eine bestimmte Ordnung gebracht. Gezielt eingestreute Hochfrequenzimpulse stören diese Ordnung. Aus den gewebetypisch freigesetzten Energiemengen errechnet der Computer ein Bild, auf dem sich vor allem Weichteilstrukturen sehr gut voneinander unterscheiden lassen. Schnittbilder sind in allen Ebenen des Körpers möglich. Das Verfahren ist zwar laut, offenbar jedoch nebenwirkungsfrei.

Die Entwicklung modernster bildgebender Verfahren ist derzeit in vollem Gang. Ziel ist es etwa zum einen, Mikrokameras in kleinsten, U-Boot-gleichen Endoskopiekapseln durch die Hohlorgane des Patienten zu befördern, ohne den Kranken durch eine lange schlauchförmige Sonde zu belasten. Zum anderen sollen funktionelle MRT-Schnittbilder in Verbindung mit modernen EEGs die Zentren höherer Gehirnleistungen verorten. Ob sich damit letztlich auch der Sitz der Seele lokalisieren lässt, wird sich zeigen.

9

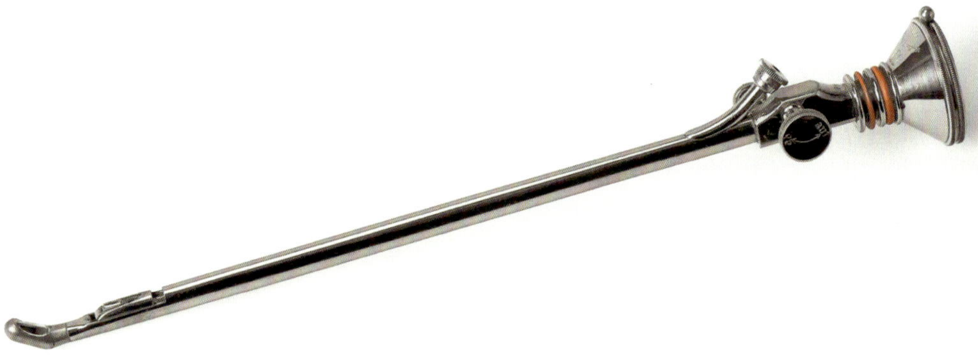

10

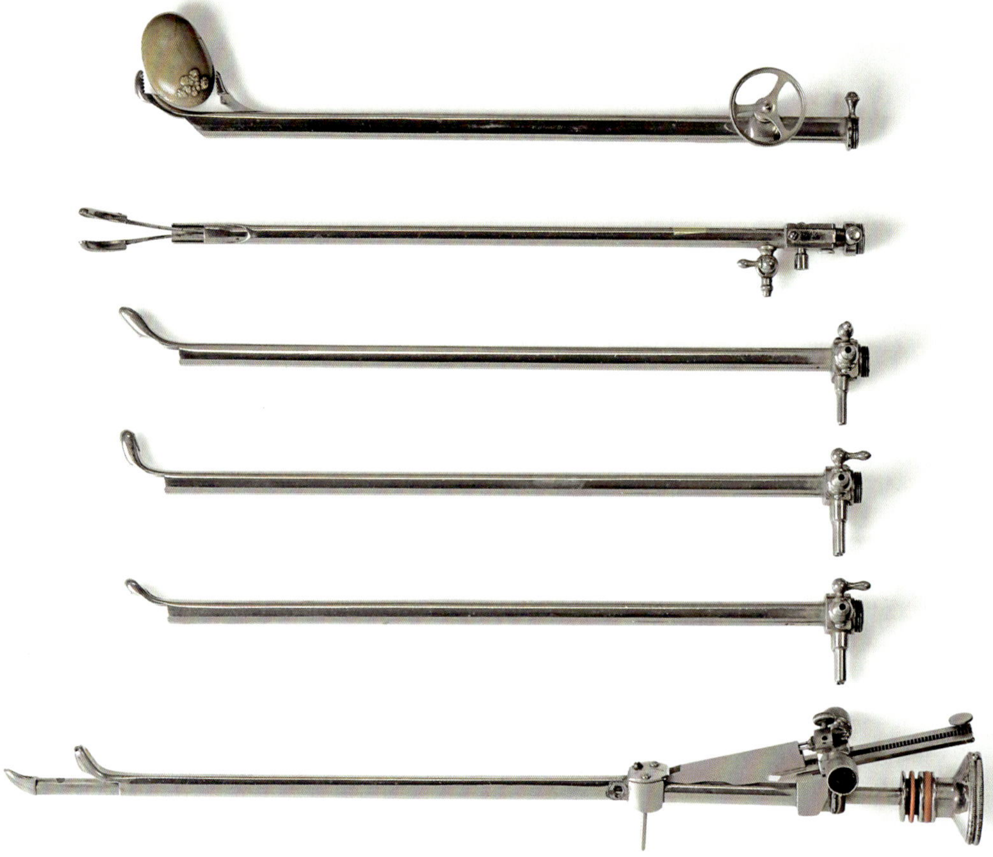

11

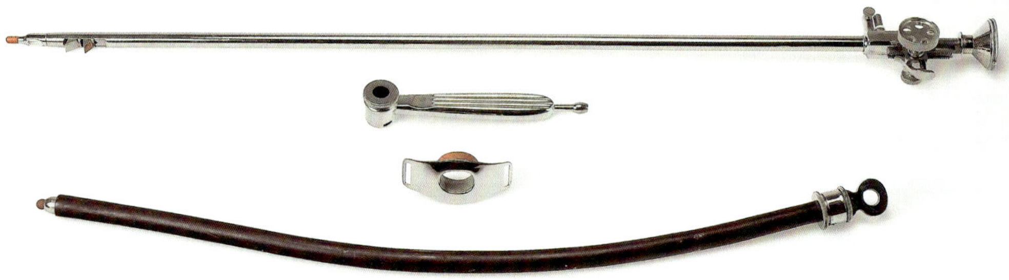

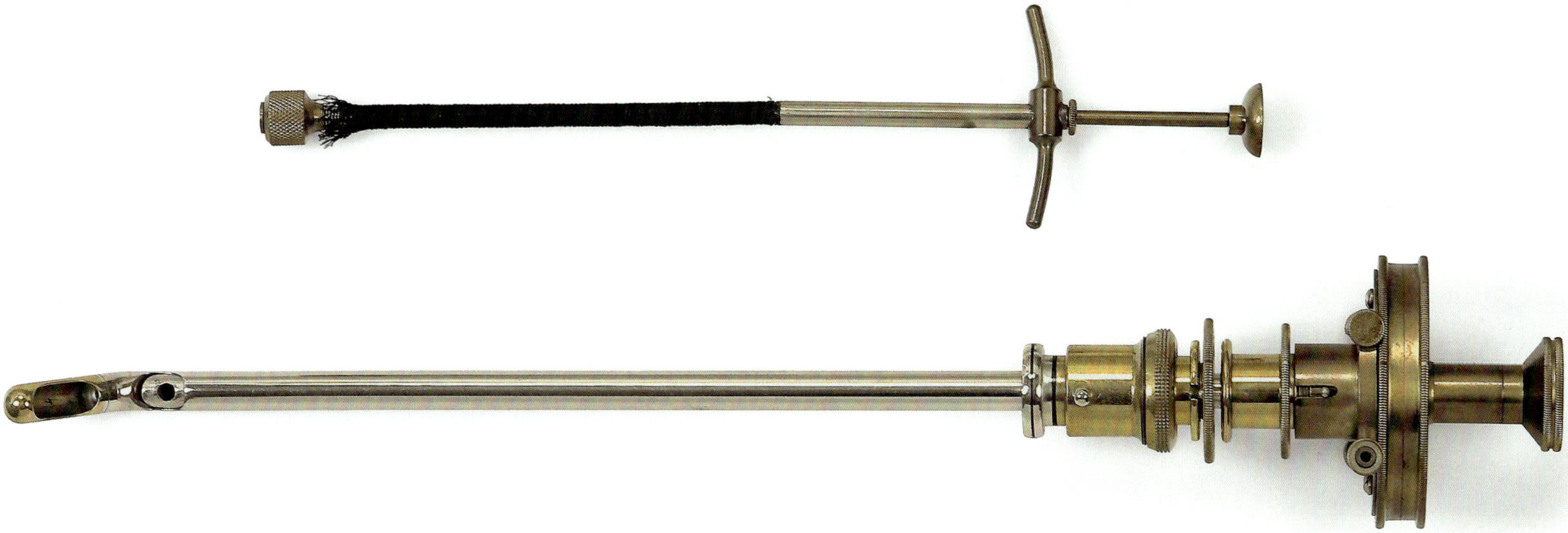

12 }

9 } Ureterzystoskop nach Nitze

Louis & H. Loewenstein, Berlin | nach 1896 | BMM | Inv.-Nr. 2007/225

Mit dem Ureterzystoskop des Berliner Urologen Maximilian Nitze (1848–1906) konnte ein Katheter schon um 1900 durch einen steuerbaren Führungshebel zielgenau über die Harnblase in den Harnleiter eingeführt werden. Für Röntgenaufnahmen füllte der Urologe auf diesem Weg Kontrastmittel in Harnleiter und Niere.

10 } Operationszystoskop nach Nitze

Louis & H. Loewenstein, Berlin | 1896/1897 | BMM | Inv.-Nr. 2007/226

Das Operationszystoskop aus dem Besitz Maximilian Nitzes besteht (von oben nach unten) aus einer Zange zum Zerbrechen von Harnblasensteinen, einer Zange zum Entfernen von Fremdkörpern, drei Kautern zum Ausbrennen kleinerer Geschwülste und einem Schlingenschnürapparat, der ursprünglich zur Abtrennung von Tumoren mit einer feinen Metallschlinge bestückt war.

11 } Universal-Gastroskop nach Kausch

Louis & H. Loewenstein, Berlin | um 1915 | BMM | Inv.-Nr. 2007/227

Mit dem Gastroskop läßt sich der Magen einsehen. Es besteht aus einem elastischen Kautschukrohr (unten), das dem Einführen des starren Metallrohrs mit der Optik (oben) dient, einem Haltegriff und einem Beißschutz.

12 } Verbessertes Photographier-Zystoskop nach Freudenberg

Georg Wolf, Berlin | nach 1910 | BMM | Inv.-Nr. 2007/224

Mit dem Photographier-Zystoskop lassen sich bis zu sieben Fotografien vom Inneren der Harnblase anfertigen. Die flache zylindrische Kamera ist in das außen gelegene Ansatzstück mit Okular integriert und weist ein kleines Schraubgewinde für den Fernauslöser (oben) auf.

13

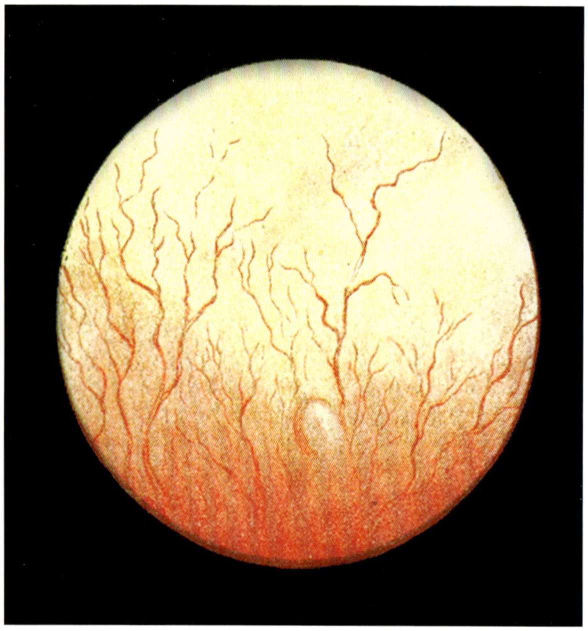

14

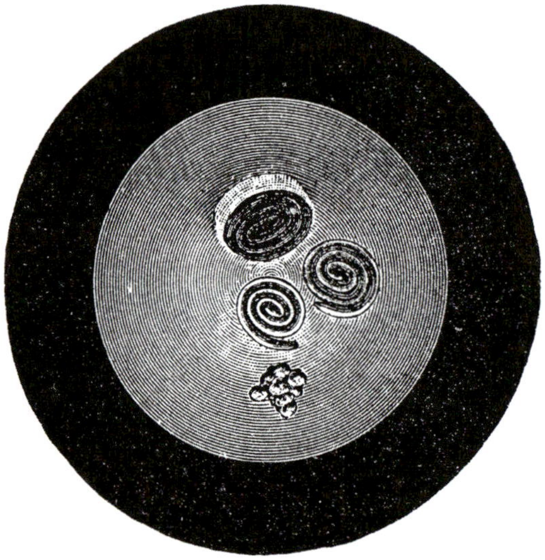

15

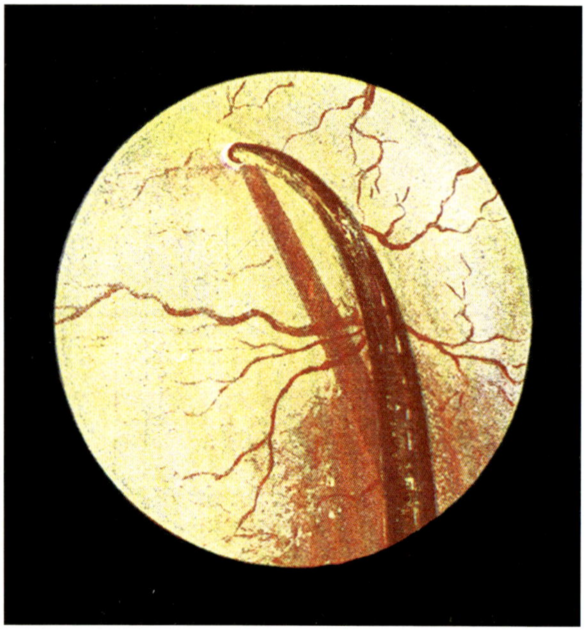

16

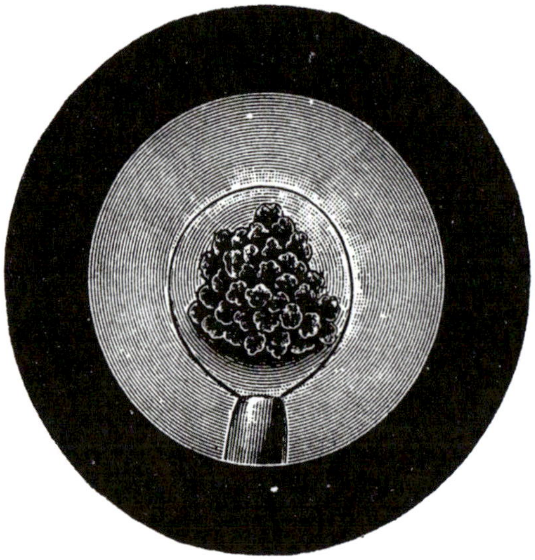

13 Harnblasenwand mit Darstellung der feinen Harnblasengefäße
Aquarell | Reproduktion aus: Otto Kneise, *Handatlas der Cystoskopie*, 1926

14 Kauterisierte Harnblasenwand mit Brandnarben und unzerstörter Geschwulst (unten)
Zeichnung | Reproduktion aus: Max Nitze, *Lehrbuch der Kystoskopie*, 1907

15 Katheter, über die Harnblase in den Harnleiter eingeführt
Aquarell | Reproduktion aus: Otto Kneise, *Handatlas der Cystoskopie*, 1926

16 Abtrennung einer Geschwulst in der Harnblasenwand durch zystoskopische Schlingen
Zeichnung | Reproduktion aus: Max Nitze, *Lehrbuch der Kystoskopie*, 1907

17 }

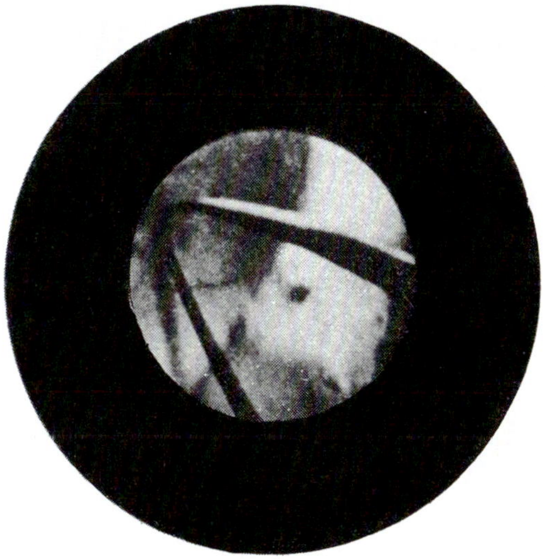

18 }

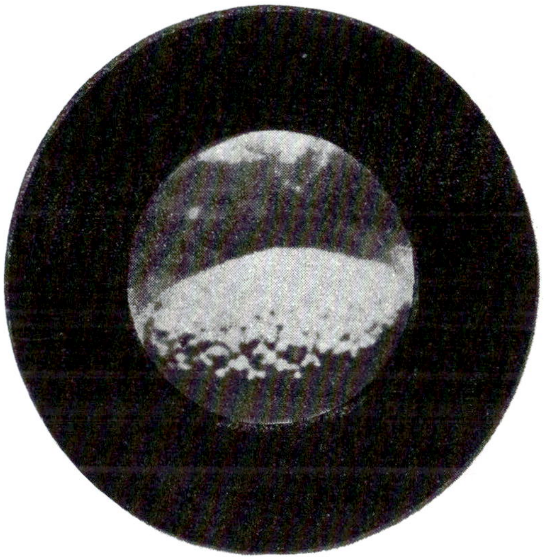

19 }

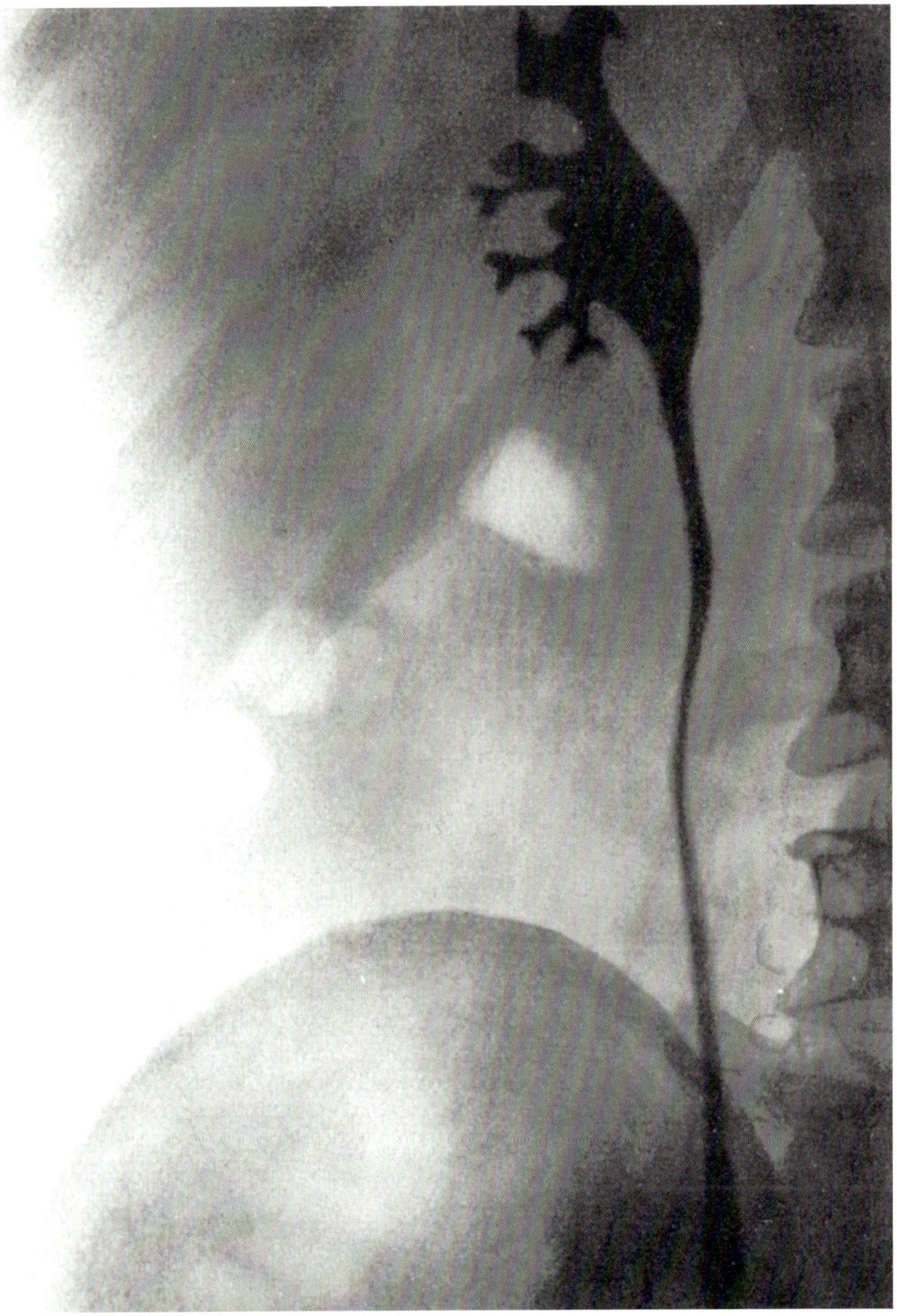

17 } Fremdkörper (gebogene Haarnadel) in der Harnblase
Fotografie | Reproduktion aus: Max Nitze, *Kystophotographischer Atlas*, 1894

18 } Großer Harnblasenstein mit leicht zerklüfteter Oberfläche
Fotografie | Reproduktion aus: Max Nitze, *Kystophotographischer Atlas*, 1894

19 } Schattenbild von Niere und Harnleiter nach Kontrastmittelfüllung mit Ureterzystoskop
Röntgenbild | Reproduktion aus: Otto Ringleb, *Lehrbuch der Kystoskopie*, 1927

Die Röntgenkontrastaufnahme lässt auf Höhe des rechten Rippenbogens vor allem das weit verzweigte Nierenkelch- und Nierenbeckensystem erkennen. Nach unten findet der linke Harnleiter Anschluss and die Harnblase (nicht im Bild) im kleinen Becken.

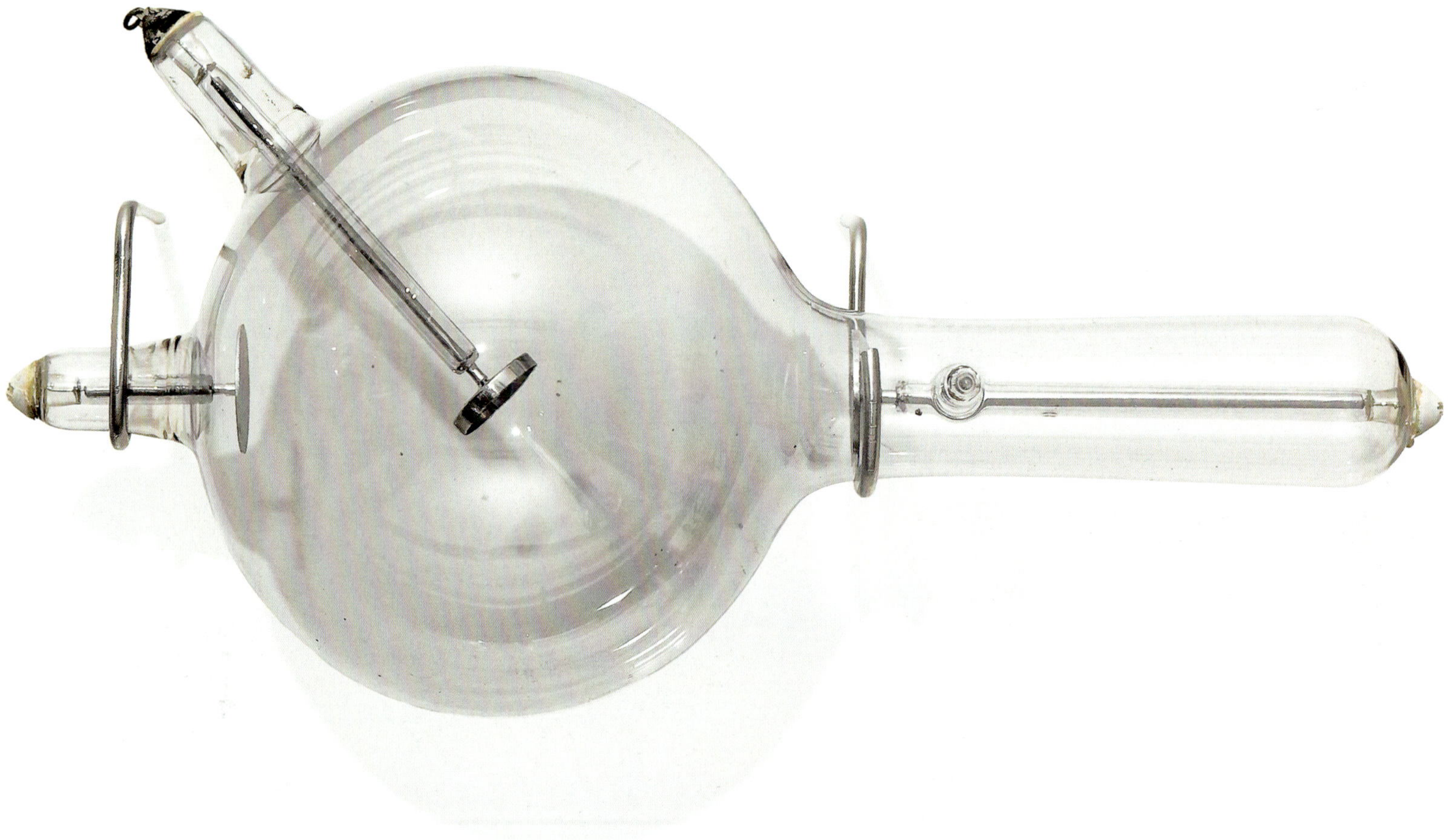

20}

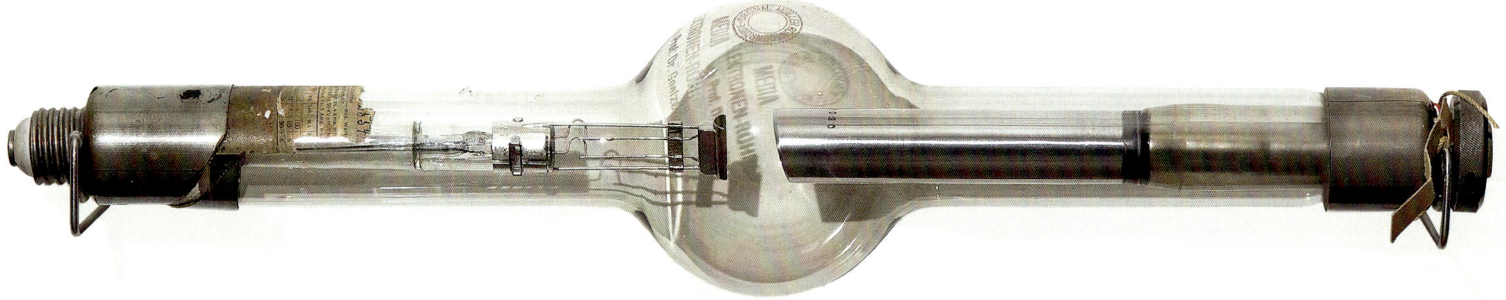

21}

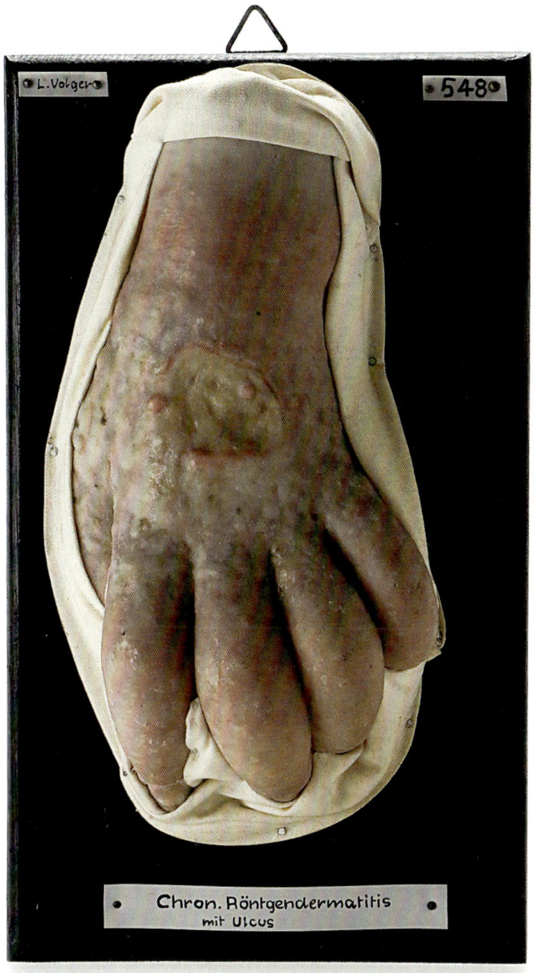

22 }

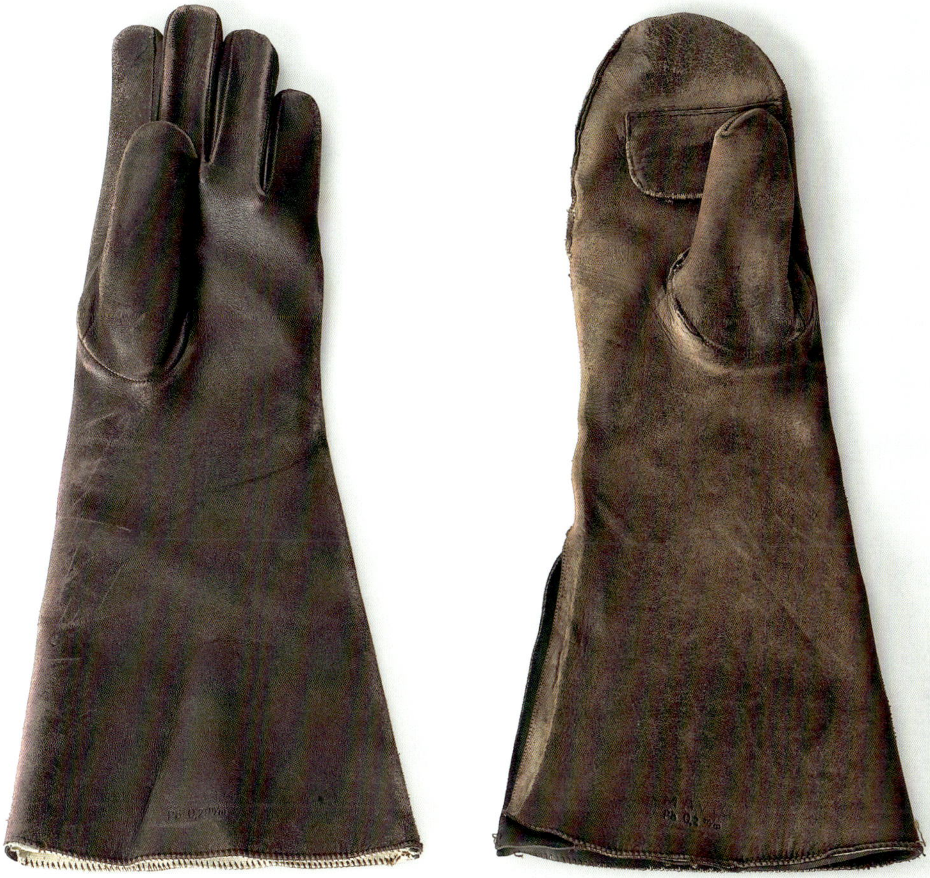

23 }

20 } Diagnostische Röntgenröhre

W. A. Hirschmann | vor 1912 | BMM |
Inv.-Nr. 2007/222

In einem evakuierten Glaskolben wird zwischen einer Kathode und einer Anode Spannung erzeugt. Die Kathode sendet Elektronen aus, die beim Auftreffen auf die Antikathode abgebremst werden. Dadurch entstehen Wärme und Röntgenstrahlung. Für Anode, Kathode und Antikathode haben die Röntgenröhren des klassischen Typus drei Arme.

21 } Diagnostische Röntgenröhre

C. H. F. Müller | 1918 | Deutsches Röntgen-Museum, Remscheid | Inv.-Nr. 40222

Im Jahr 1912 konstruierte William David Coolidge (1873–1975) nach der Entwicklung von Julius Edgar Lilienfeld (1882–1963) die ersten Modelle der Röntgenröhren des modernen Typus. In ihnen konnte auf die Antikathode verzichtet werden, weil eine gekühlte Anode und eine Glühkathode das Problem der Wärmeregulierung lösten.

22 } Röntgendermatitis der linken Hand

Lotte Volger, Zürich | 1924 | Wachsmoulage | ♀ |
Moulagenmuseum Zürich | Inv.-Nr. 548/♀

Die Wachsmoulage zeigt die typischen Zeichen einer chronischen Hautentzündung bei lang andauernder Röngtenbestrahlung. Neben Schwellung und Hautrötung sticht insbesondere ein großflächiges Geschwür auf dem Handrücken hervor.

23 } Röntgen-Schutzhandschuhe

ca. 1950 | Leder und Blei | Medizin- und Pharmaziehistorische Sammlung Kiel der Christian-Albrechts-Universität |
Inv.-Nr. 2005-002

Derartige Bleihandschuhe boten dem Röntgenarzt und der Röntgenschwester einen Schutz, falls sie im Strahlengang hantieren mussten. Später kamen Röntgenschürzen zur Vorbeugung von Strahlenschäden bei medizinischem Personal und Patienten hinzu.

24 }

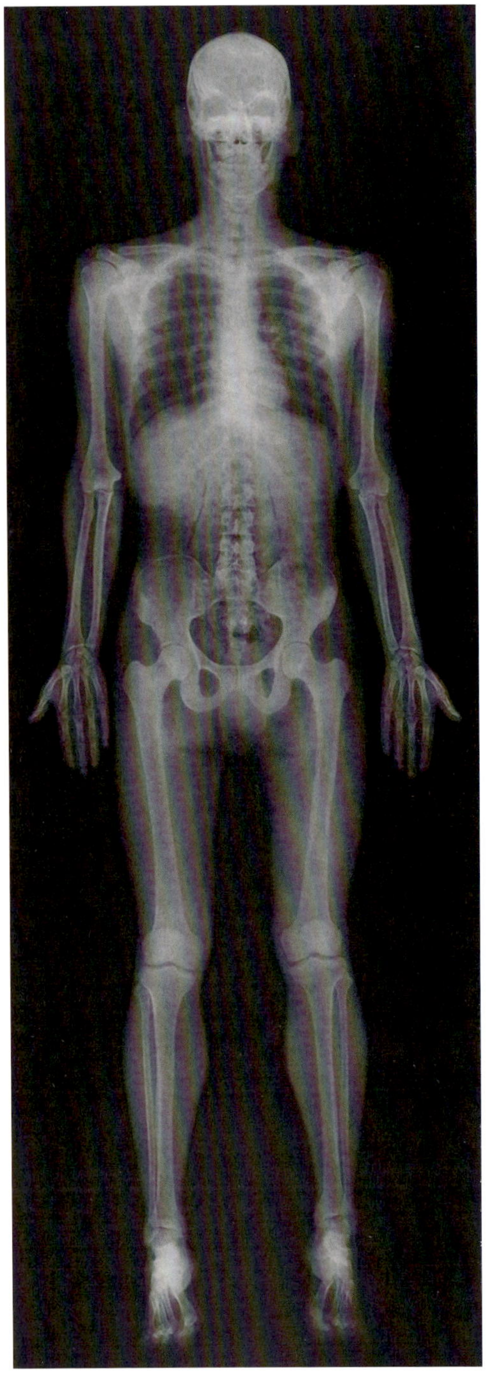

25 }

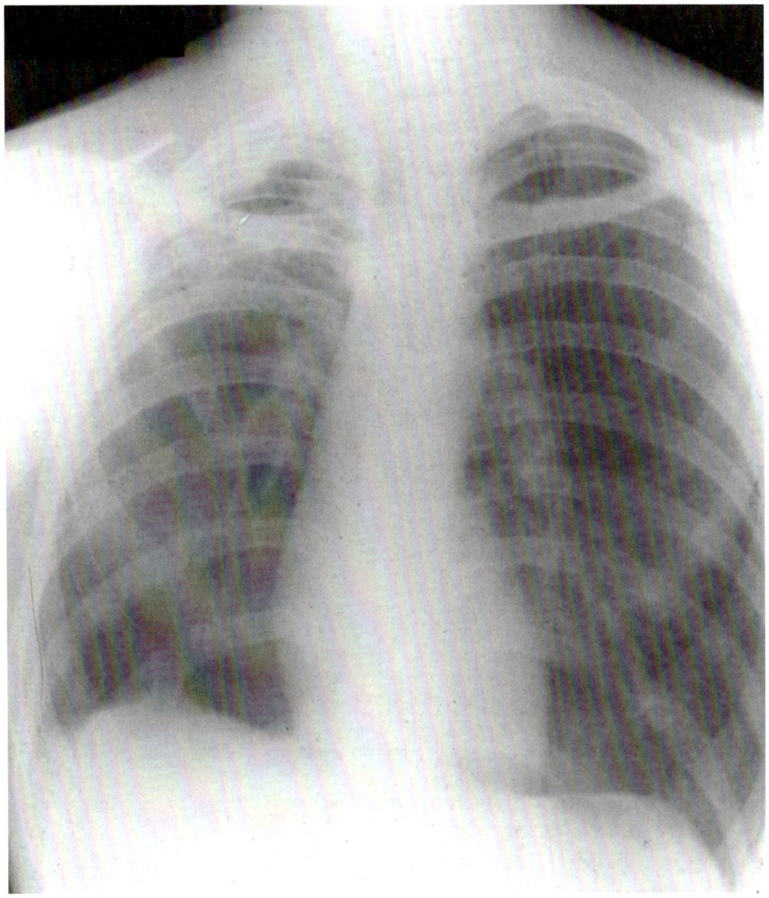

26 }

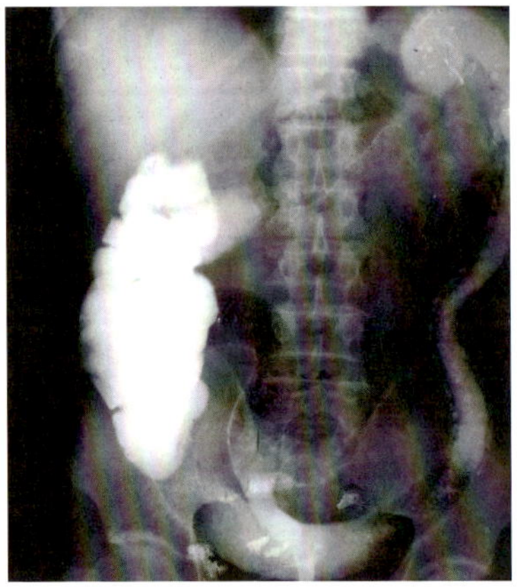

27 }

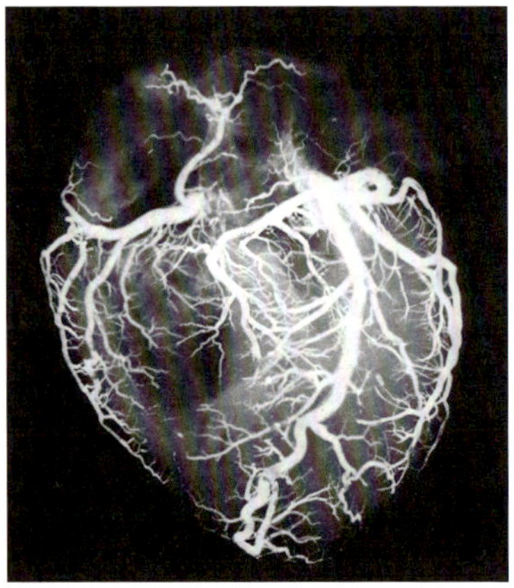

Röntgenbilder

24 } Der ganze Körper
um 1960 | Bildarchiv des Instituts für Geschichte der Medizin, Charité – Universitätsmedizin Berlin

25 } Brustkorb mit Herz und Lungen
um 1930 | Deutsches Röntgen-Museum, Remscheid

26 } Dickdarm, dargestellt durch Kontrastmittel
um 1930 | Deutsches Röntgen-Museum, Remscheid

27 } Herzkranzgefäße, dargestellt durch Kontrastmittel
um 1930 | Deutsches Röntgen-Museum, Remscheid

28

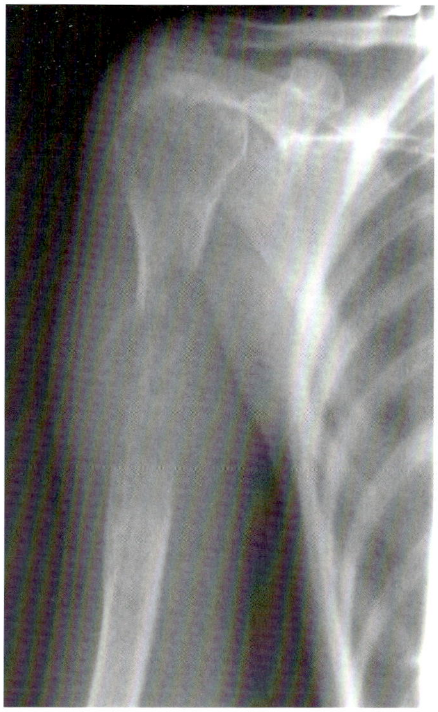

29

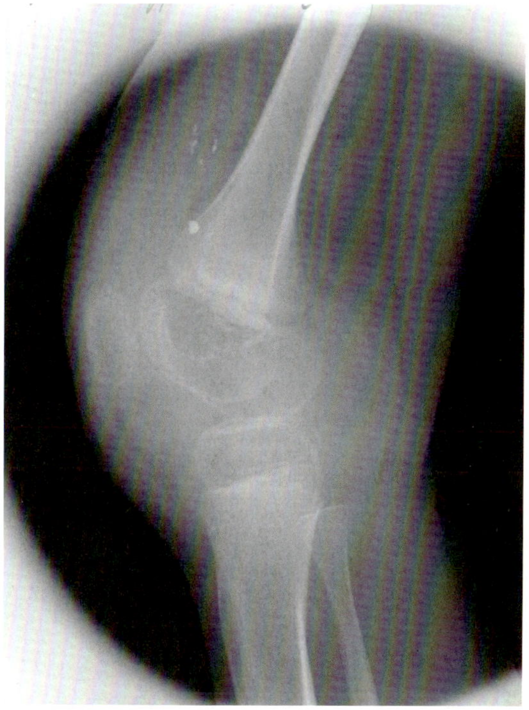

30

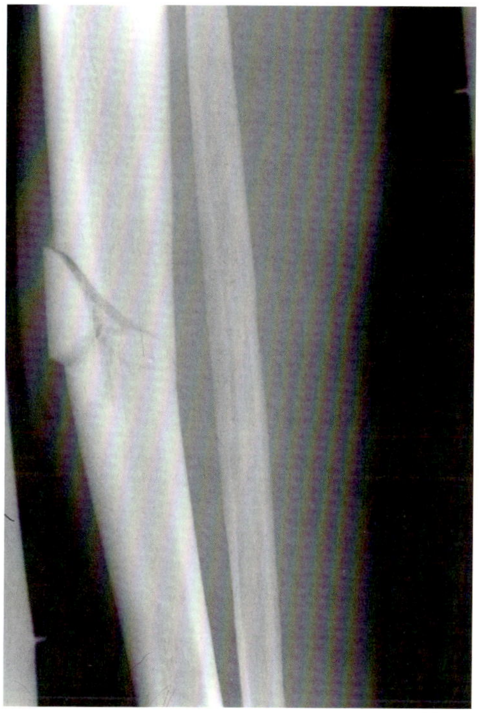

31

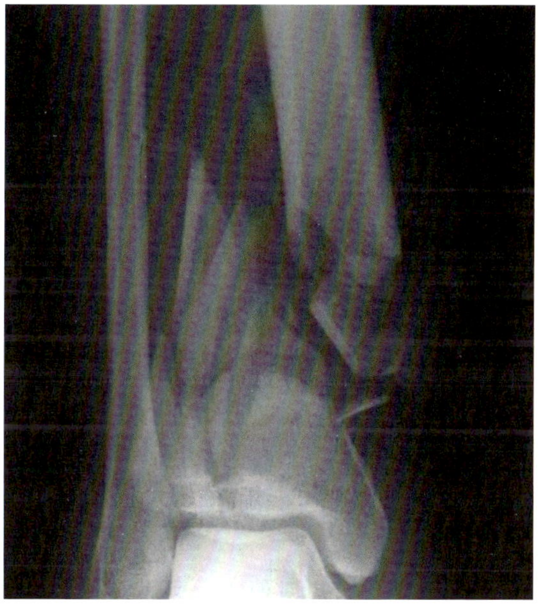

32

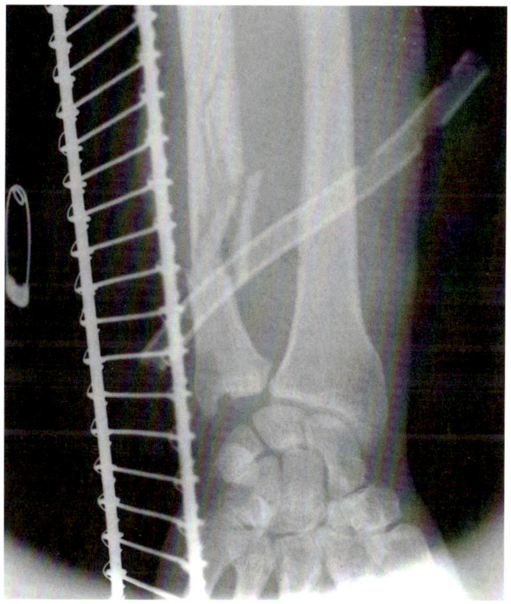

33

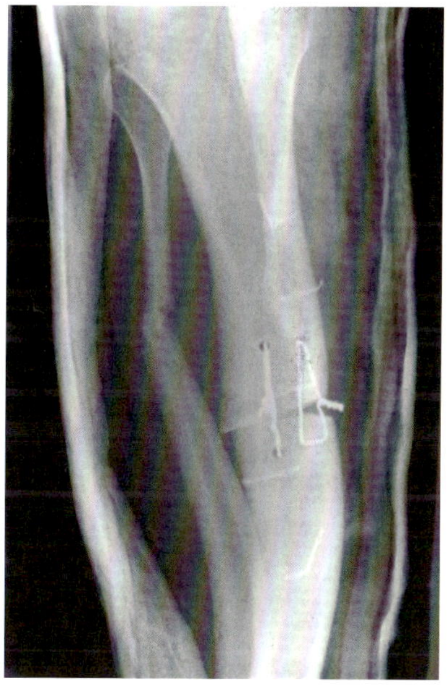

28 Oberarmknochen mit Tumor
um 1930 | Deutsches Röntgen-Museum, Remscheid

29 Schwellung des Knies
um 1930 | Deutsches Röntgen-Museum, Remscheid

30 Keilbruch des Schienbeins
um 1930 | Deutsches Röntgen-Museum, Remscheid

31 Bruch des fußgelenkbildenden Anteils des Schienbeins
um 1930 | Deutsches Röntgen-Museum, Remscheid

32 Bruch der Elle, Versorgung mit Schiene und Drainage
um 1930 | Deutsches Röntgen-Museum, Remscheid

33 Bruch des Schien- und Wadenbeins, Versorgung mit Drahtschlinge und Gips
um 1930 | Deutsches Röntgen-Museum, Remscheid

34}

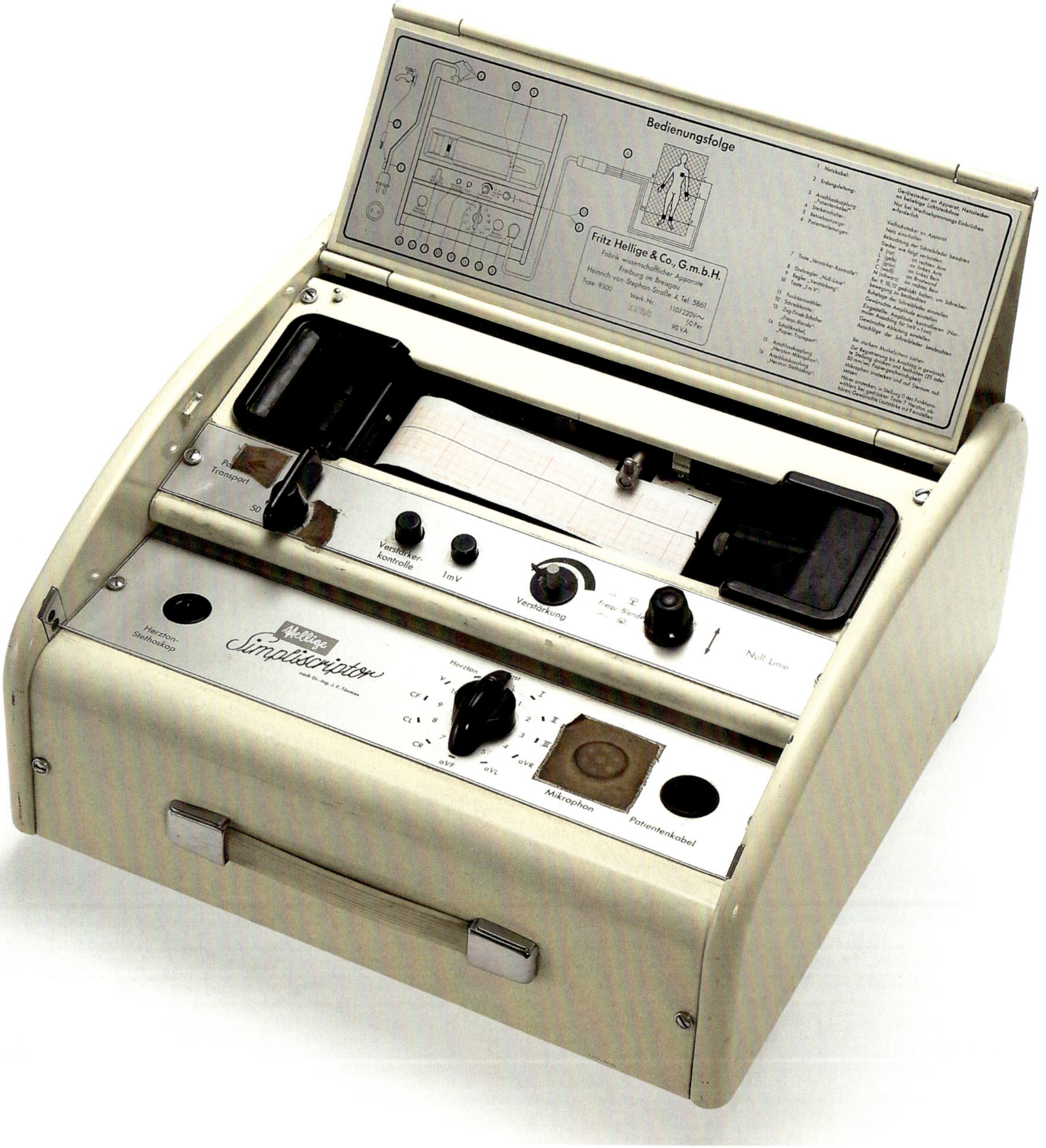

35}

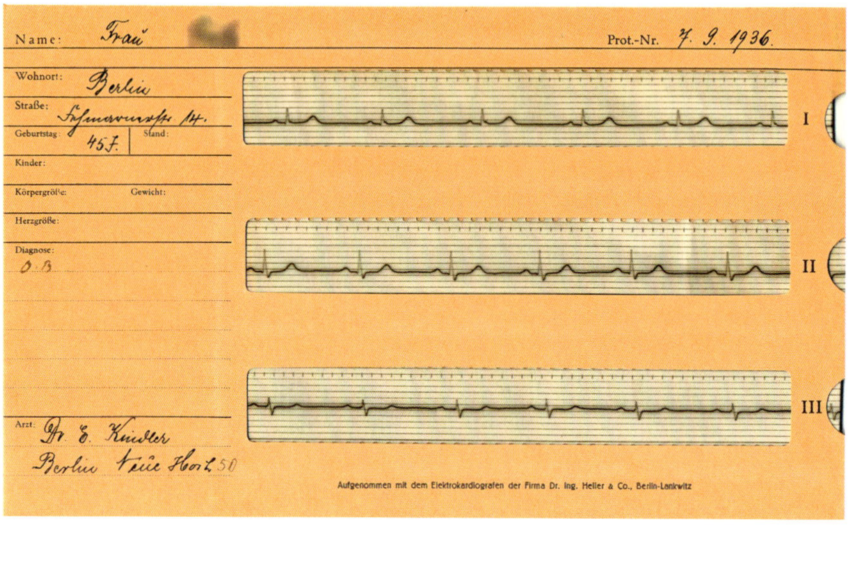

Name: Frau [redacted] Prot.-Nr. 7. 9. 1936.

Wohnort: Berlin

Straße: [illegible] 14.

Geburtstag: 45 J. Stand:

Kinder:

Körpergröße: Gewicht:

Herzgröße:

Diagnose: O.B.

Arzt: Dr. E. Kindler
Berlin Neue Hochstr. 50

I

II

III

Aufgenommen mit dem Elektrokardiografen der Firma Dr. Ing. Heller & Co., Berlin-Lankwitz

36 }

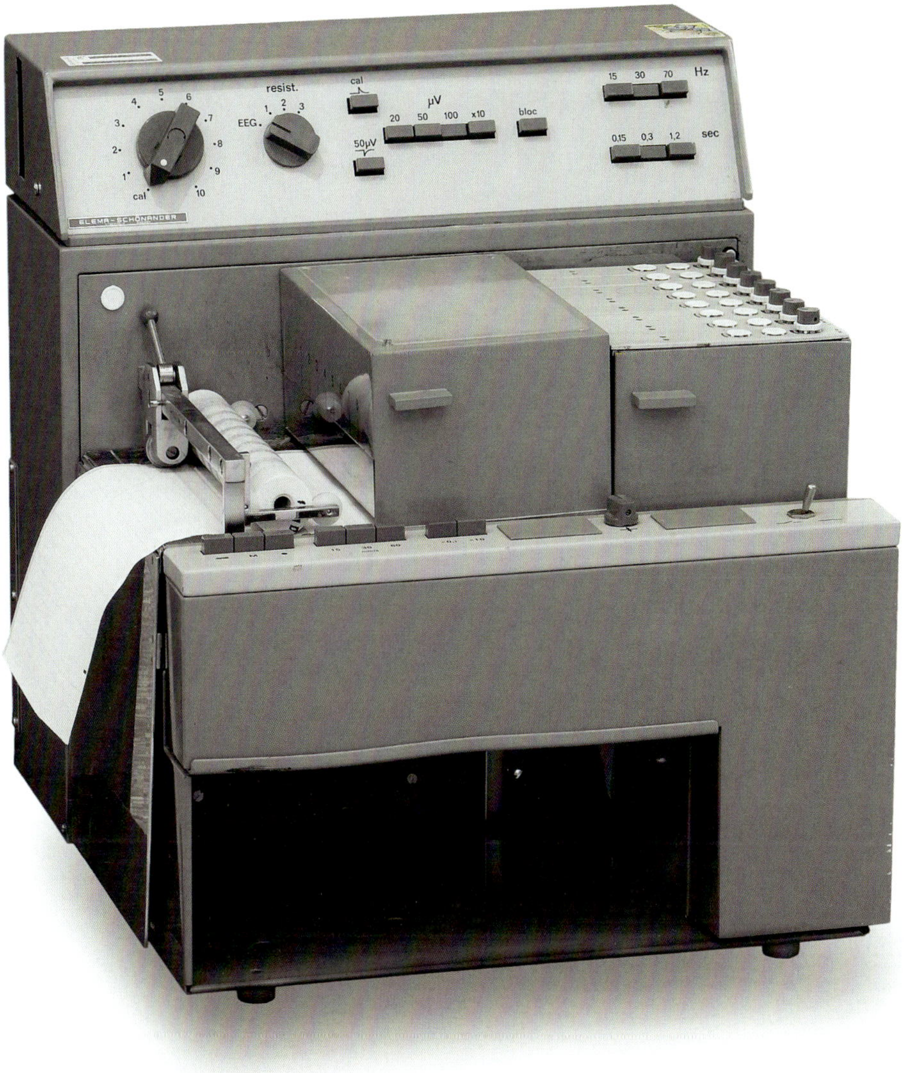

37 }

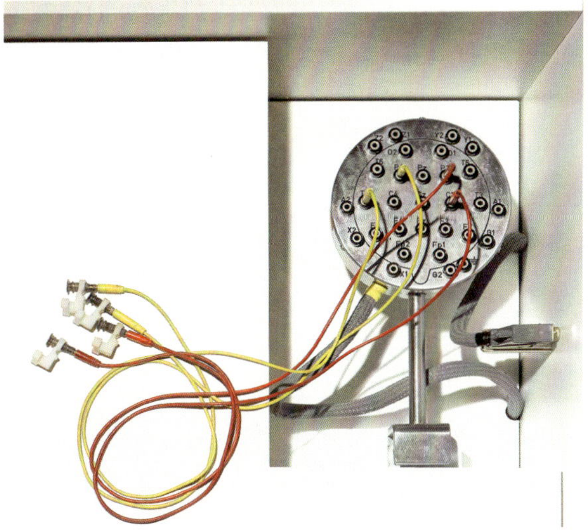

34 } **Elektrokardiograf**
Fritz Hellige | 1965 | BMM | Inv.-Nr. 2007/2

Mit dem transportablen Elektrokardiografen ließ sich ab Mitte des 20. Jahrhunderts auch in Notfallsituationen vor Ort oder im Wohnbereich des Patienten ein Elektrokradiogramm (EKG) schreiben.

35 } **Elektrokardiogramm (EKG)**
Dr. Kindler | 1936 | BMM | Inv.-Nr 2010/356

Das EKG zeigt in drei Ableitungen den typischen Kurvenverlauf eines rhythmisch schlagenden Herzens.

36 } **Elektroenzephalograf ‚Mingograf junior'**
Elema-Schönander | 1975/1976 | BMM | Inv.-Nr. 2007/208

Mit dem hier gezeigten Elektroenzephalografen ließen sich über die Kopfhaut Hirnströme an acht verschiedenen Punkten ableiten.

37 } **Anschlussdose mit Verbindungskabel für Elektroenzephalograf „Mingograf junior"**
Elema-Schönander | 1975/1976 | BMM | Inv.-Nr. 2007/208

Auf der Steckfläche der EEG-Anschlussdose finden sich in einem Kopfschema (Nase unten) 30 Buchsen für EEG-Elektroden, die an entsprechender Stelle auf der Kopfhaut des Patienten elektrische Potentialschwankungen registrieren und weiterleiten. Über ein Verbindungskabel werden die Impulse an das EEG-Gerät übermittelt.

38

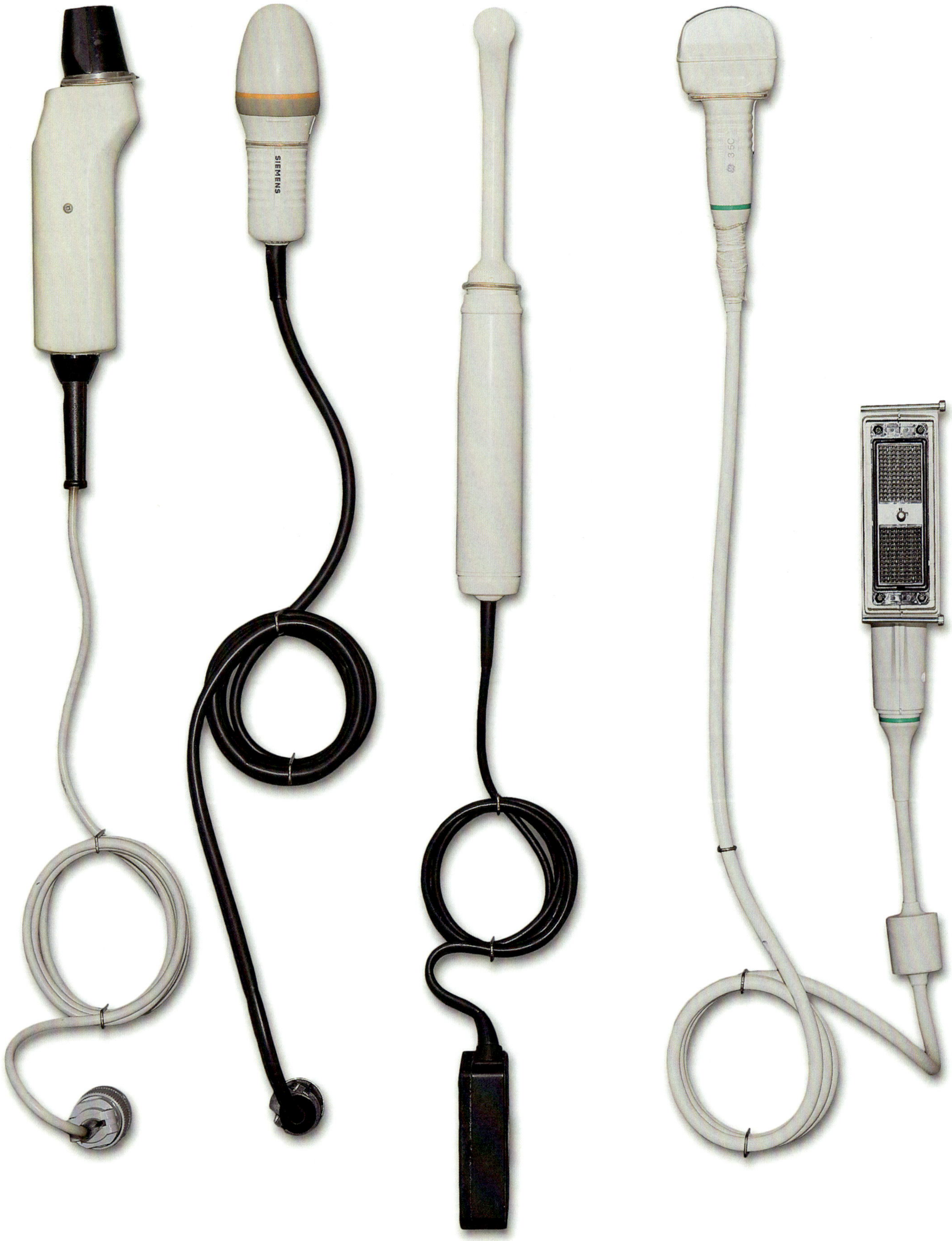

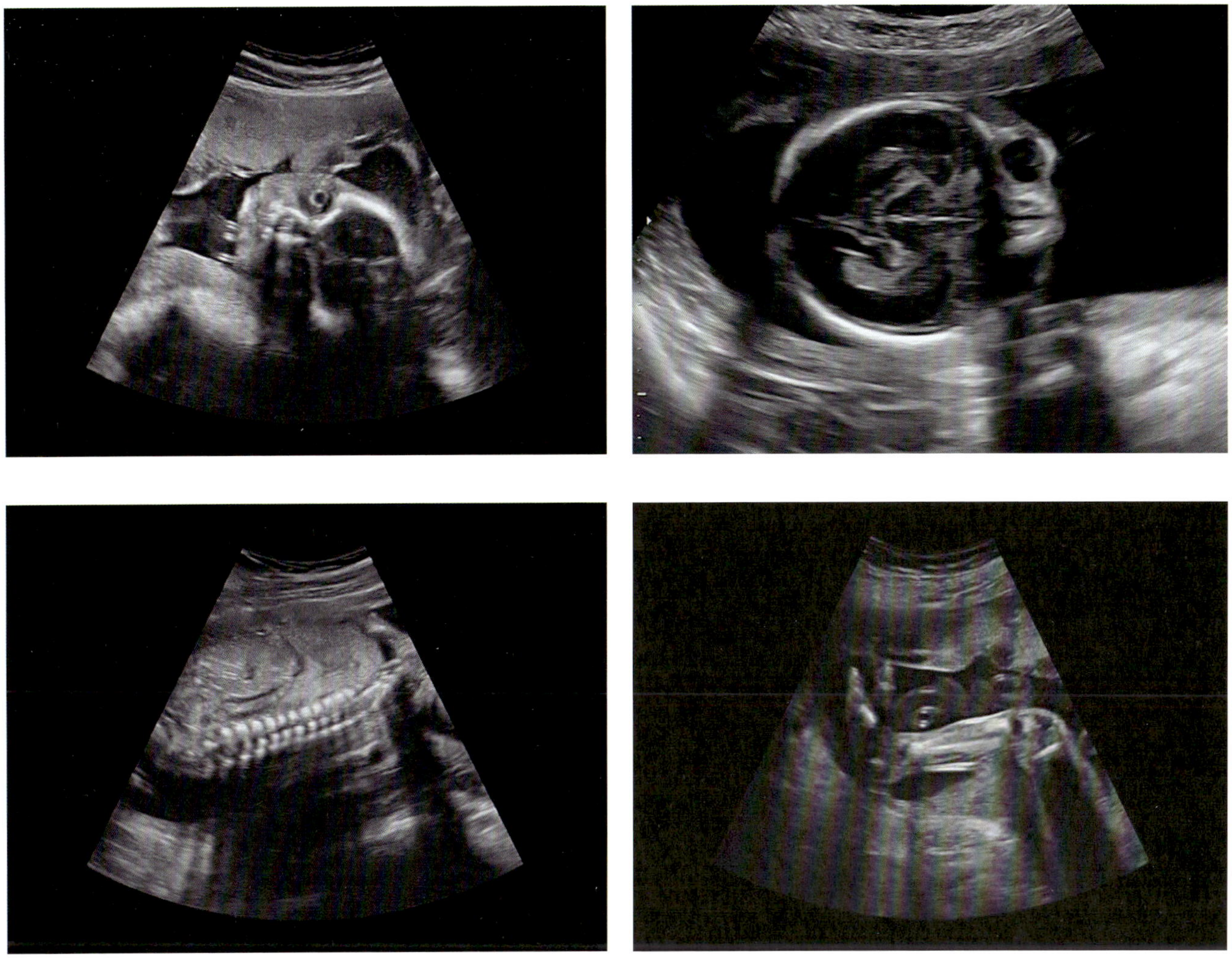

39 }

38 } **Ultraschallköpfe**
Von links nach rechts

VEB Ultraschalltechnik Halle | 1979 | Ultraschallmuseum | lfd. Nr. 122

Siemens AG Erlangen | 1983 | Siemens Medical Solutions | o. Inv.-Nr.

Kretztechnik AG Zipf | um 1990 | BMM | Inv.-Nr. 2007/218

GE Medical Systems, USA | 2003 | BMM | Inv.-Nr. 2007/219

39 } **Ultraschallbilder eines ungeborenen Kindes in der 22. Schwangerschaftswoche**

Rainer Bollmann | 2007 | Centrum für Frauen-, Kinder- und Jugendmedizin, Perinatalzentrum und Humangenetik, Charité – Universitätsmedizin Berlin

Die Ultraschallbilder zeigen von links nach rechts und oben nach unten den Gesichtsschädel, das Gehirn mit Augen- und Nasenhöhlen, die Wirbelsäule sowie den linken Unterschenkel und die beiden Füße eines normal entwickelten Feten. Auf der letzten Aufnahme ist überdies die Nabelschnur zu erkennen, die am rechten oberen Bildrand in die Plazenta mündet.

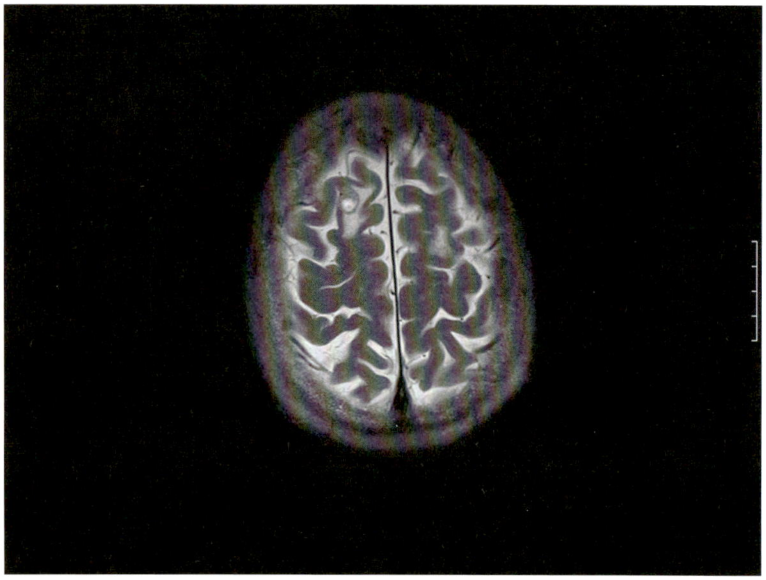

40

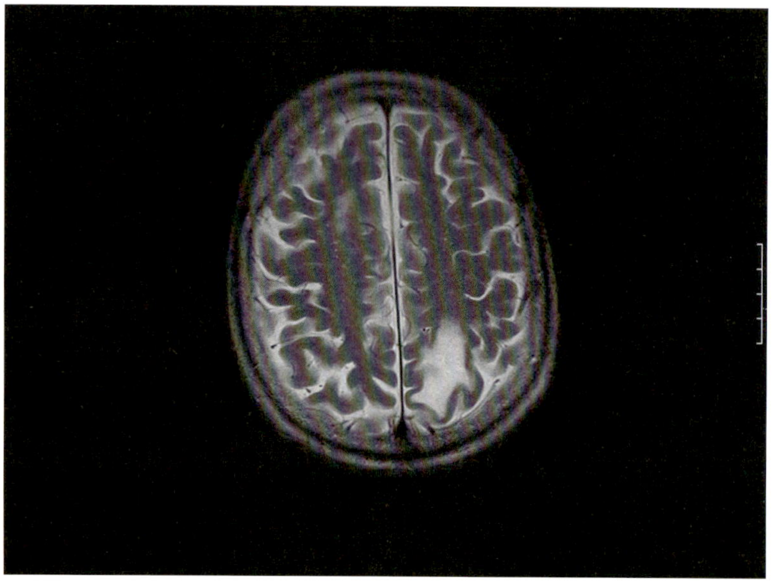

41

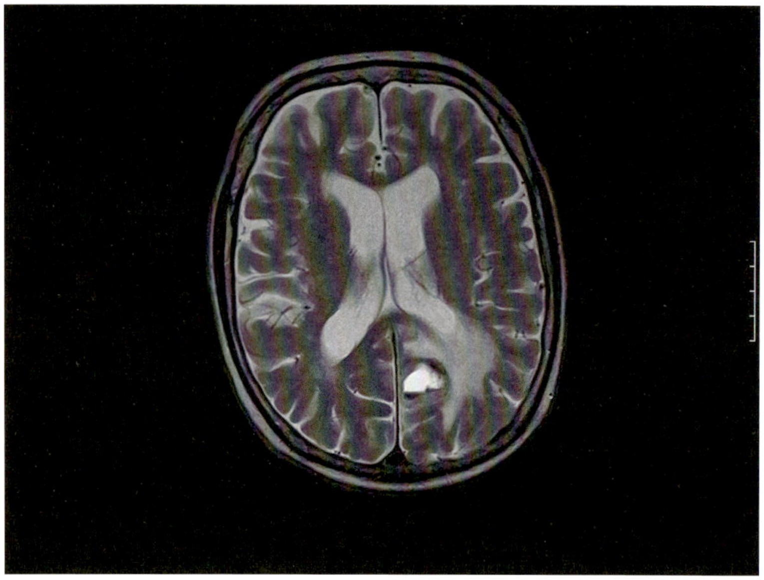

44

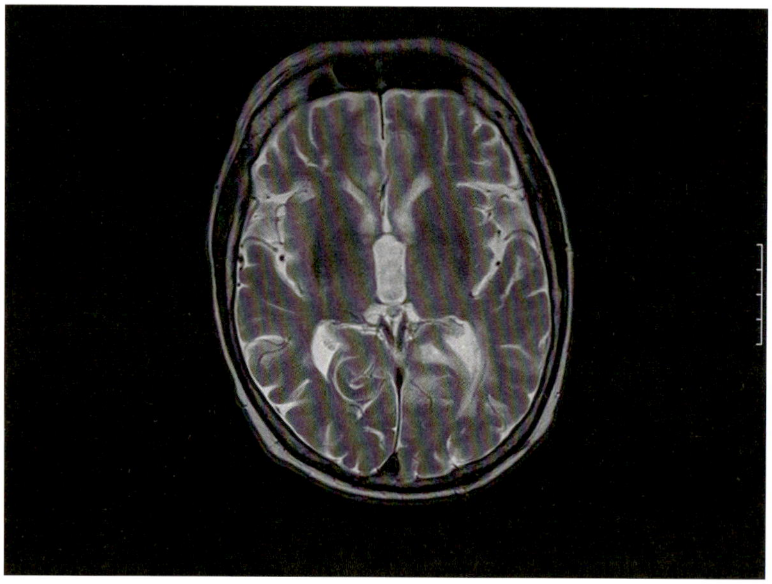

45

40–47 MRT-Aufnahmen eines Gehirns mit Tumor

2007 | Institut für Radiologie,
Ernst von Bergmann Klinikum, Potsdam

Die Bildfolge entspricht über die Doppelseite hinweg von links oben nach rechts unten dem Scan in dünnen Schichten durch das Gehirn vom Schädeldach bis auf Höhe der Augen. Der große Tumor ist in seiner verzweigten Ausdehnung als weißer Fleck in der rechten hinteren Großhirnregion (insbesondere in den Bildern 41–44 jeweils rechts unten) zu erkennen.

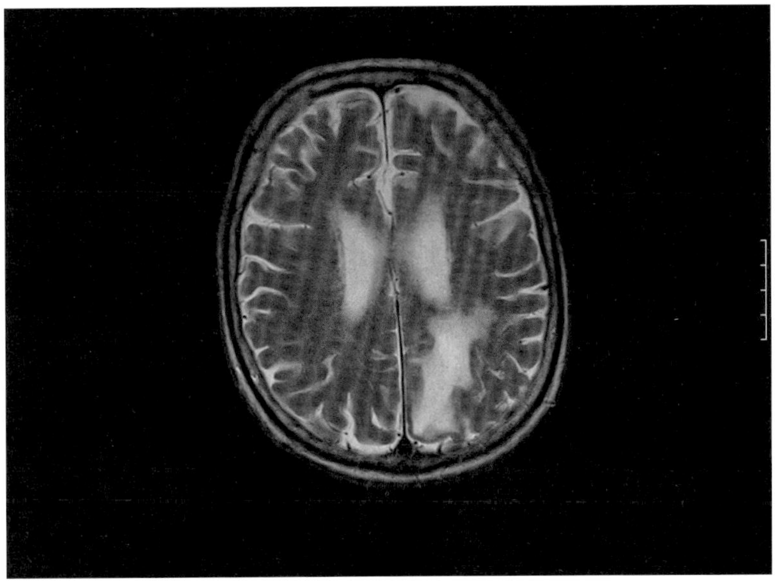

42

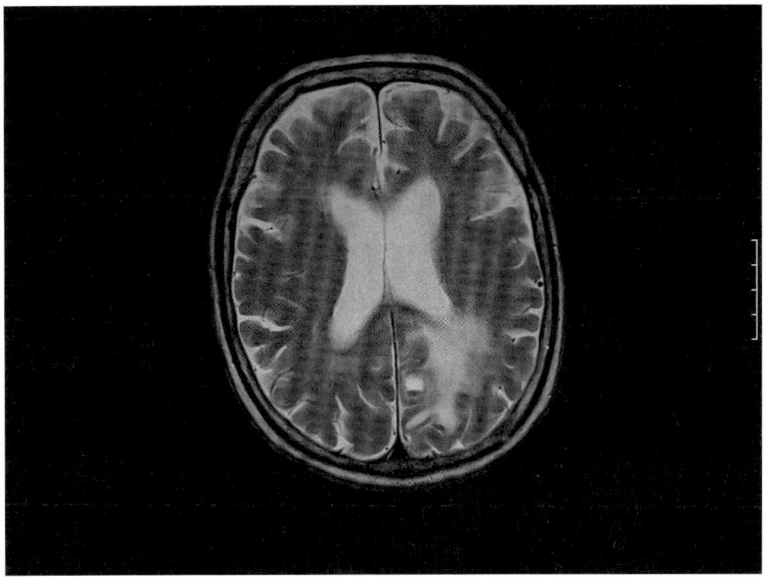

43

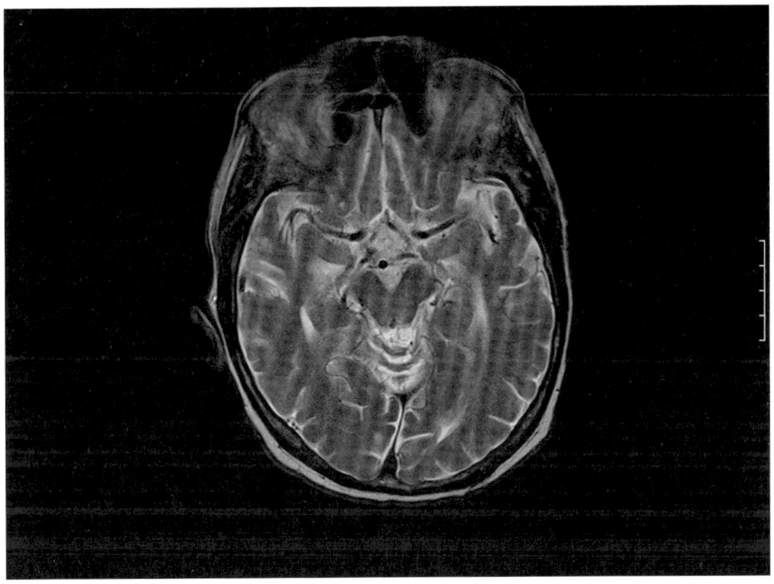

46

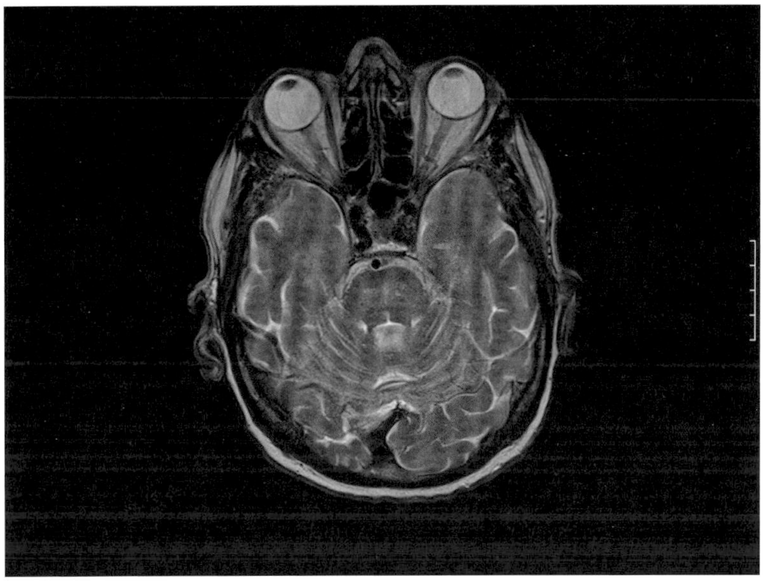

47

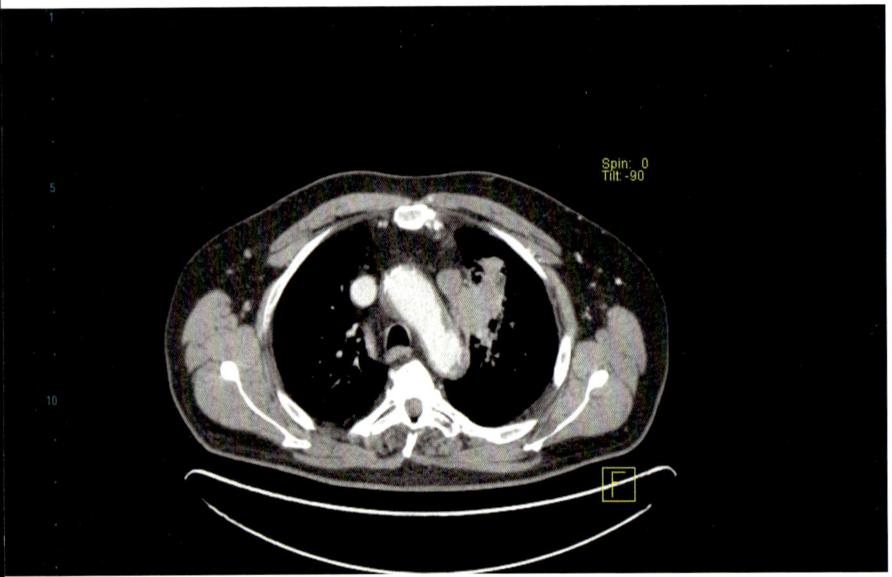

48

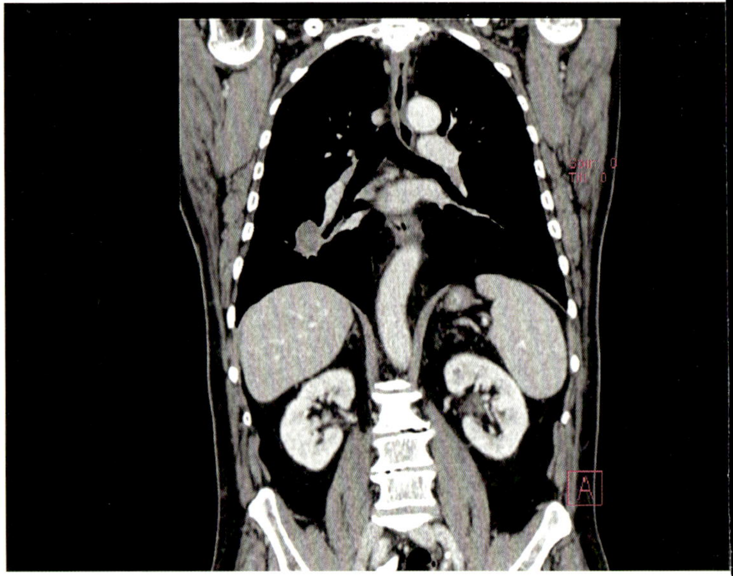

51

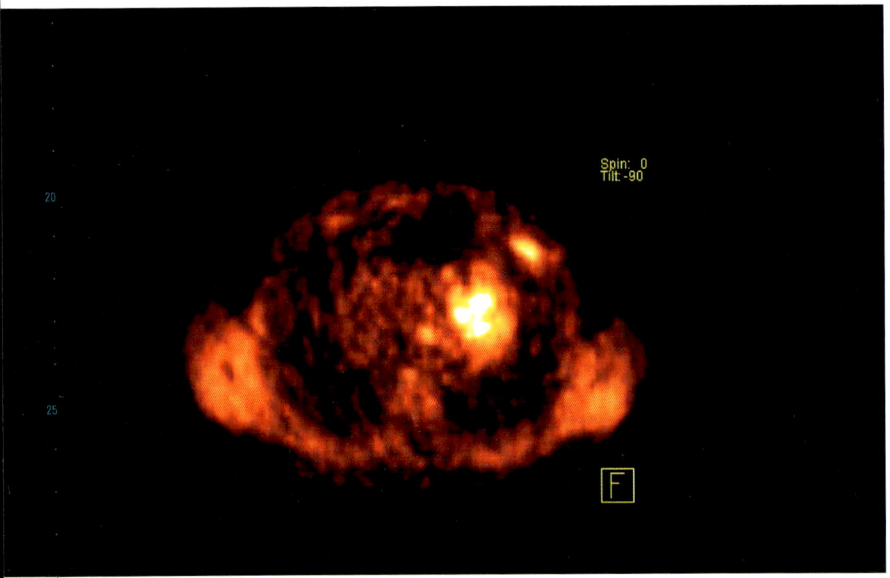

49

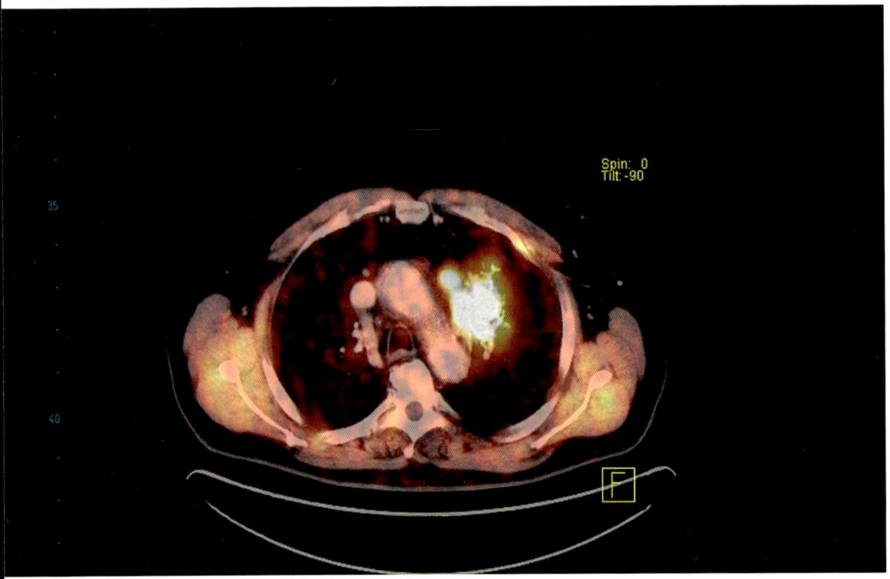

50

48-50 Horizontale CT- und PET-Schichtaufnahmen eines Patienten mit Lungentumor

2007 | Institut für Radiologie,
Ernst von Bergmann Klinikum, Potsdam

Die Blickrichtung auf den Körper erfolgt von unten (F = Füße)

Oben: CT-Aufnahme des Brustraumes
Zu sehen sind vor allem Aortenbogen, Wirbelkörper, Rückenmarkskanal, Lunge und Speiseröhre.

Mitte: PET-Aufnahme des Brustraumes
Es leuchten das Herz und der Tumor im Lungengewebe.

Unten: PET/CT-Aufnahme
Durch das Übereinanderlegen der Bilder am Computer kann man den leuchtenden Tumor in der Lunge nahe der Rippen genau lokalisieren.

51 3D-Rekonstruktion im CT

2007 | Institut für Radiologie,
Ernst von Bergmann Klinikum, Potsdam

Aus CT-Schichtaufnahmen lassen sich am Computer Übersichtsbilder und daraus 3D-Rekonstruktionen in verschiedenen Ebenen erstellen. Auf der hier gezeigten Frontalansicht durch Brust- und Bauchraum sind vor allem die Lungen mit einem Lungentumor rechts (im Bild links), die Aorta, Leber, Milz, Nieren und Teile der Wirbelsäule wiedergegeben.

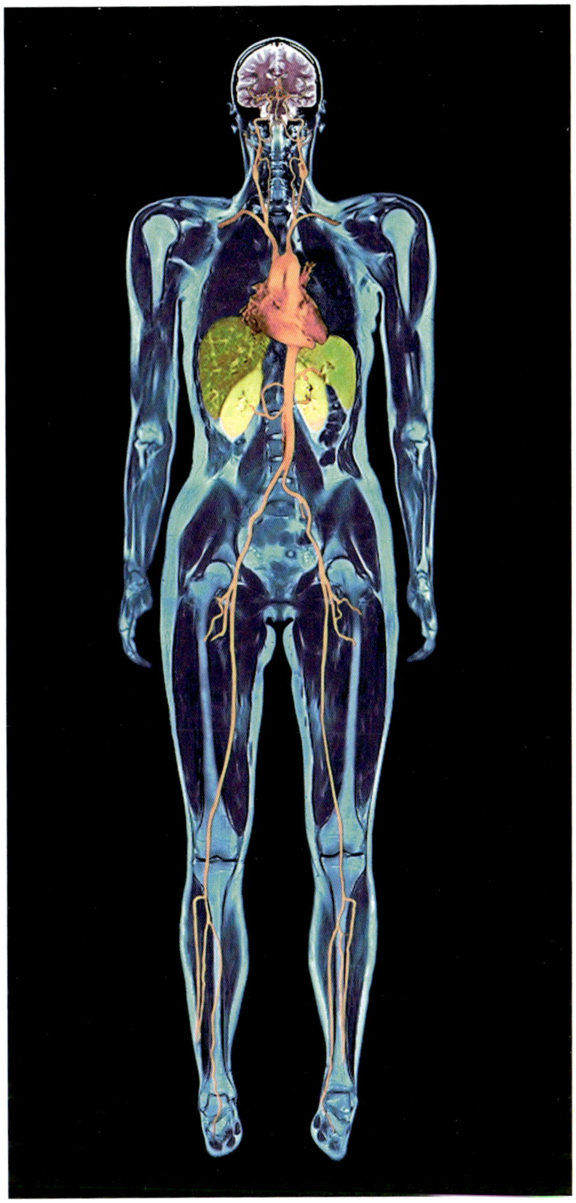

52

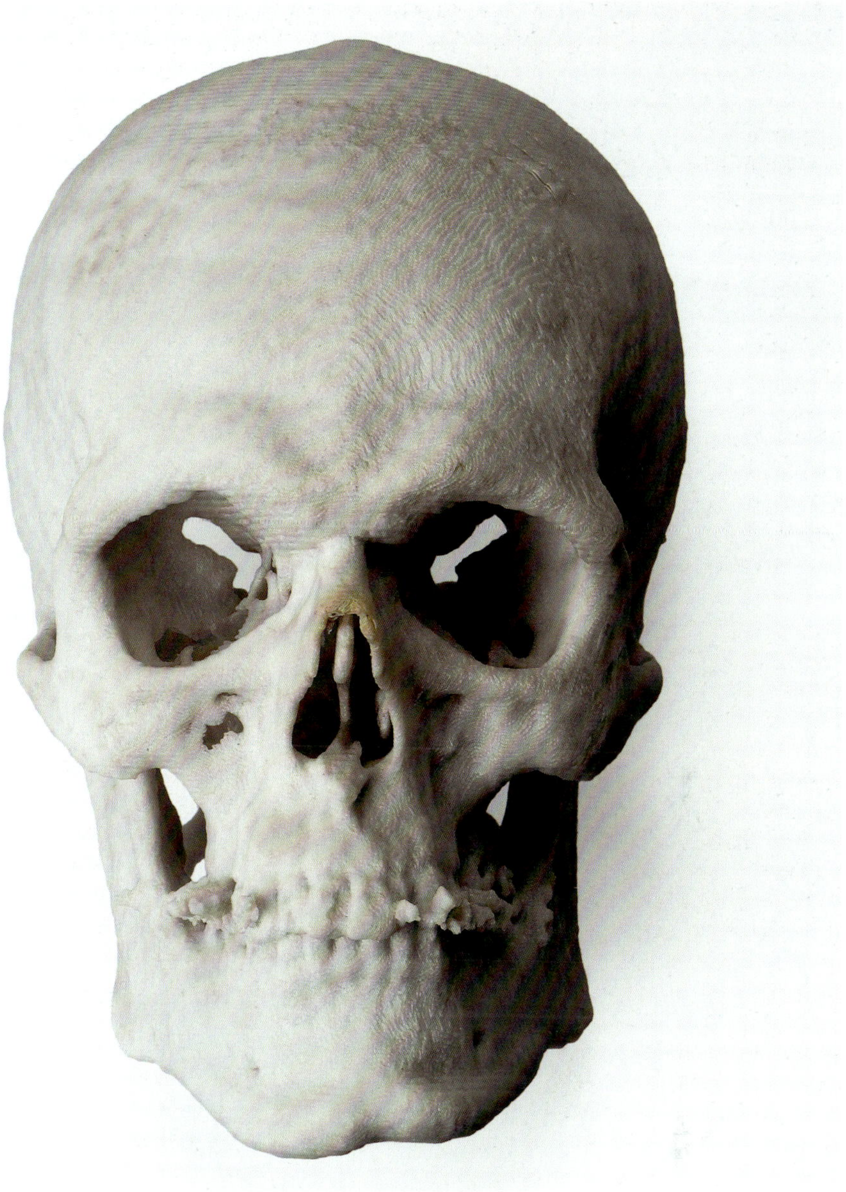

53

52 MRT-Ganzkörperaufnahme
2006 | Siemens Medical Solutions

Mithilfe der MRT-Technik ist es möglich, Schnittbilder in allen Körperebenen zu erstellen. Besonders eindrucksvoll kommen dabei die Weichteilorgane wie Gehirn, Herz, Leber und die Gefäße zur Geltung.

53 CT-Rekonstruktion eines Schädels
3 di | Klinik für Mund-, Kiefer- und Gesichtschirurgie, Charité – Universitätsmedizin Berlin | 2007 | Kunststoff | o. Inv.-Nr.

Zur exakten Vorbereitung schwieriger Operationen kann ebenso wie zur Fertigung passgenauer Prothesen auf der Grundlage moderner Schnittbildtechniken eine umschriebene Körperstruktur dreidimensional Schicht für Schicht in Kunststoff aufgebaut werden.

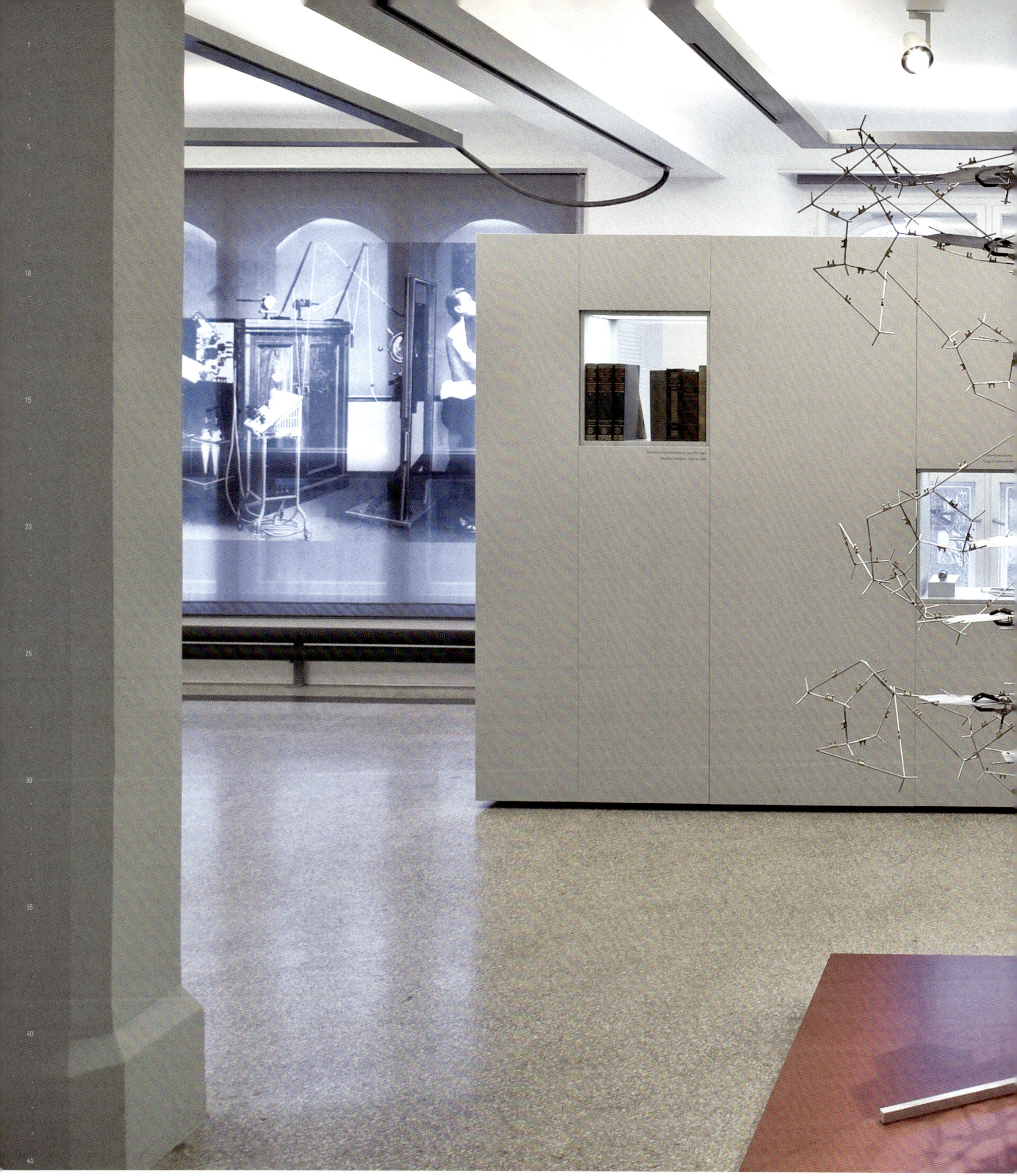

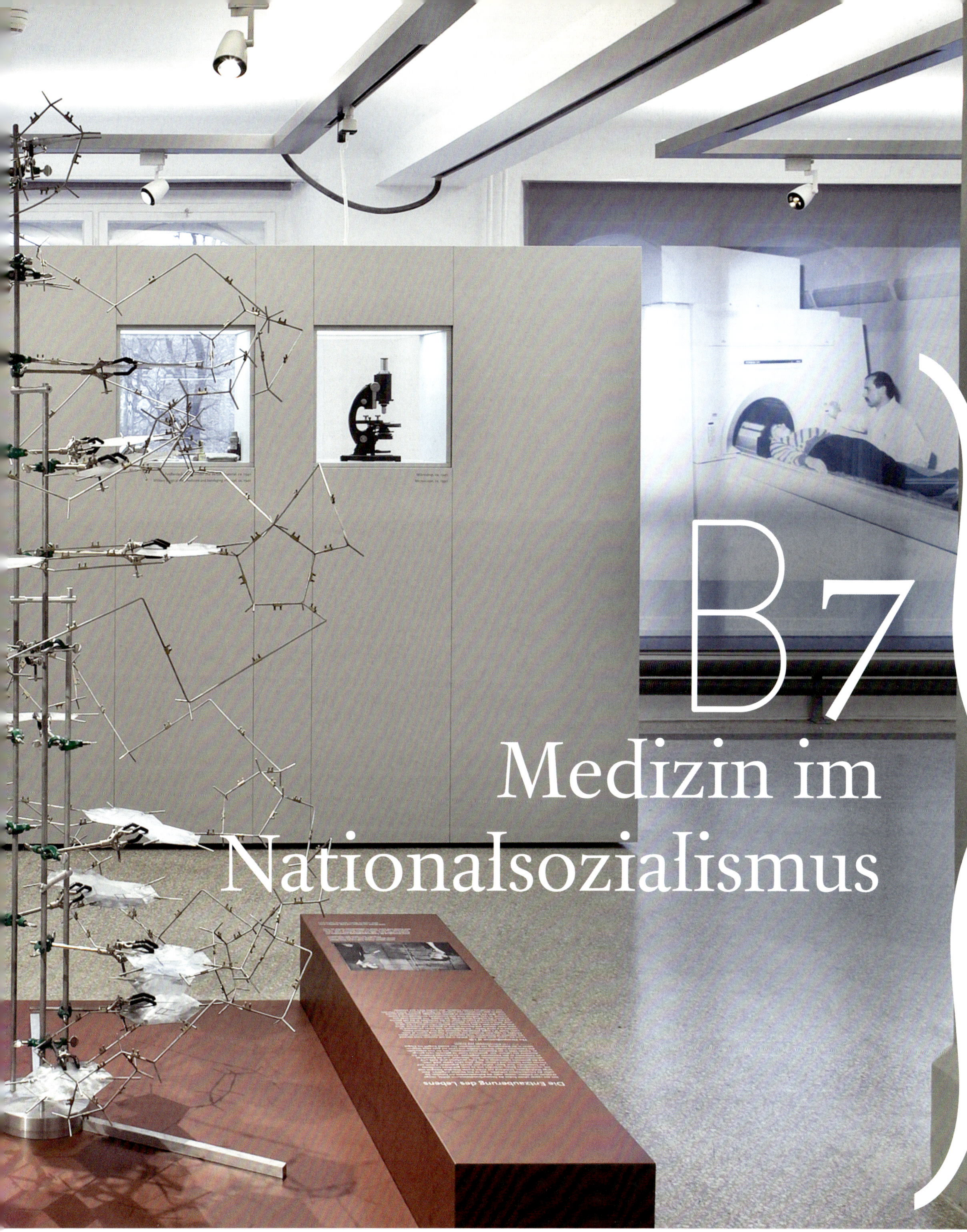

B7 Medizin im Nationalsozialismus

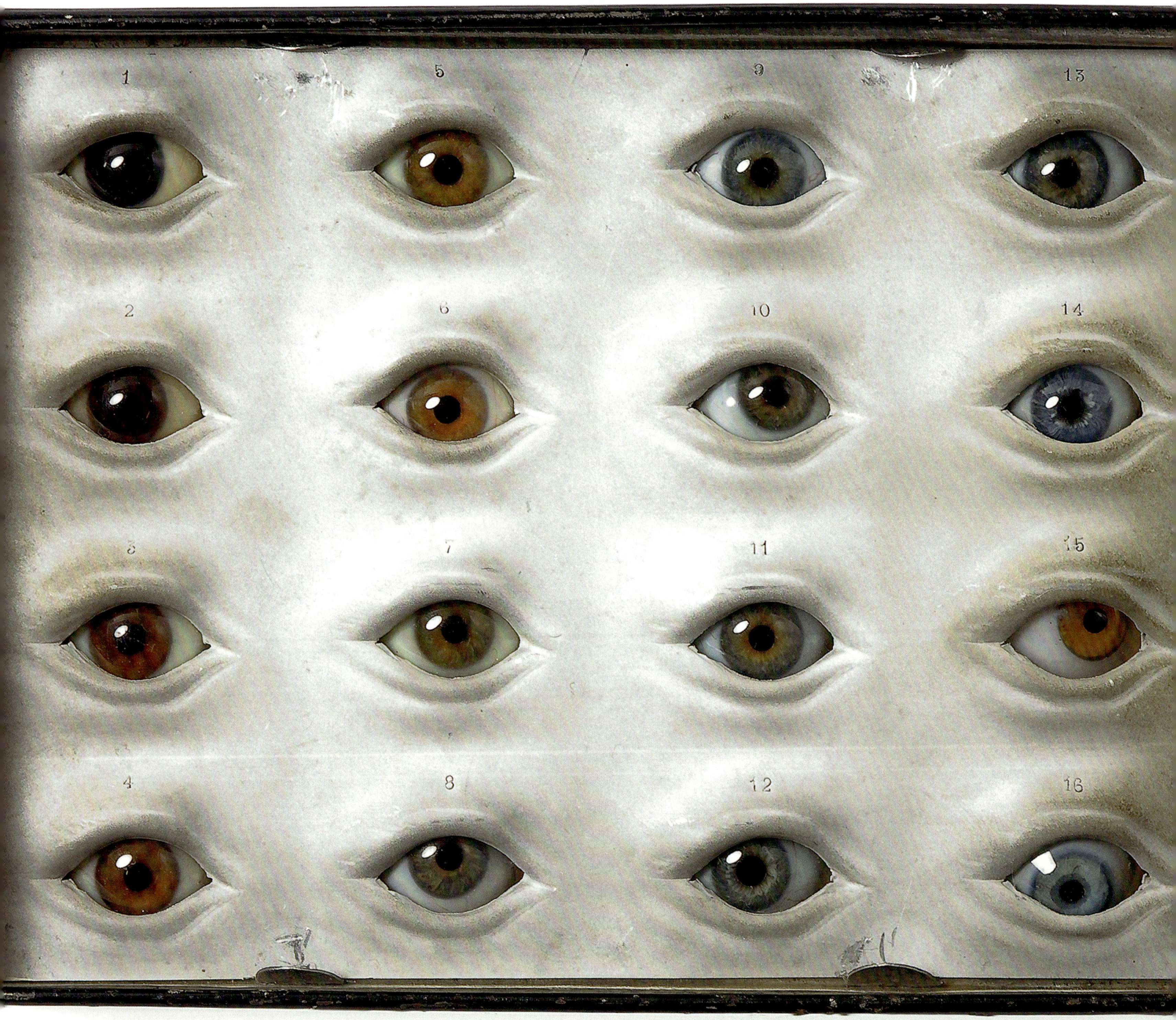

1}

1 Augentafel

um 1930 | Medizinhistorisches Museum der Universität Zürich | Inv.-Nr. 6687

B7 } Medizin im Nationalsozialismus

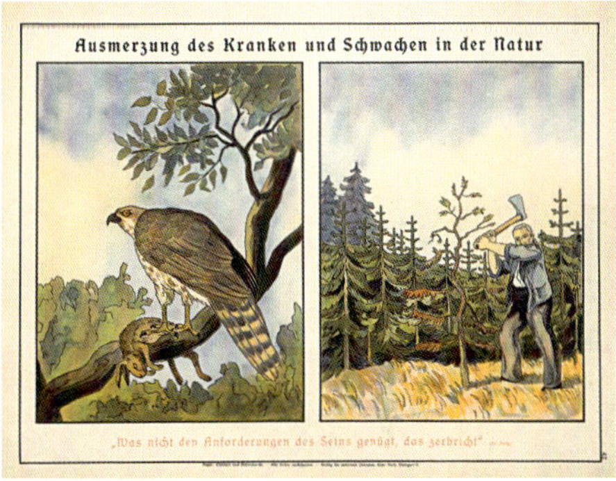

Ausmerzung des Kranken und Schwachen in der Natur
„Was nicht den Anforderungen des Seins genügt, das zerbricht“

2 }

Die medizinische Entwicklung der vergangenen 300 Jahre ist keine reine Erfolgsgeschichte. Ärzte und Forscher täuschen sich, manche geraten auf Um- und bisweilen auf Abwege. Darüber hinaus erweist sich die Medizin in ihrer Ausrichtung insgesamt zu bestimmten Zeiten als besonders anfällig für fatale Irrungen. In Deutschland schreibt sie im Nationalsozialismus ihr dunkelstes Kapitel. Die Grundlagen hierfür werden allerdings weit vor 1933 gelegt. In der zweiten Hälfte des 19. Jahrhunderts festigt sich in der Medizin ein nüchtern-naturwissenschaftliches Körper- und Menschenbild. Es lenkt den Blick verstärkt auf biologische Teilfunktionen des Organismus und zieht damit die Aufmerksamkeit vom Schicksal des einzelnen Kranken ab. Unter dem Eindruck der Entwicklungs- und Vererbungslehre von Charles Darwin (1809–1882) und ihren sozialen Ableitungen (‚Kampf ums Dasein‘, ‚Recht des Stärkeren‘) wird vermehrt nach der Tauglichkeit des Individuums für die Gesellschaft gefragt. Der Begriff der Gesundheit bezieht sich zunehmend auf das ganze Volk. Es gilt, den Volkskörper, die ‚Rasse‘, rein zu halten, zumal die eigene ‚Rasse‘ als überlegen angesehen wird. Bereits früh im 20. Jahrhundert werden daher Konzepte zur ‚Rassenhygiene‘ (Eugenik) entwickelt. Vor allem unheilbar Kranke stören in dieser Ideologie. Ihre vorsätzliche Tötung wird als ‚Therapie des Volkskörpers‘ diskutiert und damit salonfähig gemacht. Die Schrift *Freigabe der Vernichtung lebensunwerten Lebens* von Karl Binding (1841–1920) und Alfred Hoche (1865–1943) liefert 1920 die wesentliche Argumentationsgrundlage für die später umgesetzten ‚Euthanasie‘-Programme der Nationalsozialisten.

Als die Nationalsozialisten 1933 an die Macht kommen, zeigt sich die Medizin besonders empfänglich für die neue Staatsideologie. Jüdische und politisch mißliebige Ärzte werden entlassen, vertrieben oder emigrieren in großer Zahl; der Widerstand aus der Ärzteschaft ist gering. Eugenische Forschungsprogramme florieren und der von den Nazis geforderte ‚gesunde deutsche Volkskörper‘ hat Konjunktur. In der Folgezeit wird das Ziel, eine ‚reine Rasse‘ zu generieren auch und vor allem mithilfe der Medizin bis zur letzten, grausamen Konsequenz verfolgt: Ärzte machen sich

2 } „Ausmerzung des Schwachen und Kranken in der Natur“
Lehrtafel aus: Alfred Vogel, *Erblehre und Rassenkunde in bildlicher Darstellung*, 1938

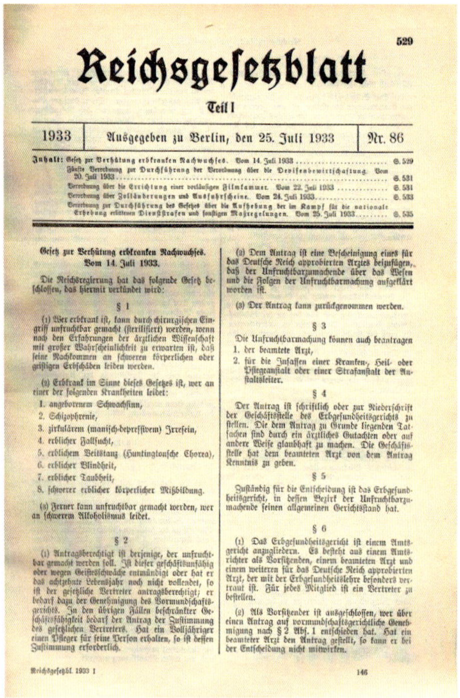

529

Reichsgesetzblatt

Teil I

1933	Ausgegeben zu Berlin, den 25. Juli 1933	Nr. 86

Inhalt: Gesetz zur Verhütung erbkranken Nachwuchses. Vom 14. Juli 1933 .... S. 529
Fünfte Verordnung zur Durchführung der Verordnung über die Devisenbewirtschaftung. Vom 20. Juli 1933 .... S. 531
Verordnung über die Errichtung einer vorläufigen Filmkammer. Vom 22. Juli 1933 .... S. 531
Verordnung über Zolländerungen und Ausfuhrscheine. Vom 24. Juli 1933 .... S. 533
Verordnung zur Durchführung des Gesetzes über die Aufhebung der im Kampf für die nationale Erhebung erlittenen Dienststrafen und sonstigen Maßregelungen. Vom 25. Juli 1933 .... S. 535

**Gesetz zur Verhütung erbkranken Nachwuchses.
Vom 14. Juli 1933.**

Die Reichsregierung hat das folgende Gesetz beschlossen, das hiermit verkündet wird:

§ 1

(1) Wer erbkrank ist, kann durch chirurgischen Eingriff unfruchtbar gemacht (sterilisiert) werden, wenn nach den Erfahrungen der ärztlichen Wissenschaft mit großer Wahrscheinlichkeit zu erwarten ist, daß seine Nachkommen an schweren körperlichen oder geistigen Erbschäden leiden werden.

(2) Erbkrank im Sinne dieses Gesetzes ist, wer an einer der folgenden Krankheiten leidet:

1. angeborenem Schwachsinn,
2. Schizophrenie,
3. zirkulärem (manisch-depressivem) Irresein,
4. erblicher Fallsucht,
5. erblichem Veitstanz (Huntingtonsche Chorea),
6. erblicher Blindheit,
7. erblicher Taubheit,
8. schwerer erblicher körperlicher Mißbildung.

(3) Ferner kann unfruchtbar gemacht werden, wer an schwerem Alkoholismus leidet.

§ 2

(1) Antragsberechtigt ist derjenige, der unfruchtbar gemacht werden soll. Ist dieser geschäftsunfähig oder wegen Geistesschwäche entmündigt oder hat er das achtzehnte Lebensjahr noch nicht vollendet, so ist der gesetzliche Vertreter antragsberechtigt; er bedarf dazu der Genehmigung des Vormundschaftsgerichts. In den übrigen Fällen beschränkter Geschäftsfähigkeit bedarf der Antrag der Zustimmung des gesetzlichen Vertreters. Hat ein Volljähriger einen Pfleger für seine Person erhalten, so ist dessen Zustimmung erforderlich.

(2) Dem Antrag ist eine Bescheinigung eines für das Deutsche Reich approbierten Arztes beizufügen, daß der Unfruchtbarzumachende über das Wesen und die Folgen der Unfruchtbarmachung aufgeklärt worden ist.

(3) Der Antrag kann zurückgenommen werden.

§ 3

Die Unfruchtbarmachung können auch beantragen

1. der beamtete Arzt,
2. für die Insassen einer Kranken-, Heil- oder Pflegeanstalt oder einer Strafanstalt der Anstaltsleiter.

§ 4

Der Antrag ist schriftlich oder zur Niederschrift der Geschäftsstelle des Erbgesundheitsgerichts zu stellen. Die dem Antrag zu Grunde liegenden Tatsachen sind durch ein ärztliches Gutachten oder auf andere Weise glaubhaft zu machen. Die Geschäftsstelle hat dem beamteten Arzt von dem Antrag Kenntnis zu geben.

§ 5

Zuständig für die Entscheidung ist das Erbgesundheitsgericht, in dessen Bezirk der Unfruchtbarzumachende seinen allgemeinen Gerichtsstand hat.

§ 6

(1) Das Erbgesundheitsgericht ist einem Amtsgericht anzugliedern. Es besteht aus einem Amtsrichter als Vorsitzenden, einem beamteten Arzt und einem weiteren für das Deutsche Reich approbierten Arzt, der mit der Erbgesundheitslehre besonders vertraut ist. Für jedes Mitglied ist ein Vertreter zu bestellen.

(2) Als Vorsitzender ist ausgeschlossen, wer über einen Antrag auf vormundschaftsgerichtliche Genehmigung nach § 2 Abs. 1 entschieden hat. Hat ein beamteter Arzt den Antrag gestellt, so kann er bei der Entscheidung nicht mitwirken.

Reichsgesetzbl. 1933 I

146

3 }

im Zuge von Zwangssterilisationen und gezieltem Mord, der sogenannten Euthanasie, zu Handlangern des Systems. Gleichzeitig ergreifen etliche von ihnen als normale Wissenschaftler die Gelegenheit: In Kliniken und Konzentrationslagern führen sie Menschenversuche ohne Zustimmung der Betroffenen durch.

Das Sterilisieren von Patienten mit Behinderungen und psychiatrischen Erkrankungen wird schon in den 1920er-Jahren in einigen Ländern diskutiert und zum Teil auf gesetzlicher Grundlage praktiziert. In aller Regel wird jedoch die Zustimmung der Betroffenen eingeholt. Ziel ist es, ‚erbkranken' Nachwuchs zu vermeiden. In der deutschen Medizin findet sich die Überzeugung, dass eine Reihe unterschiedlicher Erkrankungen wie etwa Schizophrenie, manisch-depressives ‚Irresein', bestimmte Ausprägungen von ‚Fallsucht', ‚Veitstanz' (Chorea) und schwerer Alkoholismus vererbbar sind und der Reinheit der ‚Rasse' schaden. 1934 erlässt Hitler das *Gesetz zur Verhütung erbkranken Nachwuchses,* das die Sterilisation gegen den Willen des Patienten erlaubt. Erbgesundheitsgerichte entscheiden über die Anträge und fällen Urteile. Die Eingriffe finden daraufhin in ausgewählten Kliniken statt – auch an der Berliner Charité.

Bis 1939 werden etwa 350.000 Menschen zwangssterilisiert.

Im Nationalsozialismus folgt die Medizin in weiten Teilen einem Menschenbild, das das Wohl des Einzelnen dem Wohl des Volksgesamten unterordnet. An größeren Menschengruppen experimentieren die Forscher in erster Linie mit Arzneimitteln, Impf- und Kampfstoffen, Unterdruck und Unterkühlung. Antrieb für die Versuche sind häufig medizinische Probleme des Militärs, wie zum Beispiel der bakteriell ausgelöste Gasbrand, der an der Front zahlreiche Verwundete das Leben kostet und gegen den eine geeignete Behandlung gefunden werden soll. Bei den Versuchen werden schwere Nebenwirkungen, Erkrankungen und auch der Tod der Versuchspersonen billigend in Kauf genommen. Teilweise wird sogar gezielt getötet; Mord ist Teil des wissenschaftlichen Programms. Die Forschungen fin-

3 } Gesetz zur Verhütung erbkranken Nachwuchses
Titelseite des Reichsgesetzblatts vom 25. Juli 1933

4 } Fieberkurve eines Patienten, der an den Folgen eines Fleckfieber-Impfversuchs im Konzentrationslager Buchenwald verstarb
Die Aufzeichnung endet am 24. September 1943

5 } Versandschein für den Kopf eines 12-jährigen Kindes aus dem Konzentrationslager Auschwitz-Birkenau mit der Unterschrift Josef Mengeles
29. Juni 1944

4

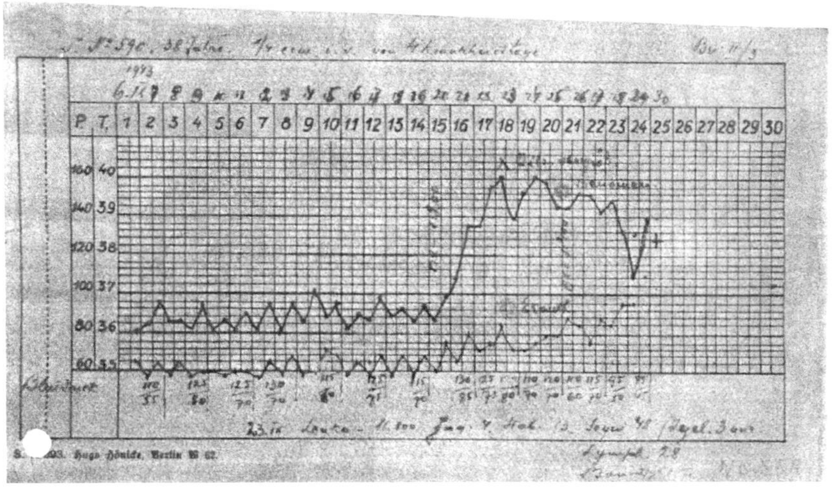

5

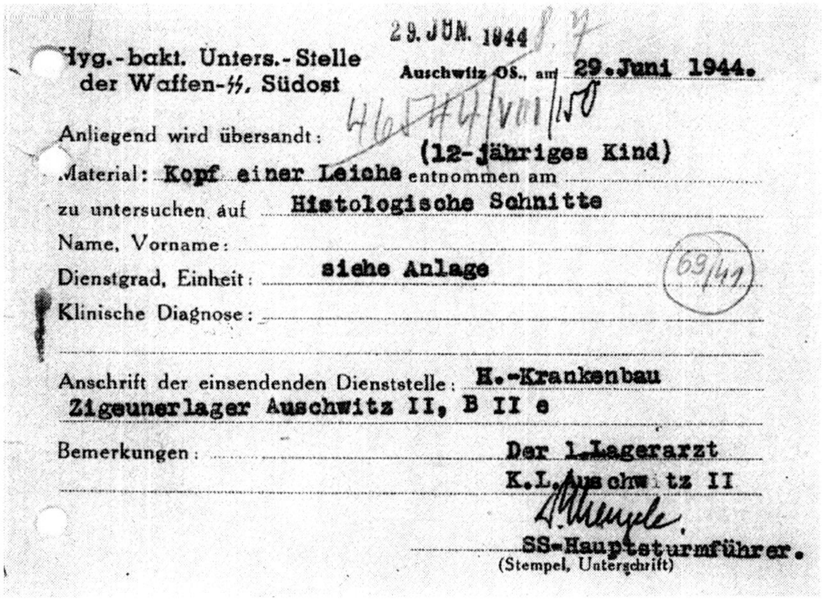
29. JUN. 1944

Hyg.-bakt. Unters.-Stelle
der Waffen-ϟϟ, Südost

Auschwitz OS., am 29. Juni 1944.

46574/VIII/150

Anliegend wird übersandt:

Material: Kopf einer Leiche (12-jähriges Kind) entnommen am

zu untersuchen auf Histologische Schnitte

Name, Vorname:

Dienstgrad, Einheit: siehe Anlage

69/41

Klinische Diagnose:

Anschrift der einsendenden Dienststelle: H.-Krankenbau
Zigeunerlager Auschwitz II, B II e

Bemerkungen: Der 1. Lagerarzt
K.L. Auschwitz II

Mengele

SS-Hauptsturmführer.
(Stempel, Unterschrift)

den nicht isoliert oder im Geheimen statt. Vielmehr sind sie häufig eingebunden in Forschungsnetzwerke, über die auf Daten und Gewebeproben der Versuchspersonen zugegriffen werden kann. Am bekanntesten sind heute die Menschenversuche, die der Vererbungsforscher Otmar Freiherr von Verschuer (1896–1969) anleitet. Josef Mengele (1911–1979) führt sie als Lagerarzt im Konzentrationslager Auschwitz Birkenau aus. Mengele ‚beliefert' Verschuer am Berliner *Kaiser-Wilhelm-Institut für Anthropologie, menschliche Erblehre und Eugenik* in Berlin-Dahlem wiederholt mit Augenpaaren und Blutproben ermordeter Zwillinge.

Während der Herrschaft der Nationalsozialisten wird die ablehnende Haltung gegenüber Behinderten und psychisch Kranken, die auch in der Bevölkerung weit verbreitet ist, zur Staatsdoktrin. Im August 1939 ergeht aus dem Reichsinnenministerium ein erster Meldebefehl für ‚missgebildete' und psychiatrisch auffällige Kinder bis zu drei Jahren. Sie werden daraufhin in spezielle Anstalten verlegt und dort umgebracht. Nur wenige Monate später beziehen die Aktionen auch Erwachsene und ältere Kinder ein. Anfang 1940 beginnt die organisierte Tötungsaktion T4 (benannt nach der Adresse des Hauptquartiers der ‚Euthanasie'-Maßnahme in Ber-

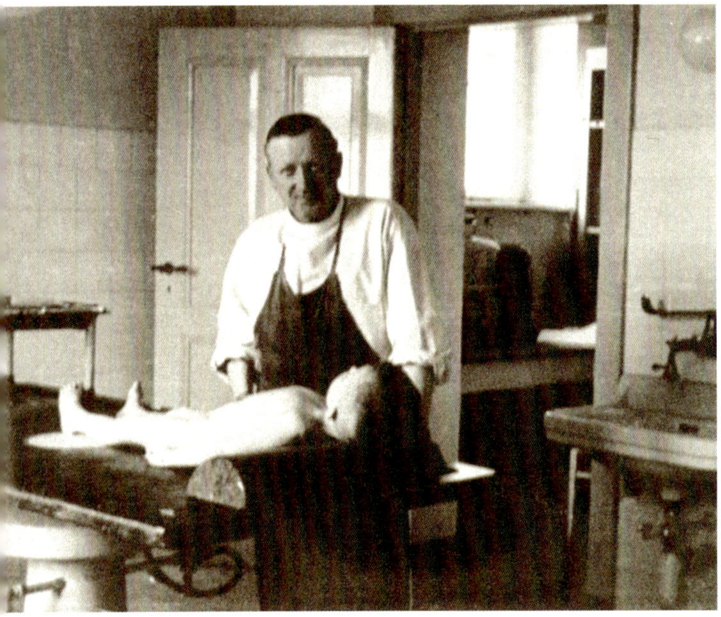

6

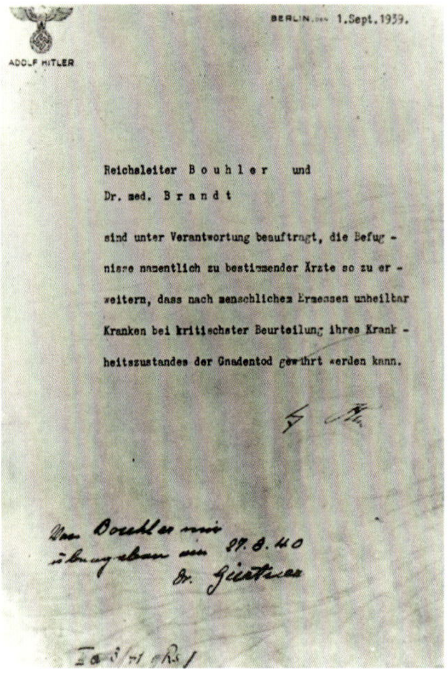

ADOLF HITLER

BERLIN, den 1.Sept.1939.

Reichsleiter B o u h l e r und

Dr. med. B r a n d t

sind unter Verantwortung beauftragt, die Befugnisse namentlich zu bestimmender Ärzte so zu erweitern, dass nach menschlichem Ermessen unheilbar Kranken bei kritischster Beurteilung ihres Krankheitszustandes der Gnadentod gewährt werden kann.

Von Bouhler mir übergeben am 27.8.40 Dr. Gürtner

7

lin, Tiergartenstraße 4). Ihre Leitung und Umsetzung liegt direkt in der Zuständigkeit der Kanzlei Adolf Hitlers. Bis August 1941 fallen ihr in sechs Tötungsanstalten mehr als 70.000 Menschen zum Opfer. Die Patienten werden zumeist in Gaskammern umgebracht, ihre Leichname teilweise der medizinischen Forschung zur Verfügung gestellt. Auf die ‚Erfahrungen' im Zusammenhang mit den Gasmorden greifen die Verantwortlichen später im Holocaust zurück. Durch Widerstände aus der Bevölkerung wird die Krankenmordaktion 1941 zwar offiziell gestoppt. Verdeckt und dezentral läuft sie jedoch weiter. Insgesamt werden bis Kriegsende weit mehr als 200.000 Menschen ermordet.

Im Rahmen der Kriegsverbrecherprozesse findet in den Jahren 1946 und 1947 der Nürnberger Ärzteprozess statt. Insgesamt sind 23 Ärzte und Medizinfunktionäre angeklagt. Die wenigsten von ihnen zeigen Einsicht oder bereuen. Alle Beteiligten betonen, in einer besonderen Situation nur ihre Pflicht getan zu haben: Es ergehen sieben Todesurteile und sieben Freisprüche. Neun Angeklagte werden zum Teil zu längeren Haftstrafen verurteilt – alle kommen vorzeitig frei. Unter dem Eindruck der Aussagen vor Gericht verabschiedet das Tribunal einen *Nürnberger Kodex* als künftige Richtschnur ärztlichen Handelns. Viele Ärzte, die in medizinischer Funktion an den verbrecherischen Machenschaften des Nationalsozialismus beteiligt waren, können nach dem Krieg in Ost und West ungehindert ihre Karrieren fortsetzen. Zum Teil bekleiden sie noch Jahrzehnte später leitende Positionen in Kliniken und Forschungseinrichtungen.

6 Der Berliner Pathologe Berthold Ostertag sezierte zahlreiche im Rahmen des ‚Euthanasie'-Programms getötete Kinder zu Forschungszwecken
1945

7 Privater Erlass von Adolf Hitler zum Beginn der Aktion T4
1939

8 Die 23 Angeklagten des Nürnberger Ärzteprozesses
1946/47

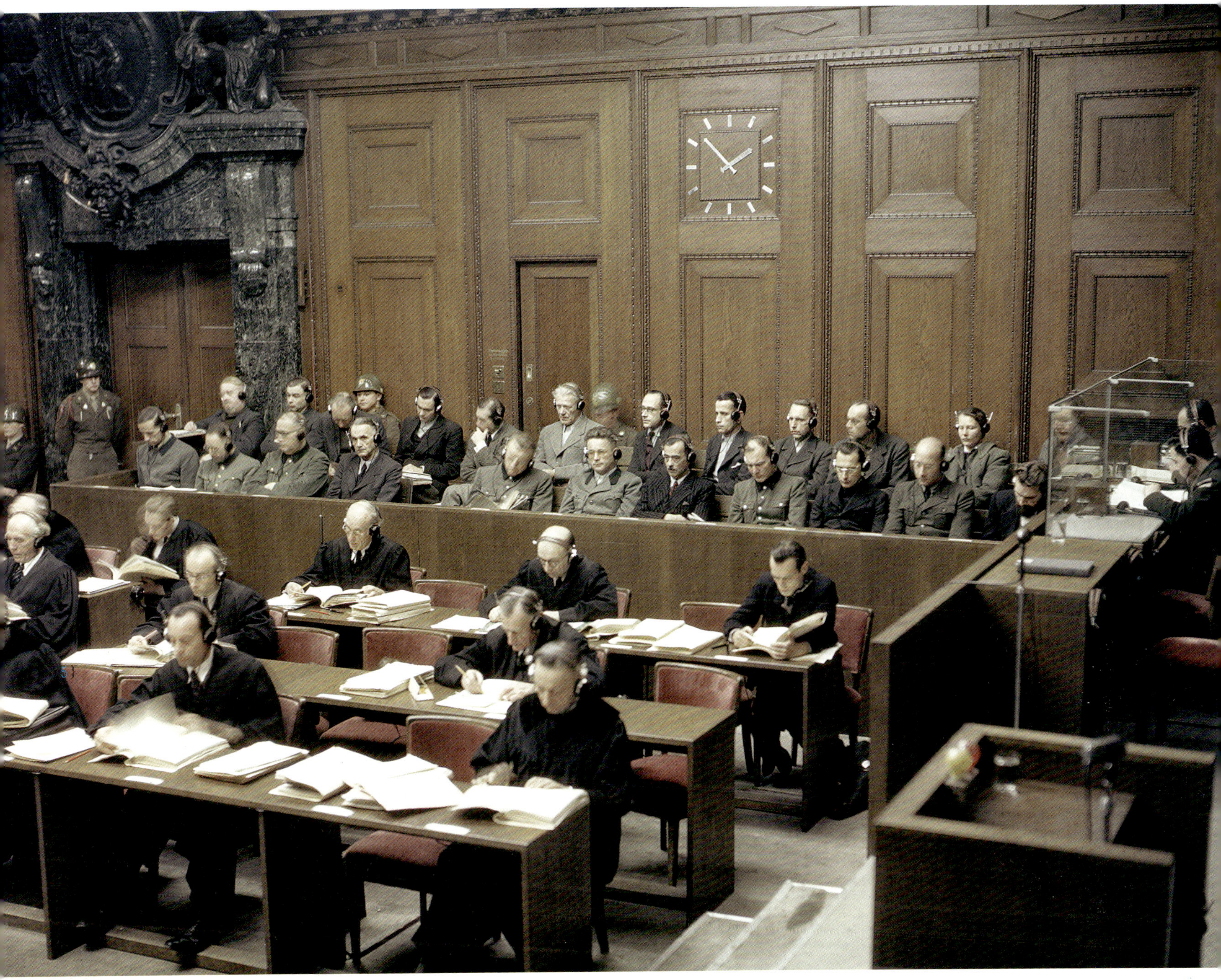

8

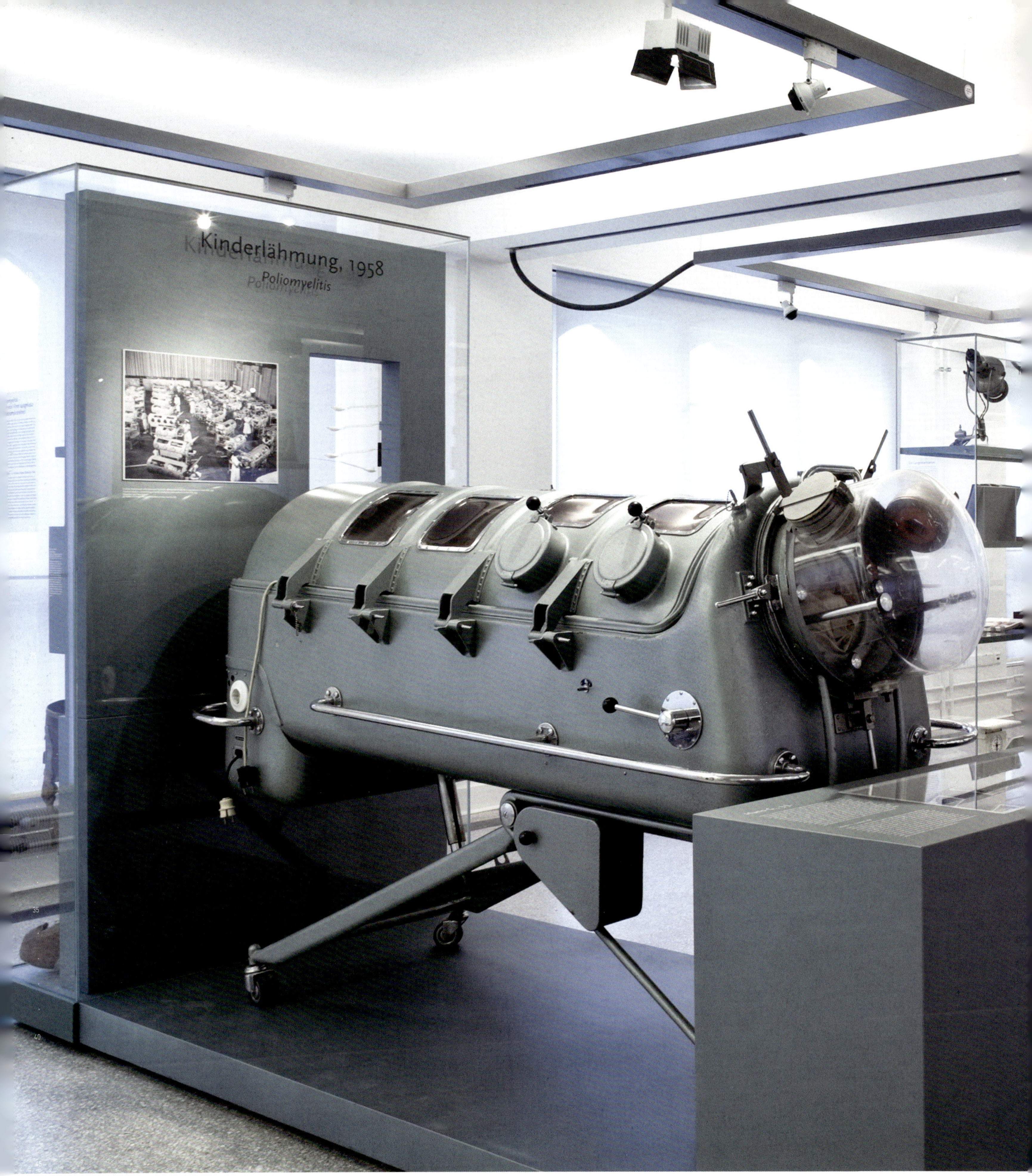
Kinderlähmung, 1958
Poliomyelitis

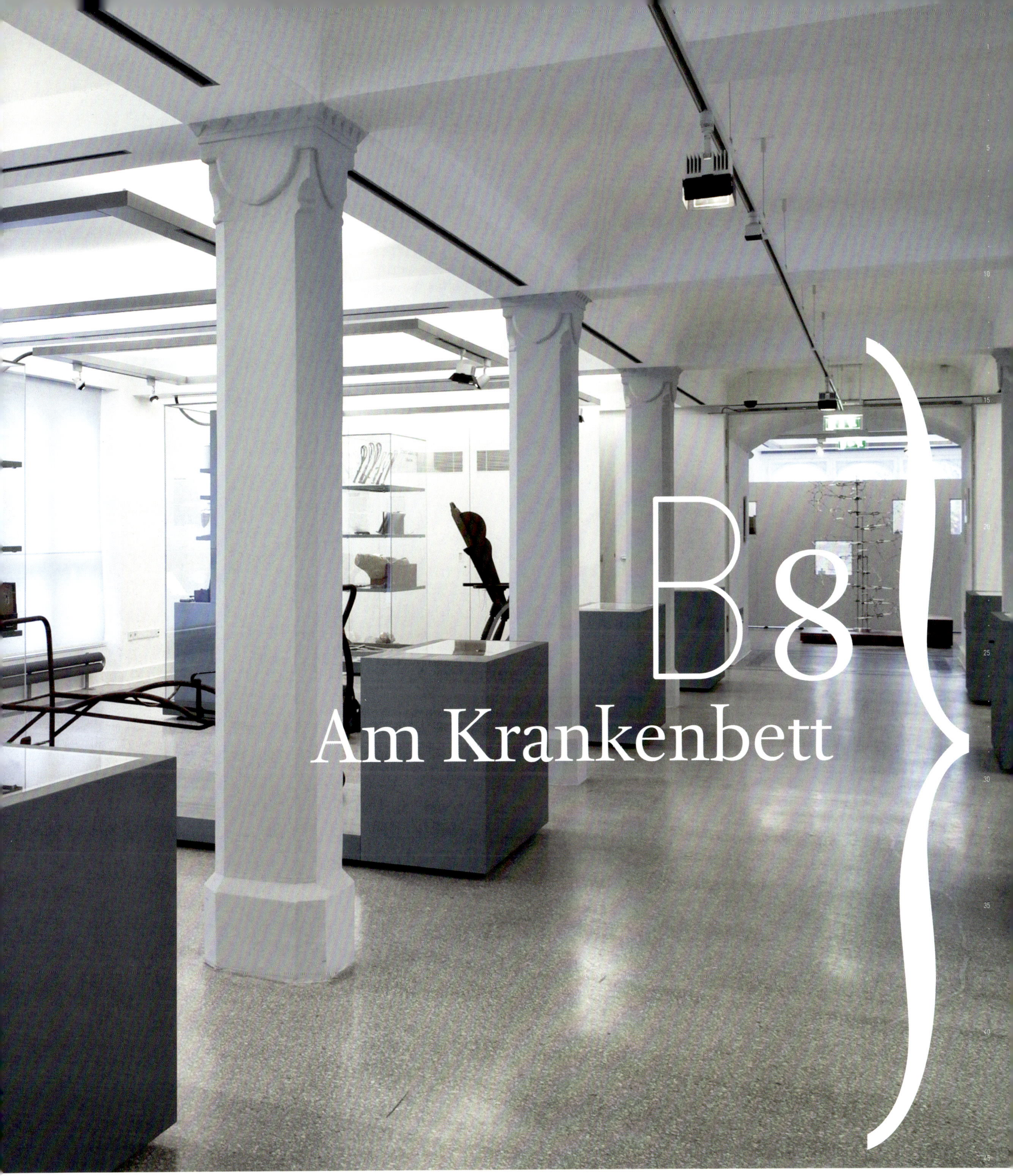

B8 Am Krankenbett

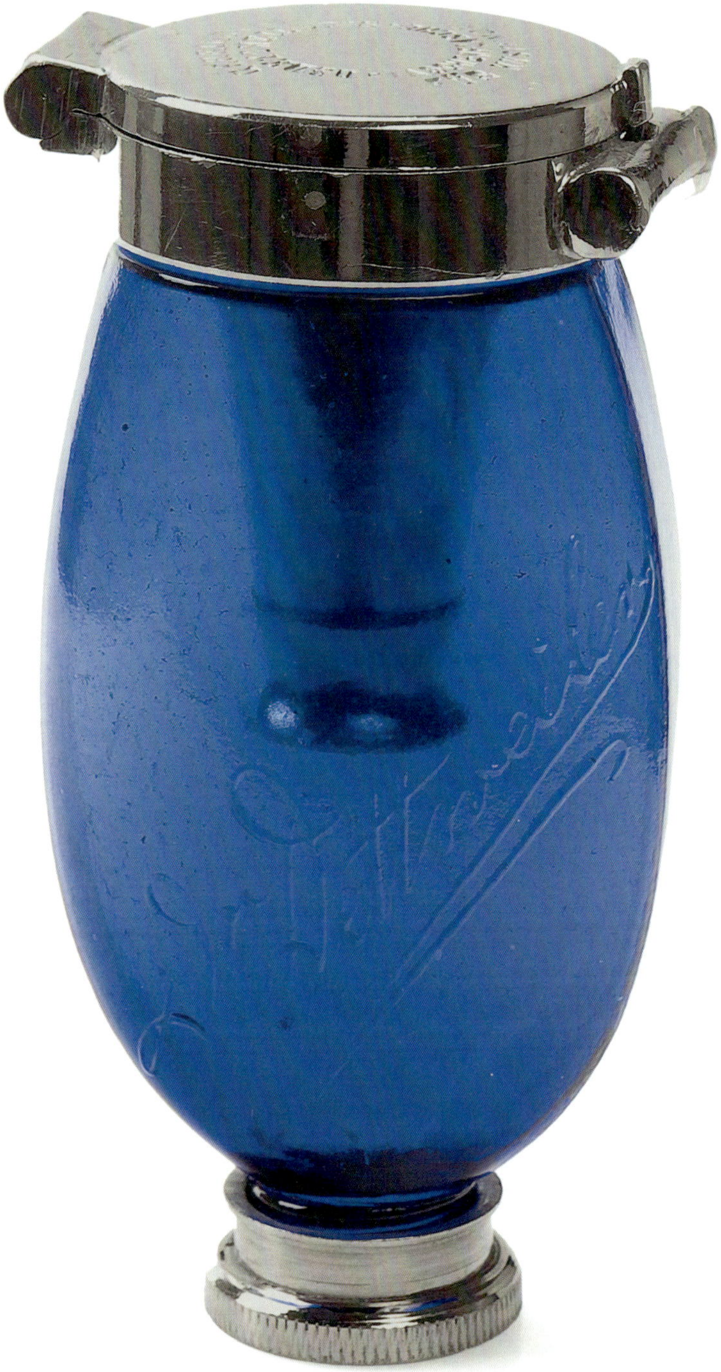

1 Taschenspuckflasche (sogenannter Blauer Heinrich) zum Auffangen des Auswurfs bei Tuberkulose

Dettweiler | nach 1900 | BMM | Inv.-Nr. 2007/192

13

B8 Am Krankenbett

Die Erforschung des menschlichen Körpers, seiner Aktionen und Reaktionen, im Gesunden wie im Kranken, ist die eine Seite der medizinischen Medaille. Die andere zeigt den bedürftigen Menschen, den Kranken. Als Patient wendet er sich an die Akteure der Medizin in ihren Einrichtungen mit der Bitte um Linderung oder gar Heilung von körperlichen oder seelischen Beschwerden. Stets bringen kranke Menschen bestimmte Hoffnungen und Erwartungen mit in eine medizinische Konsultation. Aber nicht nur das, sie haben auch ihre eigene Sicht, ihre eigene Deutung der Krankheitszeichen, die sie an sich wahrnehmen. Und sie verfügen über mehr oder weniger klare Vorstellungen davon, wie dem vermeintlichen Leiden begegnet werden und welche Rolle dabei der aufgesuchte Heiler spielen kann. Damit sind die Patienten stets Kinder ihrer Zeit, letztlich eingebettet in die jeweils gerade vorherrschenden Vorstellungen von dem, was Krankheit ist. Das gilt jedoch ganz und gar auch für ihr Gegenüber, für die Angehörigen der heilenden Zunft, die sich der Kranken annehmen. Auch sie, auch die besten Ärzte und Chirurgen einer Epoche, sind den Denk-, Deutungs- und Handlungsmustern, abgeleitet aus den Modellvorstellungen vom Körper, von Gesundheit und Krankheit ihrer Zeit auf das Engste verhaftet. Ihr Können, gegebenenfalls ihre Meisterschaft beweisen sie in aller Regel darin, wie achtsam sie auf die Zeichen eingehen können, die ihnen ihre Patienten bieten, und wie kreativ und konsistent sie diese innerhalb ihres zeitgebundenen medizinischen Interpretationshorizonts analysieren und daraus schlüssige Behandlungsangebote formulieren können. Letztlich beginnt und endet damit seit Hippokrates' Zeiten jede ernst gemeinte, seriöse und ethisch verantwortete Medizin beim einzelnen Patienten und seiner individuellen Krankengeschichte.

Die Geschichte des Patienten lässt sich an vielen unterschiedlichen Orten verfolgen, etwa im privaten Umfeld des Kranken, an den Stätten seiner Arbeit, in den Sprechstunden der ärztlichen Praxis, aber auch – wie in unserem Zusammenhang – im institutionellen Bereich der Hospitäler, Krankenhäuser, Sanatorien und Kliniken. Stets hat sie mit einer besonderen Schwierigkeit zu kämpfen. Während die Heiler,

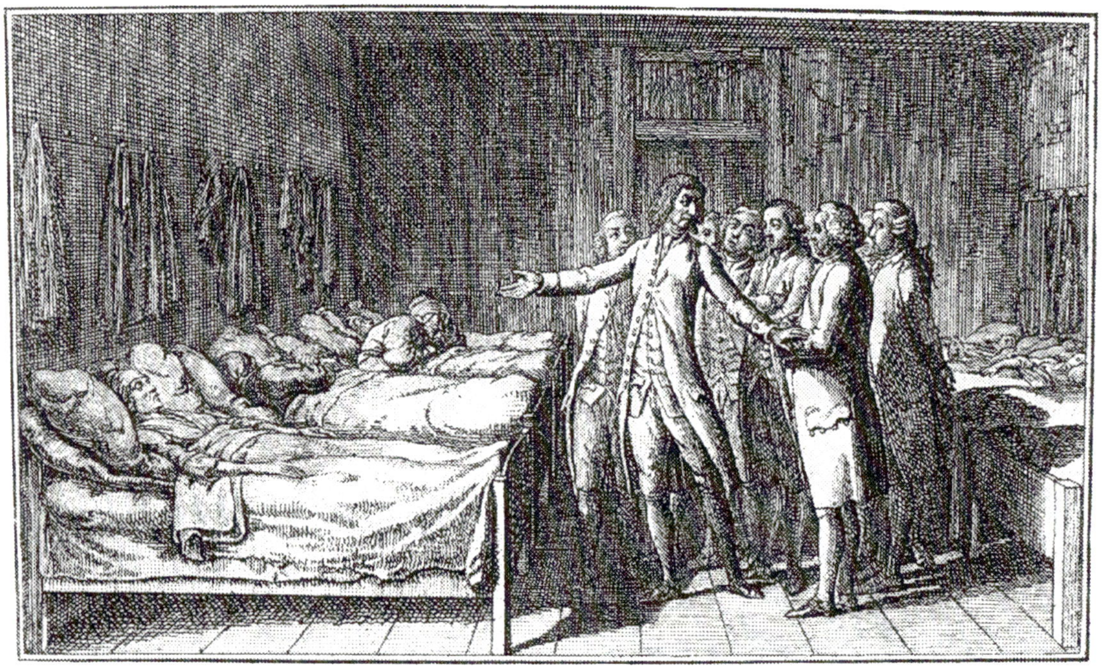

insbesondere akademisch geschulte Ärzte, von jeher gewohnt sind, Spuren ihres Denkens, Handelns und Strebens zu hinterlassen – sei es in Krankenakten, fachlichen Korrespondenzen oder Publikationen –, bleiben die Patienten zumeist historisch leise. Ihnen steht der Sinn nach anderem. Sie leiden unter bestimmten Beschwerden und empfinden Schmerzen. Ihr ganzes Streben richten sie darauf, einen körperlichen oder seelischen Missstand zu beheben und wieder in ein gesundheitliches Gleichgewicht zurückzufinden, das ihnen die Grundlage für das Eigentliche, das Weiterleben ist. Ein Aufzeichnen, ein akribisches Dokumentieren des Prozesses der Genesung liegt in aller Regel nicht im Blickpunkt der Patienten zum Zeitpunkt ihres tatsächlichen Patient-Seins.

Dennoch finden sich auf der Grundlage intensiver Quellen- und Objektrecherchen Patientengeschichten für die verschiedensten Zeiten und Regionen. Patientengeschichte lässt sich schreiben, aber auch ausstellen. In seinem historischen Krankensaal versammelt das Berliner Medizinhistorische Museum der Charité zehn Menschen aus den vergangenen 300 Jahren, die aus sehr unterschiedlichen Gründen eine medizinische Behandlung erfahren haben. Orte des Geschehens sind stets stationäre Einrichtungen – oftmals Kliniken oder Abteilungen der Charité. Für die frühe Zeit erweisen sich die Quellenfunde bisweilen als nicht hinreichend, um die charakteristische Krankengeschichte in der gewünschten konzeptionellen Breite zu erzählen. Daher werden in diesen Fällen die Originaltöne sinn- und zeitgemäß nachempfunden oder es wird auch schon einmal ein ganzer Casus passgenau an die Charité ‚verlagert', wohl wissend, dass Patienten wiederholt mit einem derartigen Leiden am Berliner Krankenhaus behandelt worden sind.

Nicht immer geraten die Menschen freiwillig an die Medizin, nicht immer ist die Therapie erfolgreich. Manche sterben früher oder später doch an den hier vorgestellten Krankheiten. Dennoch offenbart sich in den individuellen Schicksalen eine Schicksalsgemeinschaft, die bei aller Ungleichgewichtigkeit des Patienten-Arzt-Verhältnisses ein gemeinsames Ziel kennt – die Krankheit zu bannen. Ein respektvoller Umgang mit den aufgerufenen historischen Patienten gebietet es, ihre Namen in Ausstellung und Buch zu anonymisieren.

2 Ein Krankensaal in der Charité
1763

3 Krankensaal für Nervenkranke in der Psychiatrischen und Nervenklinik der Charité
1910

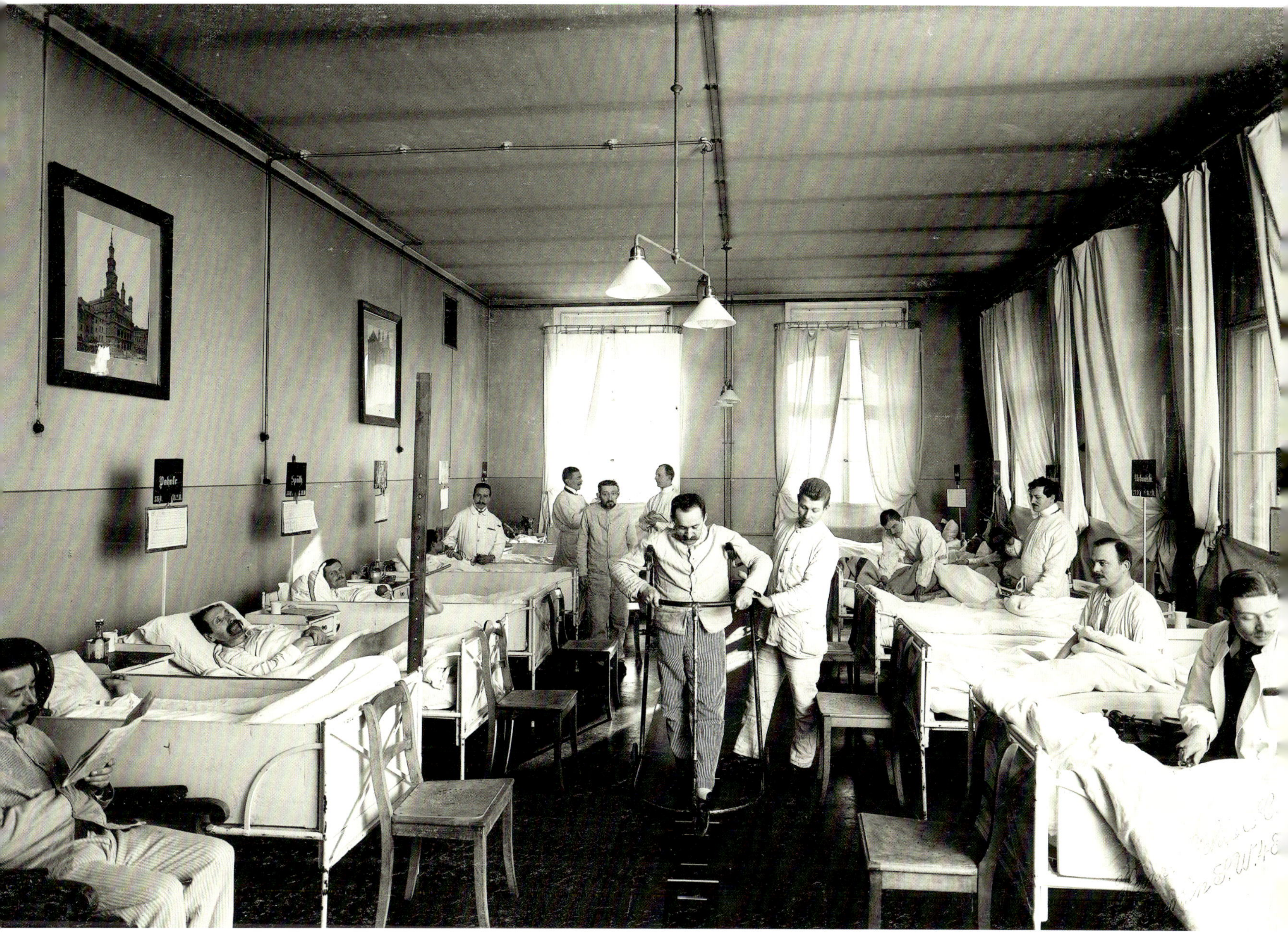

3 }

Dorothea S., 17 Jahre | Schwierige Geburt, 1727

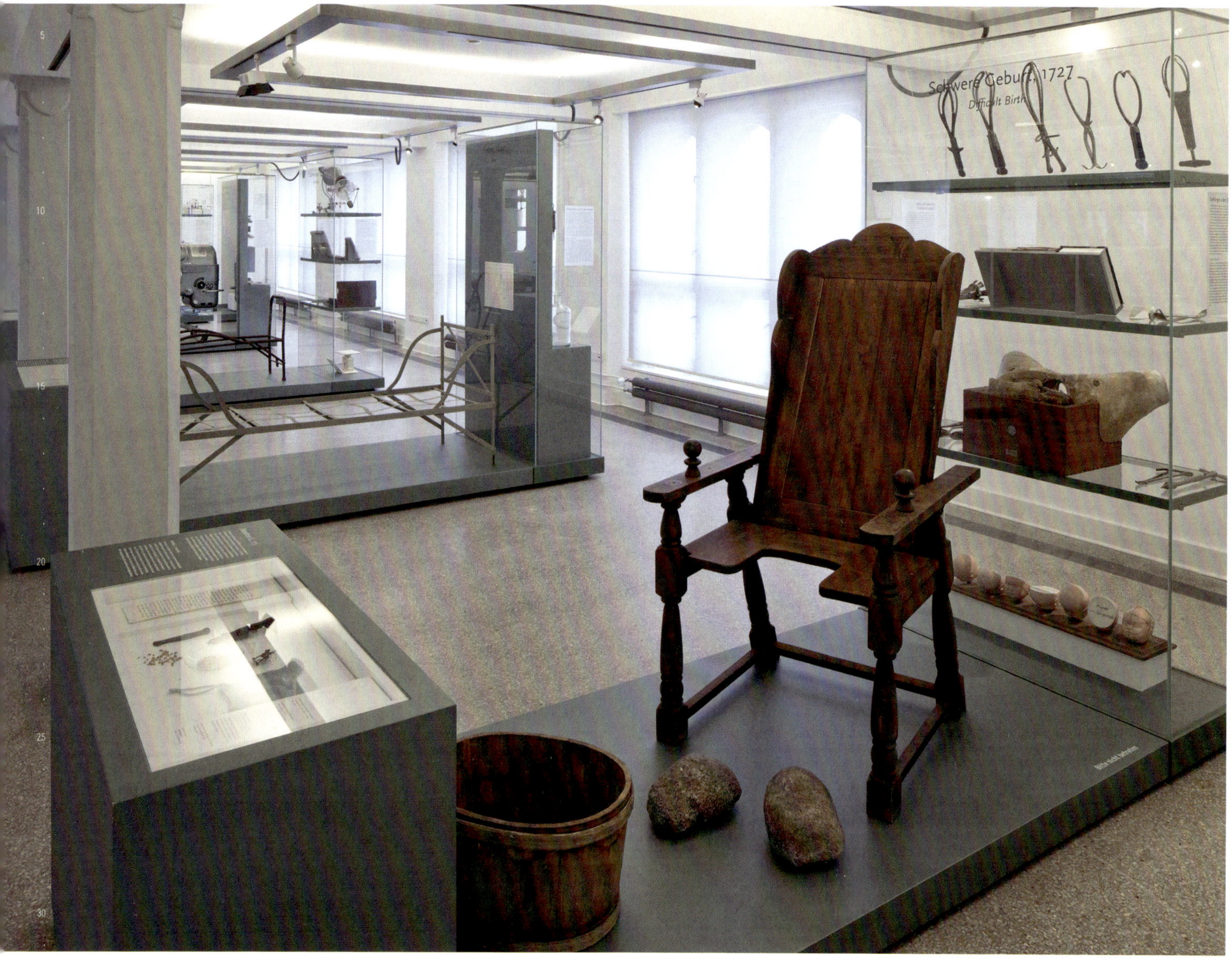

43

Dorothea S. ist schwanger. Seit dem Sommer 1726 verdingt sich die Müllerstochter aus dem Wedding als Prostituierte. Die Berliner Polizei verhaftet sie, weil sie ihr Kind abtreiben will. Im Berliner *Doll- und Arbeitshaus* festgesetzt, wird sie 1727 zur Geburt ihres Kindes in die Charité eingewiesen. Rasch setzen die Wehen ein. Doch die Geburt kommt nicht voran. Das Ungeborene liegt quer. Die beigezogenen Wickelfrauen fordern die Schwangere zum Pressen auf. Ohne Erfolg. Dem dienstältesten Chirurgen an der Charité, Paul Wilhelm Sode, gelingt es schließlich, das Kind innerlich zu wenden und die Entbindung erfolgreich zum Abschluss zu bringen.

5

[…] Als das Drücken und Ziehen begann, kamen die Polizisten. Die Männer brachten mich in die Charité. Doktor Sode, der Chirurg, untersuchte mich. Er meinte, das Kind liege schief. Das könne sich aber noch ändern in den nächsten Tagen. Mit der Geburt sei es noch nicht so weit. Ich kam auf Zimmer 48, in die Schwangerenstube. Endlich ein Bett für mich. Bald wurden die Schmerzen stärker. Die Wickelweiber zogen mich in den Entbindungssaal. Auf dem Gebärstuhl hatte ich Wehen in immer kürzeren Abständen. Pressen sollte ich. Immerzu pressen. Doch es bewegte sich nichts. Die Schmerzen kamen in großen Wellen. Ich biss mir auf die Lippen, krallte mich in die Lehnen. Verlor fast die Besinnung. „Was Gott will erquicken, wird er nicht erdrücken,“ hörte ich die Weiber aus der Ferne. Plötzlich ging alles ganz rasch. Sode stürmte rein. Es tat höllisch weh. Zuerst sah ich die Beine. Dann war mein Kind da […].

4 Bett I mit Gebärstuhl
20. Jh. | Modell nach Welsch (17. Jh.) | BMM | Inv.-Nr. 2007/216

5 Aus dem fiktiven Tagebuch der Dorothea S.
geschrieben 2007

6

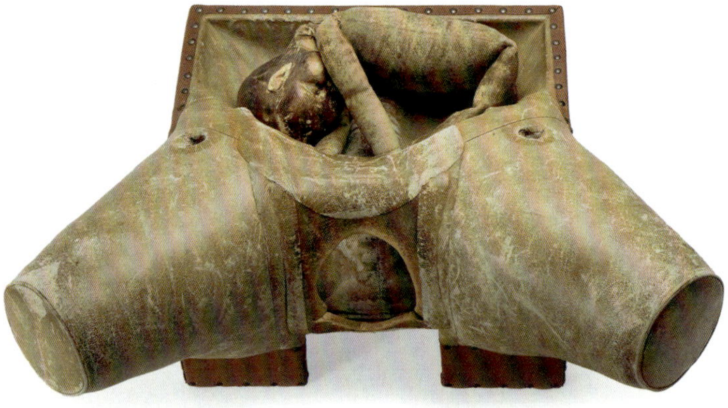

7

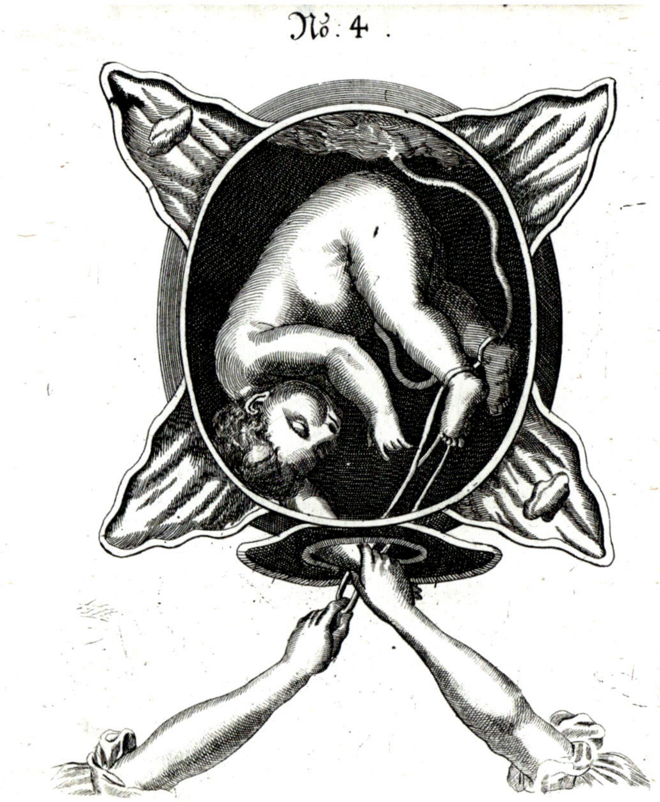

6 Geburtshilfliches Phantom mit Kind in Querlage
1. Hälfte 20. Jh. | Gesundheitsakademie der Charité – Universitätsmedizin Berlin, Schule für Hebammenwesen | o. Inv.-Nr.

7 Innere Wendung durch doppelten Handgriff
Tafel 4 aus: Justine Siegemundin, *Die Königlich-Preußische und Chur-Brandenburgische Hof-Wehe-Mutter* [...], 1752

Die Medizin kann in den 1720er-Jahren auch schwierige Geburten meistern. Steht das Kind normal mit dem Kopf nach unten, der Geburtsvorgang kommt jedoch nicht voran, kann der Gebrauch der Geburtszange hilfreich sein. Liegt das Ungeborene quer, muss eine innere Wendung versucht werden. Ziel ist es, die Füße und die Beine zuerst zu entbinden. Der restliche Körper folgt nach. Manche Hebammen und Geburtshelfer verlassen sich hierbei ganz auf ihre Hände. Sie streichen einen Handrücken mit Fett oder Butter ein, tasten sich mit der Hand in der Gebärmutter bis zu den Füßen des Kindes vor und ziehen diese nach unten. Durch einen gegenläufigen Druck mit der anderen Hand von außen werden Kopf und Rumpf des Ungeborenen nach oben geschoben. Andere, wie etwa der Charité-Chirurg Sode, folgen der Empfehlung der königlich-preußischen Leibhebamme Justine Siegemundin (1636–1705). Sie rät, die Füße in der Gebärmutter mit Seidenschlingen zu fassen. Stirbt das Kind, etwa durch einen langen Geburtsverlauf, liegt es oft im Geburtskanal fest verkeilt. Um das Leben der Mutter zu retten, kann es notwendig sein, das Ungeborene in der Gebärmutter mit speziellen Instrumenten zu zerteilen und zu entfernen.

8

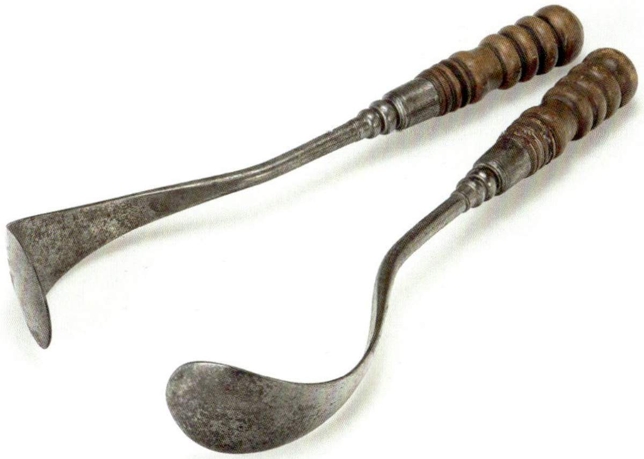

8 **Geburtszange nach Palfyn**
1720 | Centrum für Frauen-, Kinder - und Jugendmedizin, Perinatalzentrum und Humangenetik, Charité – Universitätsmedizin Berlin | o. Inv.-Nr.

9

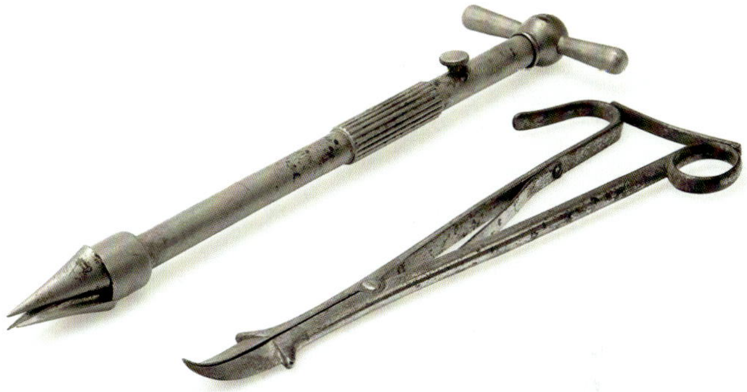

9 **Perforatorien (Geburtsmedizinische Zerteilungsinstrumente)**
18 Jh. | Centrum für Frauen-, Kinder - und Jugendmedizin, Perinatalzentrum und Humangenetik, Charité – Universitätsmedizin Berlin | o. Inv.-Nr.

In der ersten Hälfte des 18. Jahrhunderts verschärfen sich die Spannungen zwischen Hebammen und zunehmend auf den Markt drängenden männlichen Geburtshelfern. Seit Jahrhunderten bilden die Hebammen einen anerkannten medizinischen Berufsstand. Die natürliche Geburt ist ihre Domäne. Ihre Ausbildung, genauer geregelt in Hebammenordnungen, erhalten sie in einer Lehrzeit unter einer erfahrenen *weisen Frau*. Erste Hebammenschulen entstehen 1728 in Straßburg und 1751 an der Charité. Männliche Geburtshelfer bieten sich inzwischen unter der französischen Bezeichnung Accoucheur vor allem als Spezialisten für schwierige Geburten an. Zumeist handelt es sich um Chirurgen, die es gewohnt sind, mit Instrumenten zu hantieren. Die stärkere Verbreitung der Geburtszange ab 1721 leistet der Entwicklung Vorschub. An der Charité hat der König, der an Nachwuchs für sein wachsendes Heer interessiert ist, eine Wöchnerinnenstube und einen Entbindungsraum für arme ledige Mütter einrichten lassen. 1733 gibt es im Krankenhaus überdies je ein Zimmer für die Hebamme und den Accoucheur.

Adam Heinrich L., 35 Jahre | Hautgeschwulst, 1746

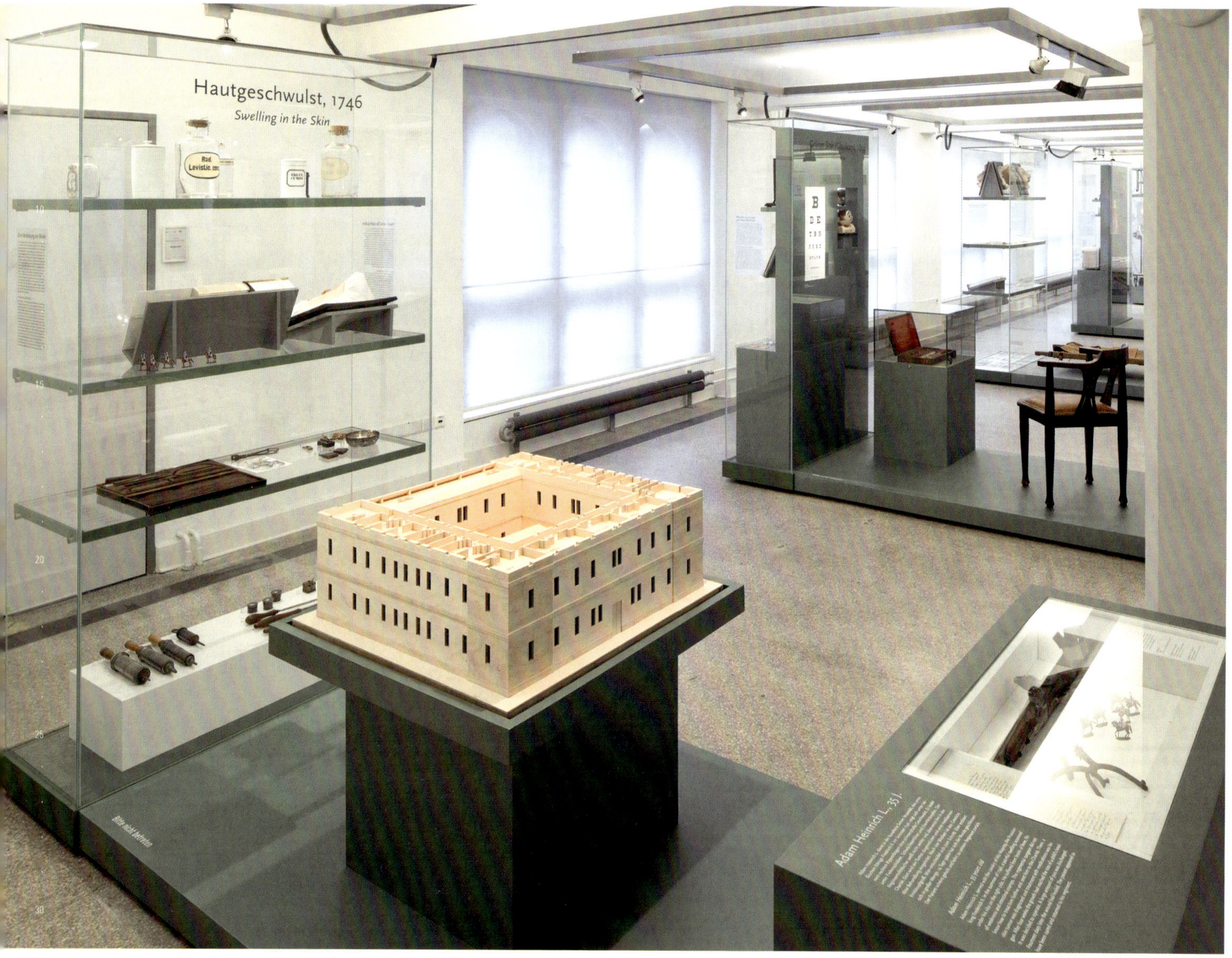

Adam Heinrich L. dient in der Kavallerie Seiner Majestät, des preußischen Königs Friedrich II. Im Sommer 1746 zeigt sich unter seinem rechten Rippenbogen eine schmerzhafte Geschwulst. Er leidet unter Fieberschüben, Schwächeanfällen und Darmkrämpfen. Der Regimentsfeldscher weiß nicht weiter und überweist ihn in die Charité. Dort wird ein Tumor diagnostiziert und eine medikamentöse Behandlung eingeleitet. Nach vier Wochen ist das Gewächs kindskopfgroß. Man entscheidet sich zum Schnitt. Eiter entleert sich in großer Menge. 14 Tage später hat sich die Wunde geschlossen. Der Patient scheint geheilt und kehrt zu seinem Regiment zurück.

11 }

[...] Ich habe mit den verordneten Blähungs- und Zerteilungs-Tropfen bis gestern fortgefahren, und lediglich am Sonnabend beim rauen Wetter und bei oftmaliger Öffnung der Thüren einigen Frost doch ohne Hitze bemerket. [...] Nachdem ich nun gar nichts Fiebriges mehr an mir verspüre, habe ich heute morgen in Gottes Namen mit dem Kräuter- oder Laxierwein angefangen und auch ohne die geringste Incommodität oder Grimmen einen dreimaligen Effekt davon gehabt. [...] Anlangend den Knoten an der Seiten, so ist selbiger gar nichts kleiner geworden, er hat sich aber so in die äußern Theile gezogen, daß er nicht nur eine Erhöhung abgiebet, sondern sich auch so anfühlen läßet, als wenn nichts als die äußere Haut darüber gienge. Er ist auch zu Zeiten ganz weich, zu Zeiten aber wieder etwaß hart anzufühlen, welches jederzeit mit großer Empfindlichkeit geschiehet, auch sonderlich gegen Abend ziemliche Schmerzen verursachet. Darauß schließe ich nichts anderes, als daß die verordneten Kissen und Pflaster ihren guten Effect zur Zertheilung thun, doch verspüre noch beständig den gewöhnlichen Durst und eine starcke Mattigkeit. Auch will der Urin seit zwei oder 3 Tagen sich etwaß blasser zeigen [...].

10 } Bett II mit Modell der Charité, 1768
2007 | Danyel Riedel und Helmut Martin Lutsch | ca. 1:50 | BMM | Inv.-Nr. 2007/217

11 } Fiktiver Krankenbericht des Adam Heinrich L. unter Verwendung des Briefes eines reichsfreien Ritterhauptmanns vom 12. Oktober 1746
geschrieben 2007

12}

13}

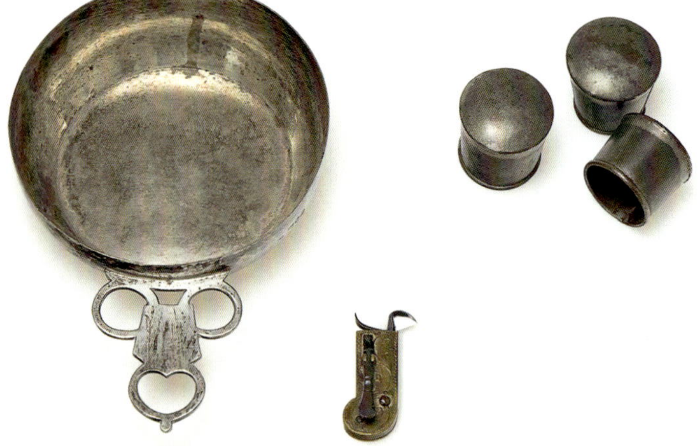

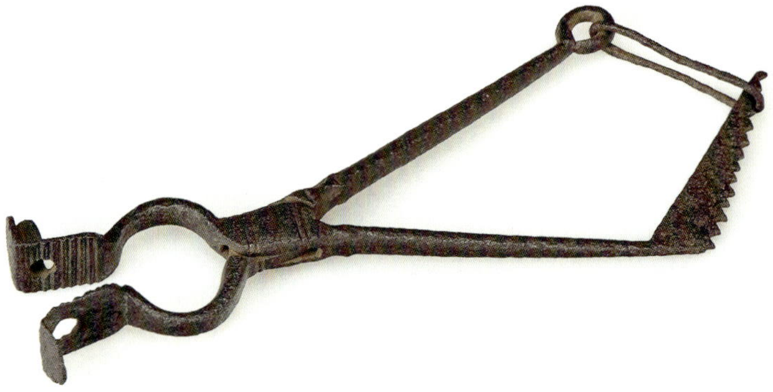

12} Aderlass-Schale
Deutsches Medizinhistorisches Museum Ingolstadt | Inv.-Nr. 97/117

Aderlass-Schnäpper und Schröpfköpfe
18. Jh. | Germanisches Nationalmuseum Nürnberg | Inv.-Nr. WI 2075, 2069-2071

13} Harrseilzange mit Sägeschloss
17. Jh. | Karl-Sudhoff-Institut, Leipzig | Inv.-Nr. 0192

Auch wenn der Fall des Adam Heinrich L. aufgrund der spärlichen Überlieferung aus anderen Quellen konstruiert wurde, haben sich ähnlich gelagerte Fälle auch so in der Charité abgespielt: Zunächst wird der Patient gründlich untersucht. Dabei findet sich unter dem rechten Rippenbogen eine Geschwulst, die in Richtung Nabel zieht. Der Tumor ist hart und druckschmerzhaft. Der Patient leidet unter Fieberschüben, Durst und Blähungen. Die Diagnose lautet: Verhärtung der Bauchdecke. Als Ursache gelten eine Schwächung der Eingeweide sowie eine Verdickung des Blutes. Die Therapie richtet sich darauf, das Fieber zu mildern, die Geschwulst im Körper aufzulösen und die zerteilten Massen auszuleiten. Medikamente werden innerlich in Pillen- und Pulverform, äußerlich über Pflaster und aufgelegte Kissen verabreicht. Die Beschwerden klingen zunächst ab, der Tumor nimmt jedoch an Größe zu. Nach vier Wochen entschließt man sich zum Schnitt. Es fließt viel Eiter ab, mit Blut vermischt. Die Wunde wird gesäubert und verbunden. 14 Tage später hat sich die Haut verschlossen. Dennoch bleibt eine Härte tastbar, sodass erwogen wird, mit dem Brenneisen an der rechten Wade eine künstliche Wunde, eine sogenannte Fontanelle, zu setzen. Sie könnte den üblen Körpersäften einen anderen Abfluss verschaffen. Schließlich siegt die Hoffnung, dass die Natur sich selber hilft und die Restgeschwulst bezwingt.

14}

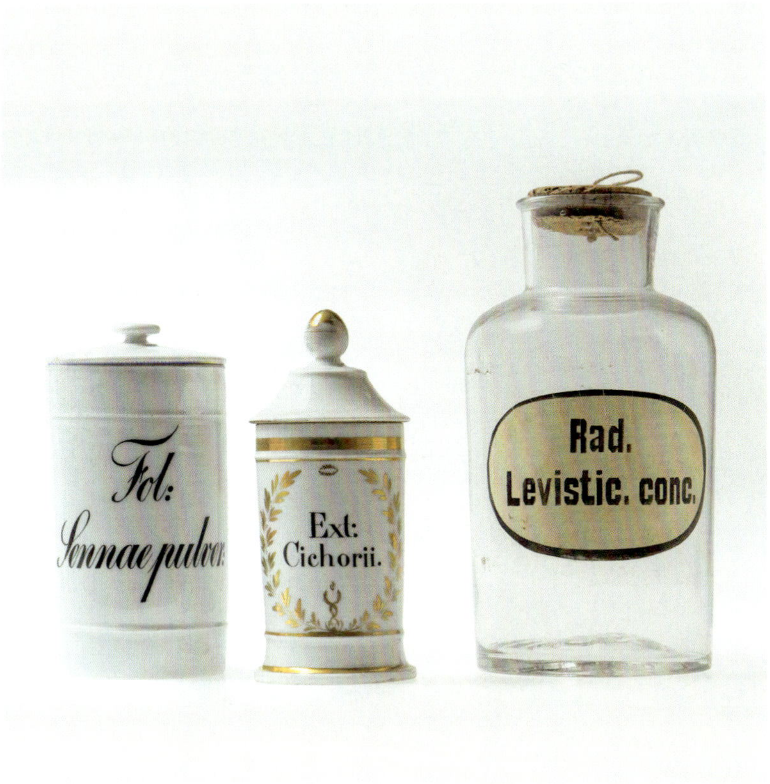

15}

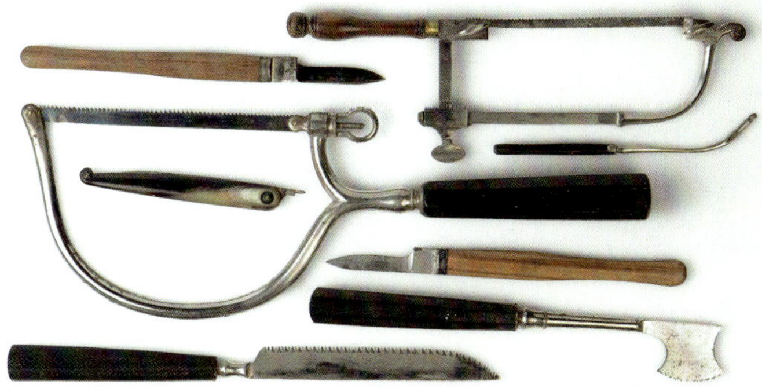

14} **Zutaten für einen Laxierwein (Abführgetränk)**
19. und 20. Jh. | Deutsches Apotheken-Museum | Inv.-Nr. IIB0002, IIB0335, IIA1899

15} **Chirurgisches Instrumentar**
18. Jh. | Medizinhistorisches Museum der Universität Zürich | Inv.-Nr. 3385

Mitte des 18. Jahrhunderts gilt die Haut in der Medizin noch nicht als eigenständiges Organ. Äußerliche Veränderungen werden vielfach als Zeichen krankhafter Prozesse im Körperinneren gedeutet. Unter der Haut fließen nach alter Vorstellung Körpersäfte (allen voran das Blut), die sich zersetzen und verdichten können. Eine Ablagerung in der Körpertiefe oder in der Haut rufen Beschwerden und Krankheit hervor. Ziel jeder Kur ist die Auflösung und Ableitung der verdorbenen Materie sowie die Wiederherstellung des Säftegleichgewichts. Hierzu kennt und nutzt die Medizin einen reichen Arzneimittelschatz, setzt aber auch auf stärker eingreifende Verfahren: Die Patienten werden zur Ader gelassen und geschröpft. Fontanellen werden gesetzt; eingestreute ätzende Substanzen produzieren einen guten Eiter. Dem gleichen Ziel dient das Anlegen eines Haarseils. Dabei wird mit einer speziellen Zange eine Hautfalte gefasst, eine Nadel eingestochen und ein Leinenstreifen in der Wunde platziert. Abführmittel und Klistiere befördern den Stuhlgang. Kranke mit ansteckenden Leiden sollen in warmen, abgedichteten Räumen schwitzen und Geschlechtskranke durch die Einnahme von Quecksilber große Speichelmengen produzieren.

Friedrich August W., 28 Jahre | Fieber, 1844

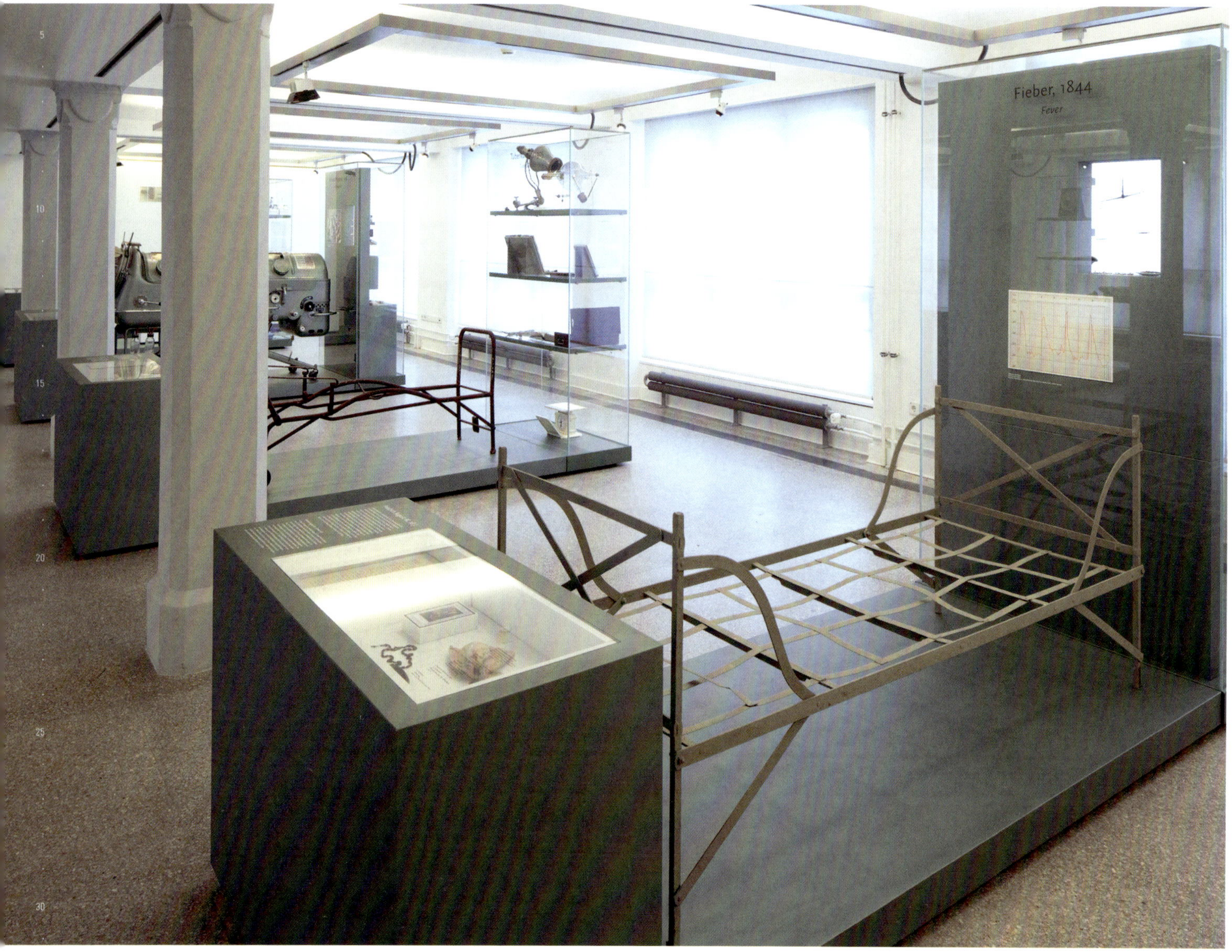

16

Friedrich August W. übersiedelt 1839 mit 23 Jahren aus seiner Geburtsstadt Sankt Miel an der Swist nach Berlin. Der kräftig gebaute Arbeitsmann ist viel an der frischen Luft. Am 6. Oktober 1844 erkrankt er schwer. Bewährte Hausmittel helfen nicht. Am 11. Oktober wird W. in die Charité eingewiesen. Erster Befund: Rheumatisch-gastrisches Fieber. Trotz der verabreichten Brech- und Abführmittel und dem Ansetzen von Schröpfköpfen geht es ihm immer schlechter. Der behandelnde Arzt, Dr. Eduard Wolff (1794–1878), stellt eine neue Diagnose: Wechselfieber, Febris intermittens. Wolff versucht mit allerlei Medikamenten, der Anwendung von Klistieren und schließlich sogar mithilfe des Elektromagnetismus, seinem Patienten zu helfen. Nach 278 Tagen wird W. am 16. Juli 1845 als geheilt entlassen. Am 20. März 1848 zwingt ihn ein heftiger Rückfall zur Rückkehr ins Krankenhaus, das er nicht mehr lebend verlässt. Er stirbt am 10. Juli 1850.

17

Oh Heiliger Georg, Schutzpatron meiner Heimatstadt Miel und aller Fieberkranken, hilf! Viele Wochen bin ich nun schon in der Charité und mir geht es schlecht. Alle paar Tage kommt das Fieber. Erst friere ich zum Gotterbarmen und dann diese Hitze und die Übelkeit und die Schwäche. Mein Arzt, Dr. Wolff, sprach mir Mut zu. Chinin heißt das Zaubermittel. Aber es scheint bei mir einfach nicht zu wirken. Brech- und Abführmittel und wieder eins zum Stopfen; Belladonna und Minzöl; Rizinus und Schwefelsäure, Eisenkarbon und Salmiak […] Ich frage schon nicht mehr, schlucke alles tapfer, mache alles ohne Klagen mit – auch das Schröpfen und die Einläufe mit der großen Spritze. Als gar nichts half, gab man mir von der Fowlerschen Lösung. Franz im Nebenbett erklärte, das wäre Arsen – ein arges Gift! Und das brannte im Hals, im Bauch, und ich bekam wegen der Krämpfe gar nichts mehr herunter und mein Kopf tat entsetzlich weh. Allein, es sollte noch schlimmer kommen: Man schloss mich an den Elektromagnetismus-Apparat an – so ein neumodisches Ding zur Nervenheilung, denn es kommt alles von den Nerven, sagt Dr. Wolff. Aber da war all mein Mut aufgebraucht: Ich wehrte mich und jammerte wegen der heißen Schläge, die da herauskamen – ich wand mich in Krämpfen und bekam Schüttelfrost und dann wieder Hitze. Zehn Tage lang versuchte man es immer wieder, bis ich mich vor lauter Erschöpfung nicht mehr auf den Beinen halten konnte.
Nun soll morgen eine letzte Probe mit viel Chinin gemacht werden. Heiliger Georg, ich bitte Dich inständig: Mach, dass es diesmal klappt.

16 Bett III mit Preußischem Militärbett
19. Jh. | Pommersches Bettenmuseum, Peenemünde | o. Inv.-Nr.

17 Fiktive Krankheitsschilderung des Friedrich August W.
geschrieben 2007

18

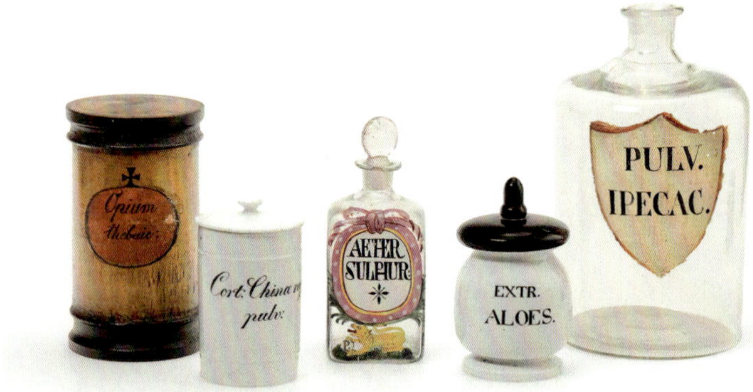

19

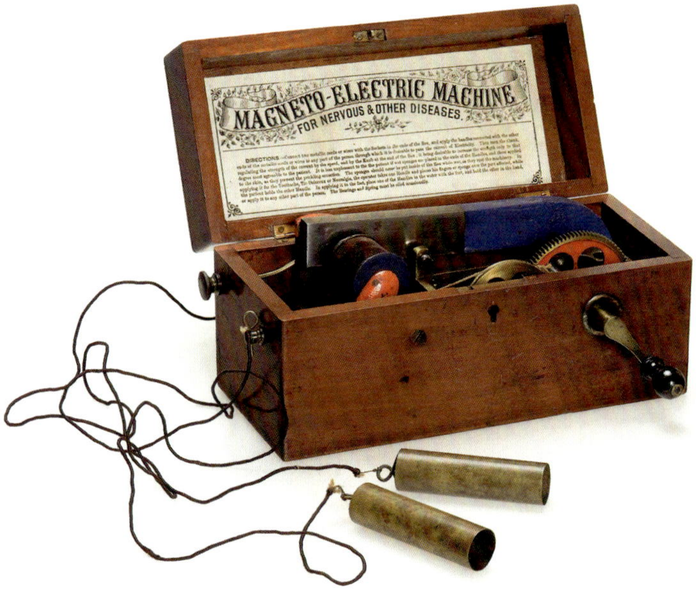

18 Abführende, stopfende, stärkende, anregende und fiebersenkende Medikamente oder Rezepturbestandteile
19. Jh. | Deutsches Apotheken-Museum, Heidelberg | Inv.-Nr. IIG0165, IIB0009, IIA0906, IIB0201, IIA0506

19 Elektrisiermaschine
letztes Drittel 19. Jh. | BMM | Inv.-Nr. 2007/155

Der Charité-Arzt Dr. Wolff diagnostiziert bei seinem Patienten Friedrich August W. zunächst ein rheumatisch-gastrisches Fieber. Da das Fiebermessen mit Hilfe eines Thermometers erst Jahre später üblich wird, konstatiert er lediglich ein abnormes Glühen des Körpers. Routinemäßig behandelt er W. nach der Lehre von den Körpersäften mit ausleitenden Verfahren: Schröpfen, Brechmittel, Klistiere. Nach einigen Tagen ist jedoch eine Periodik erkennbar: Der Patient bekommt einen Fieberanfall, ist am nächsten Tag fieberfrei, der Anfall wiederholt sich am darauffolgenden Tag: Wechselfieber, genauer Febris intermittens. Gegen diese Krankheit gibt es zu jener Zeit bereits seit Längerem ein wirkliches Heilmittel: Chinarinde, Chinin. Aber die probate Arznei scheint zu versagen. Nun versucht es der Arzt mit verschiedenen Medikamenten, die er vor dem Hintergrund seines reichen Erfahrungsschatzes für hilfreich hält: allerlei Kräutermischungen, Abführ-, Stärkungs- und fiebersenkende Mittel. Als nichts hilft, greift er – wenn auch ungern – zur Fowler'schen Lösung, einer einprozentigen Arsenmixtur mit Lavendelgeschmack, die W. aber zusätzlich schwächt. Auch sein Versuch, die Lebenskraft des Patienten mithilfe des elektrischen Stroms zu stärken, scheitert. Erst die erneute Gabe von nun höheren Dosen Chinin bringt Friedrich August W. die (vorläufige) Heilung.

20}

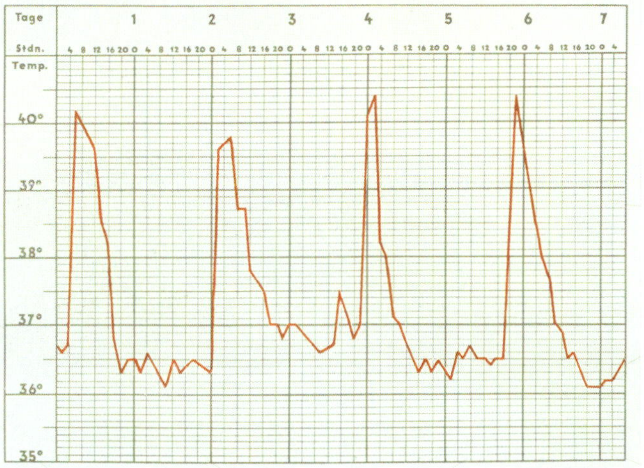

21}

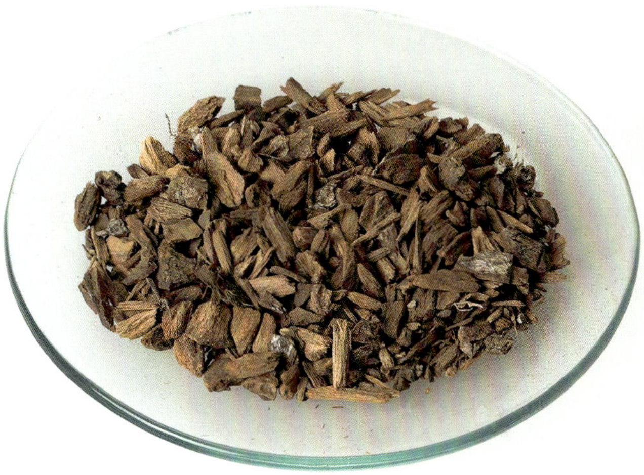

20} **Fieberkurve bei Malaria**
Reproduktion aus: Lehrtafel ‚Malaria', Stiftung Deutsches Hygiene-Museum Dresden, 1955-1990

21} **Chinarinde**
2010 | BMM | Inv.-Nr. 2010/358

Hinter der Bezeichnung Wechselfieber (*Febris intermittens*) verbirgt sich von alters her bei den meisten Patienten die Malaria, vom italienischen ‚mala aria' – schlechte Luft. Die auch als Sumpffieber bezeichnete Krankheit ist vor allem in feuchten Gegenden verbreitet. Im 19. Jahrhundert erkranken die Menschen auch in Mitteleuropa häufig an Malaria. In der Charité werden viele an Wechselfieber leidende Patienten behandelt. Heute ist die Malaria eine meldepflichtige Tropenkrankheit. Bekannt ist inzwischen, dass sie von einzelligen Parasiten der Gattung Plasmodium hervorgerufen und durch den Stich einer weiblichen Stechmücke der Gattung Anopheles übertragen wird. Jährlich erkranken etwa 350 bis 500 Millionen Menschen. Die Symptome der Krankheit sind meist hohes und je nach Erregertyp alle zwei oder drei Tage regelmäßig wiederkehrendes Fieber mit Schüttelfrost, Beschwerden des Magen-Darm-Traktes und Krämpfen. Für die Behandlung gibt es bereits früh ein wirksames Mittel. Um 1640 bringen Mönche mit dem *Jesuitenpulver* ein erstes Heilmittel gegen Malaria aus Peru mit nach Europa. Das Pulver wird aus der Rinde der Cinchona-Pflanzen gewonnen – Chinarinde – und Chinin genannt. Die Isolation der Wirksubstanz gelingt um 1820. Heute stehen weitere hochwirksame Medikamente zur Vorbeugung und Behandlung der Erkrankung zur Verfügung.

Wilhelmina M., ca. 25 Jahre | Glaukom, 1859

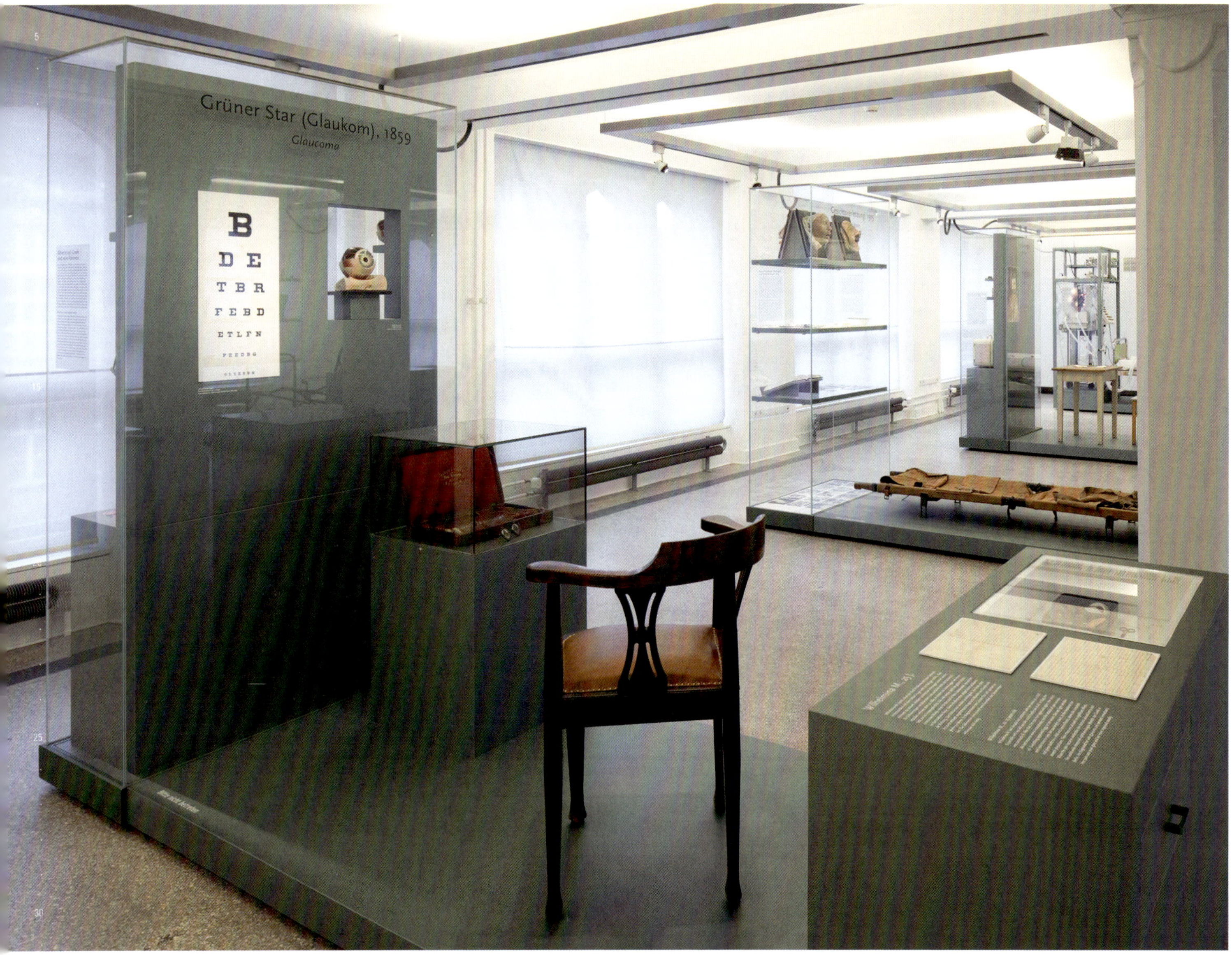

22

Wilhelmina M. hatte schon als Kind Probleme mit ihrer Sehkraft. Insbesondere mit dem linken Auge sieht sie fast gar nichts. 1849 erkrankt sie schwer, seitdem schmerzen ihre Augen immer wieder. Ihr Sehvermögen verschlechtert sich zunächst nicht; die Schmerzattacken nehmen aber zu. Alles erscheint vor ihren Augen wie vernebelt; sie ist lichtempfindlich, hin und wieder sieht sie grelle Farben. Inzwischen Mutter eines Kindes und in Rom beheimatet, konsultiert sie dort mehrere Ärzte. Deren Maßnahmen zeigen keine andauernde Wirkung. Die Schmerzen werden unerträglich. Die Ärzte raten ihr, zum weltweit angesehenen Augenarzt Albrecht von Graefe (1828-1870) nach Berlin zu fahren. Er diagnostiziert den Grünen Star und operiert sofort. Die Schmerzen sind schnell verschwunden, das Sehvermögen verbessert sich stetig. Wilhelmina M. bleibt über vier Monate in Berlin. Zurück in Rom, kann sie nun besser lesen als die Jahre zuvor, die Schmerzen kehren nicht wieder.

23

Seit meiner Kindheit litt ich an den Augen. Die damals befragten Ärzte erklärten es für scrophulösen Andrang des Blutes nach den Augen und verordneten mir fast nichts. […] im Jahre 1859 zog ich mir durch eine starke Erkältung eine Entzündung im linken Auge zu. Der herbei gerufene Arzt verordnete Blutegeln und spanische Fliegen und nach Verlauf von 10 Tagen besserte es sich. Das rechte Auge war ganz verschont geblieben. Aber am Abend des 12ten Tages bemerkte ich eine leichte Verschleierung desselben. […] auch hatte ich leichte Schmerzen und ein geströmmtes Gefühl im Auge. Von Stunde zu Stunde steigerten sich die Schmerzen tief in den Kopf hinein, rings um das Auge herum und in den Augenhöhlen hatte ich ein furchtbares Reißen. […] Die Wahrnehmung der Farben hatte ganz aufgehört, gelb und weiß waren vollständig identisch, blau, roth, grün erschienen mir wie ein schmutziges Grau. Die nahen Gegenstände waren so verkleinert, als ob ich sie durch eine mir unscharfe Brille betrachtete; […] Vor dem geschlossenen Auge sah ich die blendensten Farbenspiele, gelb, blau, violett. […] Das Feld in der Mitte war stets schwarz, […] Der herbei gerufene Arzt gab mir vor allem anderen Beruhigungsmittel für die Nerven, […] auf Rath meiner Ärzte [consultierte] ich v. Gräfe. […] Hier erfuhr ich, daß das bei mir ausgebrochene Übel der grüne Staar sei. […] Die Operation gelang glänzend, die Nachkur verlief glücklich und nach 3 Wochen wurde ich aus der Klinik entlassen. […] Schon nach kurzer Zeit bemerkte ich zu meinem freudigsten Erstaunen, wie das operirte Auge sich kräftigte; […] Jetzt sind seit der Operation 1¼ Jahr verflossen und ich bin zu dem Resultate gekommen, daß ich jede nicht zu feine weibliche Handarbeit machen und jedes nicht zu klein gedruckte Buch ohne Beschwerde, ja selbst längere Zeit lesen kann, […] Schmerzen und Farbenspiele vor dem geschlossenen Auge habe ich nie mehr gehabt, wie auch das gespannte, drängende Gefühl im Augapfel ganz aufgehört hat. Das neue Leben, das vor mir liegt durch die sich mehrende Sehkraft, danke ich der tiefen Wissenschaft und Kunst unsers berühmten Gräfes, er ist ein von Gott gesandter Helfer für die leidende Menschheit! […]

22 Bett IV mit Brillenkasten und Probierbrille
um 1860 | Paetz Flohr, Berlin | BMM | Inv.-Nr. 2007/128

23 Bericht von Wilhelmina M. über ihre Krankheit
Rom, den 20. November 1860

24 }

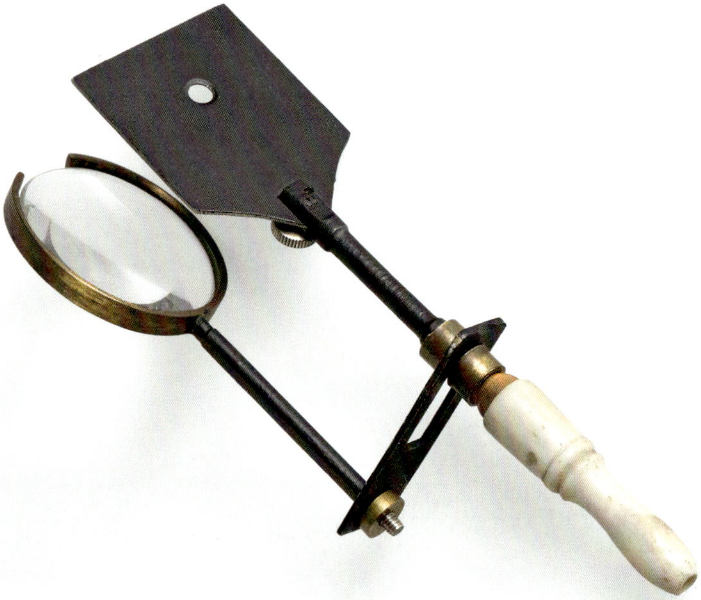

25 }

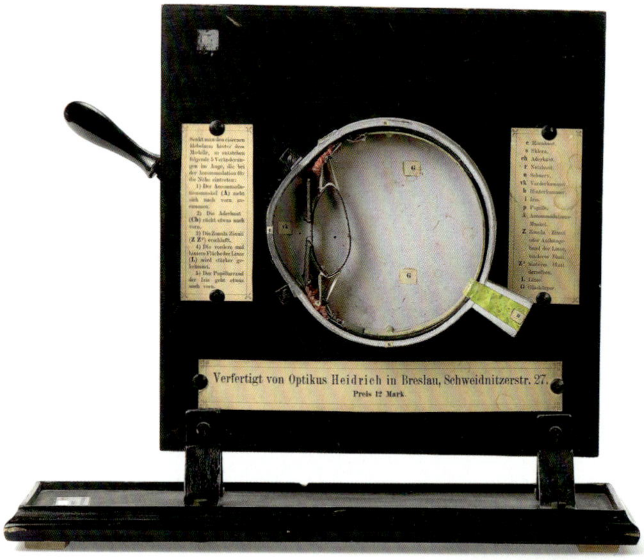

24 } Albrecht von Graefes bevorzugter Augenspiegel nach Coccius
nach 1853 | Medizin- und Pharmaziehistorische Sammlung der Christian-Albrechts-Universität, Kiel | Inv.-Nr. 2007-005

25 } Querschnittsmodell durch das menschliche Auge mit Darstellung der vorderen und hinteren Augenkammer
um 1900 | Johannes-Müller-Institut für Physiologie, Charité – Universitätsmedizin Berlin | Kat.-Nr. 4.10

Der junge Berliner Augenarzt Albrecht von Graefe (1828–1870) gilt schon Anfang der 1850er-Jahre als Koryphäe in seinem Fach. Er operiert geschickt, bildet sich stetig weiter, forscht und entwickelt neue Behandlungsmethoden. Die Menschen strömen in seine Klinik; um 1860 behandeln er und seine Assistenten jährlich etwa 50.000 Patienten. 1857 übernimmt von Graefe eine der beiden städtischen Augenarztstellen für arme Menschen in Berlin, 1862 auch die zweite. Wie Wilhelmina M. kann er auch vielen anderen Patienten helfen. Frau M. sucht den Arzt erstmalig 1855 auf, unter seiner Behandlung verbessert sich ihr Leiden aber nur kurzfristig; die Schmerzen kommen bald wieder. Als sie während eines akuten Glaukomanfalls 1859 erneut zu ihm geht, hat von Graefe in der Zwischenzeit eine neue Methode der Behandlung des Grünen Stars entwickelt: die Iridektomie. Um die Ursache der Erkrankung, eine Erhöhung des Augeninnendrucks, zu beheben, nimmt er an der Peripherie der Regenbogenhaut (Iris) einen kleinen Schnitt vor. Über dieses Loch kann die überschüssige Flüssigkeit zirkulieren und es kommt zu einem Druckausgleich zwischen Vorder- und Hinterkammer. Zu Zeiten Wilhelmina M.s führte ein Glaukom über kurz oder lang zur Erblindung. Von Graefe machte es erstmalig behandelbar.

26 }

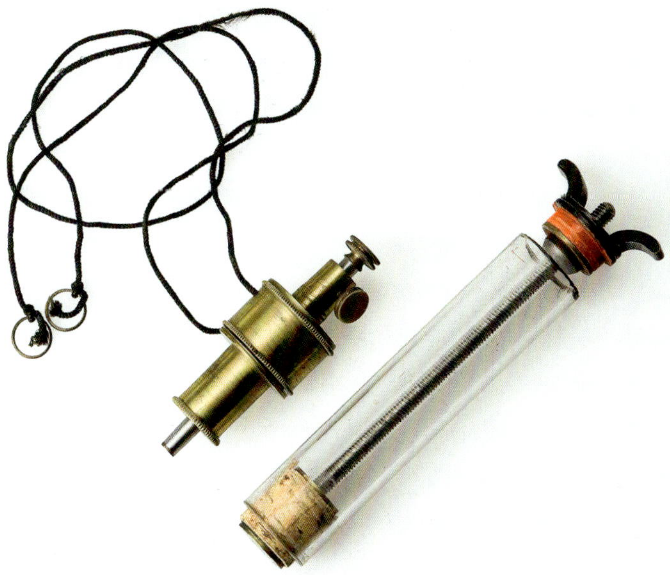

27 }

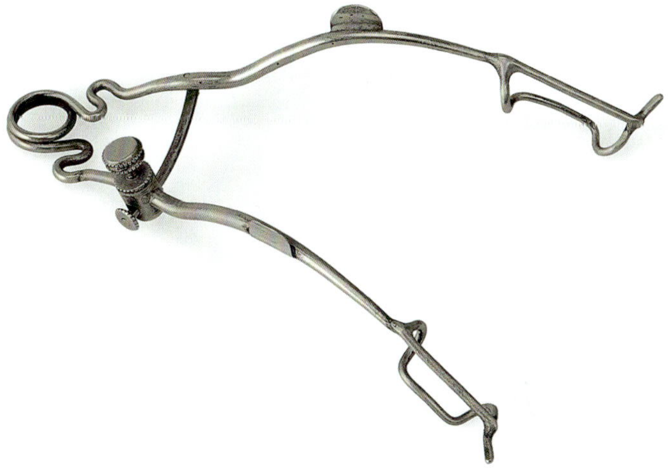

26 } Künstlicher Blutegel nach Heurtleloup
Nach 1870 | R. Detert, Berlin | Karl-Sudhoff-Institut, Leipzig | Inv.-Nr. 0506

27 } Lidsperrer nach von Graefe zum Offenhalten des Auges bei einer Operation
um 1900 | BMM | Inv.-Nr. 2002/43

Eine chronische Entzündung der Aderhaut des Auges (Chorioidea) gilt zu Beginn des 19. Jahrhunderts als Verursacher des Grünen Stars. Die tieferen Gründe für diese Chorioiditis glaucomatosa sehen Ärzte in Stoffwechsel- und Abflussstörungen des Körpers, wie sie ihrer Meinung nach zum Beispiel bei Gicht, Hämorrhoiden oder Menstruationsstörungen vorkommen. Den Patienten empfehlen sie, ihre Ernährung umzustellen. Sie behandeln die Erkrankung aber auch mit Blutentziehung durch aufgesetzte Blutegel oder Aderlass und verwenden bestimmte ziehende Pflaster. Diese Therapien sollen das Säftegleichgewicht im Körper wiederherstellen. Auch Albrecht von Graefe verwendet solche Behandlungsmethoden. Der Augenarzt setzt aber ebenso auf Experiment wie auf Beobachtung und sammelt Krankengeschichten. Was das Glaukom angeht, kommen er und einige Kollegen zu einem anderen Schluss: Ursache für das Glaukom ist eine Erhöhung des Augeninnendrucks. Dieser wird im Wesentlichen über das Kammerwasser geregelt, das in den beiden Augenkammern zirkuliert. Kann es nicht abfließen, steigt der Druck: Dies ist der pathologisch-anatomische Befund beim Grünen Star. Darauf aufbauend entwickelt von Graefe schließlich seine neue operative Behandlungsmethode.

Moritz B., 29 Jahre | Tuberkulose, 1905

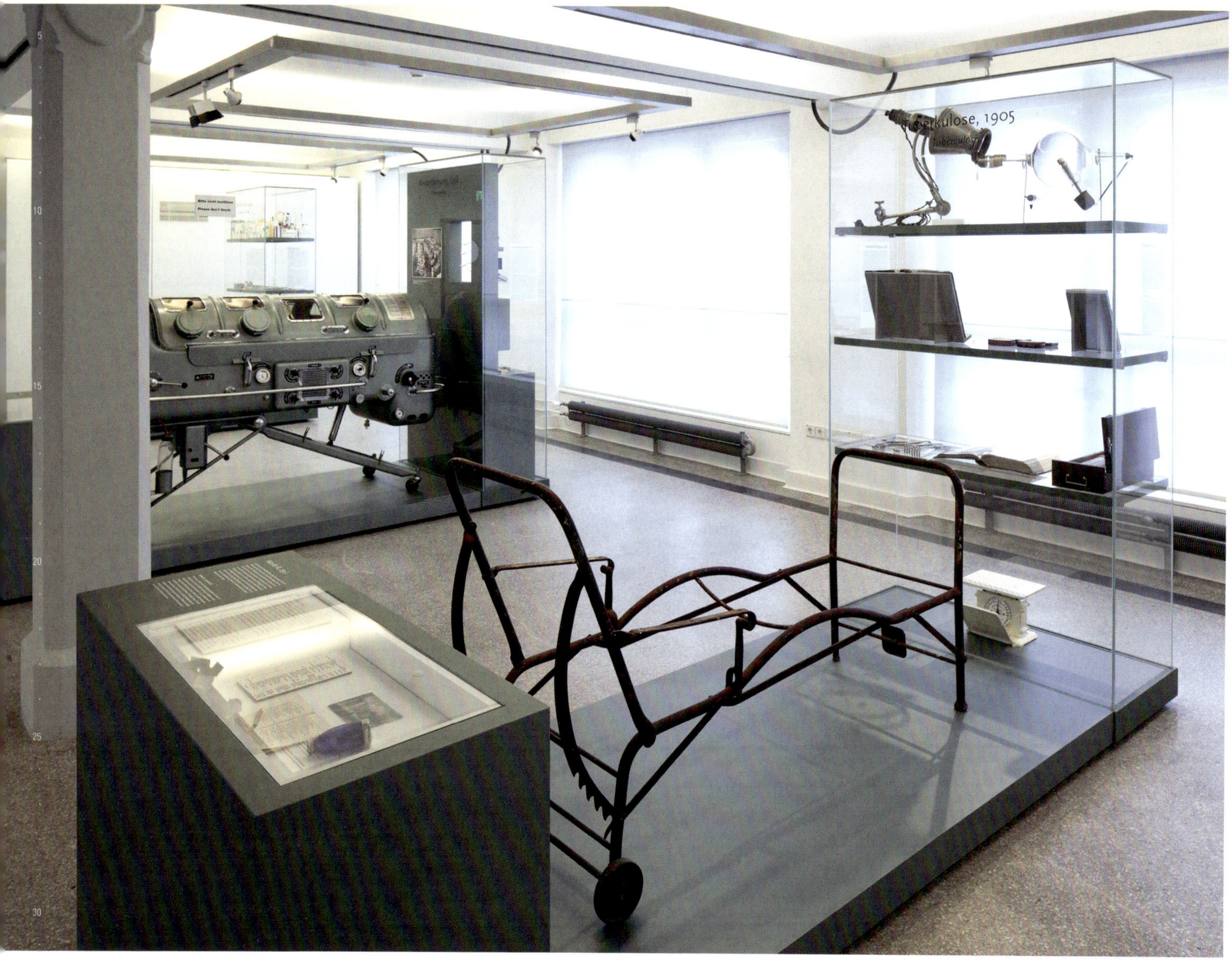

28

15 Jahre schwere Fabrikarbeit fordern ihren Tribut. Moritz B. leidet unter einem chronischen Katarrh der Lungen. Sein Arzt diagnostiziert Tuberkulose und empfiehlt einen Aufenthalt in einer Lungenheilanstalt. Für drei Monate im Sommer 1902 wird die Sophienheilstätte bei Berka in Thüringen B.s neues Zuhause. Hier bestimmen tägliche Liegekuren an der frischen Luft, reichhaltige Mahlzeiten und die penible Einhaltung hygienischer Maßnahmen den Tagesablauf. Allerdings mit wenig Erfolg. Moritz B. wird in den folgenden drei Jahren die Heilstätte noch zwei weitere Male aufsuchen müssen.

29

[…] Wir wurden von der Oberschwester Lisbeth, einem liebenswürdigen Fräulein, empfangen und zunächst in das Patientenverzeichnis eingetragen. Dann erhielt ein jeder die blaue Taschenspuckflasche, in der sämtlicher Auswurf aufgefangen und dann direkt in die Klosetts entleert wird. Überall, auch bei den Spaziergängen im Freien, ist diese Flasche zu benutzen, geht eine entzwei, so gibt es die Ersatzflasche gratis. Wird ein Patient dabei angetroffen, daß er die Flasche nicht benutzt, so wird er unbarmherzig entlassen, weil das der gröbste Verstoß gegen die Hausordnung ist. Außer der Spuckflasche bekommt jeder Neuangekommene einen 10-Minuten-Thermometer zur Messung der Körperwärme, […] Der Oberarzt war bei meiner ersten Untersuchung nicht anwesend, sondern ich wurde von einem jungen Assistenzarzt untersucht. Er konstatierte eine Infizierung beider Lungenspitzen, die sicher wieder ausheilen würden. Er versprach mir vollständige Genesung und händigte mir dann meine Kurvorschrift ein, nach der sich ein jeder zu richten hat. […] Um 1 Uhr ist Mittagstisch, der durch ein kurzes Gebet von der Schwester eröffnet wird. Er besteht aus einer Suppe, dann abwechselnd Braten, oder Gemüse und Fleisch. Die Fleischportionen sind so bemessen, daß zu Hause davon eine ganze Arbeiterfamilie essen würde […].

28 Bett V mit Freiluftliegestuhl
vor 1910 | Ernst Lenz, Berlin | BMM | Inv.-Nr. 2006/259

29 Aus der *Lebensgeschichte eines modernen Fabrikarbeiters* von Moritz B.
1905

30

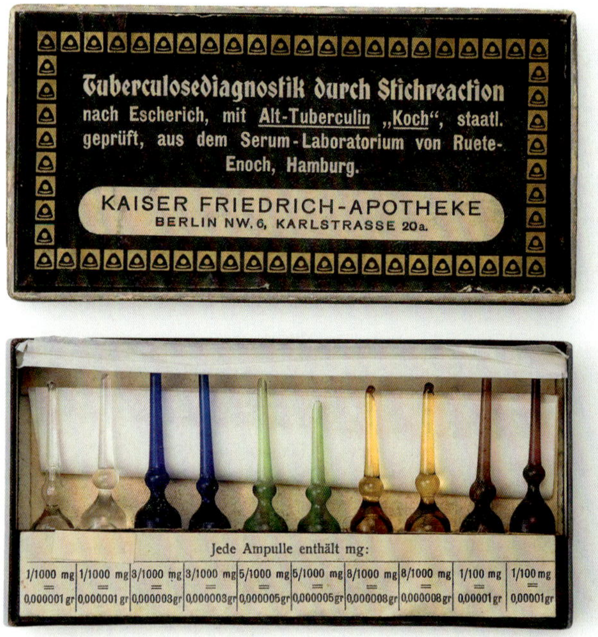

31

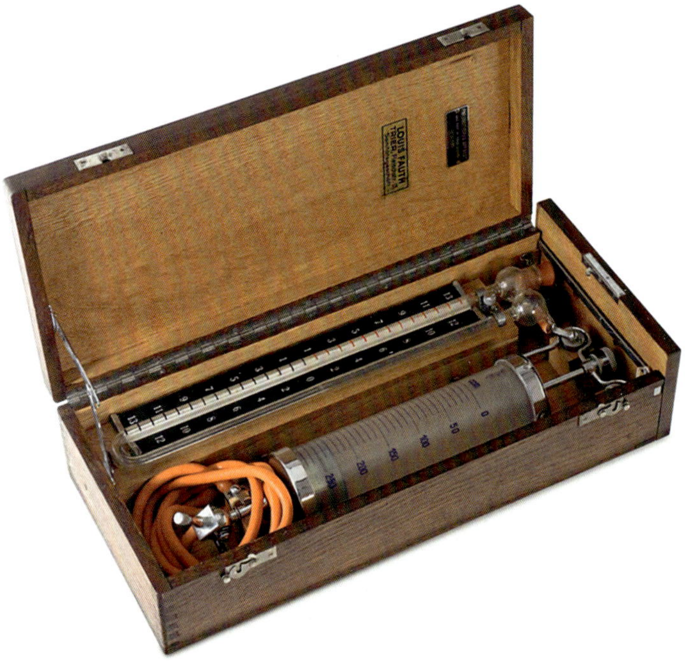

30 Alt-Tuberculin ‚Koch' zur Tuberkulosediagnostik
um 1910 | Serum-Laboratorium von Ruete-Enoch, Hamburg | Robert-Koch-Institut, Berlin | o. Inv.-Nr.

31 Pneumothorax-Apparat für die Anlegung einer Brustfelldrainage
vor 1920 | Erka | BMM | Inv.-Nr. 2006/107

Die Tuberkulose ist um 1900 in Deutschland eine der Haupttodesursachen. Eine 1903 entstandene Veröffentlichung des *Kaiserlichen Gesundheitsamts zu Berlin* schätzt die Zahl der zwischen 1892 und 1900 an der Krankheit Verstorbenen auf über eine Million. Seit dem Nachweis der Tuberkel-Bazillen 1882 durch Robert Koch (1843–1910) sind früher voneinander unterschiedene Krankheiten wie Tuberkulose, Schwindsucht oder Skrofulose als Ausprägungen ein und derselben Infektionskrankheit erkannt, die Lunge, Haut, Knochen und andere Organe befällt. Ein wirksames Mittel gegen die weiße Pest wird in der Folge trotz großer Bemühungen nicht gefunden. Auch das von Koch entwickelte Tuberkulin kommt zur Zeit von Moritz B.s Heilstättenaufenthalt nur noch vereinzelt als therapeutisches Mittel zum Einsatz. Vielmehr findet es seine Anwendung als Tuberkulose-Diagnostikum. Neben der diätetischen und Klima-Therapie in den Heilstätten versucht man Anfang des 20. Jahrhunderts die Lungentuberkulose auch durch chirurgische Eingriffe, Röntgenstrahlen, künstliches Licht und sogenannte Chemotherapien mit Kupfer oder Gold zu behandeln.

32

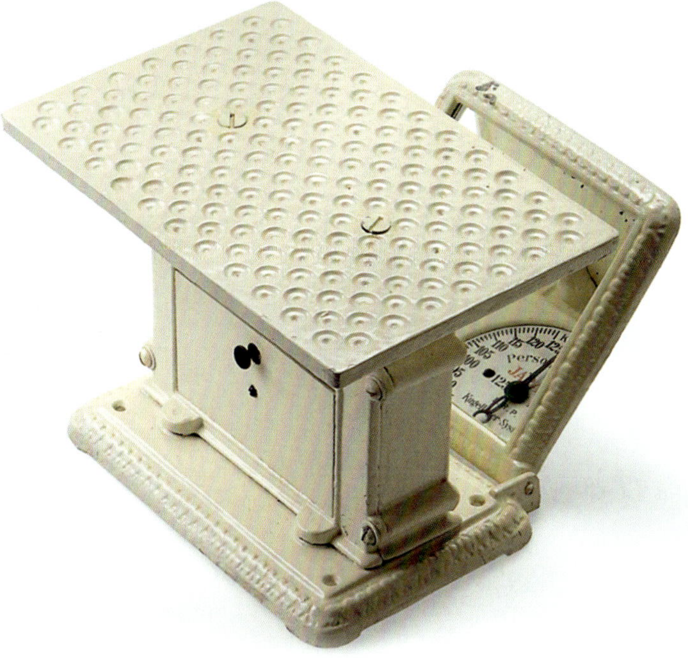

32 Personenwaage zur Messung des Körpergewichts, etwa im Rahmen eines Sanatoriumsaufenthalt
um 1900 | Deutsches Historisches Museum, Berlin | Inv. Nr. 1992/581

33

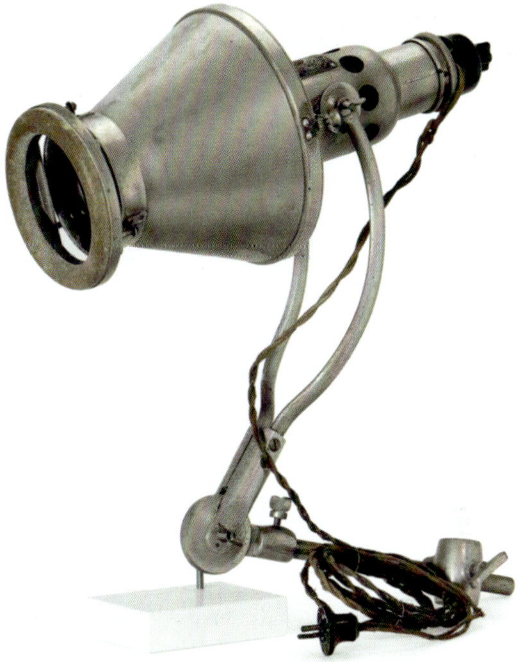

33 Sonnenlichtlampe (Höhensonne) zur Lichttherapie bei Tuberkulose
Quarzlampen GmbH, Hanau | BMM | Inv.-Nr. 2006/249

Mit der Eröffnung der privaten Heilanstalt für Tuberkulosekranke im schlesischen Görbersdorf durch Herrmann Brehmer (1826–1889) beginnt 1854 die Zeit der Heilstättentherapie. Klimaveränderung und spezielle, reichhaltige Ernährung zeitigen Behandlungserfolge, sodass seit etwa 1860 von der Heilbarkeit der Tuberkulose gesprochen wird. Brehmers Schüler Peter Dettweiler (1837–1904) führt ab 1880 den Liegestuhl und die lichtdurchflutete Freiluftliegehalle sowie genau definierte Kurvorschriften ein. Diese vom Pflegepersonal streng überwachten Regeln schreiben feste Ruhe- und Liegezeiten vor, mahnen eine regelmäßige orale Temperaturmessung an und verlangen die Sammlung des Hustenauswurfs in eigens entwickelten Spuckfläschchen. Mit der Einführung der Krankenversicherung 1883 und der Alters- und Invaliditätsversicherung 1889 wird es auch den weniger begüterten Arbeitern ermöglicht, die gerade unter ihnen besonders stark verbreitete Krankheit in öffentlich geförderten Anstalten behandeln zu lassen.

Karl H., 26 Jahre | Gesichtsverletzung, 1915

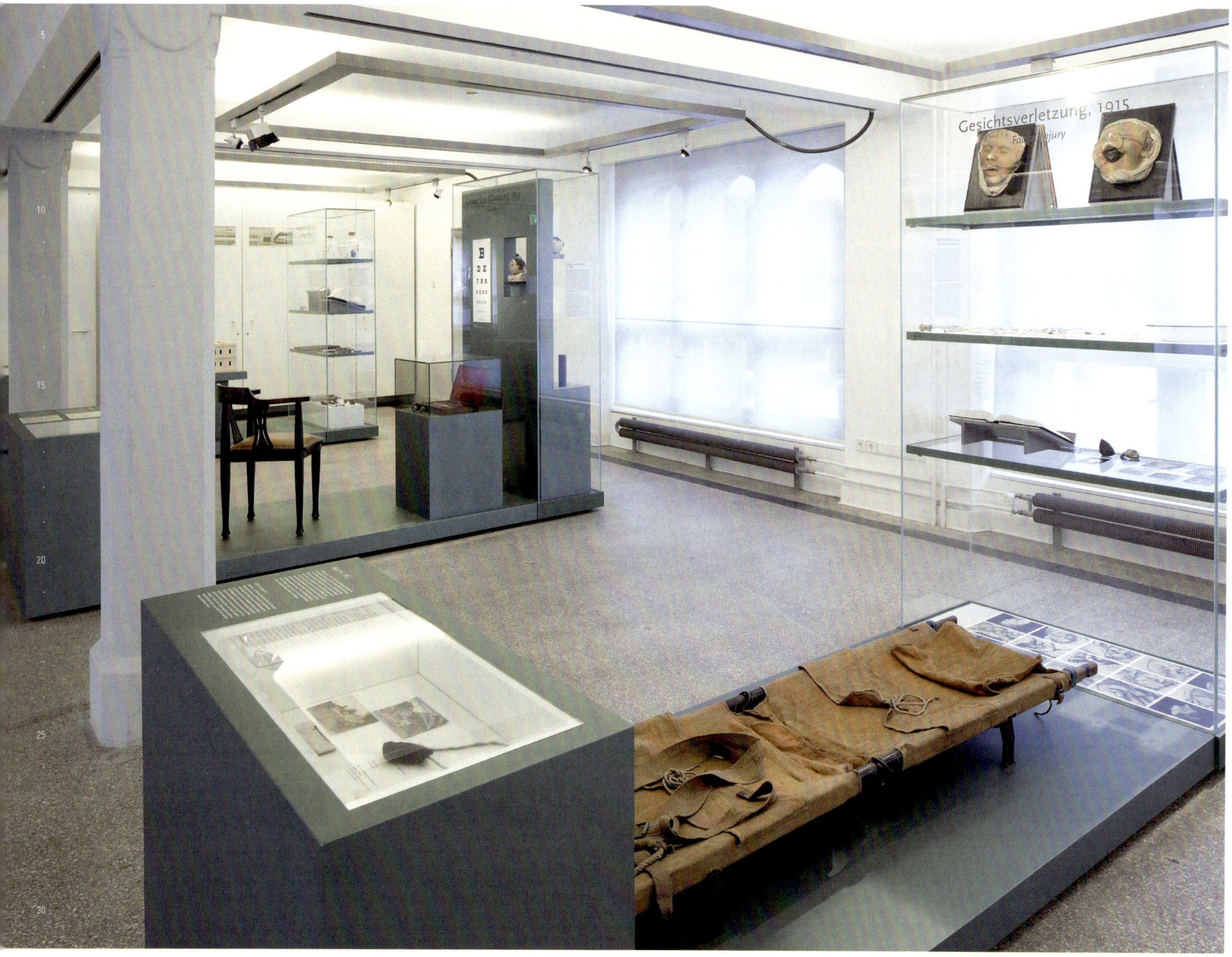

34

Erster Weltkrieg, Gefecht an der nordfranzösischen Frontlinie 1915: Ein Granatsplitter zertrümmert die Nase und den Oberkiefer des jungen Leutnants Karl H. Der Artillerist wird zunächst notdürftig versorgt, die Wunde gereinigt. Dann beginnt für den Entstellten ein dreijähriges Martyrium. In 19 Operationen wird in der Chirurgischen Klinik in Bonn versucht, eine neue Nase aufzubauen. Alle Bemühungen bleiben erfolglos. Nach einem Nervenzusammenbruch und anschließendem Kuraufenthalt behilft sich H. über mehrere Monate mit künstlichen, aus Gelatine und Glyzerin gegossenen Nasen. Erst durch die Behandlung des Berliner Chirurgen Jacques Joseph (1865–1934) wird dem späteren Gymnasiallehrer ein menschenwürdiges Äußeres zurückgegeben.

35

Im November 1914 zum Kriegsdienst als Leutnant. Im Februar 1915 Verwundung: Zertrümmerung von Nase und Oberkiefer durch Granatsplitter beim Bombenangriff auf Feuerstelle Courcelette bei Bapaume (Frankreich), dort im Kriegslazarett die Verwundung mit H2O dauernd gereinigt, als transportfähig in die Heimat, sollte nach Remscheid, fuhr aber nach Bonn ins Lazarett. Dort viele Operationen bei Generalarzt Passow durch Assistent Dr. C., […] war wohl die schlimmste Zeit meines Lebens, dabei Nervenzusammenbruch mit Erholungszeit in Bertrich. […] Passow aber riet mir, mich mal in Berlin bei dem Nasen-Joseph vorzustellen, der viel Erfahrung mit Nasenkorrekturen habe. So kam ich in die Behandlung von Dr. Joseph. […] alle [Eingriffe vollführte er] mit örtlicher Betäubung, die immer wieder erneuert werden musste, so dauerte eine Operation mal 5 Std. Eine Schwester musste Joseph den Schweiss den Rücken hinunter wischen. […] an den Wundstellen traten keine Entzündungen auf wie später bei dem Türken S., mit dem ich mich sehr anfreundete. Zwischen den Operationen mussten S. und ich uns erholen durch Theater und Ausflüge. Wir fielen natürlich sehr auf, S. in türkischer und ich in Offiziersuniform, S. mit weisser, ich mit schwarzer Nasenbinde. Nach etwa 3 Jahren Lazarettzeit kam ich zurück als Artillerie-Unterrichtsoffizier nach Kassel.

34 Bett VI mit Sanitätertrage
um 1910 | Rot-Kreuz Museum, Berlin | o. Inv.-Nr.

35 Aus den Tagebüchern des Karl H.
1914

36

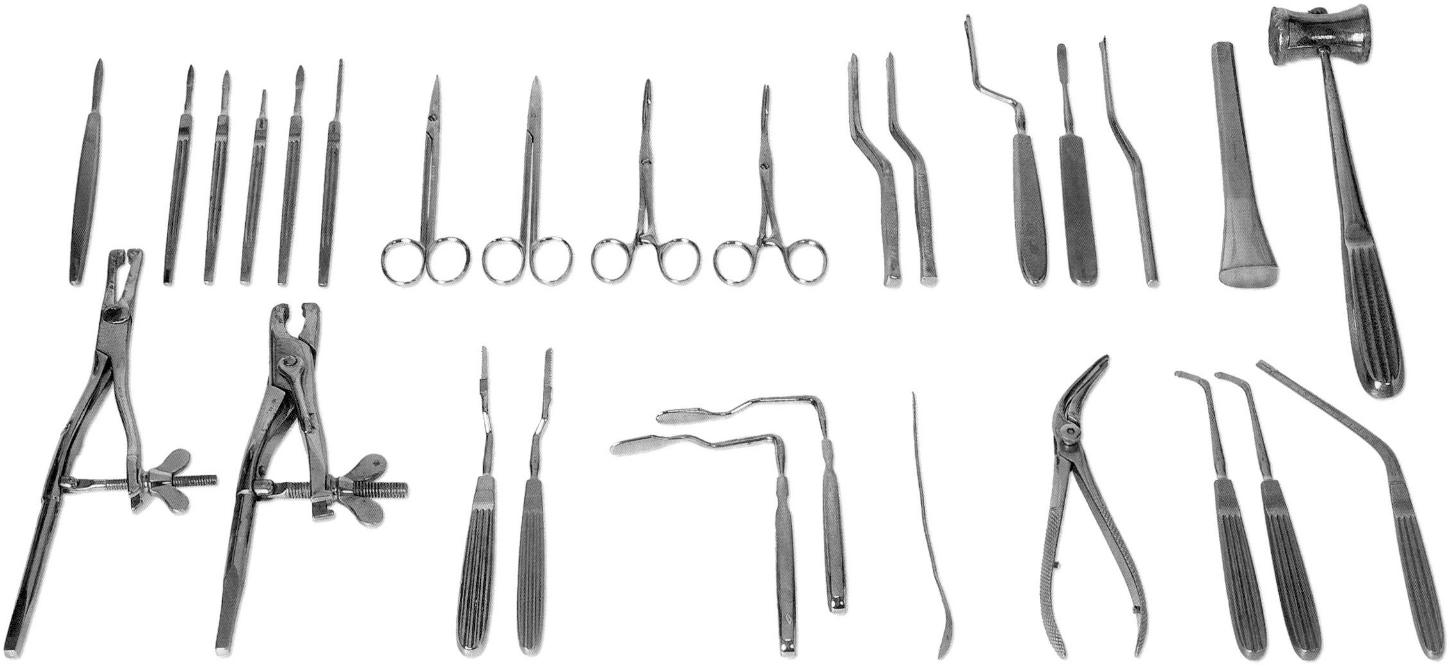

36 Instrumentar für plastisch-chirurgische Eingriffe, entwickelt von Jacques Joseph
Pfau, Wendler, Med. Waarenhaus | 1910-1930 | Sammlung Behrbohm | o. Inv.-Nr.

Die moderne Kriegsführung des 20. Jahrhunderts führt zu Verletzungen in einer Häufigkeit und Schwere, wie sie bis dahin unvorstellbar waren. Die unmittelbaren Auswirkungen von Explosivgeschossen, Minen, Giftgas und Flammenwerfern stellen die Militärärzte und -chirurgen während des Ersten Weltkriegs nicht selten vor unlösbare Probleme. Der Verlust von Arm oder Bein kann in der Regel mit mehr oder minder ausgefeilter prothetischer Technik wie zum Beispiel dem Sauerbruch-Arm (1916) ausgeglichen werden. Schwieriger gestaltet sich die Rekonstruktion größerer Strukturen im Gesichtsbereich. Die plastische Gesichtschirurgie in Berlin kann jedoch schon um 1915 auf eine gut hundertjährige Tradition zurückblicken. Bereits den Universitätschirurgen Carl Ferdinand von Graefe (1787–1840) und Johann Friedrich Dieffenbach (1792–1847) gelang der Verschluss von Gaumenspalten wie auch die Korrektur entstellter Lippen, Augenlider, Wangen und Nasen. Aber erst die von Jacques Joseph entwickelte Technik der plastischen Gesichtsrekonstruktion mit Übertragung von körpereigenem Knochen-, Knorpel- und Hautgewebe erreicht einen Grad, der heute noch als vorbildlich angesehen wird.

37 }

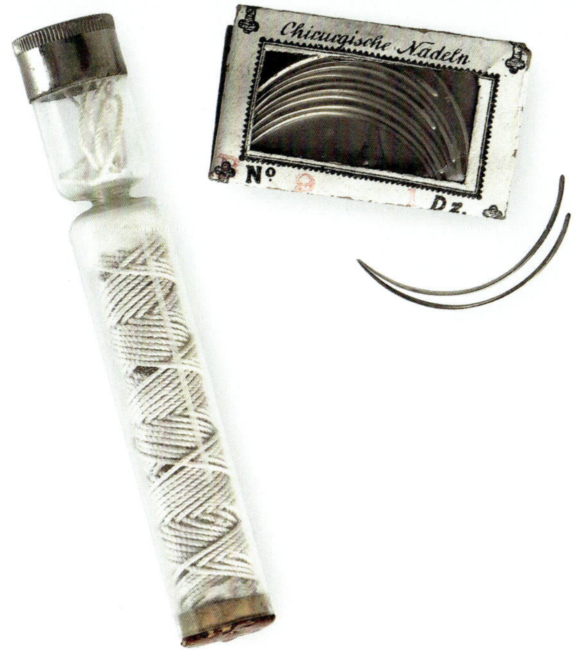

38 }

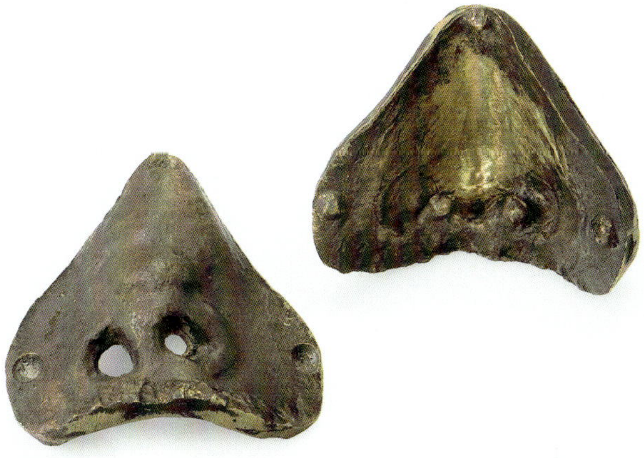

37 } Nähseide und chirurgische Nadeln
um 1900 | Sammlung Dünschel | o. Inv.-Nr.
P. Hartwig, Berlin | BMM | Inv.-Nr. 2006/224

38 } Gussformen für die tägliche Anfertigung von Gelatine-Glycerin-Nasenprothesen (Epithesen)
um 1915 | Universitätsklinikum Schleswig-Holstein, Lübeck | o. Inv.-Nr.

Im Juni 1916 wird an der von Adolf Passow (1859–1926) geführten Ohren- und Nasenklinik der Charité eine Abteilung für Gesichtsplastik eingerichtet. Man reagiert damit auf die immer häufiger werdenden Überweisungen von Soldaten mit schwersten Gesichtsverletzungen. Leiter der Abteilung wird der zuvor vor allem durch kosmetisch-chirurgische Korrekturen von Nasen und Ohren bekannt gewordene Jacques Joseph. Der *Nasen-Joseph*, wie ihn der Berliner Volksmund nennt, findet hier optimale Arbeitsbedingungen und Räumlichkeiten vor. Die Hals- und Nasenklinik, Haut-, Zahn- sowie Augenklinik der Charité liegen in unmittelbarer Nähe und kooperieren mit der Abteilung. Durch die Vielzahl der unterschiedlichen Verletzungen ist Joseph gezwungen, spezielle Operationstechniken zur Verpflanzung von Geweben zu entwickeln. Wie im Fall von Karl H. gelingt ihm mithilfe von Hautlappen aus dem Stirnbereich oder vom Oberarm sowie unter Verwendung von Knochen- und Knorpelstücken auch die Wiederherstellung von zuweilen ausgedehnten Gesichtsverletzungen.

Hans G., 3 Jahre | Kinderlähmung, 1958

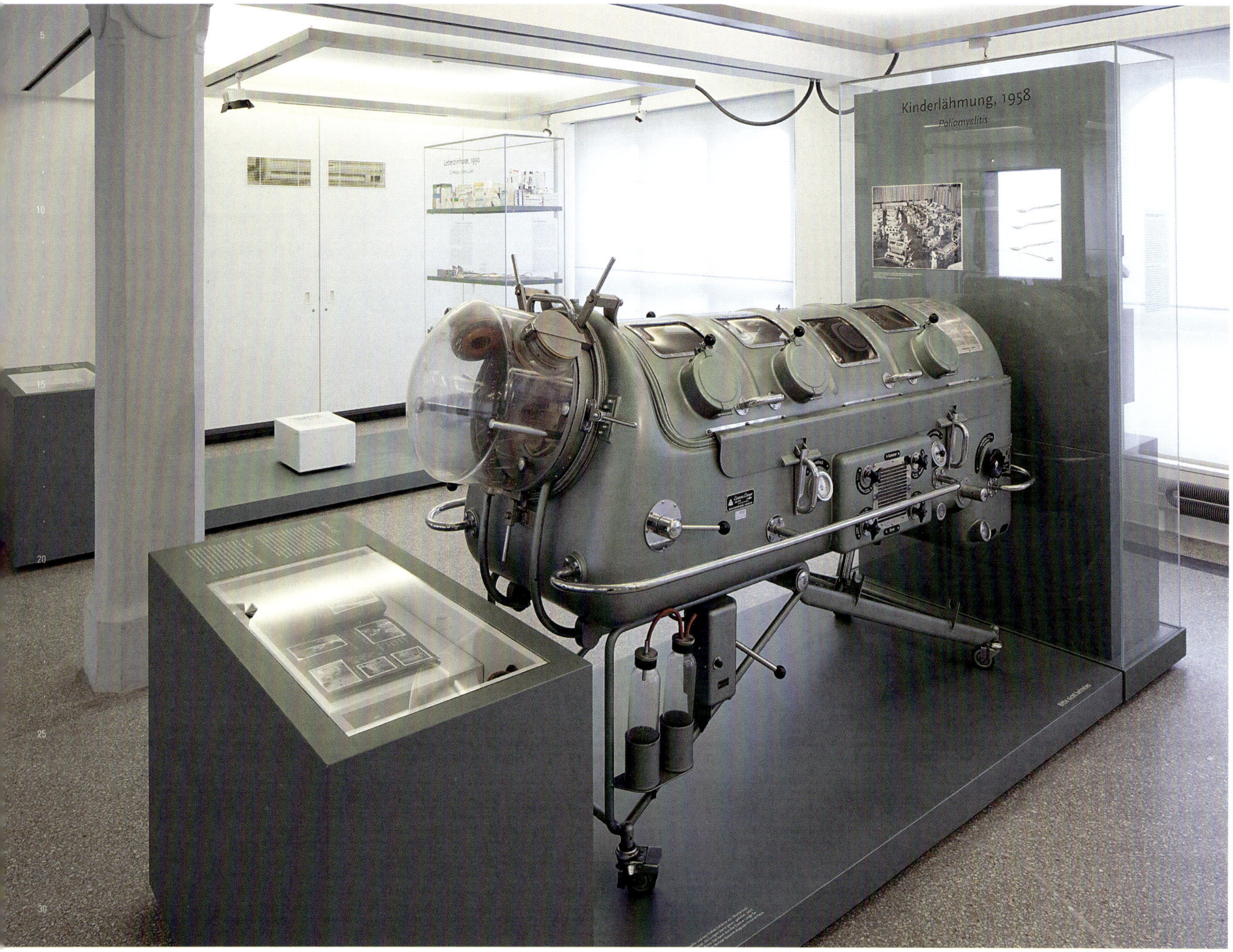

39

Hans G. wird im Dezember 1958 mit Verdacht auf Gehirnhautentzündung vom Hausarzt in das städtische Berliner Krankenhaus Moabit überwiesen. Er kann seine Beine nicht mehr richtig bewegen. Die Lähmung wird schlimmer, sie steigt in den Rumpfbereich auf, der rechte Arm wird schlaff – nach einer Woche ist das Zwerchfell betroffen. Hans bekommt Schwierigkeiten beim Atmen. Man überweist ihn in das Charlottenburger Kaiserin-Auguste-Victoria-Haus. Dort gibt es einen Tankrespirator, die Eiserne Lunge. Sechs Tage lang liegt Hans fast rund um die Uhr in dem Gerät – sechs weitere nur noch nachts. Nach einigen Monaten hat sich die Lähmung in den Armen weitgehend zurückgebildet. Aber die Beine, insbesondere das linke, und Teile der Rumpfmuskulatur sind weiterhin stark beeinträchtigt. Beim Gehen benötigt er Unterstützung. Im Mai 1959 wird Hans ins Oskar-Helene-Heim nach Berlin-Zehlendorf verlegt. Dort lernt er das Laufen mit einem Gehapparat.

40}

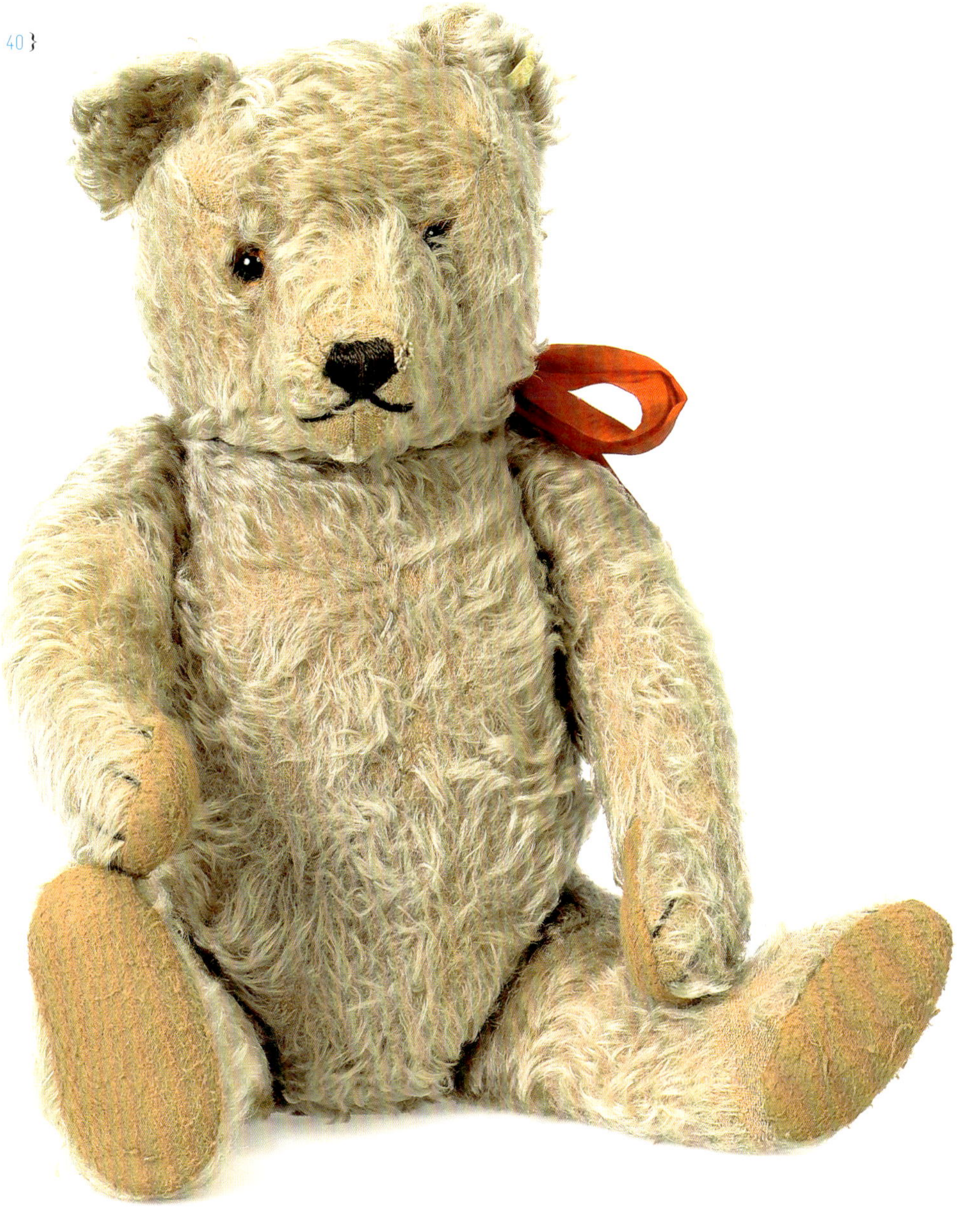

39} **Bett VII mit Eiserner Lunge**
1952-1964 | Drägerwerk Lübeck | BMM | Inv.-Nr. 2006/67

40} **Teddy-Bär**
um 1960 | Spielzeug | heimlicher Direktor des BMM | Privatbesitz

41 }

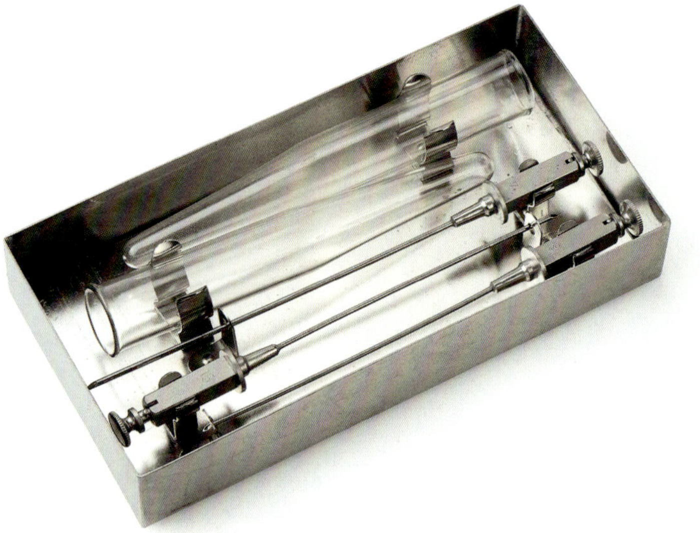

42 }

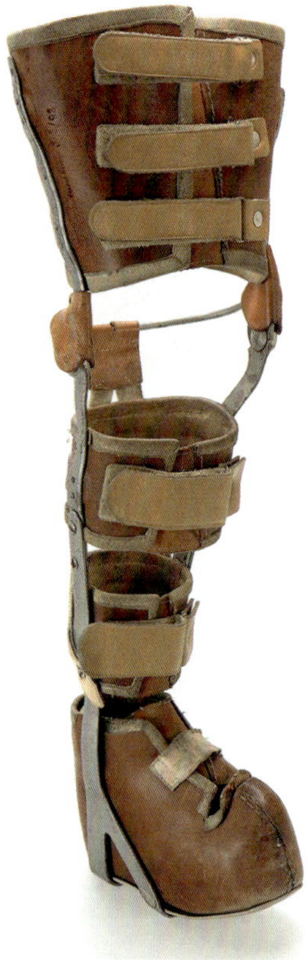

41 } Lumbalpunktionsbesteck zur Gewinnung von Hirnkammerflüssigkeit (Liquor) unter anderem im Rahmen der Polio-Diagnostik
um 1940 | BMM | Inv.-Nr 2006/187

42 } Orthese (Schienenschellenapparat) zur Stabilisierung von Knochen, Muskeln und Bändern nach Kinderlähmung
Werkstätten des Oskar-Helene-Heims, Berlin | um 1970 | BMM | Inv.-Nr. 2007/200

Neun Prozent der zwischen 1950 und 1960 an Polio erkrankten Patienten kommen in die Eiserne Lunge. Bei Hans G. ist die Atmung sehr flach, eine Lähmung des Zwerchfells steht zu befürchten. Wie er benötigen viele Polio-Patienten die Eiserne Lunge nur in der Akutphase der Erkrankung bis zum kompletten Wiedereinsetzen der Zwerchfellfunktion, manchmal lediglich über Nacht, manchmal kontinuierlich. Geht eine totale Atemlähmung nicht zurück, müssen die Kinder oder Erwachsenen über Jahre in ihrem metallenen Gefängnis leben. Die meisten sterben aber bald an den Folgen der Erkrankung. In den 1950er-Jahren sind Mediziner machtlos gegenüber Virus-Erkrankungen. Während bakterielle Infektionen mit Antibiotika bekämpft werden können, fehlt es noch an Virostatika. Es werden daher nur die Symptome der Kinderlähmung, zum Beispiel das Fieber oder die Schmerzen, bekämpft. Weltweit wollen Politiker, Mediziner und Forscher dieser Situation nicht weiter ohnmächtig gegenüberstehen. Später als in anderen Ländern gründet sich auch in der BRD eine Vereinigung zur Bekämpfung der Kinderlähmung. Sie richtet ihre Anstrengungen insbesondere auf die Prävention, die Erforschung viraler Erkrankungen und die Entwicklung eines Impfstoffes gegen Polio.

43 }

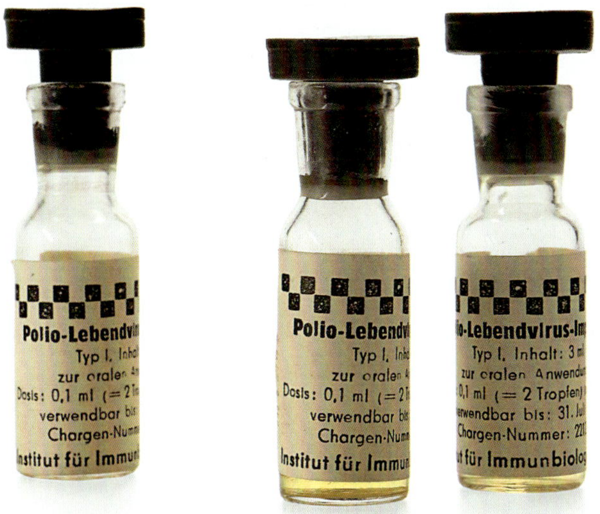

44 }

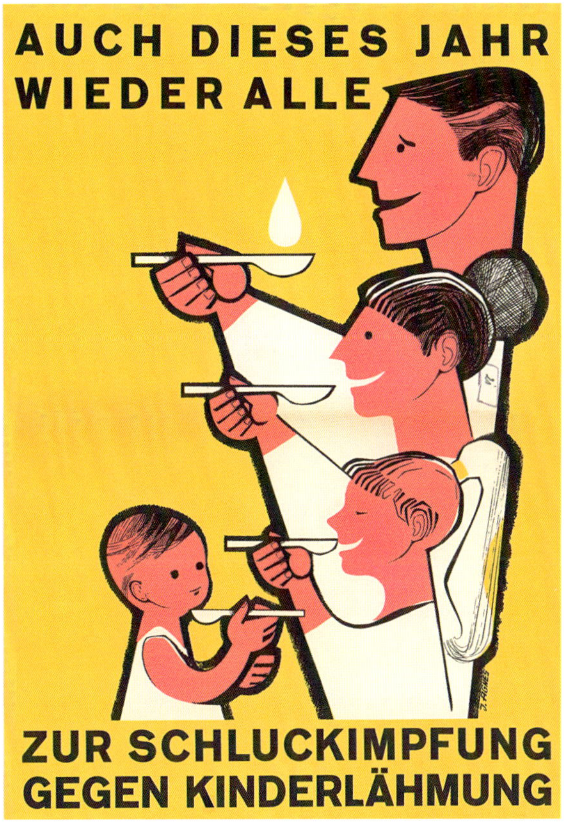

43 } Polio-Lebendvirus-Impfstoff nach Sabin, Typ I
1971 | Deutsches Historisches Museum, Berlin | Inv.-Nr. HI73/17(MfDG)

44 } Plakat zur Schluckimpfung gegen Kinderlähmung
1963 | Reproduktion | Staatsarchiv Hamburg

Zu Beginn der 1950er-Jahre treten Polio-Erkrankungen weltweit immer häufiger auf. Insbesondere in den USA entsteht ein Wettrennen um die Entwicklung eines Impfstoffes. Der Arzt und Immunologe Jonas Salk (1914–1995) ist der Erste, der 1955 eine Immunisierung mit abgetöteten Erregern auf den Markt bringt. Ein Impfunglück, bei dem mehrere geimpfte Kinder an Polio erkranken, verhindert die geplante Einführung der Vakzine in der BRD. Die Erkrankungsfälle sind auf einen schnell behobenen Produktionsfehler zurückzuführen. Die westdeutsche Ärzteschaft ist dennoch verunsichert. In vielen osteuropäischen Ländern, auch in der DDR, kommt ab 1960 die Schluckimpfung des Virologen Albert Sabin (1906–1993) flächendeckend zum Einsatz. Der in den USA lebende Russe hat einen Lebend-Impfstoff entwickelt. In der BRD hält man auch diesen für gefährlich. Man befürchtet, die abgeschwächten Viren könnten mutieren und Polio-Erkrankungen auslösen. Da aber in Ost-Berlin geimpft wird, wollen die Ärzte im Westteil der Stadt der scheinbar drohenden Infektionsgefahr durch die Geimpften entgegentreten. Noch im selben Jahr verwenden sie einen Lebend-Impfstoff des Amerikaners Herald Rea Cox (1907–1986). Allerdings erkranken daraufhin 48 West-Berliner Kinder an Poliomyelitis. Erst auf internationalen Druck wird 1962 auch in der BRD und West-Berlin die Schluckimpfung nach Sabin eingeführt.

Sonja G., 16 Jahre | Psychose, 1969

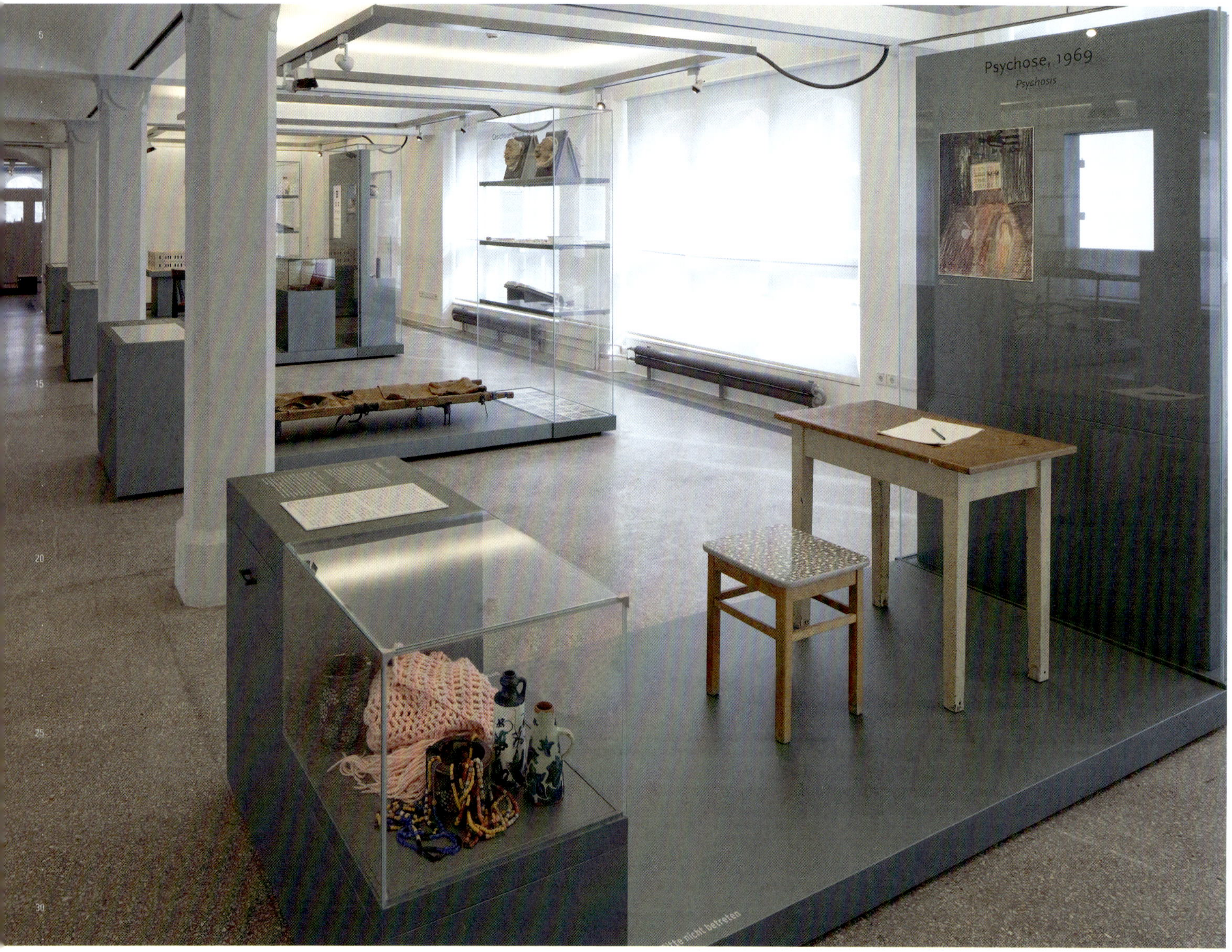

45

Sonja G. ist ein intelligentes, aufgewecktes und fantasievolles Mädchen. Im Alter von 16 Jahren erleidet sie plötzlich einen Zusammenbruch und verfällt in einen reglosen Zustand. Die Eltern bringen sie auf Anraten des Hausarztes in die Psychiatrie, und ein eineinhalbjähriger Leidensweg beginnt. Sonja wird dreimal für längere Zeit in verschiedene Kliniken, darunter auch die Charité, aufgenommen. Immer weniger kommt sie mit dem Leben zurecht. Unterschiedliche Diagnosen kursieren, verschiedene körperorientierte Therapieversuche wie Isolierung, Insulin- oder Elektroschock scheitern letztlich: Sonja nimmt sich Anfang 1971 das Leben. Ihre Mutter verarbeitet die Krankheitsgeschichte in dem psychiatriekritischen Buch *Flucht in die Wolken*.

46 }

Danach hab ich selbst ein Schreck bekommen. Ich höre gerade Brahms. Es paßt zu diesen Worten. Die schwere Musik inspiriert mich. Ich muß an etwas schreckliches denken. Das Schrecklichste was bis jetzt in meinem Leben passierte. Ich schreibe nur einen Satz, weil ich nicht fähig bin, es zu beschreiben. Ich denke an die 3 oder 4 Stunden im Bunker auf Station A in denen ich mich entschloß mir das Leben zu nehmen mit dem Draht vom Bettgeställ. Hinweg, hinweg mit diesen makaberen Gedanken. Ich bin wieder froh, daß ich geboren bin und denken und sehen kann. Wenn man das leben liebt dann nur und nur deshalb, weil man die Menschen liebt. Morgen bekommen wir wieder Insulinspritzchen. Heißa, da wird es wieder sehr heiß. Montag, Dienstag, Mittwoch, Donnerstag, Freitag Insulinzeit. Scheiße! […] Ich habe mit Schwester Gisela Gitarre gespielt. Quacky! Ich meine, ich habe mit Schwester Gisela Federball und sonst fast nur Gitarre gespielt. Das Insolin macht mich schwach. Ich fühle mich nicht wohl. Ich brauche mehr frische Luft Bewegung, mehr Menschen. „Ich" wer braucht das hier drin nicht? Man merkt, viele, fast alle hier drin haben es, das Leben draußen an der frischen Luft, vergessen. Die schlaue Frau nicht. Sie ist schon 14 Jahre hier drin, 14 Jahre-----ungeheuerlich. Ich brauche einen Menschen zu dem ich Vertrauen haben kann, dem ich alles sagen kann. […] Ich darf nie wieder hier herein kommen. Ich hab Angst vor meinen Fehlern. Ich will mir ein Bild von meinen Fehlern machen, der Photoapparat bin ich selber. Ich werde es schaffen Geduld zu haben, ich muß es. Das Schöne ist nie sehr weit, manchmal zum greifen nahe, man kann aber nicht einfach danach greifen, man muß es sich erkämpfen.

45 } Bett VIII mit Schreib- und Zeichentisch
2. Hälfte 20. Jh. | BMM | Inv.-Nr. 2010/359

46 } Aus dem Tagebuch der Sonja G.
November 1970

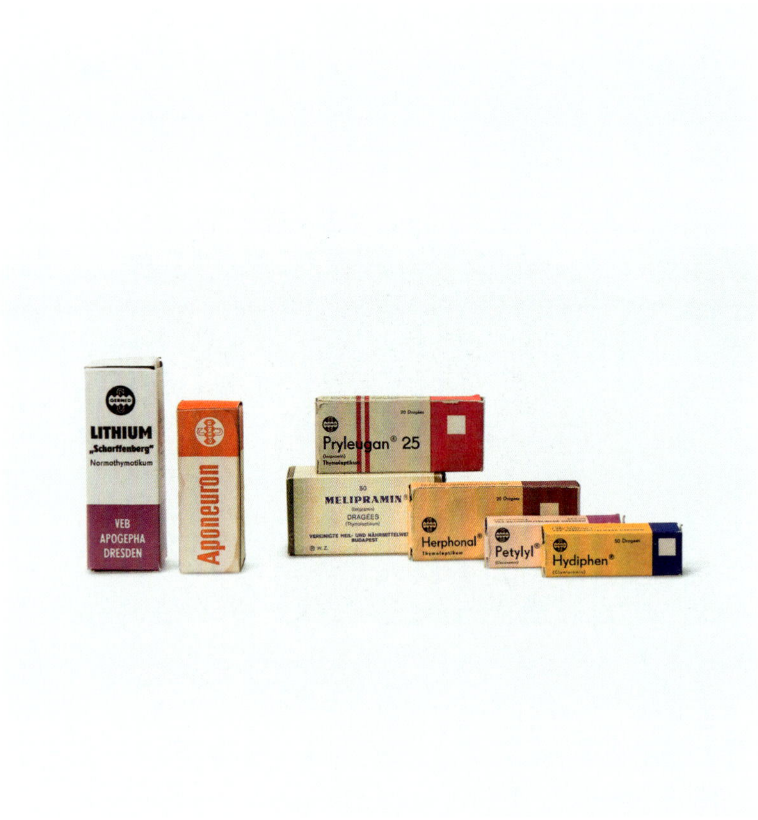

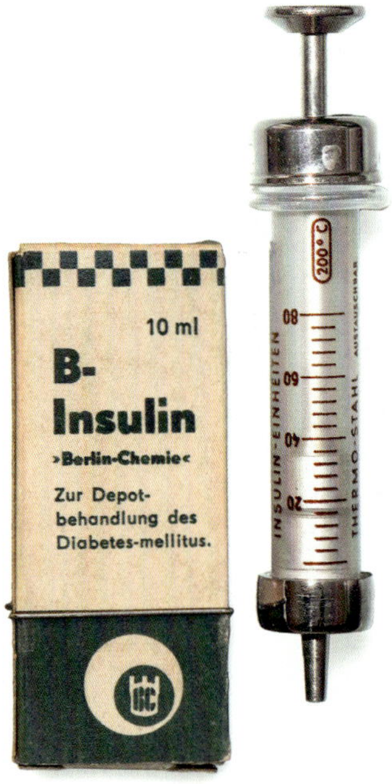

47 Antidepressiv wirkende Psychopharmaka
1950-1981 | Sammlung Alte Arzneimittel, Charité – Universitätsmedizin Berlin | o. Inv.-Nr.

48 Insulin und Insulin-Spritze
1972 | VEB Berlin-Chemie | Sammlung Alte Arzneimittel, Charité – Universitätsmedizin Berlin | o. Inv.-Nr.
20. Jh. | Injecta, Steinach | BMM | Inv.-Nr. 2010/360

Um 1970 werden psychiatrische Erkrankungen fast ausschließlich auf körperliche Ursachen zurückgeführt. Damit ist auch das therapeutische Spektrum in dieser Zeit hauptsächlich auf den Körper hin orientiert. Seit den 1950er-Jahren werden neben der Isolierung und den Schocktherapien durch Insulin oder Elektrokrampf auch die neu entwickelten Psychopharmaka, so etwa Neuroleptika oder Antidepressiva, eingesetzt. Alternative Therapieformen wie Psychotherapie, Ergo- oder Kunsttherapie stehen entweder kaum zur Verfügung oder werden als ungeeignet für psychiatrische Patienten angesehen. Im Fall von Sonja G. wird das gesamte Spektrum der stationär angewandten Behandlungsansätze ausgeschöpft. Sie zeigen bei ihr jedoch keinen Erfolg. Die Ärzte stellen unterschiedliche Diagnosen. Damit wird ein Grundproblem der Psychiatrie zu dieser Zeit deutlich: Häufig fallen die Symptome der Patienten unter mehrere Krankheitsbilder. Seelische Äußerungen und Verhaltensweisen lassen sich oftmals nicht so eindeutig kategorisieren wie Laborwerte, EKGs oder Röntgenbilder.

49 }

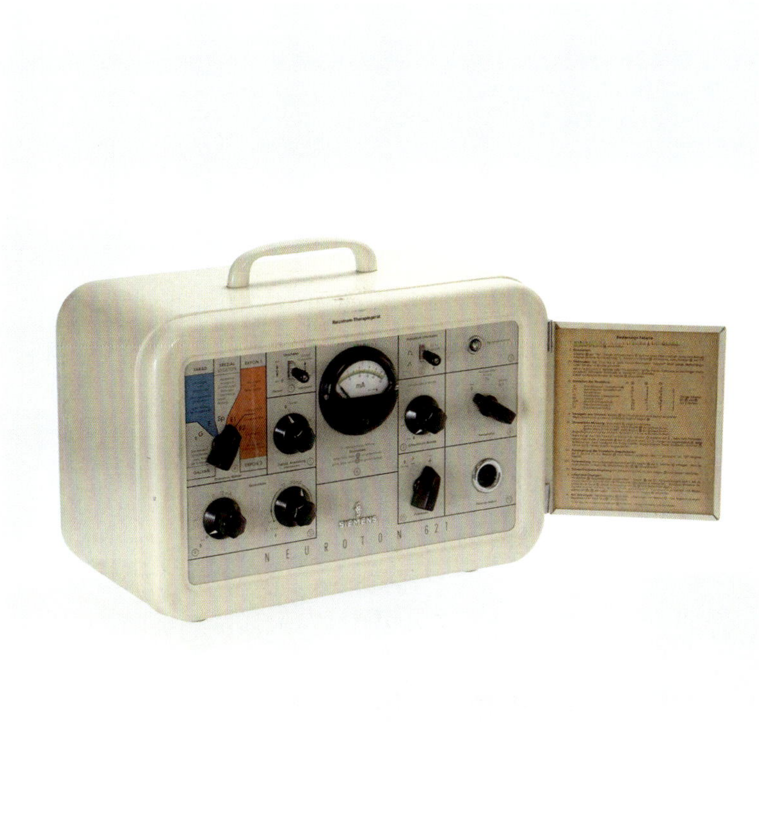

50 }

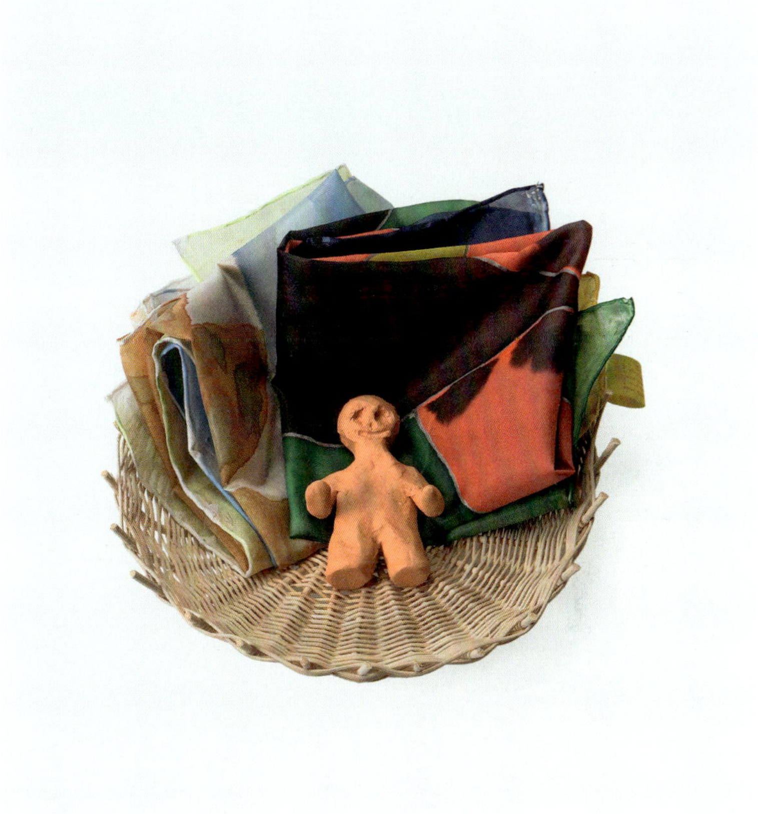

49 } Konvulsator zur Elektroschock-Therapie
um 1980 | Siemens | MuSeele, Göppingen | o. Inv.-Nr.

50 } Materialien aus der psychiatrischen Beschäftigungs- und Arbeitstherapie
2007 | BMM | Inv.-Nr. 2010/361

In Ost- wie Westdeutschland ist die Situation für viele psychiatrische Patienten zu Beginn der zweiten Hälfte des 20. Jahrhunderts menschenunwürdig. In der Psychiatrie zu sein, bedeutet, von der Gesellschaft isoliert zu leben, die Mängel in der Versorgung sind schwerwiegend. In der Bundesrepublik Deutschland wird in den 1970er-Jahren eine Psychiatriereform angestoßen, die für die Patienten die Gleichstellung mit körperlich Erkrankten, mehr ambulante Behandlungen und eine verstärkte Integration in die Gesellschaft ermöglichen soll. Ausgelöst wird diese Bewegung vor allem durch die beginnende Aufarbeitung der NS-Verbrechen sowie durch Impulse von Patienten- und Angehörigenverbänden. Sie mündet schließlich in der Empfehlung der Psychiatrie-Enquête von 1975. In der DDR werden ähnliche Reformen theoretisch mit den sogenannten Rodewischer Thesen bereits Mitte der 1960er-Jahre angedacht. Die Umstände für Psychiatriepatienten verändern sich jedoch nur langsam mit den neuen Entwicklungen in der Medizin; eine umfassende Neuorientierung bleibt aus. Erst nach der Wiedervereinigung werden die psychiatrischen Einrichtungen begutachtet und größere Missstände behoben, die sich vor allem in entlegenen Regionen zeigen.

Herbert Z., 35 Jahre | Leberzirrhose, 1990

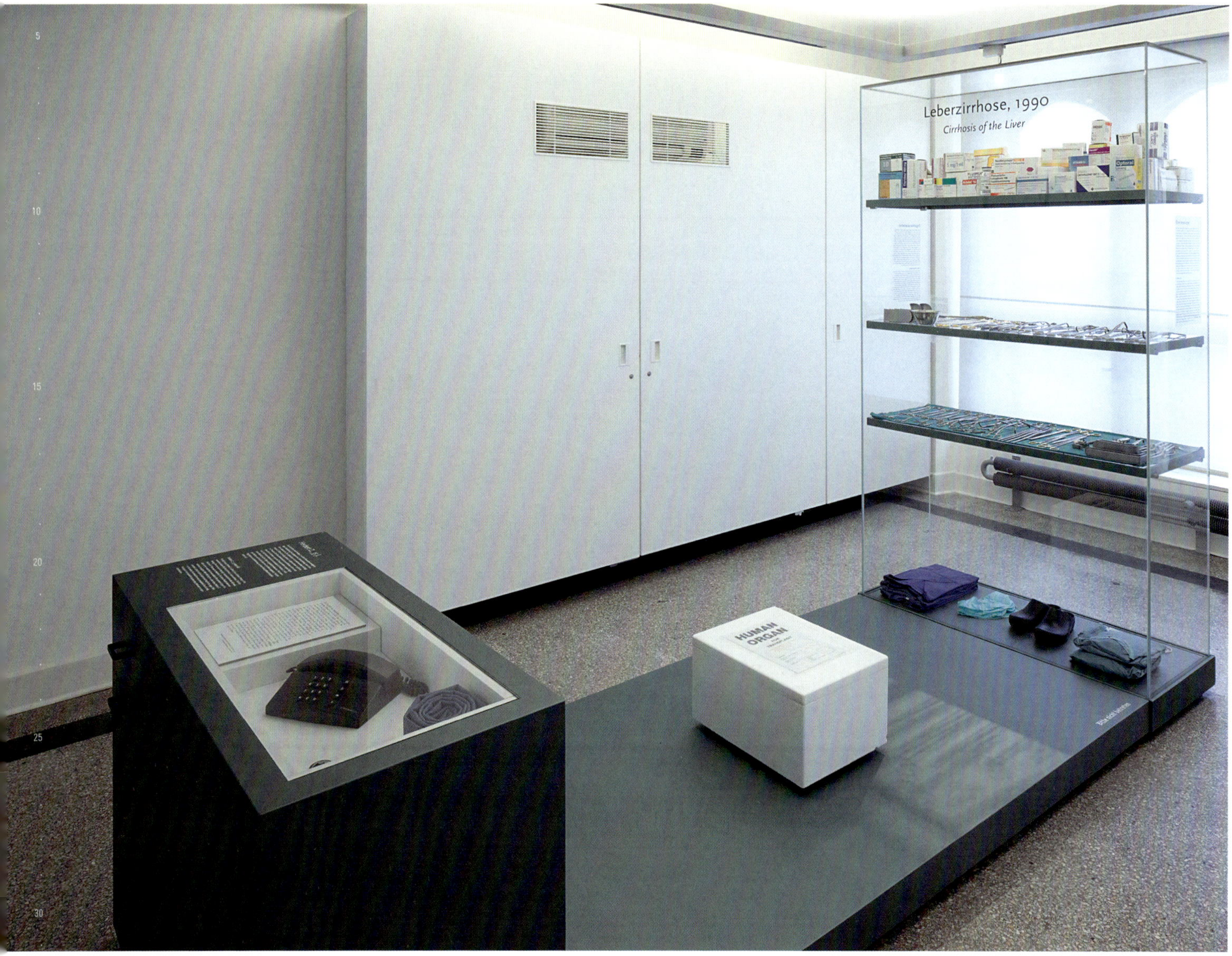

Seit acht Jahren leidet Herbert Z. an einer chronischen bindegewebigen Veränderung des Lebergewebes (Leberzirrhose), deren Ursache unbekannt ist. Die Leberfunktion ist zunehmend beeinträchtigt, Herbert Z. fühlt sich häufig schwach, müde und krank. Es gibt keine Therapie. Der Gesundheitszustand verschlechtert sich so sehr, dass ihm 1990 eine Transplantation vorgeschlagen wird. Nach kurzer Bedenkzeit entscheidet sich Herbert Z. dafür und er muss glücklicherweise nicht lange auf ein Organ warten. Nach wenigen Wochen wird ihm im Universitätsklinikum Charlottenburg die Leber eines Spenders eingesetzt. 14 Tage dauert die stationäre Behandlung, es treten keine größeren Komplikationen auf.

52 }

Die Notwendigkeit einer Transplantation ergab sich 1990 als ich im Krankenhaus untersucht wurde. Ich hatte Wasser im Bauch und seit acht, neun Jahren sehr hohe und schlechte Leberwerte. Eine Grunderkrankung war und ist bis heute nicht festgestellt. […] Es gab damals richtige Phasen von drei, vier Wochen, wo ich deutlich krank war. Ich konnte nicht in die Schule gehen und hatte erheblich an Gewicht verloren, so dass ich ausser Gefecht gesetzt war. […] Dann musste ich mich für die Transplantation entscheiden. Den Tod habe ich aber schon auch als Alternative mit einbezogen. Nach der Untersuchung habe ich gesagt, dass ich Zeit für die Entscheidung brauche. […] Diese Entscheidung war für mich wichtig. Ich glaube, dass es mental hinterher wichtig ist sagen zu können: „Das stehe ich durch.“ […] Wenn man es mal ganz nüchtern sieht: Wäre mir das 10, 15 Jahre vorher passiert, hätte ich das nicht überlebt. Ich wäre gestorben. […] Dann war ich im Krankenhaus und wurde vorbereitet. Ich fuhr da rein und dachte: „Ob ich da raus komme?“ Und dann war ich weg. Als ich wieder wach war, kam die Welt wieder. […] Nach zwei Tagen bin ich über den Flur marschiert und gut vermummt konnte ich sogar über den Hof gehen. Nach einer knappen Woche hatte bei mir die neue Leber noch nicht angefangen zu arbeiten. Sie ist nicht angesprungen. Es gab den Beutel der aus den Gallengängen kam, aber das hat nicht funktioniert. Ich wurde immer gelber. „Jetzt wird's langsam kribbelig“, sagte der Arzt. „Wenn jetzt nichts passiert, dann setzen wir sie auf die Liste zum Replantieren.“ Da habe ich mich das ganze Wochenende auf die Leber konzentriert und versucht sie mental zu integrieren und am Montag hat alles funktioniert.

51 } Bett IX mit Transportkoffer für ein Organtransplantat
2007 | BMM | Inv.-Nr. 2010/362

52 } Auszug aus einem Interview mit Herbert Z.
2006

53}

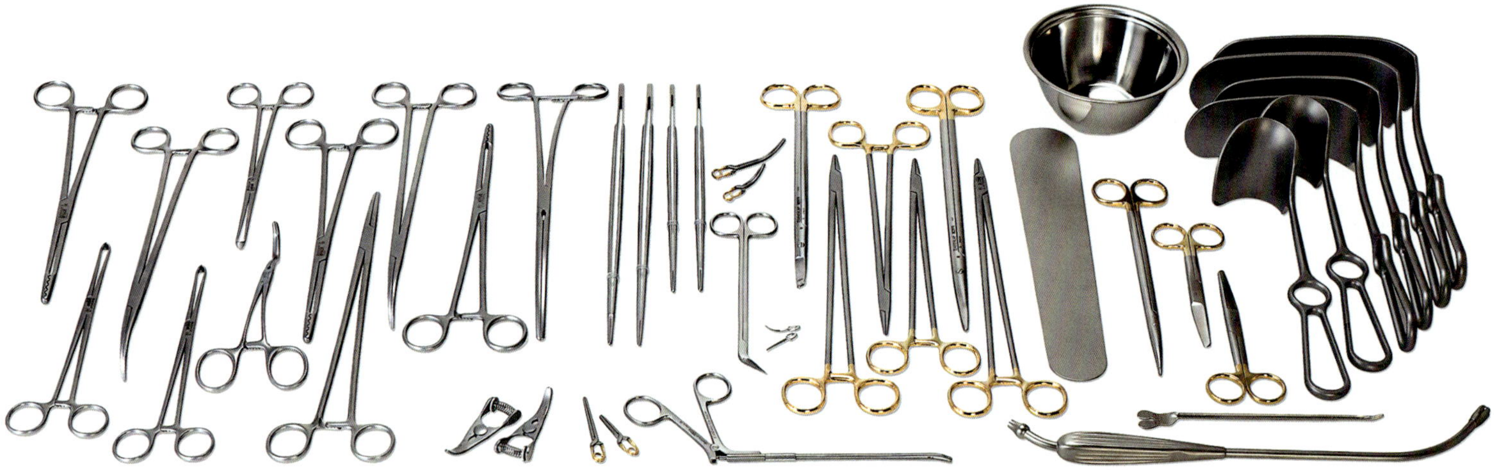

53} Teile eines chirurgischen Instrumentars für die Lebertransplantation
2007 | Aesculap, Tuttlingen | BMM | Inv.-Nr. 2010/363

Bei einer fortschreitenden Lebererkrankung wie der Leberzirrhose im Fall von Herbert Z. gibt es in den 1980er-Jahren keine heilende Therapie. Die einzige Möglichkeit, den drohenden Tod abzuwenden, ist der Ersatz des erkrankten Organs durch ein neues. Dafür muss es dem Patienten aber so gut gehen, dass sein Körper eine große Operation verkraftet. Ist dies der Fall, wird der Kranke nach eingehender Untersuchung für eine Transplantation angemeldet und wartet Wochen oder Monate auf ein Spenderorgan. Sobald ein passendes vorhanden ist, bleiben nur wenige Stunden. Die Spenderleber wird entnommen, gespült und in einer Trägerflüssigkeit zum Empfänger transportiert. Das Organ wird an derselben Stelle eingesetzt, an der das erkrankte entnommen worden ist. Die großen Lebergefäße (Pfortader, Hohlvene und Leberarterie) und der Gallengang werden mit dem Implantat verbunden. So erhält das fremde Organ Anschluss an das Gefäßsystem des Empfängers. Schwere Komplikationen bei Lebertransplantationen können Abstoßungsreaktionen, Infektionen, Stoffwechselstörungen oder das Versagen des Spenderorgans sein. Medikamente, die eine Abstoßungsreaktion verhindern sollen (Immunsuppressiva), begleiten den Patienten für den Rest seines Lebens. Im besten Fall, wie bei Herbert Z., kann der Betroffene aber nach kurzer Zeit wieder ein weitgehend normales Leben führen.

54 }

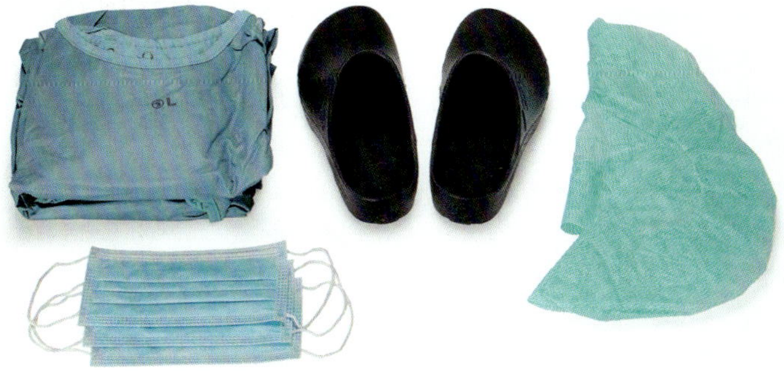

55 }

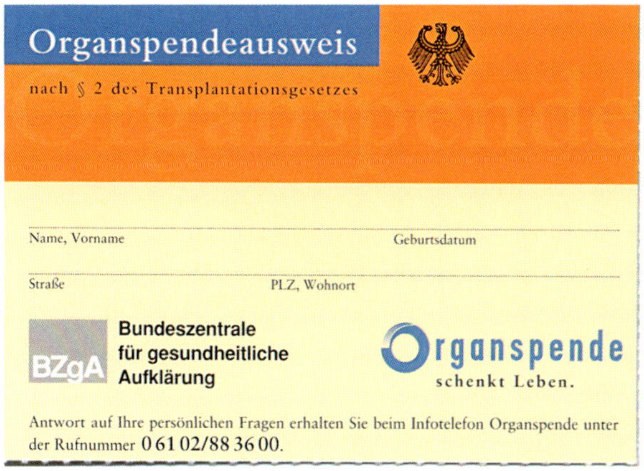

54 } Kleidung zum Schutz vor der Übertragung von Infektionen zwischen Patient und Angehörigen beziehungsweise Krankenhauspersonal
2007 | BMM | Inv.-Nr. 2010/364

55 } Organspendeausweis
2007 | Bundeszentrale für gesundheitliche Aufklärung

Unterschiedliche Erkrankungen oder gesundheitsschädliches Verhalten können dazu führen, dass Organe ihre Leistung weitestgehend oder vollständig einstellen. Die Medizin ist in diesen Fällen oft nur für eine begrenzte Zeit in der Lage, diesen Prozess aufzuhalten und damit das Leben der Patienten zu erhalten. Einige Organe können ganz ausgetauscht werden, wie zum Beispiel Herz, Niere, Bauchspeicheldrüse oder Leber. Als gängiges Verfahren etabliert sich diese Möglichkeit trotz zahlreicher früherer Experimente erst in den 1980er-Jahren, insbesondere da erst zu diesem Zeitpunkt wirksame Medikamente zur Verhinderung der Abstoßungsreaktion zur Verfügung stehen. Für die Transplantation wird auf Organe gerade verstorbener Patienten zurückgegriffen, deren Kreislauf bis zur Entnahme künstlich aufrecht erhalten wird. Teilweise, so zum Beispiel bei der Niere, sind auch Lebendspenden von blutsverwandten Angehörigen möglich. Sämtliche Handlungen, die eine Transplantation betreffen, sind in der Bundesrepublik Deutschland im Transplantationsgesetz festgeschrieben. Ziel dieser Regelungen ist es vor allem, Verstöße gegen den persönlichen Willen der Betroffenen wie auch Organhandel zu verhindern und darüber hinaus Interessenkonflikte zu vermeiden, indem zwei unterschiedliche ärztliche Teams jeweils die Entnahme und die Einsetzung des Organs vornehmen müssen.

Karl R., 55 Jahre | Blutvergiftung, 2006

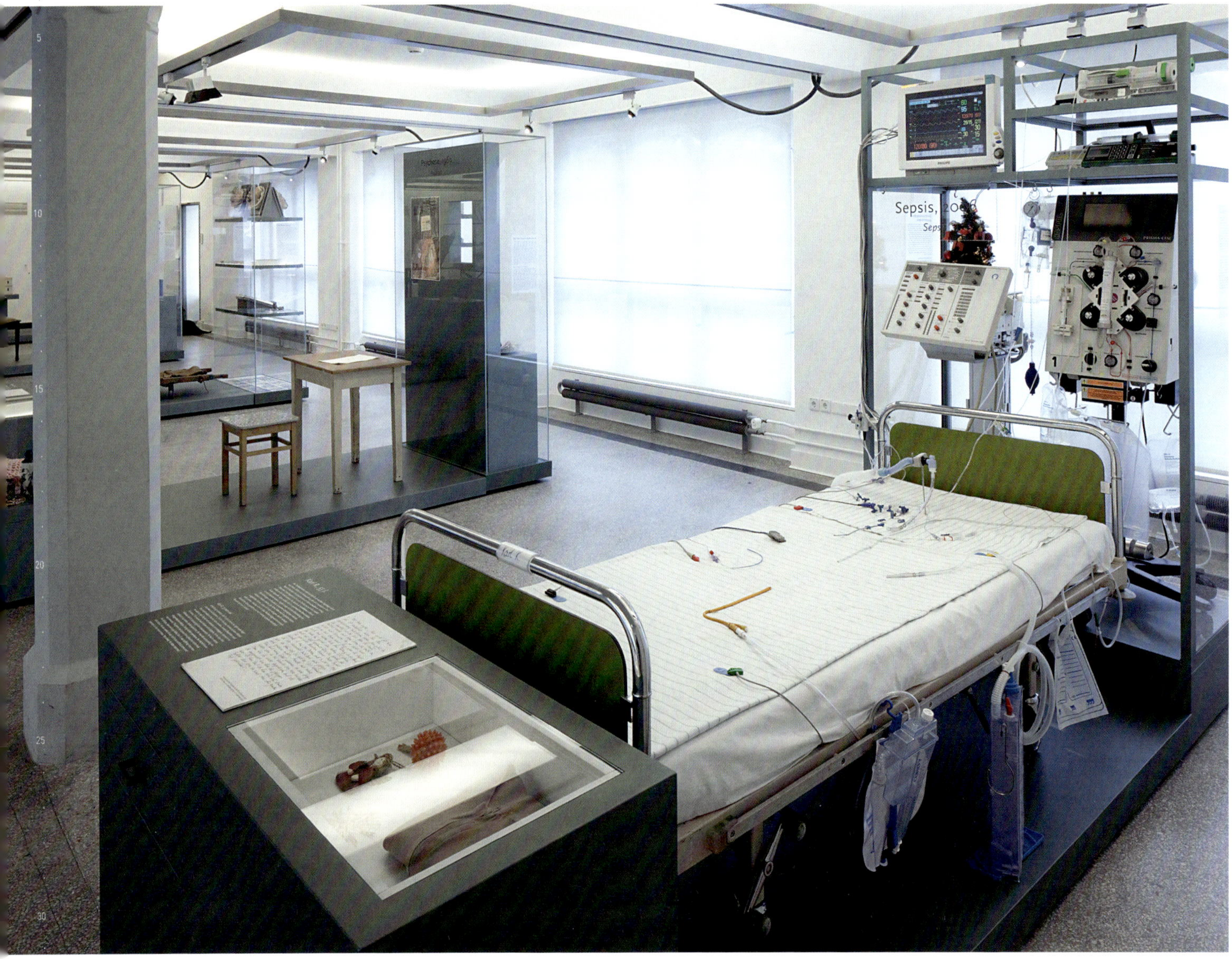

56

Bei Tischlerarbeiten zieht sich Karl R. am rechten Zeigefinger durch zwei kleine Splitter eine Risswunde zu, die sich innerhalb von fünf Tagen entzündet. Die Lymphknoten am Arm schwellen an. Er begibt sich in die Charité und wird dort notfallmäßig an der Hand operiert. Die Wunde ist mit Bakterien infiziert. In den folgenden Tagen verliert Karl R. zunehmend das Bewusstsein. Er muss beatmet werden. Zugleich zeigt sich eine Entzündung von Muskelsträngen im Brustkorb. In weiteren Operationen wird das infizierte Gewebe entfernt. Die Keime haben sich im ganzen Körper ausgebreitet. Nieren, Leber und Lunge versagen. Karl R. befindet sich in einem massiven Schock. Zwei Wochen lang wird er in einem künstlichen Koma gehalten und noch viermal operiert. Allmählich bessert sich sein Zustand.

57

[…] Der Arzt sagte: „Hier wird für Sie der OP vorbereitet. Wenn Sie den Narkosevertrag unterschrieben haben, dann geht's los." Ich bemerkte mit der Zeit, dass ich immer müder wurde und dann kann ich mich an nichts mehr erinnern. An gar nichts mehr. […] Als es mir etwas besser ging, war ich länger wach und bekam auch eine Zeitung in die Hand. Ich hatte im Sportteil über Hertha BSC gelesen und war sehr erstaunt über die Artikel, die ich gar nicht einordnen konnte. Durch Zufall schaute ich auf das Datum und es war der 19.12. Ich war überrascht und habe mich gefragt: Was ist denn bloß los mit Dir? Hier stimmt doch irgendwas nicht. […] Abends sind meine Frau und meine Tochter gekommen. Ich habe festgestellt, dass ich sie bewusst das erste Mal sehe. Dann bin ich wieder eingeschlafen und als ich aufgewacht bin, habe ich gefragt: „Was ist denn los? Ich hab doch bloß einen Splitter hier drin. Wo sind denn die ganzen Tage geblieben?" […]

56 Bett X mit Intensivbett
vor 2007 | Charité – Universitätsmedizin Berlin | o. Inv.-Nr.

57 Auszug aus einem Interview mit Karl R.
2007

58 }

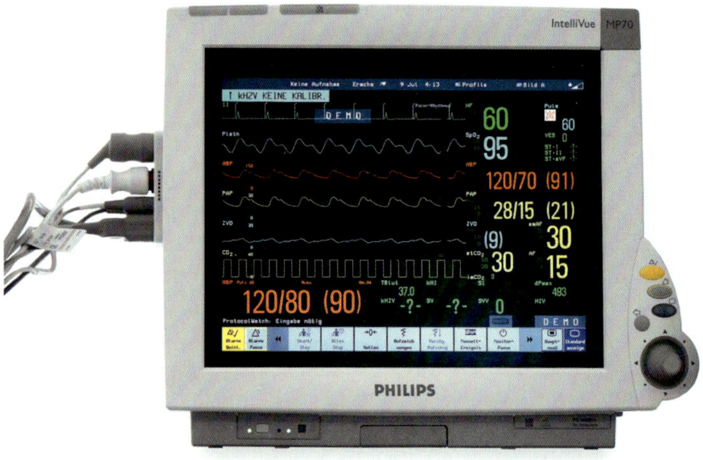

59 }

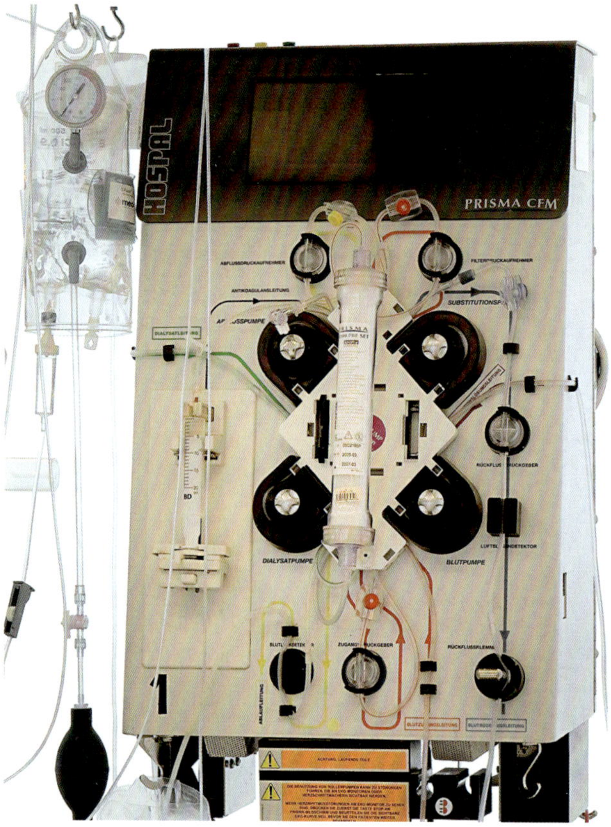

58 } Monitor zur Überwachung lebenswichtiger Körperfunktionen
2007 | Philips | BMM | Inv.-Nr. 2010/367

59 } Dialyse-Gerät
2007 | Hospal | BMM | Inv.-Nr. 2010/366

Manchmal genügt eine harmlose Infektion oder eine kleine Verletzung wie bei Karl R., um eine schwere Entzündung des ganzen Körpers – eine Sepsis – auszulösen. Bakterien breiten sich vom Entzündungsherd über die Blutbahn im gesamten Organismus aus. Betroffen sind vor allem Patienten, die besonders aggressive Erreger in sich tragen oder eine reduzierte Immunabwehr haben. Im Dominoeffekt kommt es zu Reaktionen, die zum Versagen von Stoffwechsel-, Kreislauf- und Organfunktionen führen. Das Leben des Patienten ist akut gefährdet. Hier tritt die Intensivmedizin auf den Plan: Sie zielt vor allem darauf ab, den Infektionsherd zu beseitigen (Fokussanierung) und durch die Gabe von Antibiotika die Körperentzündung zu beheben. Kreislauf- und Organfunktionen müssen unterstützt werden. Dazu wird der Flüssigkeitshaushalt kontrolliert und reguliert, der Patient wird zeitweise beatmet und falls erforderlich dialysiert, um die Nierenfunktion aufrecht zu erhalten. Engmaschige Laborkontrollen und Medikamentengaben ergänzen die Therapie.

60}

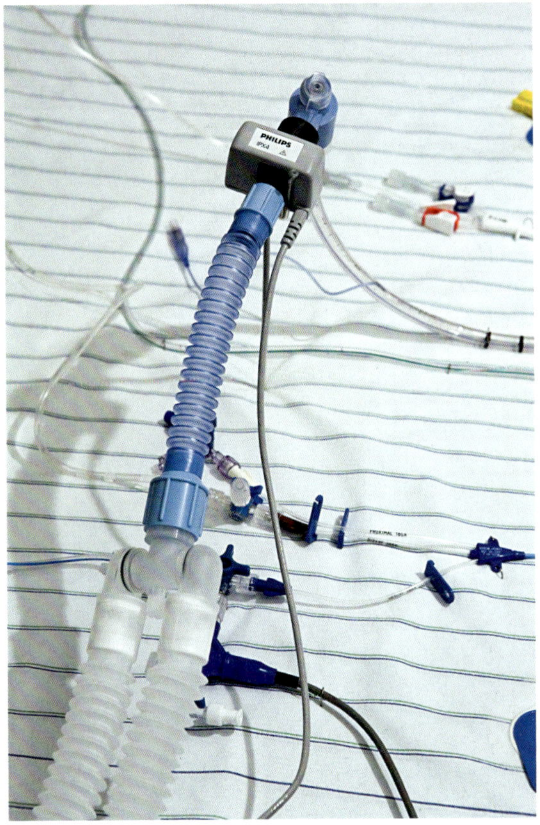

61}

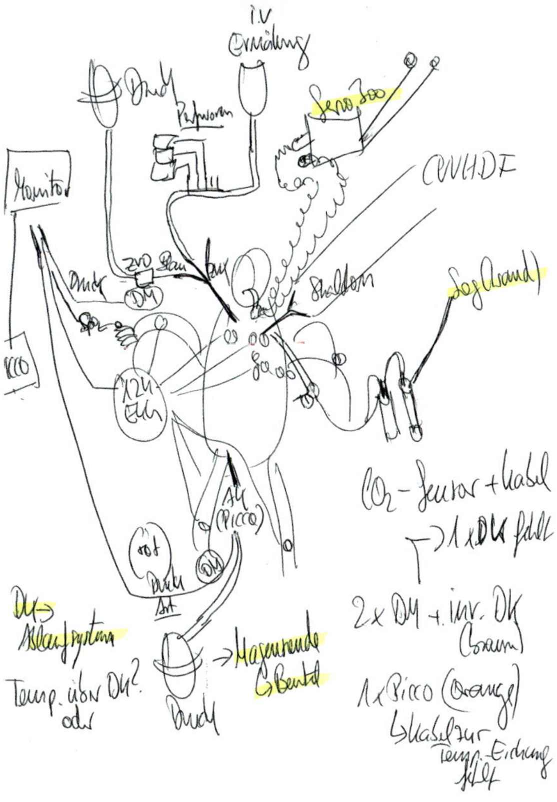

60} Tubus und Ansatzstück für die künstliche Beatmung
2007 | Philips | BMM | Inv.-Nr. 2010/365

61} Erläuterungsskizze für den Einsatz intensivmedizinischer Geräte bei Karl R.
2007 | Stephan Vögeler

Die Intensivmedizin befasst sich mit Patienten, die schwer erkrankt sind. Sie werden aus den unterschiedlichsten Abteilungen auf die Intensivstation verlegt und erhalten dort eine Behandlung mit hohem technischen Aufwand. Häufig sind die Krankheiten lebensbedrohlich, was für die Patienten, ihre Angehörigen, aber auch für Ärzte und Schwestern eine große psychische Belastung darstellt. Das Spektrum der Erkrankungen reicht von schweren Unfällen und großen Operationen über Schock, drohendes Kreislauf-, Stoffwechsel- oder Organversagen bis zu Infektionserkrankungen mit septischen Verläufen. Die Therapieformen auf der Intensivstation sind dementsprechend vielfältig. Sie zielen darauf ab, den Zustand des Patienten so weit zu stabilisieren, dass er ohne technische Geräte, engmaschige Labor- und Kreislaufkontrollen sowie ständige Beobachtung versorgt werden kann.

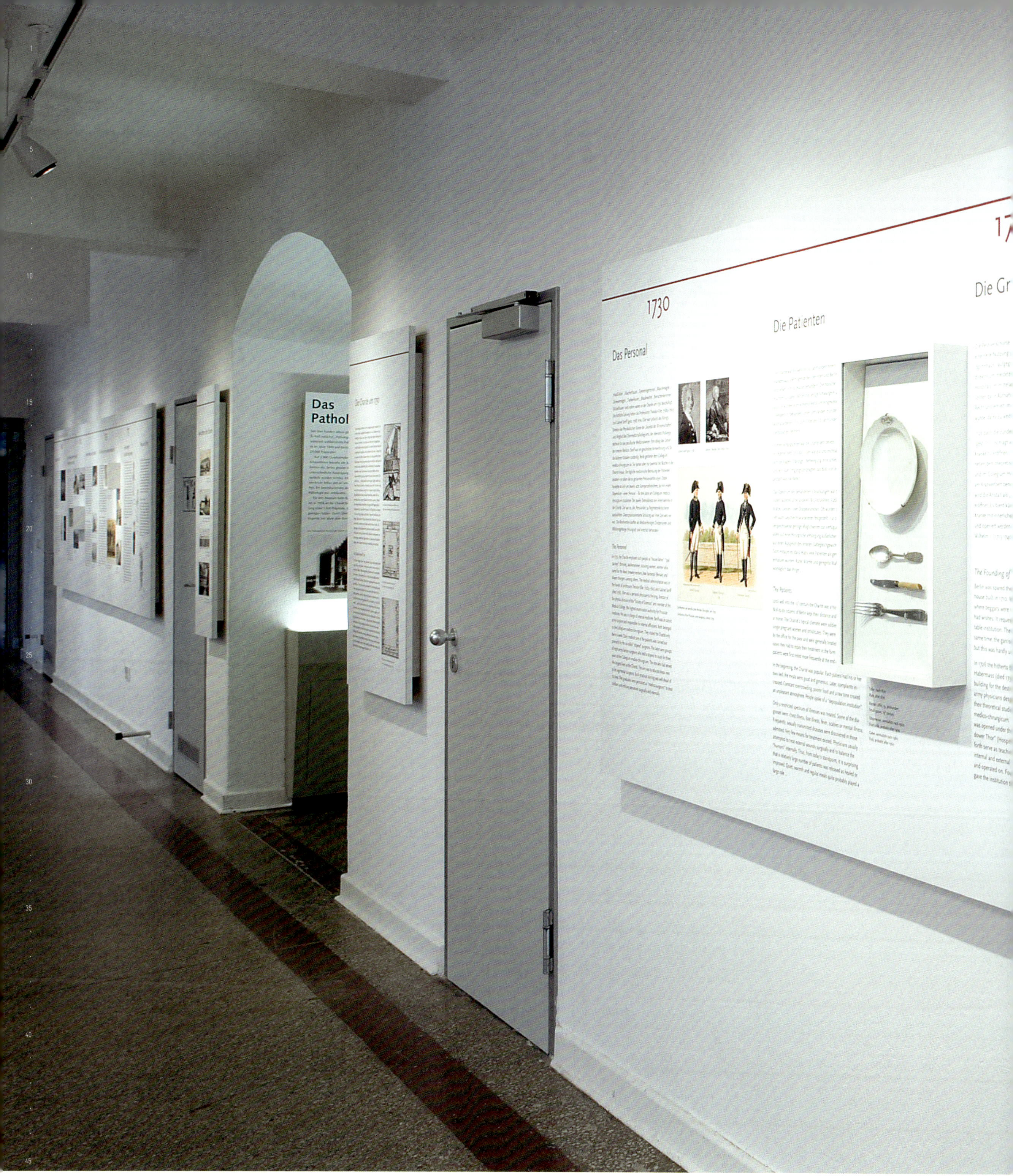
1730
Das Personal
Die Patienten
Das
Pathol

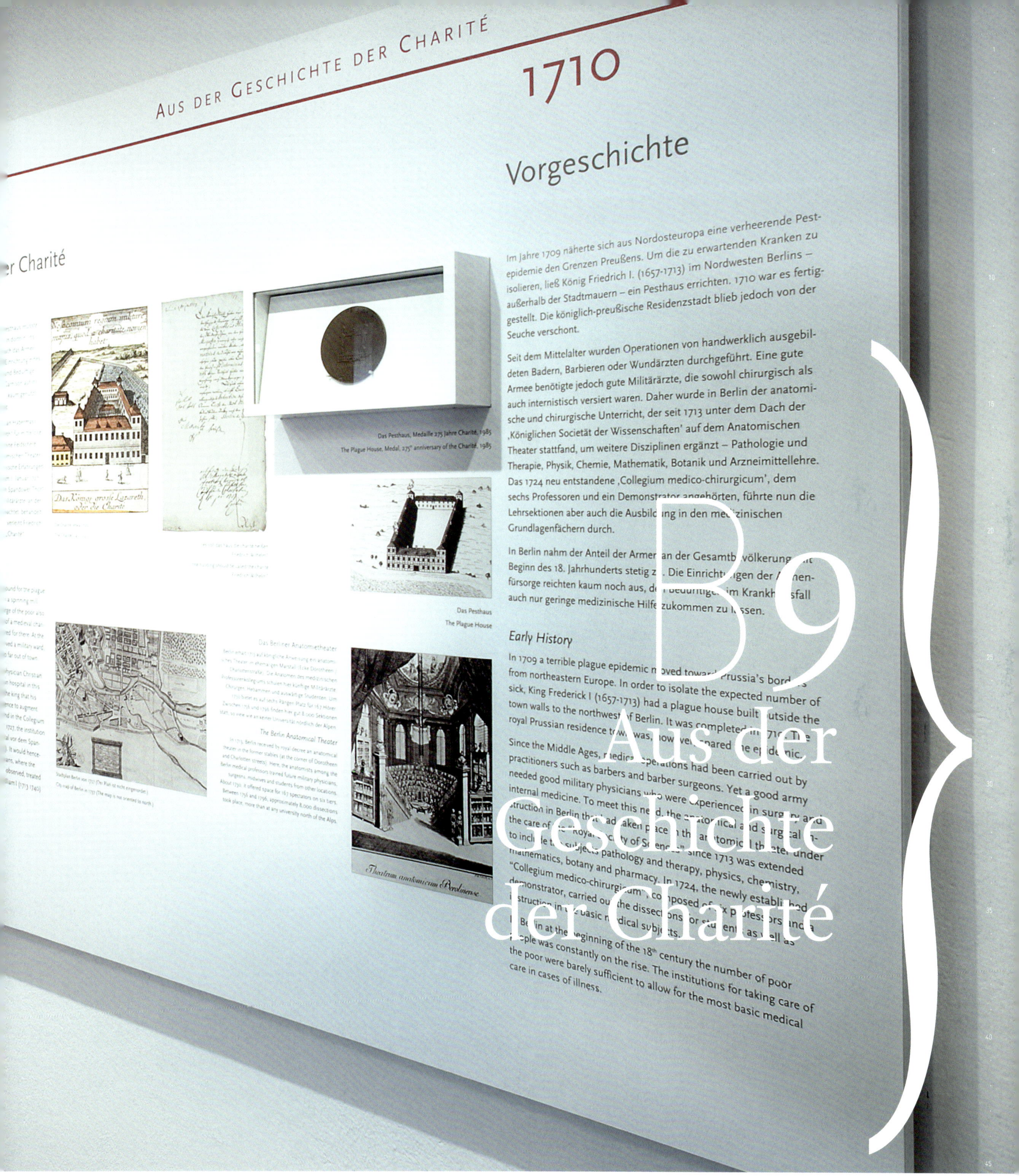

B9 Aus der Geschichte der Charité

1 } Behandlung eines älteren Kranken

Relief der *Alten Charité*, erbaut 1785-1800, heute eingefügt in die Fassade der Medizinischen Klinik auf dem Campus Charité Mitte

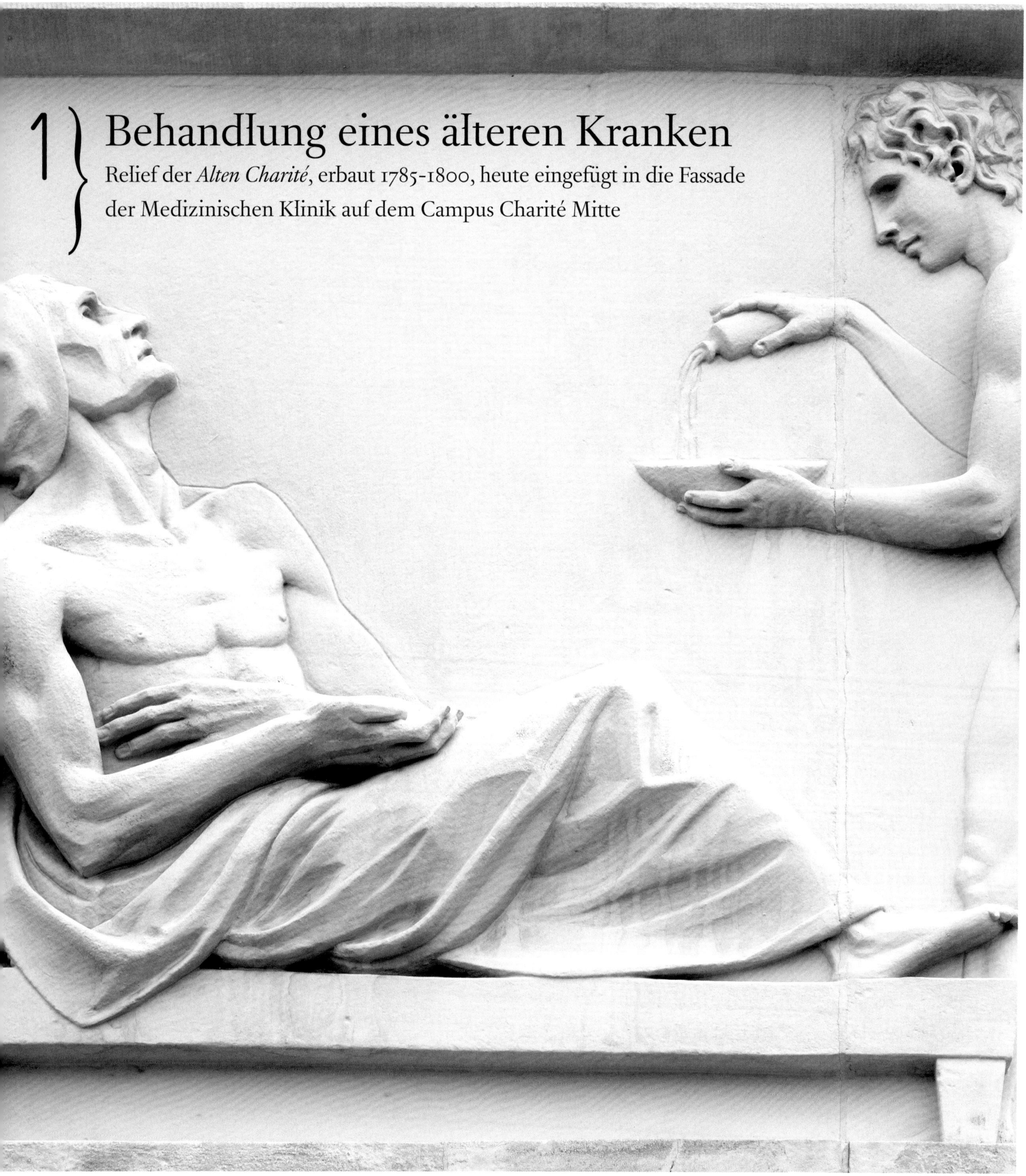

B9 } Aus der Geschichte der Charité

Die Geschichte der Medizin entwickelt sich insbesondere aus dem Streben der Wissenschaftler und – im praktischen Bereich – aus dem Zusammenwirken spezifischer Akteure, vor allem der Patienten, Ärzte und Pflegekräfte. Von zentraler Bedeutung für den Gang medizinischer Dinge im Allgemeinen sind von jeher die jeweiligen Rahmenbedingungen, bestimmt etwa durch die kulturelle, religiöse, politische, ökonomische und soziale Gefasstheit einer Gesellschaft. Sie liefern die Voraussetzung für die Ausprägung eines differenzierter aufgefächerten Komplexes verschiedener Institutionen, in welchen die medizinische Forschung, Lehre und Krankenversorgung zuhause ist. Berlin verfügt mit der Charité über eine weltweit bekannte Einrichtung, die all diese Merkmale in einzigartiger Weise in sich vereint.

Vorgeschichten

Im Jahr 1709 nähert sich aus Nordosteuropa eine verheerende Pestepidemie den Grenzen Preußens. Um die zu erwartenden Kranken zu isolieren, lässt König Friedrich I. (1657–1713) im Nordwesten Berlins, außerhalb der Stadtmauern, ein Pesthaus errichten. 1710 ist es fertiggestellt. Die Königlich-Preußische Residenzstadt bleibt jedoch von der Seuche verschont. – Seit dem Mittelalter werden Operationen von handwerklich ausgebildeten Badern, Barbieren oder Wundärzten ausgeführt. Eine gute Armee benötigt jedoch gute Militärärzte, die sowohl chirurgisch als auch internistisch versiert sind. Daher wird in Berlin der anatomische und chirurgische Unterricht, der seit 1713 unter dem Dach der *Königlichen Societät der Wissenschaften* auf dem Anatomischen Theater stattfindet, um weitere Disziplinen ergänzt – Pathologie und Therapie, Physik, Chemie, Mathematik, Botanik und Arzneimittellehre. Das 1724 neu entstandene *Collegium medico-chirurgicum*, dem sechs Professoren und ein Demonstrator angehören, realisiert nun die Lehrsektionen, aber auch die Ausbildung in den medizinischen Grundlagenfächern. – In Berlin nimmt der Anteil der Armen an der Gesamtbevölkerung am Beginn des 18. Jahrhunderts stetig zu. Die Einrichtungen der Armenfürsorge reichen kaum noch aus, den Bedürftigen im Krankheitsfall auch nur geringe medizinische Hilfe zukommen zu lassen.

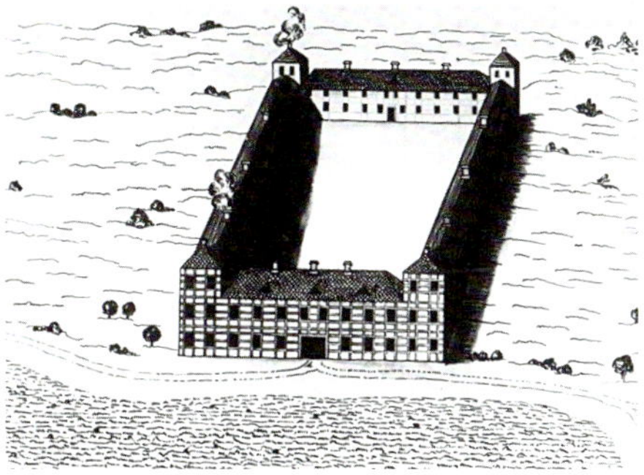

2}

2} Das Pesthaus vor dem Spandower Thor
1725

Die Gründung der Charité

Die Pest verschont Berlin. Für das 1710 errichtete Pesthaus muss eine neue Nutzung gefunden werden. Bald weist man dorthin, ins *Spinnhaus*, aufgegriffene Bettler zur Arbeit ein. Auch das Armendirektorium meldet Wünsche an. Man bittet um die Einrichtung eines Hospitals im mittelalterlich-karitativen Sinn. Arme und Bedürftige sollen darin Aufnahme finden. Überdies pocht die Garnison auf ihr Recht und erhält im Gebäude ein Lazarett, das aber kaum genutzt wird, da es zu weit außerhalb der Stadtgrenzen liegt. 1726 dann die zündende Idee: Amtsarzt Christian Habermaass († 1735) schlägt vor, im Haus ein „Bürger-Lazareth" (Scheibe 1910, S. 14) für mittellose Kranke einzurichten. Dem König wird erklärt, dass seine Feldschere neben dem theoretischen Unterricht auf dem Anatomischen Theater und im *Collegium medico-chirurgicum* dringend klinische Erfahrungen am Krankenbett machen müssen. Der König stimmt zu. Am 1. Januar 1727 wird die Anstalt als „Lazareth und Hospital vor dem Spandower Thor" (Scheibe 1910, S. 16) eröffnet. Es dient fortan als Unterrichtsstätte für Militärärzte, an der Kranke mit innerlichen und äußerlichen Leiden beobachtet, behandelt und operiert werden können. Vierzehn Tage später verleiht Friedrich Wilhelm I. (1713–1740) der Einrichtung – abgeleitet aus dem lateinischen *caritas* (Barmherzigkeit) – den Namen *Charité*.

Die Patienten

Die Charité ist bis weit ins 19. Jahrhundert hinein ein reines Armenkrankenhaus. Vermögende Berliner halten sich fern und lassen sich zu Hause behandeln. Die typische Klientel der Charité machen Soldaten, Mittellose, ledige Schwangere und Prostituierte aus. Sie werden vom Armendirektorium eingewiesen und in der Regel unentgeltlich behandelt. Unter bestimmten Umständen müssen sie ihre Kur aber auch abarbeiten. Erst zum Ende des 18. Jahrhunderts sind öfter ‚Selbstzahler' vermerkt.

In ihren Anfangszeiten ist die Charité sehr beliebt. Jeder Patient hat ein eigenes Bett, und das Essen ist gut und reichhaltig. Später mehren sich die Klagen. Ständige Überbelegung, eine schlechtere Versorgung und ein rauer Umgangston prägen das Bild. Von einer „Entvölkerungsanstalt" ist die Rede (Falk 1798).

Das Spektrum der behandelten Erkrankungen ist begrenzt. Die Diagnosen lauten unter anderen: Brustkrankheit, Fußkrankheit, Fieber, Krätze oder Geisteskrankheit. Oft werden bei den Eingewiesenen auch Geschlechtskrankheiten festgestellt. Für die Therapie stehen vergleichsweise geringe Möglichkeiten zur Verfügung. Sie zielt vor allem auf eine chirurgische Versorgung ‚äußerlicher Schäden' sowie auf einen Ausgleich des inneren Säftegleichgewichts. Aus heutiger Sicht erstaunt es, dass relativ viele Patien-

3} Stadtplan von Berlin, 1737
Die Charité befindet sich jenseits der Stadtgrenze im rechten unteren Bildsegment wiedergegeben. Der Plan ist nicht genordet.

4} Namensgebung durch eine Randnotiz Friedrich Wilhelms I. vom 14. Januar 1727: „es soll das haus die charite heißen FW"

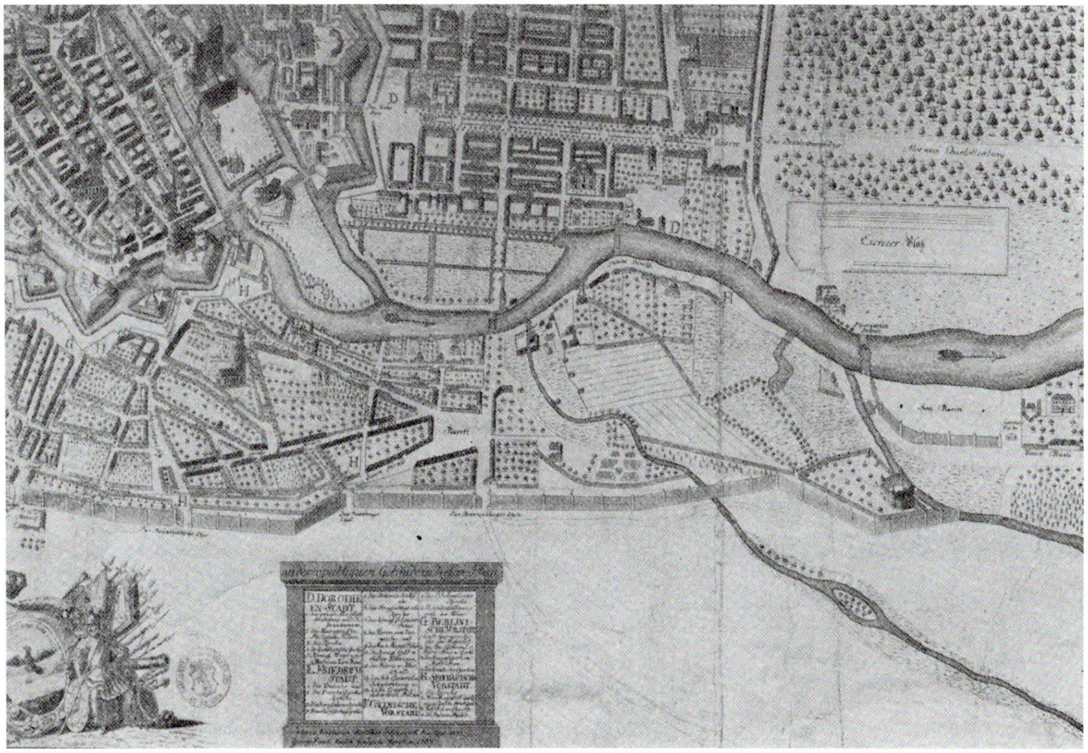

3

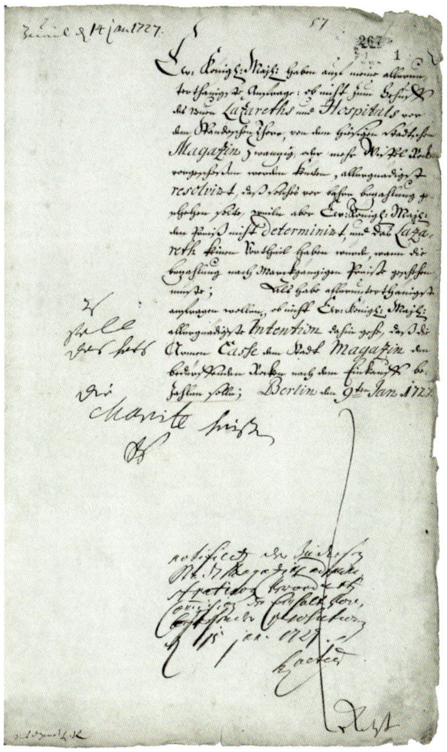

4

ten als geheilt oder gebessert entlassen wurden. Ruhe, Wärme und geregelte Mahlzeiten tun womöglich das Ihre …

Das Personal

Hauß-Vater, Räucherfrauen, Eymerträgerinnen, Waschmägde, Scheuermägde, Todtenfrauen, Brauknechte, Bierschenkerinnen, Wickelfrauen und andere sind an der Charité um 1730 beschäftigt. Die ärztliche Leitung haben die Professoren Theodor Eller (1689–1760) und Gabriel Senff († 1738) inne. Eller ist Leibarzt des Königs, Direktor der Physikalischen Klasse der *Societät der Wissenschaften* und Mitglied des Obermedizinalkollegiums, der obersten Prüfungsbehörde für das preußische Medizinalwesen. Ihm obliegt das Gebiet der Inneren Medizin. Senff ist ein geschickter Armeechirurg und für die Behandlung aller Leiden zuständig, die mit deutlich sichtbaren Zeichen in der Haut zutage treten. Beide gehören dem *Collegium medico-chirurgicum* an. Sie kommen aber nur zweimal die Woche in die Charité hinaus. Die tägliche medizinische Betreuung der Patienten leisten vor allem die sogenannten Pensionärchirurgen. Dabei handelt es sich um Kompaniefeldschere, die für drei Jahre mit einem Stipendium – einer ‚Pension' – am *Collegium medico-chirurgicum* studieren. Der Dienstälteste unter den stets acht Pensionärchirurgen wohnt in der Charité. Ziel ist es, die ‚Pensionäre' zu Regimentsfeldscheren auszubilden. Diese praxisorientierte Schulung ist ihrer Zeit weit voraus. Die Absolventen dürfen Zivilpersonen und Militärangehörige gleichermaßen sowohl chirurgisch als auch innerlich behandeln.

Die Charité um 1730

Das ehemalige Pesthaus ist ein zweigeschossiger, quadratisch um einen Innenhof angelegter Fachwerkbau mit vier Ecktürmen. Es liegt inmitten von Wiesen und Gärten, verfügt über eigene Stallungen und eine Brauerei. Im Herbst 1727 wird an drei Seiten des Hauptgebäudes noch ein drittes Geschoss aufgesetzt. Im unteren Stockwerk sind die sogenannten Hospitaliten, mittellose alte und gebrechliche Menschen, untergebracht. Im zweiten und dritten Stockwerk befindet sich das eigentliche Charité-Krankenhaus. Hier

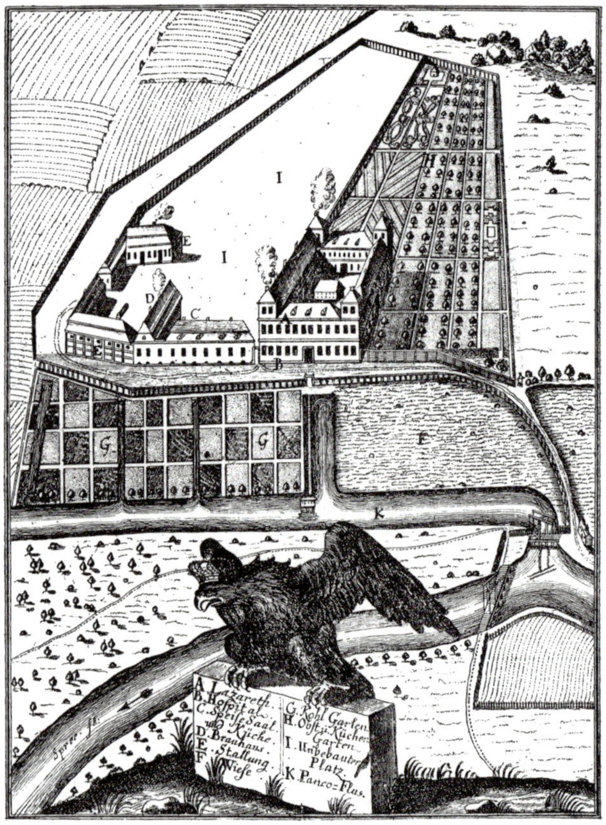

5

gibt es getrennte Räume für Männer und Frauen mit innerlichen oder äußerlichen Leiden, eine Abteilung für ansteckende Krankheiten, einen Operationssaal, eine geburtshilfliche und eine besondere Abteilung, die als Lazarett für kranke Soldaten dient. Eller notiert 1730: „[…] und da dasselbe aus vier egalen Flügeln, welch ineinander schlüssen, bestehet, und inwendig rings umher mit einem Gang oder Galerie versehen ist, so kan man von diesem Gange in alle hieselbst befindliche Stuben und Saale hineintreten, sonder daß man genöthiget wäre, aus einer Stuben in die andere zu gehen. […] Dieweil aber unterschiedliche Kranckheiten die Eigenschafft haben, daß sie ansteckend seyn, und andern Personen ihr Gifft gleichsam mit theilen; so hat man Sorge getragen, auch diesen Ungemach hieselbsten vorzubeugen, indem der eine Flügel mit einem dritten Stock oder Etage übersetzt worden, woselbst man in denen unterschiedenen Stuben, alle diejenigen, so mit ansteckenden Kranckheiten behaftet, ihren Auffenthalt anweiset, damit auf solche Art die schädlichen ansteckenden Ausdämpfungen, welche ihrer Eigenschaft nach, jederzeit mehr aufwärts steigen, denen übrigen Krancken nicht nachtheilig fallen möchten."

Neubau der Charité

Im Laufe des 18. Jahrhunderts vervielfacht sich die Bevölkerung Berlins. Die Charité ist schon seit den 1740er-Jahren überbelegt. 1737 beträgt die Zahl der Neuzugänge 896 Personen, 1772 sind es bereits 2.189. Erst nach einer Eingabe des Armendirektoriums an König Friedrich II. (1712–1786) beginnt 1785 ein großer Neubau, der sich über 15 Jahre hinzieht. 1800 ist das imposante spätbarocke Bauwerk mit 680 Betten – später *Alte Charité* genannt – fertiggestellt. Hinzu kommt 1834 ein Erweiterungsbau, in dem vorrangig Geistes-, Krätze- und Geschlechtskranke sowie kranke Strafgefangene untergebracht werden: die *Neue Charité* mit nochmals 500 Betten. Gleichzeitig entstehen kleinere Gebäude mit besonderen Funktionen, wie das Sommerlazarett oder das Pockenhaus von 1836/37 – das älteste heute noch erhaltene Gebäude auf dem historischen Charitégelände.

5 Die Charité, um 1730
A Lazarett, B Hospital, C Speisesaal und Küche, D Brauhaus

6 Die *Alte Charité*
um 1850

7 Die *Neue Charité*
um 1900

6

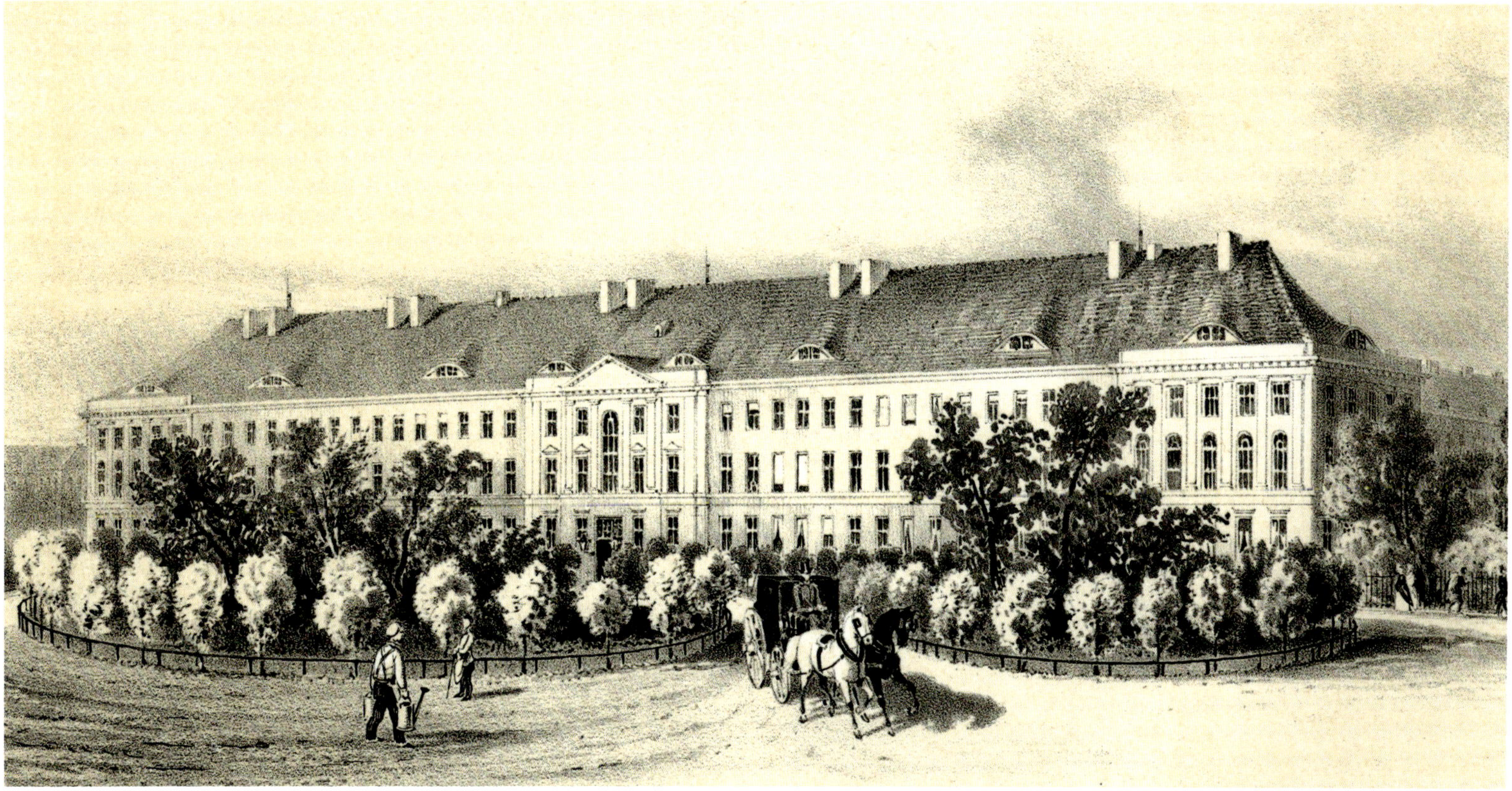

7

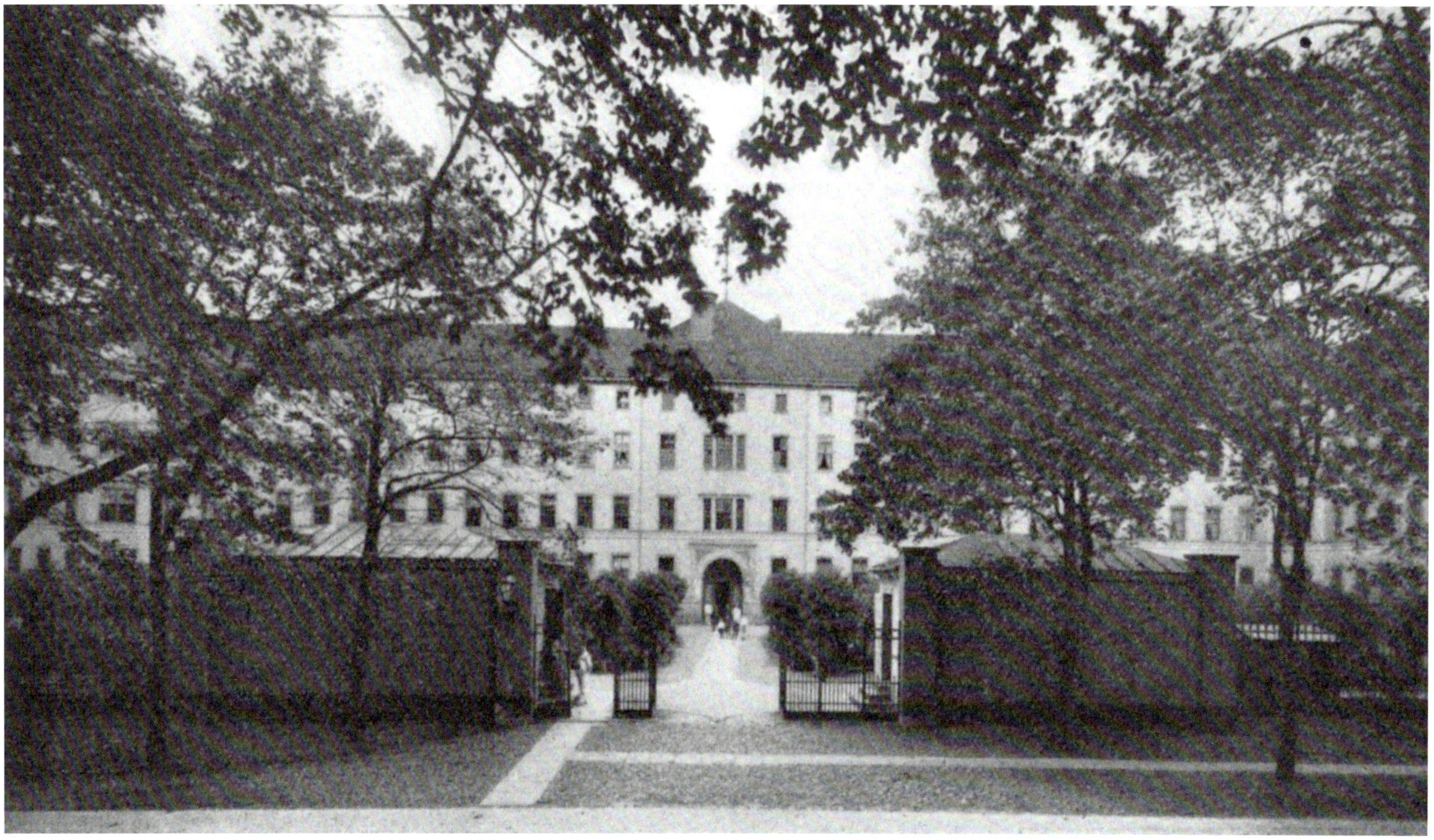

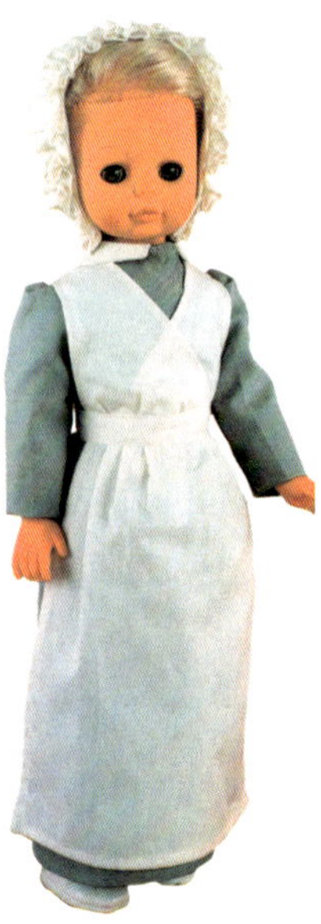

8

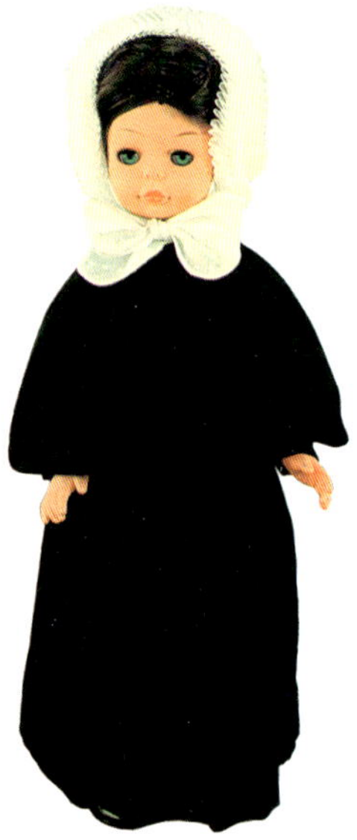

9

Krankenwärter und Krankenschwestern

Im ersten Jahrhundert ihres Bestehens gibt es an der Charité noch keine ausgebildeten Krankenwärter. Ehemalige Patienten, die die Kosten für ihre Kur abarbeiten, gehen den Feldscheren bisweilen zur Hand. Nach Auffassung des Charitéarztes Ernst Horn (1774–1848) leisten viele jedoch nichts oder schaden sogar. Mit Blick auf das Charitépersonal spricht Pfarrer Wilhelm Prahmer Ende des 18. Jahrhunderts von Epileptikern, Gebrechlichen und vor allem von Prostituierten, die ihr Gewerbe im Krankenhaus weiter betreiben. Die Entlohnung der Helfer ist so schlecht, dass sie schließlich auch Patienten bestehlen.

Mit der 1751 an der Charité gegründeten Hebammenschule macht man dagegen gute Erfahrungen. Die Sterblichkeit von Müttern und Kindern geht deutlich zurück. Dennoch wird erst im Herbst 1832 auf Veranlassung des Chirurgen Johann Friedrich Dieffenbach (1792–1847) die Krankenwärterschule der Charité gegründet. Die Leitung des Pflegepersonals haben seit 1843 Diakone und Diakonissen aus Bielefeld und Kaiserswerth inne. Da diese Ordenskräfte ihren Mutterhäusern unterstehen, gibt es hinsichtlich der Weisungsbefugnis der Ärzte immer wieder Schwierigkeiten. So wird schließlich 1907 die *Schwesternschaft der Königlichen Charité* gegründet, an der nur Mädchen mit höherer Schulbildung aufgenommen werden. Ihnen unterstehen die Pflegerinnen, die sogenannten Fräuleins.

Die Charité und der preußische Sanitätsdienst

Am *Collegium medico-chirurgicum* erhalten die künftigen Wundärzte der Armee ihre theoretische medizinische Bildung, die durch klinischen Unterricht an der Charité ergänzt wird. In den zahllosen Kriegen des 18. Jahrhunderts ist jedoch noch immer ein schmerzlicher Mangel an medizinischem Fachpersonal spürbar. 1795 stiftet König Friedrich Wilhelm II. (1744–1797) eine zusätzliche Bildungsanstalt für künftige Militärärzte, die *Pépinière*, und ernennt den Generalstabsarzt Johann Goerke (1750–1822) zu ihrem ersten Direktor. Hier wohnen die Zöglinge, die sogenannten Eleven, erhalten eine strenge militärische Erziehung sowie allgemeinbildenden Unterricht. Die eigentliche medizinische Ausbildung erfolgt nach wie vor am *Collegium medico-chirurgicum*, das jedoch 1809 mit Blick auf die bevorstehende Universitätsgründung geschlossen wird. Als Ersatz dient die 1811 gegründete *Medizinisch-chirurgische Akademie für das Militär*. Sie wird 1895 mit der *Pépinière* zur *Kaiser-Wilhelm-Akademie für das militärärztliche Bildungs-*

8-9 Charitéwärterin und Diakonisse
um 1850

10 Die Berliner Universität
gegründet 1810

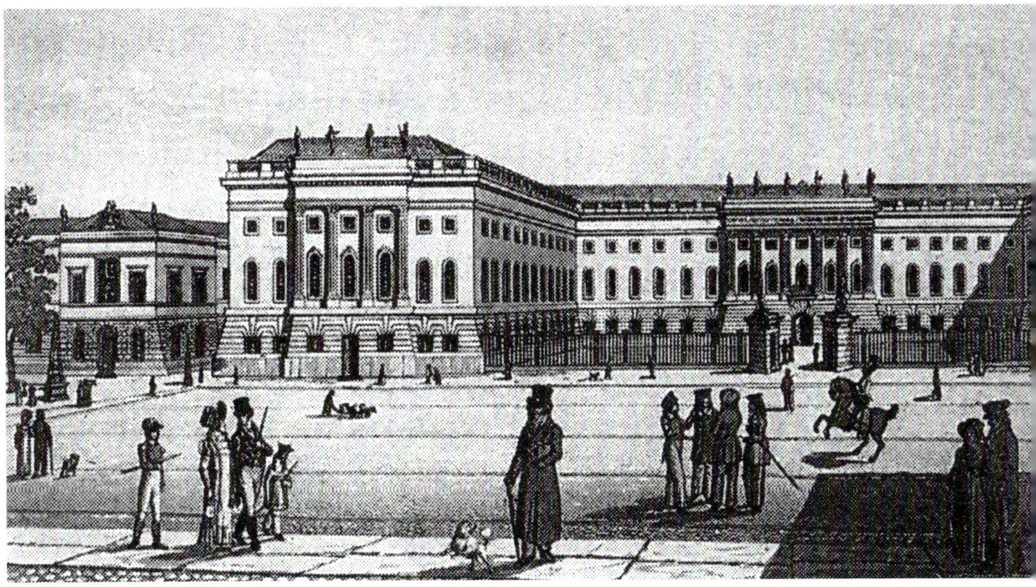

10}

wesen vereinigt. Die Charité bleibt weiterhin klinisch-praktische Ausbildungsstätte für angehende Militärärzte. Bis Mitte des 19. Jahrhunderts erhalten hier ausschließlich Armeeangehörige Assistentenstellen. 1919 wird die *Kaiser-Wilhelm-Akademie* entsprechend den Bestimmungen des Versailler Vertrags aufgelöst.

Zwischen Aderlass und Amputation

Die im 18. und frühen 19. Jahrhundert an der Charité tätigen Ärzte sind in der Regel engagierte Praktiker, die sich auf ihren Erfahrungsschatz stützen. Sie versuchen vor allem durch die Veröffentlichung interessanter Einzelfälle die Behandlungsansätze zu verbessern. Nach und nach richten sie ihr Augenmerk auf größere Gruppen zusammengehöriger Krankheitsbilder und stellen vergleichende Beobachtungen am Krankenbett an. Praktisch stehen für sie zunächst Diagnose und Prognose im Mittelpunkt. Therapeutisch verfügen sie nur über eingeschränkte Möglichkeiten. Gegen innerliche Krankheiten setzen sie auf pflanzliche Arzneien wie Brech- und Abführmittel, Aderlässe und Trinkkuren, diätetische Empfehlungen und Hinweise für eine gesündere Lebensführung. Geschlechtskrankheiten versucht man mit der Gabe von Quecksilber beizukommen, die beim Patienten – heute als Zeichen einer Vergiftung gedeutet – die Speichelproduktion stark fördern. Chirurgen legen vor allem Pflaster und Verbände an, richten Knochenbrüche und beheben Gelenkverrenkungen. Bisweilen führen sie auch Amputationen und den Blasensteinschnitt durch. Größere Eingriffe mit Eröffnung der Bauch- oder Brusthöhle sind aufgrund des starken Entzündungsrisikos nicht möglich. Dass für den Erfolg eines Eingriffs auch die hygienischen Bedingungen entscheidend sind, ist zu diesem Zeitpunkt noch nicht bekannt.

Die Gründung der Berliner Universität – die Medizinische Fakultät

Im Oktober 1810 wird die Berliner *Friedrich-Wilhelms-Universität*, die heutige *Humboldt-Universität,* gegründet. Gründungsdekan der Medizinischen Fakultät ist der königliche Leibarzt Christoph Wilhelm Hufeland (1762–1836). Im ersten Semester schreiben sich bereits 117 Medizinstudenten ein. Wilhelm von Humboldt (1767–1835), der geistige Vater der neuen Universität, hält die Charité für den klinischen Unterricht für nicht geeignet. Eine zu große Anzahl Kranker zerstreue den Anfänger und mache es dem Lehrer unmöglich, bei dem Einzelnen angemessene Zeit zu verweilen. Deshalb wird für den Kliniker

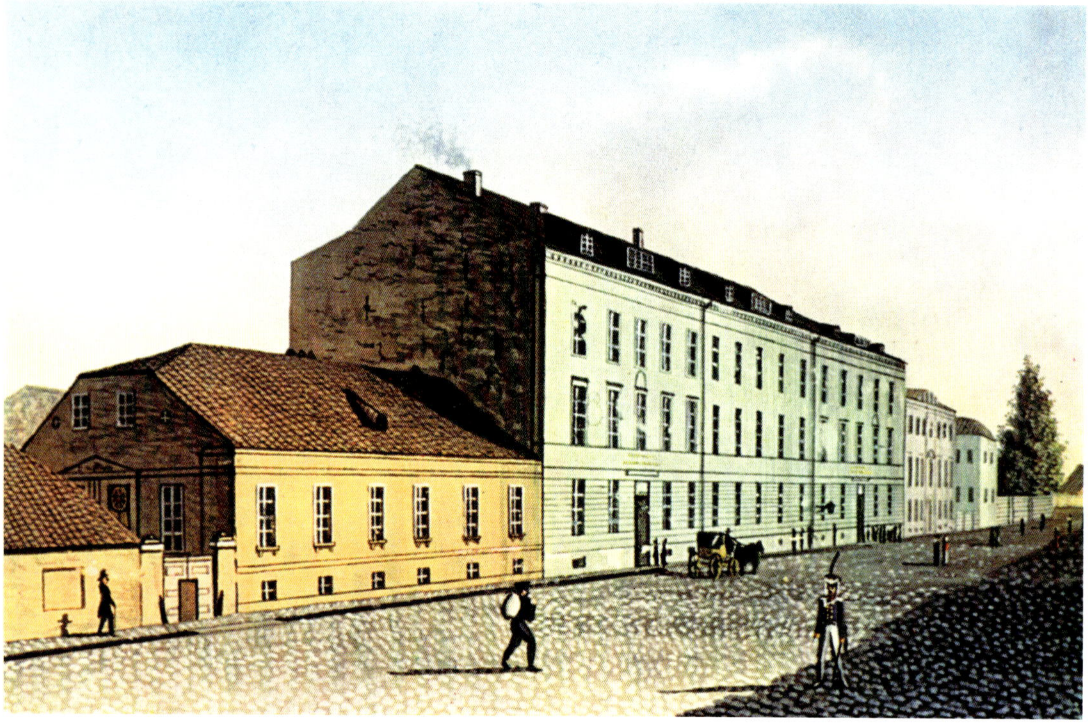

11

Johann Christian Reil (1759–1813) und den Chirurgen Carl Ferdinand von Graefe (1787–1840) ein Klinikum mit zweimal zwölf Betten in einem Mietshaus in der Friedrichstraße 101 eingerichtet. Kurze Zeit später muss man wieder ausziehen, weil sich die Anwohner belästigt fühlen. Erst 1818 kann die Universität ein eigenes Gebäude in der Ziegelstraße erwerben. Die Medizinische Klinik trennt sich jedoch schon 1828 von der Chirurgischen und zieht in die Charité. Im Laufe der Zeit werden immer mehr universitäre Einrichtungen auf das Gelände der Charité verlagert. Dennoch bleiben Charité und Universitätsklinikum bis 1951 formal getrennte Institutionen.

Die *Berliner Schule*

Zum Ende des 18. Jahrhunderts werden die Hospitaliten aus dem karitativen *Charitéhospital* in das *Neue Hospital* in der Wallstraße verlegt. Die Charité dient seitdem ausschließlich als Krankenhaus. Hat man die Kranken diagnostisch zunächst nur aufmerksam beobachtet, so beginnt man nun, sie mit physikalischen Methoden genauer zu untersuchen. Abklopfen (Perkussion), Abhorchen (Auskultation), Fiebermessen und chemische Analysen werden in der Medizinischen Klinik von Johann Lucas Schönlein (1793–1864) Standard. Schönlein beruft mit Ludwig Traube (1818–1876) auch den ersten Zivilassistenten an die Charité. Gemeinsam mit dem Anatomen und Physiologen Johannes Müller (1801–1858) gebührt Schönlein das Verdienst, in den 1840er-Jahren die berühmte *Berliner Schule* der Medizin begründet zu haben.

Mit der Einführung von Narkose und hygienischen Standards (Antiseptik und Aseptik) nimmt die Chirurgie einen großen Aufschwung. Die Chirurgische Universitätsklinik in der Ziegelstraße erlangt als *Berliner Chirurgenschule* mit Carl Ferdinand von Graefe (1787-1840), Johann Friedrich Dieffenbach (1792–1847), Bernhard von Langenbeck (1810–1887) und Ernst von Bergmann (1836–1907) Weltgeltung.

Beginn der naturwissenschaftlichen Ära

In der ersten Hälfte des 19. Jahrhunderts setzt sich in der Medizin das naturwis-

11 Die Berliner Universitätsklinik in der Ziegelstraße
Ansicht von Nordosten, 1818

12 Die Berliner Universitätsklinik in der Ziegelstraße
Spree-seitige Ansicht von Süden, um 1880

12}

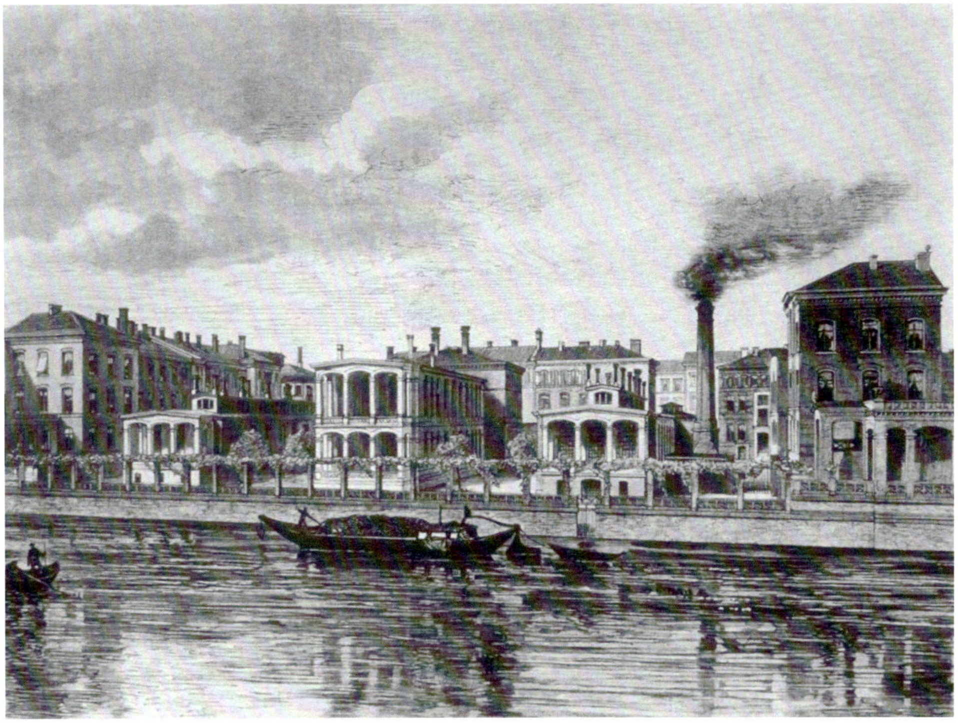

senschaftliche Denken durch. Philosophische Ansätze treten in den Hintergrund. Die Forschungen konzentrieren sich auf die biologischen, physiologischen und chemischen Grundlagen des Lebens. Großen Anteil an dieser Entwicklung hat der Schülerkreis um den Berliner Anatomen und Physiologen Johannes Müller; hierzu gehören unter anderem der Physiologe Emil du Bois Reymond (1818–1896), der Pathologe Rudolf Virchow (1821–1902), die Anatomen Carl Bogislaus Reichert (1811–1883) und Jacob Henle (1809–1885) sowie der Erfinder des Augenspiegels, der Physiologe Hermann von Helmholtz (1821–1894). 1861 wird schließlich die medizinische Studien- und Prüfungsordnung an den preußischen Universitäten reformiert. Das gefürchtete breit angelegte *Tentamen Philosophicum* vor dem Dekan der Philosophischen Fakultät entfällt. An seine Stelle tritt eine enger auf die medizinischen Grundlagen hin ausgerichtete Prüfung, das *Tentamen Physicum*, das noch heute jeder Medizinstudent nach den ersten Semestern ablegt. Abgefragt werden seither kaum noch geisteswissenschaftliche Inhalte, sondern vor allem Anatomie, Physiologie, Biologie, Physik und Biochemie.

Charité-Neubau zwischen 1896 und 1917

1892 wütet in Hamburg die Cholera. In Berlin ist man gewarnt; eine *Arbeiter-Sanitätskommission* untersucht die hygienischen Verhältnisse in Wohnungen und Krankenhäusern. Dabei treten in der Charité erschreckende Verhältnisse zutage: Die Stationen sind überbelegt, die Luft ist stickig, viele Krankensäle befinden sich in einem maroden Zustand. Die Nebenräume verfügen über zu wenige Wasch- und Badeeinrichtungen sowie „höchst unsaubere Klosets mit mangelhafter Nachspülung“ (Vorwärts, 1893). Die Kommission fordert eine grundlegende Sanierung und Modernisierung der Bausubstanz. Zudem soll die Behandlung der Kranken künftig streng nach ärztlichen Verordnungen erfolgen, die Kost verbessert werden und der Kasernenhofton entfallen. Die Berliner Krankenkassen folgen dem Aufruf, die Charité zu boykottieren. Die Einnahmen

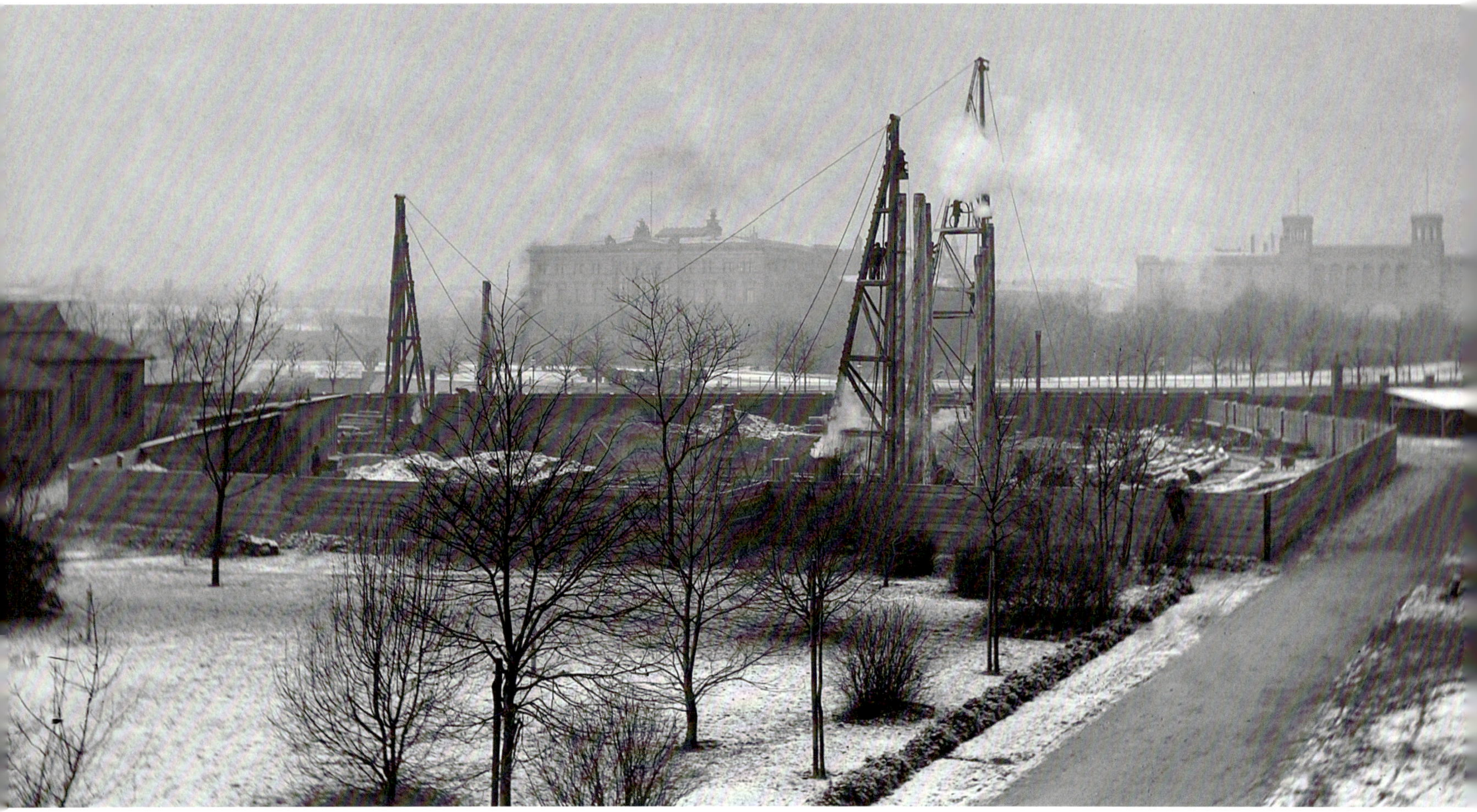

13 }

der Charité sinken in der ersten Hälfte des Jahres 1894 um etwa zwei Drittel. Im Oktober machen sich verschiedene Minister vor Ort ein eigenes Bild und erkennen Handlungsbedarf. Planungen werden in Auftrag gegeben. Vorangetrieben durch den Ministerialdirigenten Friedrich Althoff (1839–1908), gibt der Preußische Landtag 1896 die Mittel frei. Bis 1917 erfolgt der großzügige Um- und Neubau des Krankenhauses. Auf 133.000 m² entsteht das bis heute erkennbare geschlossene Klinikensemble im Stil der sogenannten Backsteingotik auf dem historischen Gelände der Charité.

Medizinstudium für Frauen

In der zweiten Hälfte des 19. Jahrhunderts können Frauen bereits in vielen Ländern ein Studium absolvieren. In Berlin bietet die Frauenrechtlerin Helene Lange (1848–1930) ab 1898 ‚Realkurse für Frauen' an und schafft damit für die Absolventinnen erste Studienvoraussetzungen. 1896 gestattet der Preußische Kultusminister Frauen die Gasthörerschaft an Universitäten. Viele Professoren und Studenten sind sich jedoch einig: Frauen gehören nicht an die Hochschule! In der Medizin sind Frauen, die Ärztinnen werden wollen, in dieser Zeit mit großen Widerständen konfrontiert. Die männlichen Standesvertreter fürchten die Konkurrenz und diskutieren öffentlich ein natürliches Schamgefühl der Frau oder gar den „physiologischen Schwachsinn des Weibes" (Moebius 1900). Ein deutliches Zeichen setzt der Berliner Anatom Hans Virchow (1852–1940). Der Sohn des bedeutenden Pathologen bietet ab 1904 im Museumsraum des Anatomischen Instituts separate Präparierkurse für Frauen an. Als letztes aller deutschen Länder gewährt schließlich Preußen 1908 Studentinnen das volle Immatrikulationsrecht und gibt damit auch den Weg für weibliche Ärzte

13 } Der Neubau der Charité, 1896-1917
Die Fotografie dokumentiert die Gründungsarbeiten für das Pathologische Museum, fertiggestellt 1899

14 } Verwaltungsgebäude mit Patientenaufnahme
1910

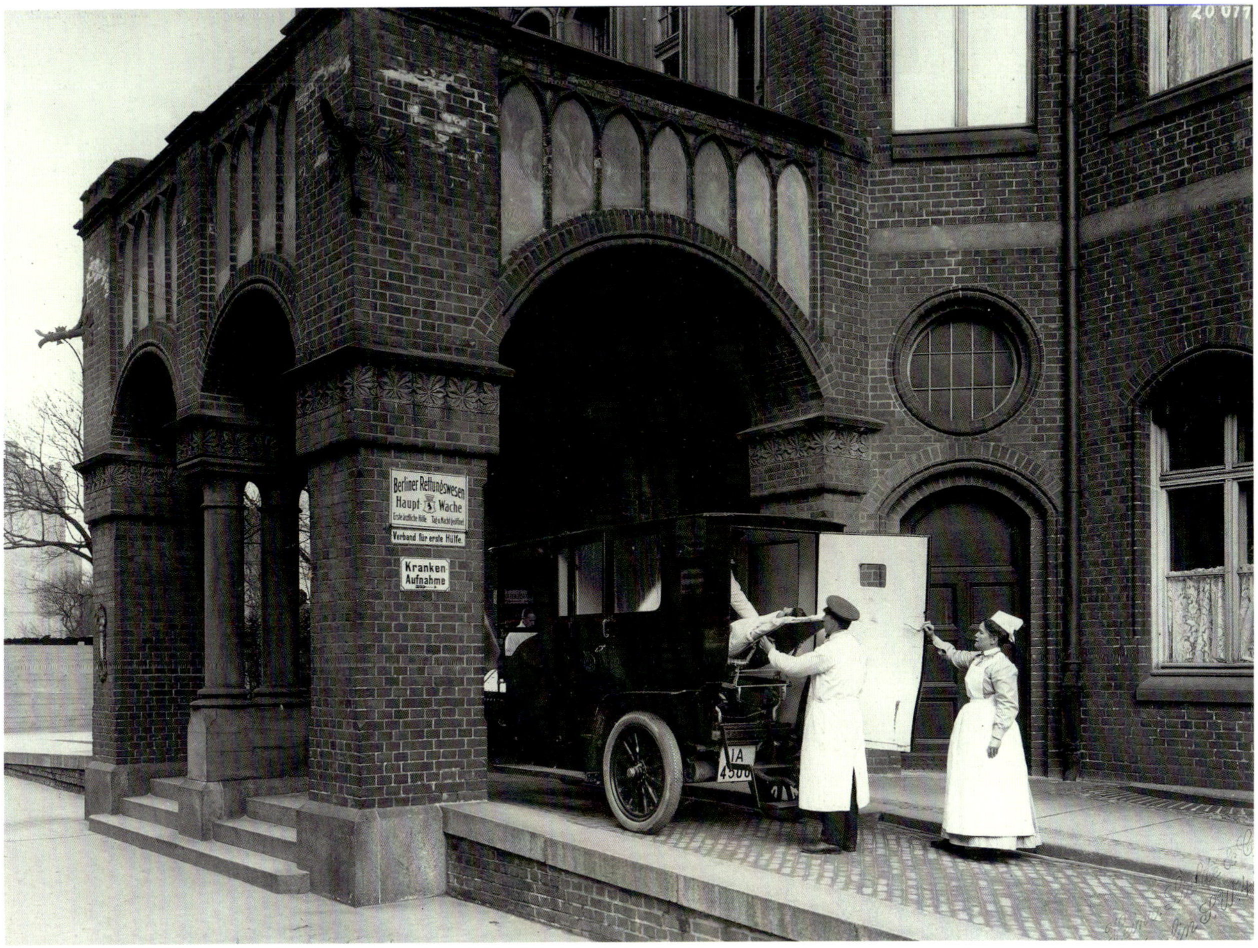

14 }

frei. Die Internistin Rahel Hirsch (1870–1953) wird 1913 „der erste weibliche preußische medizinische Professor" (Brinkschulte 1993, S. 108). Eine reguläre wissenschaftliche Laufbahn eröffnet sich Frauen aber erst, nachdem ihnen ab 1920 die Möglichkeit geboten wird, sich zu habilitieren.

Spezialisierung und Krankenversorgung

Eine Berufung an die Berliner Medizinische Fakultät setzt stets hervorragende Forschungsergebnisse voraus und ist oft der abschließende Höhepunkt einer akademischen Karriere. Zum Ruhm der Medizin in Preußens Metropole tragen zu Beginn des 20. Jahrhunderts eine ganze Reihe bedeutender Wissenschaftler und Kliniker bei. Zu nennen sind etwa die Grundlagenforscher Robert Koch (1843–1910), Emil von Behring (1854–1917), Paul Ehrlich (1854–1915) und Max Rubner (1854–1932), die Internisten Ernst von Leyden (1832–1910) und Friedrich Kraus (1858–1936), die Chirurgen August Bier (1861–1949) und Ferdinand Sauerbruch (1875–1951), der Gynäkologe Ernst Bumm (1858–1925) und der Kinderarzt Otto Heubner (1843–1926).

Der rasche Erkenntniszuwachs in der Medizin geht mit einer zunehmenden Spezialisierung einher. Die zahlreichen neuen Fachkliniken und -abteilungen bieten mit ihren diagnostischen und therapeutischen Möglichkeiten und sehr gut ausgestatteten, hygienischen Anforderungen gerecht werdenden Operationssälen eine qualitativ hochstehende Behandlung. Zunehmend vertrauen sich nun auch vermögendere Patienten dem Krankenhaus an. Im ersten Drittel des 20. Jahrhunderts wandelt sich die Charité endgültig von einer Einrichtung der Armenpflege zu einer modernen Klinik, die von allen Bevölkerungsschichten genutzt wird. Forschung, Lehre und Krankenversorgung bilden von nun an eine fruchtbare Einheit.

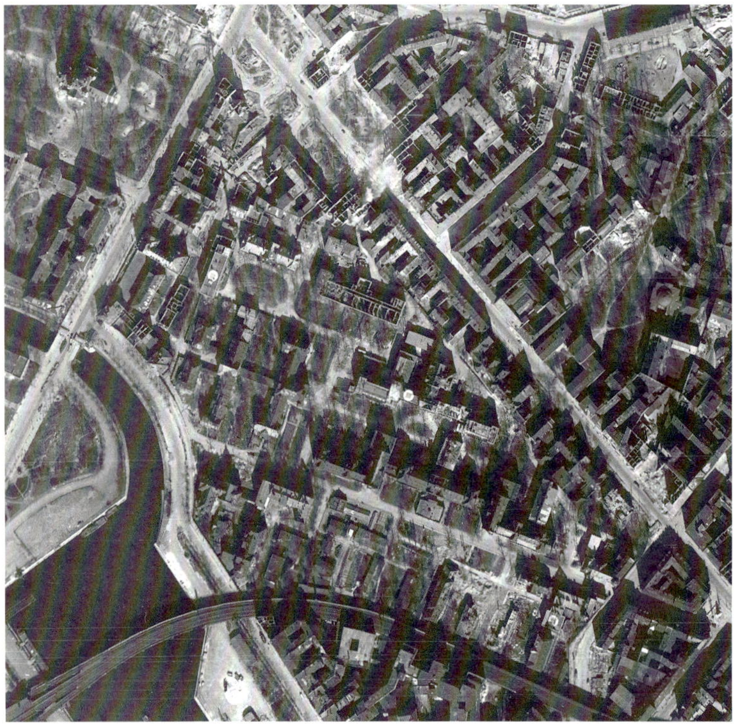

15

Die Charité im Nationalsozialismus

Mit der Machtübernahme der Nationalsozialisten 1933 verlieren an der Charité und der Berliner Medizinischen Fakultät mindestens 145 Professoren und Dozenten aus politischen Gründen oder aufgrund ihrer jüdischen Wurzeln Lehrbefugnis und Arbeitsplatz, darunter der Chirurg Rudolf Nissen (1896–1981), die Internisten Ernst Fränkel (1886–1948) und Hermann Zondek (1887–1979), der Sozialhygieniker Benno Chajes (1880–1938) sowie die Gynäkologen Selmar Aschheim (1878–1965) und Bernhard Zondek (1891–1966), die 1928 den ersten Schwangerschaftstest entwickelt haben. Viele Forscher gehen ins Exil. Von manchen verliert sich jede Spur. Andere kommen in Konzentrationslagern ums Leben wie etwa der Pathologe Ludwig Pick (1868–1944) und der Dermatologe Abraham Buschke (1868–1943). Die Zahl der betroffenen Mitarbeiter außerhalb der Professorenschaft ist kaum zu ermitteln. Dieser Verlust bewirkt ein beträchtliches Absinken des Niveaus der medizinischen Forschung und Lehre. Die meisten der Verbliebenen schweigen und passen sich an. Andere, wie der Mitorganisator der systematischen Morde an psychiatrischen Patienten, Maximinian de Crinis (1889–1945), und der Rassenhygieniker Fritz Lenz (1887–1976) machen sich aktiv schuldig. Als einziger nicht unter die Rassegesetze fallender deutscher Wissenschaftler bringt der junge Pharmakologe Otto Krayer (1899–1982) im Jahr 1933 den Mut auf, den Ruf auf einen durch Vertreibung frei gewordenen Lehrstuhl abzulehnen. Er muss danach das Land verlassen. Über aktiven Widerstand gegen das Regime ist bisher wenig bekannt; unter anderen wird Robert Havemann (1910–1982), Assistent beim Pharmakologischen Institut, unter diesem Verdacht zum Tode verurteilt. Er kann überleben, weil ihn sein Institutsleiter Wolfgang Heubner (1877–1957) im Zuchthaus mit ‚kriegswichtigen Forschungen' betraut.

Neuanfang nach dem Zweiten Weltkrieg

Noch in den letzten Kriegstagen wird auf dem Gelände der Charité gekämpft. Gleichzeitig operiert und entbindet man in Kellern und Bunkern unter schwierig-

15 Luftbild der stark beschädigten und teilweise zerstörten Charité
22. März 1945

16 Wiederaufbau der Charité nach dem Zweiten Weltkrieg

16

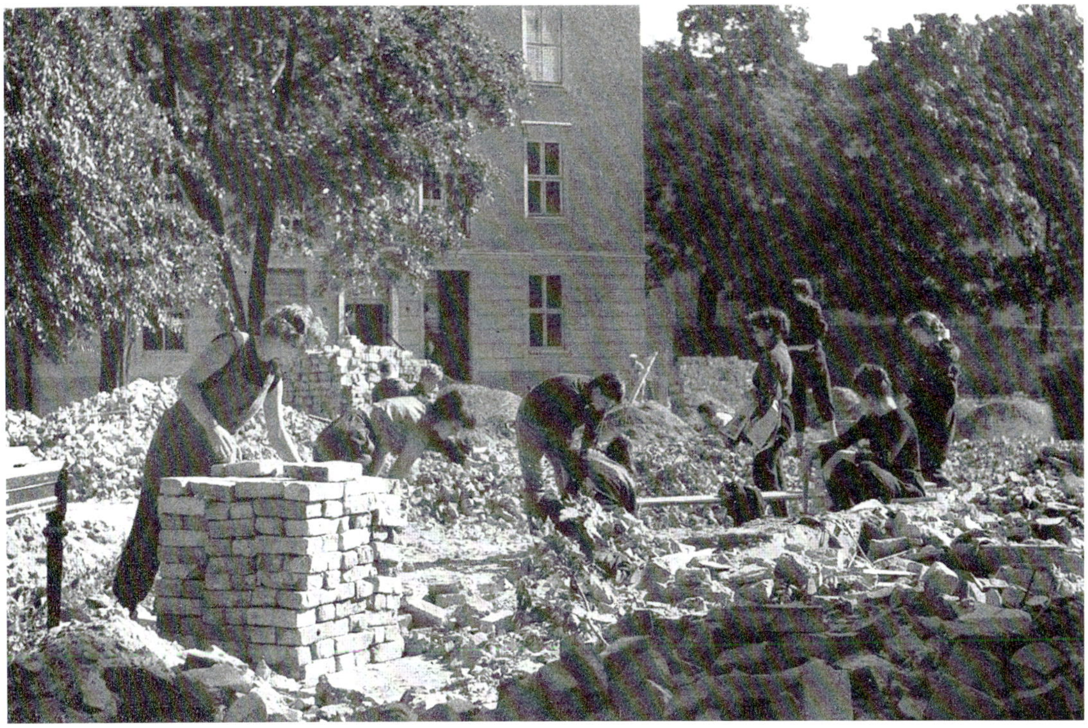

sten Bedingungen. Das ganze Ausmaß der Zerstörungen zeigt sich nach dem Krieg: Nur zehn Prozent des Gebäudebestands bleiben unbeschädigt. 20 Prozent liegen vollständig in Trümmern, 40 Prozent sind schwer und 30 Prozent leicht beschädigt. Am 2. Mai 1945 besetzt die Rote Armee die Charité. Am selben Tag erlässt der Garnisonschef Berlins, Nikolai Bersarin (1904–1945), den Befehl Nr. 01 zum Schutz aller Heilanstalten und des medizinischen Personals. Die Charité untersteht daraufhin für etwa 6 Wochen der Roten Armee. Viele Charitémitarbeiter beginnen umgehend mit der notdürftigen Wiederherrichtung der Kliniken. Ende 1945 stehen schon wieder 1.555 Betten zur Verfügung. Der Unterricht an der Krankenpflegeschule der Charité beginnt am 1. Oktober 1945, der offizielle Lehrbetrieb an der Berliner Universität – ab 1949 *Humboldt-Universität zu Berlin* – am 29. Januar 1946. Einige Fakultätsmitglieder bleiben im Dienst. Andere, im Nationalsozialismus aus den Ämtern getriebene, wie der Internist Theodor Brugsch (1878–1963), kehren aus dem Ruhestand zurück. Der Chirurg Maxim Zetkin (1883–1965) wird 1949 zum ersten Ärztlichen Direktor der Charité nach dem Krieg ernannt.

Die Charité in der DDR: Struktur und Funktion

In der DDR wird 1951 die endgültige Vereinigung von Charité und Universitätsklinikum zur *Medizinischen Fakultät (Charité) der Humboldt-Universität* vollzogen. Unter den neuen politischen Gegebenheiten und mit Blick auf die grenznahe Lage in Ostberlin bauen die Machthaber die Charité nach außen hin zur medizinischen Vorzeigeinstitution der DDR aus. Intern bemühen sich die Mitarbeiterinnen und Mitarbeiter unter teils schwierigsten materiellen und logistischen Bedingungen und vor dem Hintergrund eines nahezu permanenten personellen Aderlasses – auch mit dem Mauerbau 1961 kommt das Fluchtgeschehen nicht zu Ende – um eine qualitativ hochwertige Krankenversorgung, medizinische Ausbildung und Forschung. Zwar berichten Zeitzeugen heute von gewissen Freiheiten an der Charité hinsichtlich der beruflichen Entwicklung,

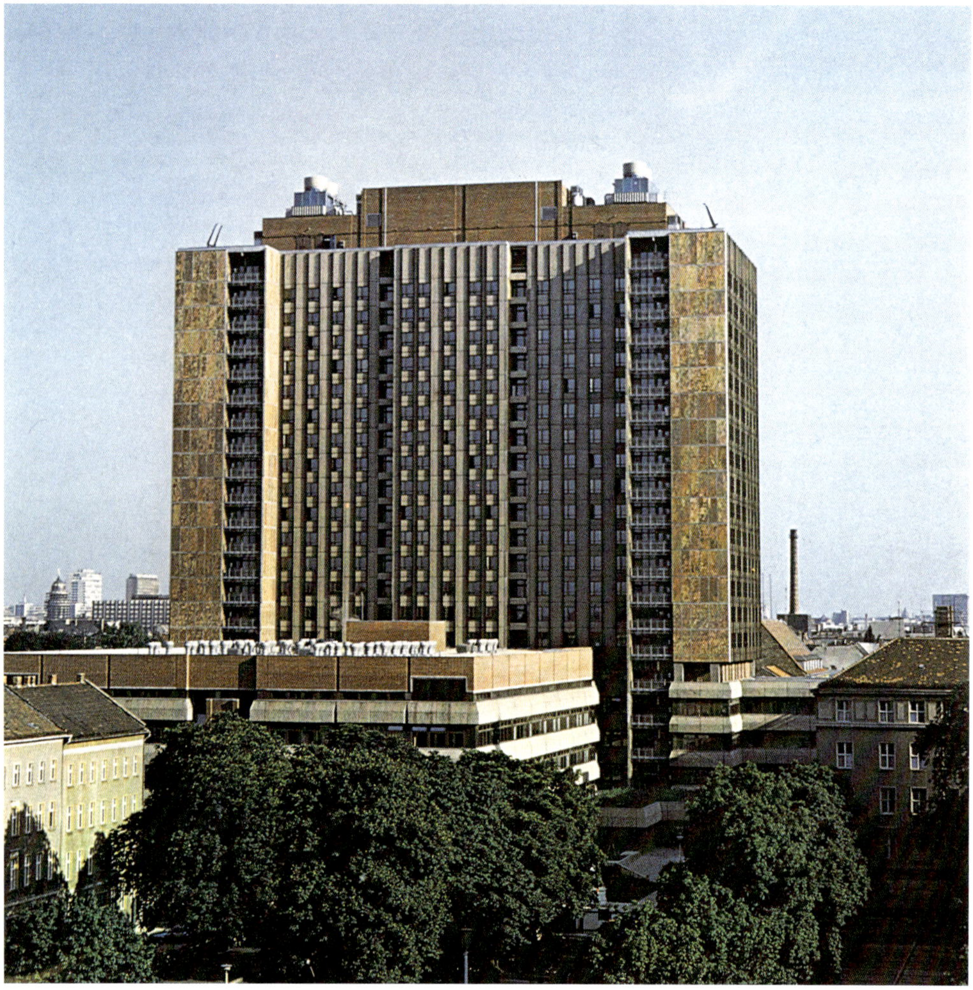

17

Reisetätigkeit und Meinungsäußerung, allerdings achtet eine ausgebaute politisch dirigierte Kaderstruktur und vor allem das System der Staatssicherheit stets auch höchst rigide auf die Einhaltung entsprechender Konformitäten und Grenzen.

1960 ist die Charité mit ihren roten Backsteinbauten weitgehend wiederhergestellt, der Neubau von Geschwulst- und Hautklinik beendet. Die Bettenkapazität beträgt 2.800. Im selben Jahr werden 27.000 Patienten stationär aufgenommen und 390.000 ambulant behandelt. Die DDR hat für Wiederaufbau, Rekonstruktion und die apparative Ausstattung insgesamt 120 Millionen Mark zur Verfügung gestellt. Es gibt 17 Kliniken und 16 Institute, darunter die neugegründeten für Endokrinologie sowie für Transfusiologie und Transplantologie. Später kommen das Institut für kardiovaskuläre Diagnostik sowie eigene Kliniken für Anästhesiologie und Intensivtherapie, Urologie und Nuklearmedizin hinzu. Neben Human- und Zahnmedizin werden an der Charité zwei neue Studiengänge für Pflegewissenschaft und Medizinpädagogik eingerichtet.

Direkt an der Berliner Mauer gelegen, erfüllt die Charité in der DDR wichtige Funktionen: Sie steht für Leistungsfähigkeit, Selbstbewusstsein und Eigenständigkeit auf medizinischem Gebiet, symbolisiert mit ihren nach Westen zum Teil zugemauerten Fenstern aber auch Abgrenzung und Abschottung.

17 } Das Charité-Hochhaus
1982

18 } Nach dem Fall der Mauer
1990

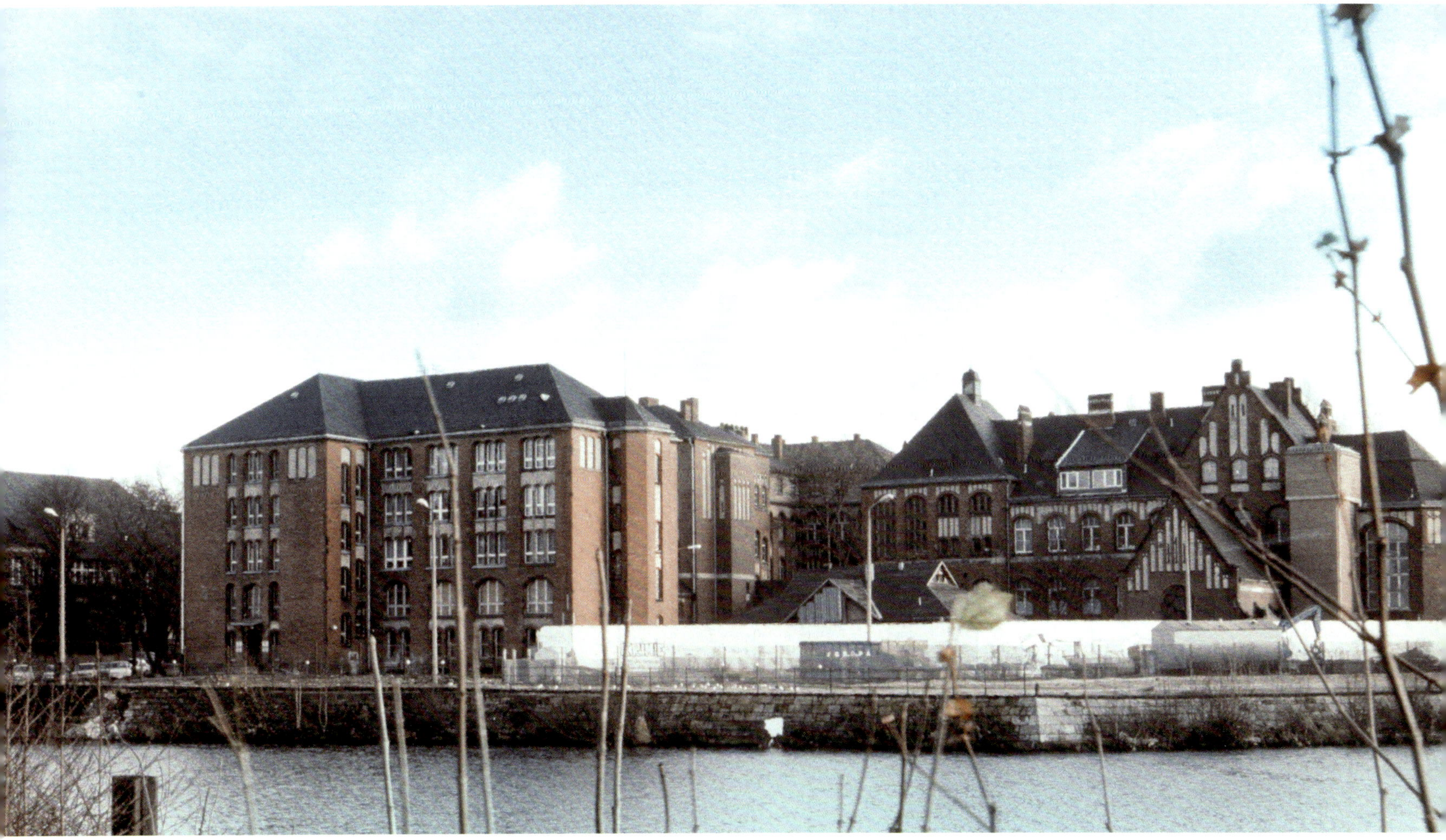

18}

Die Charité in der DDR: Neu- und Ausbau

Schon in den 1970er-Jahren zeigen die alten Gebäude Verschleißerscheinungen, und wieder macht sich zunehmender Raummangel bemerkbar. Nach Überlegungen, den Standort endgültig aufzugeben, entscheidet man sich – unter Einbeziehung der historischen Gebäude – für eine Neugestaltung der Charité am alten Platz. Während sukzessive mit der Sanierung der alten Backsteinbauten begonnen wird, entsteht zwischen 1976 und 1982 ein 20-geschossiger Neubau, das *Chirurgisch Orientierte Zentrum*. Es beherbergt die operativen Fächer. Unter den gegebenen Möglichkeiten ist das Gebäude sehr gut ausgestattet und bietet ausgezeichnete Bedingungen für Patientenbetreuung, Lehre und Forschung. In einzelnen Bereichen gelingt es der medizinischen Forschung in der DDR, Anschluss an das internationale Niveau zu erreichen. Wissenschaftliche Schwerpunkte an der Charité sind vor allem: molekulare und zelluläre Biologie und Pathologie, Medizinische Biotechnologie, Herz-Kreislauf-Erkrankungen, Organ- und Gewebetransplantation, künstliche Organe sowie die Neurowissenschaften. Die Charité übernimmt hier wie auch auf zahlreichen anderen Gebieten eine wichtige Rolle in der gesundheitlichen Versorgung von Patienten des ganzen Landes.

Nach der Wende

Der Fall der Mauer 1989 und die deutsche Wiedervereinigung 1990 bringen für die

19

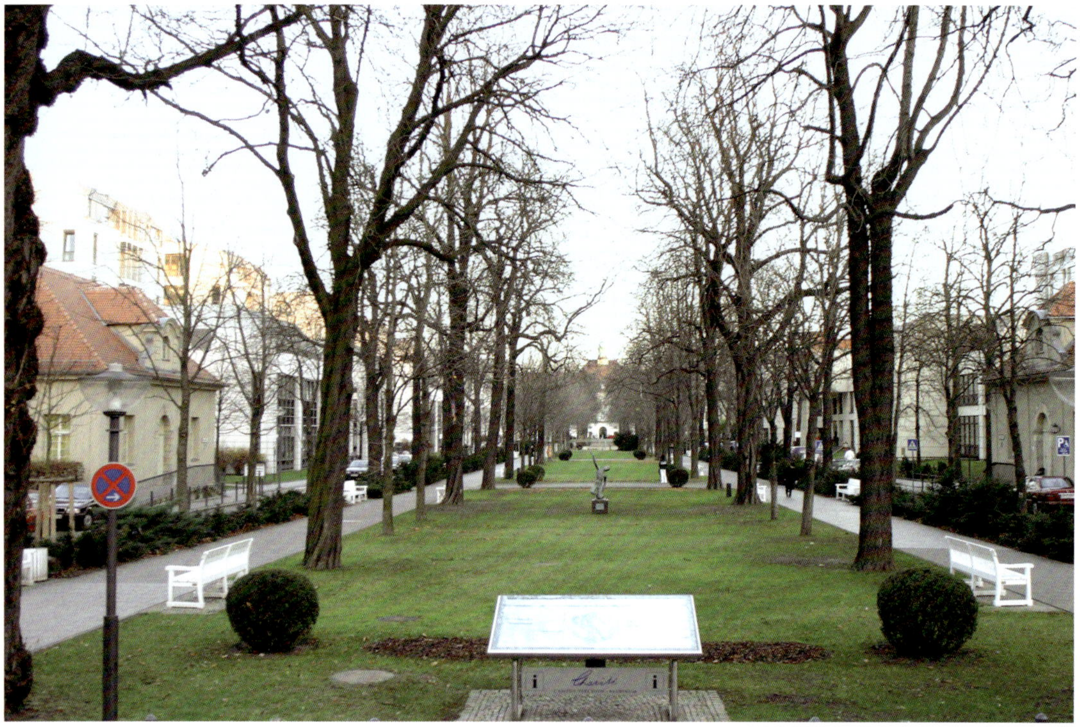

Charité einmal mehr eine Zeit tiefgreifender struktureller und personeller Umbrüche. Auf der Grundlage des (Gesamt-)Berliner Hochschulgesetzes werden sechs Struktur- und Berufungskommissionen eingesetzt. Alle Professorenstellen werden neu bewertet und ausgeschrieben. Zwischenzeitlich steht sogar der Fortbestand der Charité insgesamt auf der Kippe. In teilweise dramatischen Sitzungen schaffen es die Verantwortlichen in Fakultät, Klinik und Verwaltung im Zusammenwirken mit leidenschaftlichen Fürsprechern in der Politik, den Fortbestand des traditionsreichen Universitätsklinikums zu sichern. Unter den sich stets verschärfenden ökonomischen Rahmenbedingungen setzt in den 1990er-Jahren ein Prozess der Reorganisation und Fusionen mit dem Ziel ein, die Charité den Erfordernissen des 21. Jahrhunderts anzupassen.

Campus Virchow-Klinikum

Auf Initiative von Rudolf Virchow wird im Norden Berlins – im Bezirk Wedding – zwischen 1898 und 1906 das vierte Städtische Krankenhaus errichtet. Das Rudolf-Virchow-Krankenhaus ist das letzte, das im sogenannten Pavillonstil gebaut wurde. Die Baukosten betragen 19,1 Millionen Reichsmark. Auf einer Fläche von 270.000 m² entstehen 57 Einzelbauten mit insgesamt 2.000 Betten. 700 Angestellte – Ärzte, Pfleger und Dienstkräfte – können hier auch wohnen. Hinter dem dreigeschossigen Hauptbau am Augustenburger Platz erstreckt sich in westlicher Richtung die 500 m lange grüne Hauptachse mit einer Kastanienallee. An der Allee liegen die Pavillons: auf der einen Seite für die chirurgisch zu versorgenden Kranke und auf der anderen für Patienten mit inneren Krankheiten. Bänke, Rasenflächen, Blumenbeete und ein Springbrunnen geben der Anlage ein parkähnliches Gepräge. Mit dem Wiederaufbau nach dem Zweiten Weltkrieg verschwindet die Pavillonstruktur weitestgehend.

1986 wird das Westberliner Krankenhaus der Freien Universität unterstellt. Die seit 1987 *Universitätsklinikum Rudolf Virchow* genannte Einrichtung wechselt 1995 an die Humboldt-Universität. 1997/98 erfolgt die Vereinigung mit der historischen Charité und der Robert-Rössle- sowie der Franz-Volhard-Klinik in Buch zur *Medizinischen Fakultät Charité der Humboldt-Universität zu Berlin.*

19 Charité, Campus Virchow-Klinikum
2010

20 Charité, Campus Berlin Buch
2010

20

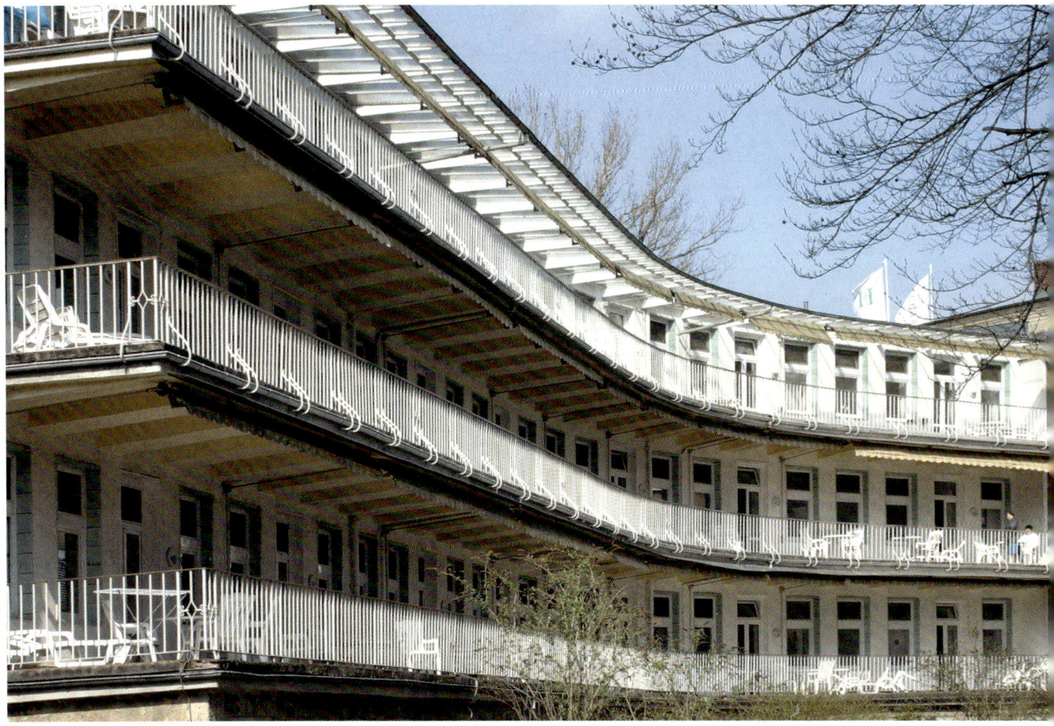

Campus Charité Buch

Der Norden Berlins hat ein ausgeprägtes medizinisches Profil. Zwischen 1906 und 1929 werden hier drei Kliniken errichtet und diese dann 1963 zum *Städtischen Klinikum Buch* mit etwa 5.000 Betten zusammengeschlossen. 1976 kommt ein Regierungskrankenhaus der DDR und 1980 ein Krankenhaus für das Ministerium für Staatssicherheit hinzu. Das ‚Medizindorf Buch' wird damals als das „größte Krankenhaus Eurasiens" (Charité 2005, S. 18) bezeichnet. Heute gibt es hier noch 1.500 städtische und private Krankenbetten.

Derzeit bilden zwei Kliniken des Medizinstandortes Buch, die Robert-Rössle-Klinik und die Franz-Volhard-Klinik, einen eigenen Standort der Charité. Die Robert-Rössle-Klinik mit Schwerpunkt Hämatologie, Onkologie und Tumorimmunologie beherbergt von 1932–1945 die klinische Einrichtung des Berliner Kaiser-Wilhelm-Instituts für Hirnforschung. Nach dem Krieg zur Geschwulstklinik mit 200 Betten umgebaut, wird sie 1972 Zentralinstitut für Krebsforschung. Die Franz-Volhard-Klinik für Nephrologie und Hypertensiologie wird 1957 als Institut für Kortico-Viscerale Pathologie und Therapie errichtet und 1958 von der Akademie der Wissenschaften der DDR übernommen. 1990 zunächst der Freien Universität zugeschlagen, kommen beide Kliniken 1995 an die Humboldt-Universität und gehören seit 2001 im Bereich Forschung und Lehre der Charité und hinsichtlich der Krankenversorgung dem Helios-Klinikum Berlin-Buch an.

Campus Benjamin Franklin

Nach dem Krieg und der Teilung Berlins hat der Westteil der Stadt keine Universität mehr, da die ehemalige Friedrich-Wilhelms-Universität im sowjetischen Sektor beheimatet ist. Als Gegenstück wird 1948 die *Freie Universität Berlin* gegründet. Ihre Medizinische Fakultät nutzt zunächst städtische Krankenhäuser Westberlins. 1958 beschließt man den Bau eines eigenen großen Krankenhauskomplexes. Im Süden Berlins entsteht zwischen 1959 und 1969 das *Klinikum Steglitz*. An den Baukosten beteiligen sich zu rund einem Fünftel die USA, ein „Beweis des amerikanischen Interesses an der Zukunft Berlins" (Charité 1905, S. 16). Realisiert wird der erste große Krankenhauskomplex Europas, der als Kompaktbau

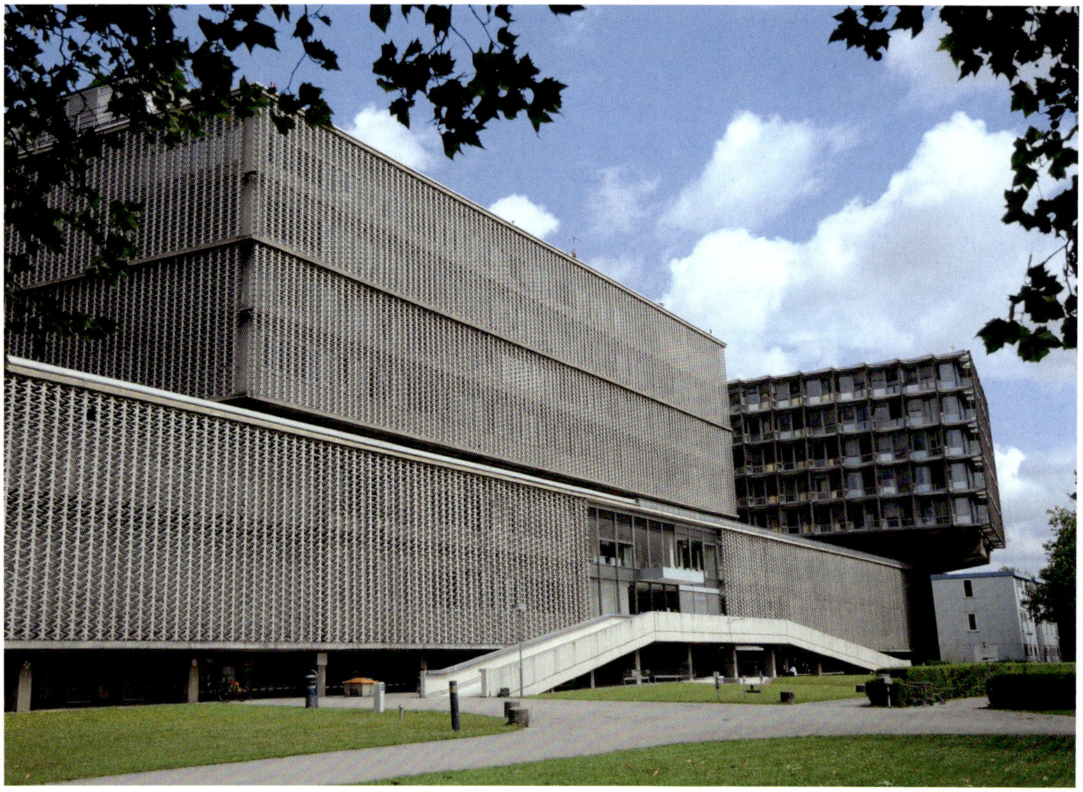
21

alle Institute, Kliniken und Hörsäle unter einem Dach vereint. Aus Platzgründen ziehen jedoch im Laufe der Zeit einzelne Institute in alte Villen oder Neubauten im Umkreis. Um die amerikanische Hilfe zu würdigen, wird das Klinikum 1994 in *Universitätsklinikum Benjamin Franklin* (UKBF) umbenannt. Es verfügt über rund 1.200 Betten und 36 wissenschaftliche Einrichtungen. 2003 fusioniert das UKBF mit der Charité.

Die Charité heute

Seit 2003 sind alle Einrichtungen der Berliner Hochschulmedizin unter dem Dach der Charité zusammengefasst. Als Medizinische Fakultät von Humboldt- und Freier Universität unterhält die *Charité – Universitätsmedizin Berlin* vier große Standorte: Campus Charité Mitte, Campus Benjamin Franklin, Campus Virchow-Klinikum und Campus Berlin-Buch. Mit rund 14.500 Mitarbeitern gilt die Charité im Jahr 2010 als größtes Universitätsklinikum Europas. Sie besteht aus 107 Kliniken und Instituten, die in 17 Zentren zusammengefasst sind. In den 3.213 Betten der Charité erhalten jährlich etwa 130.000 Patienten eine stationäre Versorgung. Mehr als eine halbe Million Kranke werden pro Jahr ambulant versorgt. Etwa 7.300 Studierende sind derzeit für einen der elf Studiengänge eingeschrieben. Sie verfolgen etwa eine Ausbildung in Human- oder Zahnmedizin, Medizin- und Pflegepädagogik/Pflegewissenschaft, Medizinischer Physik oder Medical Neuroscience. Ein neuer Modellstudiengang bietet ab Herbst 2010 einen besonders praxisnahen Unterricht in der ärztlichen Ausbildung. Die Charité ist inzwischen zu einem Großunternehmen mit einem Jahresumsatz von rund einer Milliarde Euro geworden. Etwa 100 Millionen Euro stammen aus Drittmitteln. Damit werden viele der mehreren Tausend Forschungsprojekte gefördert, in welchen 2007 über 3.000 Wissenschaftler beschäftigt sind.

Bis heute bemüht sich die Charité in ihren zahlreichen Kliniken und Instituten, Forschung, Lehre und Krankenversorgung in sozialer Verantwortung auf höchstem Niveau weiterzuentwickeln und damit letztlich auch an die internationale Bedeutung früherer Tage anzuknüpfen.

21 Charité, Campus Benjamin Franklin
2010

22 Charité, Campus Charité Mitte
2010

22

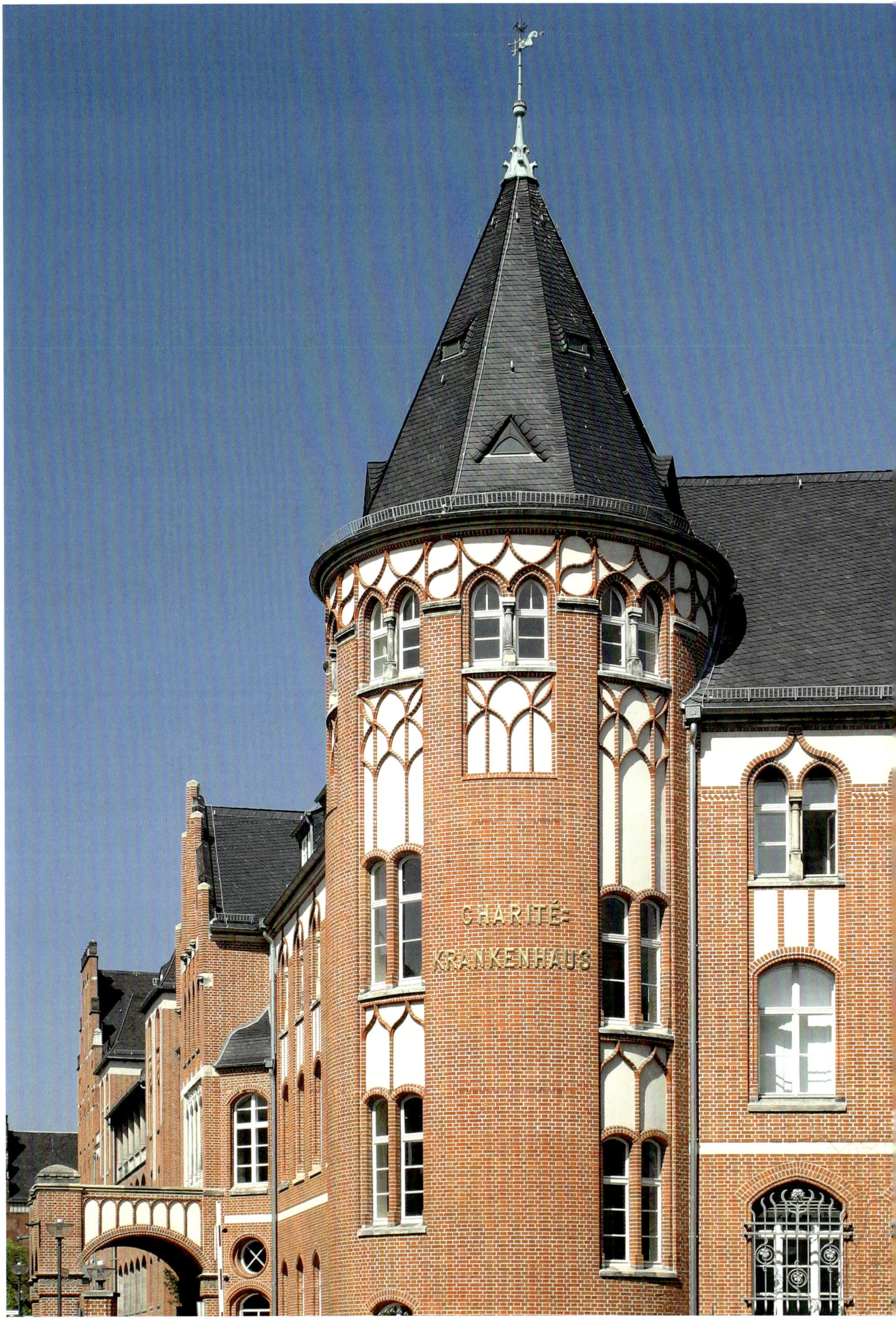

C1 Abkürzungsverzeichnis

BMM
Berliner Medizinhistorisches Museum der Charité

C. M. A. P.
Catalogus musei anatomici pathologici Berolinensis

colleg.
collegit (gesammelt)

Lb.
Laborbuch

fec.
fecit (hergestellt)

M. A.
Museum anatomicum

P. A. C.
Pathologisch-anatomisches Cabinet

C2 Zitierte und weiterführende Literatur

Ackerknecht, Erwin H.: Rudolf Virchow. Arzt, Politiker, Anthropologe. Stuttgart 1957

Andree, Christian: Rudolf Virchow. Leben und Ethos eines großen Arztes. München 2002

Arbeitskreis „Menschliche Präparate in Sammlungen“: Empfehlungen zum Umgang mit Präparaten aus menschlichem Gewebe in Sammlungen, Museen und öffentlichen Räumen. Deutsches Ärzteblatt 100 (2003), PP, S. 378–383

Architekten- und Ingenieur-Verein zu Berlin (Hrsg.): Berlin und seine Bauten. VII.A. Krankenhäuser. Berlin 1997

Artelt, Walter: Die anatomisch-pathologischen Sammlungen Berlins im 18. Jahrhundert. Klinische Wochenschrift 15 (1936), S. 96–99

Atzl, Isabel: Persönlichkeiten aus drei Jahrhunderten Berliner Medizin. Berlin 2010

Atzl, Isabel; Volker Hess und Thomas Schnalke (Hrsg.): Zeitzeugen Charité. Arbeitswelten der Psychiatrischen und Nervenklinik, 1940–1999. Münster 2005

Atzl, Isabel; Volker Hess und Thomas Schnalke (Hrsg.): Zeitzeugen Charité. Arbeitswelten des Instituts für Pathologie, 1952–2005. Münster 2006

Bäumler, Ernst: Paul Ehrlich. Forscher für das Leben. Frankfurt 1979

Behring, Emil und Shibasaburo Kitasato: Ueber das Zustandekommen der Diphtherie-Immunität und der Tetanus-Immunität bei Thieren. Deutsche Medicinische Wochenschrift 16, Heft 49 (1890), S. 1113–1114

Bergmann, Anna: Der entseelte Patient. Die moderne Medizin und der Tod. Berlin 2004

Bleker, Johanna: Die naturhistorische Schule 1825–1845. Ein Beitrag zur Geschichte der klinischen Medizin. Stuttgart 1981

Bleker, Johanna und Volker Hess (Hrsg.): Die Charité. Geschichte(n) eines Krankenhauses. Berlin 2010

Bogusch, Gottfried; Renate Graf und Thomas Schnalke (Hrsg.): Auf Leben und Tod. Beiträge zur Diskussion um die Ausstellung „Körperwelten“. Darmstadt 2003

Borck, Cornelius: Hirnströme. Eine Kulturgeschichte der Elektroenzephalographie. Göttingen 2005

Bredekamp, Horst: Antikensehnsucht und Maschinenglauben. Die Geschichte der Kunstkammer und die Zukunft der Kunstgeschichte. Berlin 2000

Bredekamp, Horst; Brüning Jochen und Cornelia Weber (Hrsg.): Theater der Kunst und der Natur. 2 Bde. Katalog und Essays. Berlin 2000

Brinkschulte, Eva (Hrsg.): Weibliche Ärzte. Die Durchsetzung des Berufsbildes in Deutschland. Berlin 1994

Brock, Thomas D.: Robert Koch. A Life in Medicine and Bacteriology. Berlin und New York 1988

Bromme, Moritz Theodor William: Lebensgeschichte eines modernen Fabrikarbeiters. Jena u. a. 1905

Brown, John: System der Heilkunde. Kopenhagen 1796

Büll, Reinhard: Das große Buch vom Wachs. Geschichte, Kultur, Technik. München 1977

Chadarevian, Soraya de und Nick Hopwood (Hrsg.): Models: the Third Dimension of Science. Stanford 2004 Charité Universitätsmedizin Berlin (Hrsg.): Charité. Berlin 2005

David, Heinz: „... es soll das Haus die Charité heißen ...“ Kontinuitäten, Brüche und Abbrüche sowie Neuanfänge in der 300jährigen Geschichte der Medizinischen Fakultät (Charité) der Berliner Universität. 2 Bände. Berlin 2004

Der öffentliche Gesundheitsdienst: Monatsschrift für Gesundheitsverwaltung und Sozialhygiene; Organ des Bundes der Deutschen Medizinalbeamten; Organ der Deutschen Vereinigung für die Gesundheitsfürsorge des Kindesalters; Organ der Deutschen Vereinigung zur Bekämpfung der Kinderlähmung. Stuttgart u. a. 1957–1963

Deutsche Forschungsgemeinschaft, acatech – Deutsche Akademie der Technikwissenschaften und Deutsche Akademie der Naturforscher Leopoldina: Synthetische Biologie – Stellungnahme. 2009

Dieffenbach, Johann Friedrich: Der Aether gegen den Schmerz. Berlin 1847

Diepgen, Paul und Edith Heischkel: Die Medizin an der Berliner Charité bis zur Gründung der Universität. Ein Beitrag zur Geschichte des 18. Jahrhunderts. Berlin 1935

Dierig, Sven: Wissenschaft in der Maschinenstadt. Emil du Bois-Reymond und seine Laboratorien in Berlin. Göttingen 2006

Duden, Barbara: Geschichte unter der Haut. Ein Eisenacher Arzt und seine Patientinnen um 1730. Stuttgart 1987

Dürbeck, Gabriele; Jutta Schickore und Gerhard Wiesenfeldt (Hrsg.): Wahrnehmung der Natur – Natur der Wahrnehmung. Studien zur Geschichte visueller Kultur um 1800. Dresden 2001

Eckart, Wolfgang Uwe und Robert Jütte: Medizingeschichte. Eine Einführung. Köln u. a. 2007

Eller, Johann Theodor: Nützliche und auserlesene Medicinische und Chirurgische Anmerckungen so wohl von innerlichen als auch äuserlichen Kranckheiten, und bey selbigen zum theil verrichteten Operationen, Welche bishero in dem von Sr. Koenigl. Majestaet in Preussen gestifteten grossen Lazareth der Charité zu Berlin vorgefallen. Nebst einer vorangegebenen kurtzen Beschreibung der Stiftung, Anwachs und jetzigen Beschaffenheit dieses Hauses. Berlin 1730

Engstrom, Eric J. und Volker Hess (Hrsg.): Zwischen Wissens- und Verwaltungsökonomie. Zur Geschichte des Berliner Charité-Krankenhauses im 19. Jahrhundert. Stuttgart 2000

Eulner, Hans-Heinz: Die Entwicklung der medizinischen Spezialfächer an den Universitäten des deutschen Sprachgebietes. Stuttgart 1970

Falk, Johann Daniel (Hrsg.): Reisen zu Wasser und zu Land von Scaramuz. 1. Abt. Taschenbuch für Freunde des Scherzes und der Satire. Leipzig 1798

Faller, Adolf: Die Entwicklung der makroskopisch-anatomischen Präparierkunst von Galen bis zur Neuzeit. Basel 1948

Findlen, Paula: Possessing Nature. Museums, Collecting, and Scientific Culture in Early Modern Italy. Berkeley 1994

Foucault, Michel: Die Geburt der Klinik. Eine Archäologie des ärztlichen Blicks. Frankfurt a. M. 1988

Fox Keller, Evelyn: Das Jahrhundert des Gens. Frankfurt am Main 2001

Frevert, Ute: Krankheit als politisches Problem. 1770–1880. Soziale Unterschichten in Preußen zwischen medizinischer Polizei und staatlicher Sozialversicherung. Göttingen 1984

Gaudillière, Jean-Paul und Hans-Jörg Rheinberger: From Molecular Genetics to Genomics. Mapping Cultures of Twentieth-Century Genetics. New York 2004

Goschler, Constantin: Rudolf Virchow. Mediziner – Anthropologe – Politiker. Köln 2002

Gradmann, Christoph: Krankheit im Labor. Robert Koch und die medizinische Bakteriologie. Göttingen 2005

Graefe, Albrecht von (Hrsg.): Archiv für Ophthalmologie. Berlin ab 1854

Grote, Andreas (Hrsg.): Macrocosmos in Microcosmo. Die Welt in der Stube. Zur Geschichte des Sammelns 1450 bis 1800. Opladen 1994

Habrich, Christa: Zur Bedeutung von Sammlungen und Museen für die Wissenschafts- und Medizingeschichte. In: Deutsche Gesellschaft für Geschichte der Medizin, Naturwissenschaft und Technik e.V. (Hrsg.): Ideologie der Objekte – Objekte der Ideologie. Naturwissenschaft, Medizin und Technik in Museen des 20. Jahrhunderts. Kassel 1991, S. 15–30

Hagens, Gunther von und Angelina Whalley: Körperwelten. Die Faszination des Echten. 10. Auflage. Heidelberg 2000

Harig, Georg: Ärzte und Patienten der Charité im 18. Jahrhundert. Miniaturen zur Geschichte, Kultur und Denkmalpflege Berlins 18 (1985), S. 26–36

Harig, Georg: Aspekte der chirurgischen Ausbildung in Berlin. In: Georg Harig (Hrsg.): Chirurgische Ausbildung im 18. Jahrhundert. Husum 1990, S. 35–58

Heesen, Anke te: Geordnete Leidenschaft. Das Naturalienkabinett und sein Behältnis im 18. Jahrhundert. In: Andraschke, Udo und Marion M. Ruisinger (Hrsg.): Die Sammlungen der Universität Erlangen-Nürnberg. Nürnberg 2007, S. 24–31

Heesen, Anke te und Petra Lutz (Hg.): Dingwelten. Das Museum als Erkenntnisort. Köln 2005

Helm, Jürgen und Karin Stukenbrock (Hrsg.): Anatomie. Sektionen einer medizinischen Wissenschaft im 18. Jahrhundert. Stuttgart 2003

Helms, Roland: Anatomische Lehrmittel im 18. Jahrhundert. Das Musaeum anatomicum Ruyschianum. Mag. Arb. Berlin o. J.

Helms, Roland: Schneiden, Brennen, Steine knacken. Ein Berliner Operationszystoskop aus dem Besitz Maximilian Nitzes. In: Beate Kunst; Thomas Schnalke und Gottfried Bogusch (Hrsg.): Der zweite Blick. Besondere Objekte aus den historischen Sammlungen der Charité. Berlin 2010, S. 133–145

Hermes da Fonseca, Liselotte und Thomas Kliche (Hrsg.): Verführerische Leichen – verbotener Verfall. „Körperwelten" als gesellschaftliches Schlüsselereignis. Lengerich 2006

Herrn, Rainer und Laura Hottenrott (Hrsg.): Die Charité zwischen Ost und West (1945–1992). Zeitzeugen erinnern sich. Berlin 2010

Hess, Volker: Der wohltemperierte Mensch. Wissenschaft und Alltag des Fiebermessens (1850–1900). Frankfurt a. M. 2000

Hess, Volker (Hrsg.): Die Charité in Berlin. Fotografien um 1910. Berlin 2010

Hess, Volker: Medizin zwischen Sammeln und Experimentieren. In: Heinz-Elmar Tenorth (Hrsg.): Geschichte der Universität Unter den Linden 1810–2010. Genese der Disziplinen. Die Konstitution der Universität. Berlin 2010, S. 489–565

Hirsch-Hoffmann, Jean-Alexander: Terata anatomica. Geschichte, Bestand und Diagnosenprüfung humaner Fehlbildungspräparate im Berliner Medizinhistorischen Museum der Charité. Diss. med. Berlin 2009

Huerkamp, Claudia: Der Aufstieg der Ärzte im 19. Jahrhundert. Vom gelehrten Stand zum professionellen Experten: Das Beispiel Preußens. Göttingen 1985

Hufeland, Christoph Wilhelm: Ideen über Pathogenie und Einfluß der Lebenskraft auf Entstehung und Form der Krankheiten als Einleitung zu pathologischen Vorlesungen. Jena 1795

Husen, Iris van: Das Pathologische Museum der Charité 1899–1945. Entwicklung, Präparatebestand und Konservierungstechnik. Diss. med. Berlin 2005

Huwer, Elisabeth: Das Deutsche Apotheken-Museum. Schätze aus zwei Jahrtausenden Kultur- und Pharmaziegeschichte. Regensburg 2006

Impey, Oliver R. und Arthur MacGregor (Hrsg.): The Origins of Museums. The Cabinets of Curiosities in Sixteenth and Seventeenth-Century Europe. Oxford 1985

Jaeckel, Gerhard: Die Charité. Die Geschichte eines Weltzentrums der Medizin von 1710 bis zur Gegenwart. 3. Auflage. München 2000

Johannes-Müller-Institut für Physiologie (Hrsg.): Historische Instrumentensammlung [des Johannes-Müller-Instituts für Physiologie der Charité]. Katalog. Bonn und Berlin o. J.

Joseph, Jacques: Nasenplastik und sonstige Gesichtsplastik. Leipzig 1931

Junker, Thomas und Eve-Marie Engels (Hrsg.): Die Entstehung der synthetischen Theorie. Beiträge zur Geschichte der Evolutionsbiologie in Deutschland 1930–1950. Berlin 1999

Kaiserling, Carl: Ueber die Conservirung von Sammlungspräparaten mit Erhaltung der natürlichen Farben. Berliner Klinische Wochenschrift 35 (1896), S. 775–777

Kettler, Louis-Heinz: Das Pathologische Institut der Charité. Zeitschrift für ärztliche Fortbildung 9 (1960), S. 530–547

Koch, Robert: Gesammelte Werke. Herausgegeben von Julius Schwalbe unter Mitwirkung von Georg Gaffky und Eduard Pfuhl. Leipzig 1912

Krietsch, Peter und Manfred Dietel: Pathologisch-Anatomisches Cabinet. Vom Virchow-Museum zum Berliner Medizinhistorischen Museum in der Charité. Berlin, Wien 1996

Kunst, Beate: Gedenken an Albrecht von Graefe. In: Visus und Vision. 150 Jahre DOG. Festschrift zum 150-jährigen Bestehen der Deutschen Ophthalmologischen Gesellschaft. Köln 2007, S. 293–307

Kunst, Beate; Schnalke Thomas und Gottfried Bogusch (Hrsg.): Der zweite Blick. Besondere Objekte aus den historischen Sammlungen der Charité. Berlin 2010

Lammel, Hans-Uwe: Die Stellung der Pensionärschirurgen an der Berliner Charité. In: Georg Harig (Hrsg.): Chirurgische Ausbildung im 18. Jahrhundert. Husum 1990, S. 59–68

Latour, Bruno und Steve Woolgar: Laboratory Life. The Social Construction of Scientific Lives. Beverly Hills und London 1979

Lennig, Petra: Franziska Tiburtius (1843–1927) oder die akademische Bildung der Frau – Erinnerungen einer Ärztin. Zeitschrift für ärztliche Fortbildung 88 (1994), S. 705–714

Lennig, Petra: Das Tentamen philosophicum. In: Peter Schneck und Hans-Uwe Lammel (Hrsg.): Die Medizin an der Berliner Universität und an der Charité zwischen 1810 und 1850. Husum 1995, S. 67–78

Lennig, Petra: Emil du Bois-Reymond, 1818–1896. Berlin 1996

Lennig, Petra: Die Berliner Charité. Schlaglichter aus 3 Jahrhunderten. Berlin 2008

Lenz, Max: Geschichte der Königlichen Friedrich-Wilhelms-Universität zu Berlin. Halle, Saale 1910

Leven, Karl-Heinz (Hrsg.): Antike Medizin. Ein Lexikon. München 2005

Lewerentz, Annette: Rudolf Virchow als Anthropologe und seine Bedeutung für die Berliner Gesellschaft für Anthropologie, Ethnologie und Urgeschichte. In: Geraldine Saherwala; Thomas Schnalke, Konrad Vanja und Hans-Joachim Veigel (Hrsg.): Zwischen Charité und Reichstag. Rudolf Virchow – Mediziner, Sammler, Politiker. Berlin 2002, S. 123–136

Linné, Carl von: Genera plantarum eorumque characteres naturales secundum numerum, figuram, situm, et proportionem Omnium fructificationis partium. Leiden 1737

Loetz, Francisca: Vom Kranken zum Patienten. ‚Medikalisierung' und medizinische Vergesellschaftung am Beispiel Badens 1750–1850. Stuttgart 1993

Loytved, Christine: Von der Wehemutter zur Hebamme. Die Gründung von Hebammenschulen mit Blick auf ihren politischen Stellenwert und praktischen Nutzen. Osnabrück 2001

Matyssek, Angela: Rudolf Virchow. Das Pathologische Museum. Geschichte einer wissenschaftlichen Sammlung. Darmstadt 2002

Mitscherlich, Alexander und Fred Mielke (Hrsg.): Medizin ohne Menschlichkeit. Dokumente des Nürnberger Ärzteprozesses. 16. Aufl. Frankfurt a. M. 2004

Moebius, Paul Julius: Über den physiologischen Schwachsinn des Weibes. Halle 1900

Morgagni, Giovanni Battista: De Sedibus et Causis Morborum. Venedig 1761

Müller-Wille, Staffan und Hans-Jörg Rheinberger: Das Gen im Zeitalter der Postgenomik: Eine wissenschaftshistorische Bestandsaufnahme. Frankfurt a. M. 2009

Münch, Ragnhild: Robert Koch und sein Nachlaß in Berlin. Berlin 2003

Murken, Axel Hinrich: Vom Armenhospital zum Großklinikum. Köln 1991

Nature Special Supplement (Hrsg): The Double Helix: 50 Years of DNA. Nature 23 (2003)

Neickel, Caspar F.: Museographia oder Anleitung zum rechten Begriff und nützlicher Anlegung der Museorum, oder Raritäten-Kammern […]. Leipzig und Breslau 1727

Nitsche, Claudia: Die Präparate mit angeborenen Herzfehlern des Berliner Medizinhistorischen Museums – Bestand und Bedeutung. Diss. med. Berlin 2007

Nitz, Anja: Wunderkammer Charité. Innenansichten einer Berliner Institution. Berlin 2010

Nitze, Max: Lehrbuch der Kystoskopie. Wiesbaden 1907

Orth, Johannes: R. Virchow vor einem halben Jahrhundert. Persönliche Erinnerungen. Virchows Archiv für pathologische Anatomie und Physiologie und für klinische Medizin 235 (1921), S. 31–44

Otis, Laura: Müller's Lab. Oxford 2007

Paul, Norbert und Thomas Schlich (Hrsg.): Medizingeschichte: Aufgaben, Probleme, Perspektiven. Frankfurt a. M. und New York 1998

Pötzsch, Regine (Hrsg.): Die Apotheke. Historische Streiflichter. Basel 1996

Porter, Roy: The Patient's View. Doing Medical History from Below. Theory and Society 14 (1985), S. 174–198

Prüll, Cay-Rüdiger: Medizin am Toten oder am Lebenden? Pathologie in Berlin und in London, 1900–1945. Basel 2003

Raettig, Hans-Jürgen: Die epidemiologischen Auswirkungen der Poliomyelitis-Impfung in West-Berlin 1960. Zentralblatt für Bakteriologie, Parasitenkunde, Infektionskrankheiten und Hygiene 184 (1962), S. 142–150

Reuter, Matthias A.: Geschichte der Endoskopie. Stuttgart und Zürich 1998

Rheinberger, Hans-Jörg: Das Jahrhundert der Genetik. Überblick und Ausblick. In: Gen-Ethisches Netzwerk (Hrsg.): Vom Genom zum Proteom. GID-Spezial 4 (2003)

Rheinberger, Hans-Jörg: Epistemologie des Konkreten. Studien zur Geschichte der modernen Biologie. Frankfurt a. M. 2006

Rheinberger, Hans-Jörg und Michael Hagner (Hrsg.): Die Experimentalisierung des Lebens. Experimentalsysteme in den biologischen Wissenschaften 1850–1950. Berlin 1993

Richter, Gottfried: Das anatomische Theater. Berlin 1935

Roberts, Kenneth B. und John D. W. Tomlinson: The Fabric of the Body. European Traditions of Anatomical Illustrations. Oxford 1992

Roelcke, Volker: Medizin im Nationalsozialismus: Historische Kenntnisse und einige Implikationen. In: Sigrid Oehler-Klein (Hrsg.): Die Medizinische Fakultät der Universität Gießen im Nationalsozialismus und in der Nachkriegszeit: Personen und Institutionen, Umbrüche und Kontinuitäten. Stuttgart 2007, S. 13–32

Ruisinger, Marion Maria: Patientenwege. Die Konsiliarkorrespondenz Lorenz Heisters (1683–1758) in der Trew-Sammlung Erlangen. Stuttgart 2008

Ruysch, Frederik: Thesaurus anatomicus I–X. Amsterdam 1701–1715

Sander, Sabine: Handwerkschirurgen. Sozialgeschichte einer verdrängten Berufsgruppe. Göttingen 1989

Sattler, Hubert: Albrecht von Graefe's grundlegende Arbeiten über die Iridektomie bei Glaukom. Leipzig 1911

Scheibe, Oskar: 1710–1910. Zweihundert Jahre des Charité-Krankenhauses zu Berlin. Charité-Annalen 34 (1910), S. 1–178

Schelling, Friedrich Wilhelm Joseph: Ideen zu einer Philosophie der Natur. Als Einleitung in das Studium dieser Wissenschaft. Landshut 1803

Schickert, Willibald: Die Militärärztlichen Bildungsanstalten von ihrer Gründung bis zur Gegenwart. Festschrift zur Feier des hundertjährigen Bestehens des medizinisch-chirurgischen Friedrich Wilhelms-Instituts. Berlin 1895

Schleiermacher, Sabine und Udo Schagen (Hrsg.): Die Charité im Dritten Reich. Zur Dienstbarkeit medizinischer Wissenschaft im Nationalsozialismus. Paderborn 2008

Schmidgen, Henning; Peter Geimer und Sven Dierig (Hrsg.): Kultur im Experiment. Berlin 2004

Schmidt-Herrling, Eleonore: Die Briefsammlung des Nürnberger Arztes Christoph Jacob Trew (1695–1769) in der Universitätsbibliothek Erlangen. Erlangen 1940

Schmiedebach, Heinz-Peter: Robert Remak (1815–1865). Ein jüdischer Arzt im Spannungsfeld von Wissenschaft und Politik. Stuttgart 1995

Schnalke, Thomas: Diseases in Wax. The History of the Medical Moulage. Berlin 1995

Schnalke, Thomas: Wissenswerte – Lebensspuren. Rudolf Virchow und das medizinische Sammeln. In: Anke te Heesen (Hrsg.): cut and paste um 1900. Der Zeitungsausschnitt in den Wissenschaften. Berlin 2002, S. 82–98

Schnalke, Thomas: Der expandierte Mensch. Zur Konstitution von Körperbildern in anatomischen Sammlungen des 18. Jahrhunderts. In: Frank Stahnisch und Florian Steger (Hrsg.): Medizin, Gesellschaft und Geschlecht. Körperhistorische Rekonstruktion von Identitäten und Differenzen. Stuttgart 2005, S. 63–82

Schnalke, Thomas: Zurück ins Leben. Zur Geschichte des Instituts für Pathologie der Charité. In: Isabel Atzl, Volker Hess und Thomas Schnalke (Hrsg.): Zeitzeugen Charité. Arbeitswelten des Instituts für Pathologie. Münster 2006, S. 9–23

Schnalke, Thomas: Von erdigen Konkrementen und kranken Knochen. Systematisierende Bestrebungen für die Pathologie im Walterschen Anatomischen Museum zu Berlin. In: Rüdiger Schultka und Josef N. Neumann (Hrsg.): Anatomie und Anatomische Sammlungen im 18. Jahrhundert anlässlich der 250. Wiederkehr des Geburtstages von Philipp Theodor Meckel (1755–1803). Münster 2007, S. 295–316

Schnalke, Thomas: Ohne Sinn und Verstand? Rudolf Virchows Strategie des Sammelns am Beispiel seines Pathologischen Museums. Acta Historica Leopoldina 48 (2007), S. 217–239

Schnalke, Thomas: Ausstellen, Forschen, Lehren. Das medizinhistorische Museum zwischen universitärer Medizin und Öffentlichkeit. N.T.M. Zeitschrift für Geschichte der Wissenschaften, Technik und Medizin 18 (2010), S. 61–67

Schnalke, Thomas: Vom Objekt zum Subjekt – Grundzüge einer materialen Medizingeschichte. In: Beate Kunst, Thomas Schnalke und Gottfried Bogusch (Hrsg.): Der zweite Blick. Besondere Objekte aus den historischen Sammlungen der Charité. Berlin 2010, S. 1–15

Schnalke, Thomas: Spuren im Gesicht. Eine Augenmoulage aus Berlin. In: Beate Kunst, Thomas Schnalke und Gottfried Bogusch (Hrsg.): Der zweite Blick. Besondere Objekte aus den historischen Sammlungen der Charité. Berlin 2010, S. 19–40

Schnalke, Thomas: Bühne, Sammlung und Museum. Zur Funktion des Berliner anatomischen Theaters im 18. Jahrhundert. In: Schramm, Helmar, Ludger Schwarte und Jan Lazardzig (Hrsg.): Spuren der Avantgarde 2: Theatrum anatomicum. Frühe Neuzeit und Moderne im Kulturvergleich. Berlin 2010, S. 1–27

Schneck, Peter: Die Berliner Charité. Vom Collegium medico-chirurgicum zum Universitätsklinikum. Berlin 1996

Schneck, Peter: Der Um- und Neubau der Berliner Charité in den Jahren 1897–1916. Historia Hospitalium Heft 21 (1998–1999), S. 139–150

Schneck, Peter: Charité: Ein Name als Programm? Zur Sozialgeschichte eines Berliner Universitätsklinikums. Historia Hospitalium Heft 21 (1998–1999), S. 91–110

Schneck, Peter und Hans-Uwe Lammel: Die Medizin an der Berliner Universität und an der Charité zwischen 1810 und 1850. Husum 1995

Schoeps, Julius H. (Hrsg.): Berlin. Geschichte einer Stadt. Berlin 2007

Schott, Heinz (Hrsg.): Meilensteine der Medizin. Dortmund 1996

Shapin, Steven und Simon Schaffer: Leviathan and the Air-Pump. Hobbes, Boyle and the Experimental Life. Princeton 1985

Stolberg, Michael: Homo patiens. Krankheits- und Körpererfahrungen in der Frühen Neuzeit. Köln u. a. 2003

Stolberg, Michael: Die Harnschau. Eine Kultur- und Alltagsgeschichte. Köln u. a. 2009

Stürzbecher, Manfred: Beitrag zur Geschichte der Berliner Anatomie. Berliner Medizin 9 (1958), S. 236–239

Stürzbecher, Manfred: Aus der Frühgeschichte der Berliner Anatomie. Deutsches Medizinisches Journal 14 (1963), S. 803–819

Stürzbecher, Manfred: Die Prosektur der Berliner Charité im Briefwechsel zwischen Robert Froriep und Rudolf Virchow. In: Manfred Stürzbecher: Beiträge zur Berliner Medizingeschichte. Quellen und Studien zur Geschichte des Gesundheitswesens vom 17. bis zum 19. Jahrhundert. Berlin 1966, S. 156–220

Stukenbrock, Karin: „Der zerstückte Cörper". Zur Sozialgeschichte der anatomischen Sektion in der frühen Neuzeit. Stuttgart 2001

Süss, Winfried: Der „Volkskörper" im Krieg. Gesundheitspolitik, Gesundheitsverhältnisse und Krankenmord im nationalsozialistischen Deutschland 1939–1945. München 2003

Tsouyopoulos, Nelly: Asklepios und die Philosophen: Paradigmawechsel in der Medizin im 19. Jahrhundert. Stuttgart-Bad Cannstatt 2008

Tuchman, Arleen Marcia: Ein verwirrendes Dreieck: Universität, Charité, Pepinière. In: Eric J. Engstrom und Volker Hess (Hrsg.): Zwischen Wissens- und Verwaltungsökonomie. Zur Geschichte des Berliner Charité-Krankenhauses im 19. Jahrhundert. Stuttgart 2000, S. 36–48

Tutzke, Dietrich: Charité 1710–1985. Berlin 1985

Über unsere Krankenhäuser. Vorwärts vom 24.8.1893, 10. Jg., Nr. 198

Vesal, Andreas: De humani corporis fabrica libri septem. Basel 1543

Virchow, Rudolf: Zur Entwickelungsgeschichte des Krebses. Archiv für pathologische Anatomie und Physiologie und für klinische Medicin 1 (1847), S. 94–204

Virchow, Rudolf: Die pathologischen Pigmente. Archiv für pathologische Anatomie und Physiologie und für klinische Medicin 1 (1847), S. 379–404

Virchow, Rudolf: Der Armenarzt. Die medicinische Reform 1 (1848), S. 125–127

Virchow, Rudolf: Cellular-Pathologie. Archiv für pathologische Anatomie und Physiologie und für klinische Medicin 8 (1855), S. 3–39

Virchow, Rudolf: Die Cellularpathologie in ihrer Begründung auf physiologische und pathologische Gewebelehre. Berlin 1858

Virchow, Rudolf: Die Urbevölkerung Europas. Berlin, 1874.

Virchow, Rudolf: Ueber eine Sammlung brachycephaler Schädel von Eicha im Grabfeld. Verhandlungen der Berliner Gesellschaft für Anthropologie, Ethnologie und Urgeschichte 13 (1881), S. 288–292

Virchow, Rudolf: Über den Unterricht in der pathologischen Anatomie. Klinisches Jahrbuch 2 (1890), S. 75–100

Virchow, Rudolf: Die Eröffnung des Pathologischen Museums der König[lichen] Friedrich-Wilhelms-Universität zu Berlin. Berlin 1899

Virchow, Rudolf: Ein alter Bericht über die Gestaltung der pathologischen Anatomie in Deutschland, wie sie ist und wie sie werden muss. Archiv für pathologische Anatomie und Physiologie und für klinische Medicin 159 (1900), S. 24–39

Vogel, Alfred: Erblehre und Rassenkunde in bildlicher Darstellung. Stuttgart 1938

Walter, Friedrich August: Anatomisches Museum. Berlin 1796

Watson, James D. und Francis H. Crick: A Structure for Deoxyribose Nucleic Acid. Nature 171 (1953), S. 737–738

Wetz, Franz Josef und Brigitte Tag (Hrsg.): Schöne Neue Körperwelten. Der Streit um die Ausstellung. Stuttgart 2001

Winau, Rolf: Medizin in Berlin. Berlin 1987

Winau, Rolf: Die Berliner Medizinhistorische Sammlung – Entstehung und Konzept. Jahrbuch des Deutschen Medizinhistorischen Museums 10 (1997–1999), S. 157–163

Wirth, Ingo: Zur Sektionstätigkeit im Pathologischen Institut der Friedrich-Wilhelms-Universität zu Berlin von 1856 bis 1902. Ein Beitrag zur Virchow-Forschung. Berlin 2005

Wolf-Heidegger, Gerhard und Anna Maria Cetto: Die anatomische Sektion in bildlicher Darstellung. Basel und New York 1967

Wolff, Horst-Peter: Zu den Anfängen der Krankenwärterausbildung an der Charité durch Johann Friedrich Dieffenbach (1729–1847) und Carl Emil Gedicke (1797–1867). In: Peter Schneck und Hans-Uwe Lammel (Hrsg.): Die Medizin an der Berliner Universität und an der Charité zwischen 1810 und 1850, Husum 1995, S. 202–208

C3 Personenregister

C4 Abbildungsnachweis

akg-images
S. 71 (links)

Archiv des Museums Auschwitz-Birkenau
S. 243 unten

Archiv der Wittenauer Heilstätten, Berlin
S. 2 (links)

Berliner Gesellschaft für Anthropologie, Ethnologie und Urgeschichte
S. 72–73

Berliner Medizinhistorisches Museum der Charité
S. 20–21; 23; 24; 28 (oben); 31; 37; 40–41; 64–67; 69–70; 71 (rechts); 78 (oben); 79; 88–90; 91 (unten); 92; 159–160; 192 (links); 195; 218 (rechts); 219; 220 (rechts); 224–225; 242; 250–251; 287 (rechts); 295–296; 298–299; 301 (rechts); 303–305; 307

Rainer Bollmann, Centrum für Frauen-, Kinder- und Jugendmedizin, Perinatalzentrum und Humangenetik, Charité – Universitätsmedizin Berlin
S. 233

Stephan Brandt, Institut für Neurologie, Charité – Universitätsmedizin Berlin
S. 29 (oben)

Thomas Bruns, Berlin
Umschlagmotive; S. 18–19; 25–26; 28 (unten); 30; 32–33; 62–63; 84–85; 93; 151–154; 176–177; 188–190; 214–215; 238–239; 246–247; 252; 256; 260; 264; 268; 272; 276; 280; 284; 288; 292–293; 313

Bundesarchiv Berlin, Bestand Reichsjustizministerium
S. 244 (rechts)

Deutsche Ophthalmologische Gesellschaft
S. 162

Geheimes Staatsarchiv Preußischer Kulturbesitz
S. 297

Germanisches Nationalmuseum, Nürnberg
S. 38 (links)

Institut für Geschichte der Medizin, Charité – Universitätsmedizin Berlin
S. 68; 163; 191 (unten); 217; 221; 228 (oben links)

Institut für Radiologie, Ernst von Bergmann Klinikum, Potsdam
S. 234–236

IPPNW
S. 245

Luftbilddatenbank Ingenieurbüro Hans-Georg Carls
S. 306

Kupferstichkabinett, Staatliche Museen zu Berlin, Stiftung Preußischer Kulturbesitz
S. 302

C5 Leihgeber

Hans Markowitsch, Institut für physiologische Psychologie, Bielefeld
S. 209 (Mitte rechts, unten rechts)

Robert Koch-Institut, Berlin
S. 192 (rechts)

Röntgen-Museum, Remscheid
S. 228 (alle außer oben links), 229

Christa Scholz, Berlin
S. 294; 309

Siemens MedArchiv, Erlangen
S. 218 (links)

Siemens Medical Solutions
S. 237

Staatsarchiv Hamburg
S. 279

Staatsarchiv Nürnberg
S. 245 (oben)

Staatsbibliothek Preußischer Kulturbesitz, Berlin
S. 35; 36; 38 (rechts); 39; 91 (oben); 157; 191 (oben); 241

Anita Tusche, John-Dylan Haynes, Max Planck Institute for Human Cognitive and Brain Sciences, Leipzig
S. 209 (Mitte links)

Ullstein-Bild
S. 194; 220 (oben)

Universitätsbibliothek der Humboldt-Universität zu Berlin
S. 155–156

Unternehmenskommunikation der Charité – Universitätsmedizin Berlin
S. 310–312

Isabell Wartenburger, Neuroimaging Center, Charité – Universitätsmedizin Berlin
S. 209 (unten links)

Christoph Weber, Berlin
S. 2–12; 14–15; 34; 42–61; 74–77; 80–83; 86; 94–149; 164–175; 178–187; 196–207; 210–213; 216; 222–223; 226–227; 230–234; 237; 240; 248; 254–255; 258–259; 262–263; 266–267; 270–272; 274–275; 277–279; 282–283; 286; 287 (links); 290–291

Hans-Peter Wolff und Klaus Mihatsch
S. 305 (links)

Werner Zuschratter, Leibniz-Institut für Neurobiologie, Magdeburg
S. 208

AG Medical Genomics and Genetics, Max-Delbrück-Centrum für Molekulare Medizin, Berlin-Buch

Berliner Gesellschaft für Anthropologie, Ethnologie und Urgeschichte

Centrum für Anatomie, Charité – Universitätsmedizin Berlin

Centrum für Frauen-, Kinder- und Jugendmedizin mit Perinatalzentrum und Humangenetik, Charité – Universitätsmedizin Berlin

Deutsches Apotheken-Museum Heidelberg

Deutsches Historisches Museum, Berlin

Deutsches Medizinhistorisches Museum, Ingolstadt

Deutsche Ophthalmologische Gesellschaft, München

Deutsches Röntgen-Museum, Remscheid

Germanisches Nationalmuseum Nürnberg

Gesundheitsakademie der Charité – Universitätsmedizin Berlin, Schule für Hebammenwesen

Graefe-Sammlung der Deutschen Ophthalmologischen Gesellschaft, Berlin

Histocom GmbH, Frankfurt a. M.

Institut für Medizinische Immunologie, Charité – Universitätsmedizin Berlin

Institut für Mikrobiologie und Hygiene, Charité – Universitätsmedizin Berlin

Johannes-Müller-Institut für Physiologie, Charité – Universitätsmedizin Berlin

Karl-Sudhoff-Institut, Universität Leipzig

Klinik für Mund-, Kiefer- und Gesichtschirurgie, Charité – Universitätsmedizin Berlin

Medizinhistorisches Museum der Universität Zürich

Medizin- und Pharmaziehistorische Sammlung der Christian-Albrechts-Universität Kiel

Moulagenmuseum Zürich

MuSeele, Göppingen

Museum für Naturkunde, Leibnitz-Institut für Evolutions- und Biodiversitätsforschung an der Humboldt-Universität zu Berlin

Pommersches Bettenmuseum, Peenemünde

Robert Koch-Institut, Berlin

Rotkreuz-Museum, Berlin

Sammlung Alte Arzneimittel, Charité – Universitätsmedizin Berlin

Sammlung Behrbohm, Berlin

Sammlung Dünschel, Berlin

Siemens Medical Solutions, Erlangen

Stiftung Deutsches Hygiene-Museum Dresden

Ultraschallmuseum (www.ultraschallmuseum.de)

Universitätsklinikum Schleswig-Holstein, Lübeck

Impressum

Die Deutsche Nationalbibliothek verzeichnet diese Publikation in der Deutschen Nationalbibliografie; detaillierte bibliografische Daten sind im Internet über http://dnb.d-nb.de abrufbar.

Umschlag-Vorderseite, -Rückseite und Buchrücken: Vitrine im Präparatesaal des Berliner Medizinhistorischen Museums der Charité, 2010
Vorsatzblätter: S. 2–3: Seestern
Trockenpräparat | BMM | Inv.-Nr. 2007N/N0230
S. 4–5: Kalkmanschette des Herzens (Herzbeutel mit entzündungsbedingt ausgedehnten Kalkeinlagerungen)
1955 | Trockenpräparat | 50 Jahre | ♂ | BMM | Inv.-Nr. 859/1955
S. 6–7: Modell des menschlichen Auges
Ende 19. Jh. | BMM | Inv.-Nr. 2002/39
S. 8–9: Sphygmomanometer (Blutdruckmessgerät) nach von Recklinghausen
R. Wurach, Berlin | 1967 | BMM | Inv.-Nr. 2006/163
S. 10–11: Spritze
um 1940 | BMM | Inv.-Nr. 2006/189
Frontispiz, S. 12: Kniegelenk mit Kapseln und Bändern
19. Jh. | Trockenpräparat | Centrum für Anatomie, Charité – Universitätsmedizin Berlin | Inv.-Nr. ANA2006/1167
Inhaltsverzeichnis, S. 14: Schädel mit zahlreichen abgeheilten Hiebverletzungen
vor 1805 | Trockenpräparat | BMM | Inv.-Nr. 1805/2394
S. 15: Schädeldach mit großem Knochenschwunddefekt
1757 | Trockenpräparat | 22 Jahre | ♂ | BMM | Inv.-Nr. 1757/557

Berliner Medizinhistorisches Museum der Charité
Charitéplatz 1
10117 Berlin
Tel. +49 (0)30 450 536 122
Fax +49 (0)30 450 536 905
www.bmm.charite.de

Scans für das BMM:
Karin Kase, Berlin, Christoph Weber, Berlin

Prestel Verlag, München
in der Verlagsgruppe Random House GmbH
Königinstraße 9
80539 München
Tel. +49 (0)89 24 29 08-300
Fax +49 (0)89 24 29 08-335

www.prestel.de

Projektleitung Verlag: Anja Besserer unter Mitarbeit von Stefanie Eckmann
Korrektorat der deutschen Texte: Barbara Delius, Berlin
Korrektorat des englischsprachigen Einlegers der Museumsausgabe: Jeremy Gaines, Frankfurt a. M.
Übersetzung des englischsprachigen Einlegers der Museumsausgabe: Mason Barnett, Ambler, PA, USA
Layout und Cover: Liquid, Agentur für Gestaltung, Augsburg
Gestaltung: designwerk Wolfram Söll, München
Herstellung: Simone Zeeb, Andrea Cobré
Art Direction: Cilly Klotz
Lithografie: Repro Ludwig, Zell am See
Druck und Bindung: APPL aprinta druck GmbH & Co. KG, Wemding

Gesetzt in der La Police, einer modifizierten Schrift aus dem Jahr 1705, fünf Jahre vor Gründung der Charité.

ISBN 978-3-7913-5036-6 (Buchhandelsausgabe)
ISBN 978-3-7913-6286-1 (Museumsausgabe)

Verlagsgruppe Random House FSC-DEU-0100
Das für dieses Buch verwendete FSC-zertifizierte Papier *LuxoArtSamt* liefert Sappi Biberist, Schweiz